普通高等教育案例版系列教材

案例版

供临床、基础、口腔、麻醉、影像、药学、检验、护理、法医、卫生管理等专业本科生及非预防医学专业研究生使用

流行病学

第 2 版

主　　编　罗家洪　李　健

副 主 编　姚应水　高晓虹　孙桂香　黄志刚　叶运莉　李　岩
　　　　　梁多宏　许传志　吉渝南　殷建忠　和丽梅

学术秘书　王耶盈　喻　箴

编　　委　（按姓氏笔画排序）

刁琴琴（川北医学院）　　　　王耶盈（昆明医科大学）
王金权（皖南医学院）　　　　王炳花（徐州医科大学）
王效军（广东医科大学）　　　毛　勇（昆明医科大学）
尹家祥（大理大学）　　　　　孔丹莉（广东医科大学）
叶运莉（西南医科大学）　　　史新竹（沈阳医学院）
兰玉艳（北华大学）　　　　　吉渝南（川北医学院）
刘　娅（西南医科大学）　　　刘军祥（西南医科大学）
许传志（昆明医科大学）　　　孙艳春（昆明医科大学）
孙桂香（徐州医科大学）　　　李　岩（北华大学）
李　健（川北医学院）　　　　杨　铮（广东医科大学）
吴秀娟（徐州医科大学）　　　陈　莹（昆明医科大学）
罗　健（昆明医科大学）　　　罗家洪（昆明医科大学）
和丽梅（昆明医科大学）　　　金岳龙（皖南医学院）
周　旋（广东医科大学）　　　孟　琼（昆明医科大学）
胡志宏（北华大学）　　　　　胡利人（广东医科大学）
姚应水（皖南医学院）　　　　倪进东（广东医科大学）
殷建忠（昆明医科大学）　　　高晓凤（川北医学院）
高晓虹（大连医科大学）　　　黄志刚（广东医科大学）
梁多宏（沈阳医学院）　　　　彭林珍（云南交通职业技术学院）
喻　箴（昆明医科大学）

科学出版社

北　京

郑 重 声 明

为顺应教学改革潮流和改进现有的教学模式，适应目前高等医学院校的教育现状，提高医学教育质量，培养具有创新精神和创新能力的医学人才，科学出版社在充分调研的基础上，首创案例与教学内容相结合的编写形式，组织编写了案例版系列教材。案例教学在医学教育中，是培养高素质、创新型和实用型医学人才的有效途径。

案例版教材版权所有，其内容和引用案例的编写模式受法律保护，一切抄袭、模仿和盗版等侵权行为及不正当竞争行为，将被追究法律责任。

图书在版编目（CIP）数据

流行病学 / 罗家洪，李健主编 . —2 版 . —北京：科学出版社，2018.1

ISBN 978-7-03-056281-4

Ⅰ.①流… Ⅱ.①罗… ②李… Ⅲ.①流行病学－医学院校－教材 Ⅳ.① R18

中国版本图书馆 CIP 数据核字（2018）第 007507 号

责任编辑：朱 华 / 责任校对：郭瑞芝
责任印制：李 彤 / 封面设计：张秀艳

科 学 出 版 社 出版
北京东黄城根北街 16 号
邮政编码：100717
http://www.sciencep.com
北京虎彩文化传播有限公司 印刷
科学出版社发行 各地新华书店经销
*
2010 年 12 月第 一 版 开本：850×1168 1/16
2018 年 1 月第 二 版 印张：20 1/2
2022 年 8 月第十六次印刷 字数：631 000
定价：79.80 元
（如有印装质量问题，我社负责调换）

前　　言

本教材是根据《国家中长期教育改革和发展规划纲要（2010—2020 年）》《国家中长期人才发展规划纲要（2010—2020 年）》《国家中长期科学和技术发展规划纲要（2006—2020 年）》等的精神，本着与时俱进、改革与创新医学生培养模式、教学方法的宗旨，在第 1 版案例式教材的基础上，编写、修改成全新案例式第 2 版教材。

流行病学是一门研究人群中疾病与健康状况的分布及其影响因素，并研究和制定防制疾病及促进健康的策略和措施的科学。由于医学领域及其有关领域的研究主要对象是人，人的健康及其影响因素较复杂，具有生物变异性和多因素特点，与社会因素、心理因素、环境因素等有关，需要借助流行病学和医学统计学的方法进行科研设计和统计分析，解决医学日常工作和医学科研工作的实际问题。因此，流行病学是医学生的公共基础课，又是专业基础课；流行病学是医疗卫生人员正确认识医学领域及其有关领域的客观规律、总结工作经验、进行医学科研和疾病防治工作的重要工具。随着医学模式的转变，流行病学与预防医学各科、临床医学和基础医学等互相渗透、相互融合，产生了临床流行病学、分子流行病学、肿瘤流行病学、营养流行病学等许多分支，为医疗卫生人员提供重要的方法学。为培养合格的 21 世纪医学人才，绝大多数医科院校都将流行病学列为本专科生、硕士研究生、博士研究生，以及医学继续教育和成人在职培训的必修课程。

长期以来，我国高等教育的教学活动中"教""学"分离现象突出，枯燥的"填鸭式"教学，单向传输的师生关系，导致医学生学习主动性不够，创新思维不强，自学能力缺乏，影响了人才培养的质量。相对于其他学科而言，医学教学模式更为传统和保守，课程体系、教学方法几十年不变，这与"灌输式"的教材结构有着很大关系。传统教材模式为基本概念→基本理论→习题，正确案例极少或无，没有错误案例。学生不知道实际案例如何？会犯何种错误？应该怎样避免？怎样正确分析？为了顺应教学改革的潮流，改进现有教学模式和课程体系，提升教学质量和就业率，我们在不改变教学核心内容的前提下，采用先进教学模式，借鉴职业教育成功经验，以全新面貌编写了案例式流行病学，其主要特点有以下几个方面。

1. 先进性　在突出基础理论、基本知识和基本技能的基础上，融典型科研正反案例于教材中，以案例引导教学，采用错误案例（或正常案例）→问题→分析→引导出基本概念→基本理论→实际科研案例→正确分析方法→知识点→思考练习模式，丰富教学内容，提高学习效率。强调以"学"为中心，以学生的主动学习为主，打破传统教学中强调的以"教"为主，将教学改革落到实处。

2. 科学性　注重创新能力和实践能力的培养，力求为学生知识、素质和能力的协调发展创造条件。将教学改革和教学经验、临床科研成果融入教材，基础课程中加入临床案例，加强了基础学科与临床学科的联系和结合，明确了学习基础课的目的，让学生感到学有所用，既能充分调动学习主动性和积极性，提高学习效率，又能大幅度提升教学质量。

3. 启发性　用各种正确和错误的典型案例启发学生思考，引导学生提出问题，鼓励学生自己寻找问题的答案，培养学生批判性和分析性的思维能力，从根本上改变死记硬背、理论与实践相脱离的学习过程。

4. 实用性　各章节知识点明确，学生易学，教师好教，使学生在较短的时间内掌握所学知识。教材内容符合教育部制定的基本教学要求，以 5 年制医学本科生为主要对象，以临床医学专业为主，兼顾预防、基础、口腔、影像、麻醉、护理、药学、检验、视光、社保等专业需求，同时适用于医学生全国统考、毕业后执业医师考试和硕士研究生入学考试，也可作为在职医疗卫生人员继续教育培训教材，还可以作为在职医疗卫生人员科研参考书。为了考虑临床医学生可能接触伤害、营养、突发公共卫生事件、精神卫生、慢性病等，特增加伤害流行病学、营养流行病学、突发公共卫生事件流行病学、精神卫生流行病学、慢性非传染性疾病流行病学等，供各个院校师生选读。

　　本教材是常年从事流行病学和流行病学教学工作的各位主编、副主编及编委的教学与经验总结。在教材编写和出版过程中，得到了科学出版社医学分社社长李国红等和各参编医科院校的大力支持；同时，昆明医科大学校长李松教授，副校长李燕主任医师，副校长李利华教授，公共卫生学院殷建忠院长、罗勇前书记、蔡乐副院长等也给予了大力支持并提出了宝贵意见，我谨代表全体编委一并鸣谢。

　　本教材是全新的案例式教材，限于我们的水平和编写经验，可能有不少的缺点和错误，热忱欢迎广大师生和同行指正，并希望各医科院校在使用过程不断总结经验，提出宝贵意见，以便进一步修改提高。

罗家洪

2017 年 9 月于春城昆明

目　　录

第 1 章 绪 论

第一节 概 述

【案例 1-1】

为了解某市 40 岁以上常住居民高血压的患病情况及其影响因素，2016 年 10 月，某研究者采用分层单纯随机抽样的方法，从当地 3 个市级医疗机构中整群全部住院患者作为高血压研究对象，按照我国采用 1999 年世界卫生组织 / 高血压专家委员会（WHO/ISH）制订的高血压诊断标准检测，结果在 1600 名住院患者中高血压病患者住院人数为 400 名。该研究者据此报道该市 40 岁以上常住居民的高血压患病率为 25.0%。

【问题 1-1】

（1）该研究采用了何种流行病学研究方法？

（2）该结论是否可靠？为什么？

【分析】

（1）该研究采用的是横断面研究（又称现况研究），目的是了解当地常住居民某一时间断面上高血压的患病情况及其影响因素。

（2）该结论不可靠。主要原因：①将研究对象确定为住院患者是错误的，因为住院患者是典型人群，不能代表当地常住居民的所有个体；②该研究者犯了以构成比代替患病率的错误。3 个医院的高血压患者住院人数 / 全部住院患者为住院患者构成比，不是患病率。

（3）正确做法：①随机抽样，以当地 40 岁以上全体常住居民为研究对象总体，采用多阶段抽样（分层随机抽样）方法，严格按照纳入标准和排除标准，抽取足够数量的观察单位形成样本；②诊断和治疗，采用同一血压计在不同时间进行 3 次检测收缩压达到或超过 140mmHg 和舒张压达到或超过 90mmHg 者为高血压，建议患者到医院进一步检查确诊治疗；③计算患病率，用确诊的患病人数计算当地 40 岁以上常住居民的高血压患病率，并估计其总体率的 95% 可信区间；④描述三间分布，结合研究对象的人口学特征（如年龄、性别、家庭住址）等资料，综合描述高血压患者的人群、时间和地区分布；⑤探讨影响因素，将研究对象的病史、体检和实验室检查资料与高血压患病情况相结合，采用单因素和多因素的统计学分析方法，探讨高血压的主要影响因素，计算优势比 OR 及其 95% 可信区间，为进一步的病例对照研究和队列研究提供线索。

由此可见，没有扎实的流行病学基础，没有流行病学方法学的指导，是不可能正确设计流行病学研究方案的，更不可能获得可靠的科研结果。

一、流行病学的定义

流行病学（epidemiology）的定义是随着社会发展的变化而变化，在传染病高发期，流行病学主要是研究传染病的防治问题，如英国 Stallybrass（1931 年）定义为"流行病学是关于传染病的科学——它们的原因、传播蔓延及预防的学科"。苏联（1936 年）出版的《流行病学总论教程》中定义为"流行病学是关于流行的科学，它研究流行发生的原因、规律及扑灭的条件，并研究与流行做斗争的措施"。在传染病发病率和死亡率下降，非传染病发病率和死亡率上升，流行病学不仅研究传染病，同时也研究非传染病。如国际著名学者 MacMahon（1970）定义为"流行病学是研究人类疾病的分布及决定疾病频率的决定因素的科学"；Lilienfeld（1980）定义为"流行病学是研究人群中疾病之表现形式（表型）及影响这些表型的因素"；国内苏德隆教授（1964 年）定义为"流行病学是医学中的一门学科，它研究疾病的分布、生态学及防治对策"。

笔记：

到 20 世纪后期，流行病学也研究健康状况，国际著名学者 Last（1983 年）定义为"流行病学是研究人群中与健康有关状态和事件的分布及决定因素，以及应用这些研究以维持和促进健康的学问"。Last（2001年）的定义："流行病学是研究特定人群健康有关状况和事件的分布及其影响因素，并把这些研究的成果用于卫生学问题控制的学科"。

国内目前较为公认的流行病学定义："流行病学是一门研究人群中疾病与健康状况的分布及其影响因素，并研究和制定防制疾病及促进健康的策略和措施的科学"。

流行病学的定义包括：①它与预防医学其他学科一样，研究对象为人群。②它的研究内容是疾病（包括伤害等）和健康状况（包括社会的和谐）。③研究任务是阐明人群疾病和健康状况的分布及其影响因素，研究和制定防制疾病及促进健康的策略和措施，以及策略和措施的效果评价等。④目的是防制疾病、促进健康等。

> 【知识点 1-1】　　　　　　　　　　**流行病学的定义**
>
> 　　流行病学是一门研究人群中疾病与健康状况的分布及其影响因素，并研究和制定防制疾病及促进健康的策略和措施的科学。

二、流行病学发展简史

笔记：

流行病学是人们在与危害人类健康的疾病做斗争中发展起来的，主要经历了学科形成的萌芽期（人类有文明史开始至 18 世纪）、形成期（18 世纪末至 20 世纪初）、发展期（19 世纪 40 年代到 20 世纪 50 年代）和成熟期（20 世纪 60 年代至今）四个时期。流行病学逐渐形成了描述、分析、实验和理论流行病学一整套理论体系及其相应研究方法，在不同的发展时期，国内外均有突出的代表人物和事件，见表 1-1 和表 1-2

表 1-1　国际公共卫生与流行病学突出代表人物和事件简介

时间	公共卫生与流行病学突出代表人物或事件
公元前 400 年	希腊著名医生希波克拉底（Hippocrates）的著作《空气、水及地点》，阐述了疾病与环境因素的关系，首次使用了"epidemic"（流行）一词
1546 年	Fracastoro 发表了《传染物》一书
1600 年	Bacon 等提出的逻辑思维原则，奠定了流行病的哲学基础
15 世纪中叶	意大利威尼斯最早进行检疫（quarantine），首创了传染性疾病检疫的历史，要求所有外来船只必须在海港停留 40 天进行检疫
1662 年	英国 John Graunt 对利用伦敦几十年人口出生与死亡统计资料完成《关于死亡表的自然和政治的观察》（简称《死亡率表》），第一个提出了寿命表概念，当时伦敦平均寿命为 18.2 岁。首次将统计学方法引入流行病学领域
1747 年	英国海军外科医生 James Lind 首创了临床实验，在 Salisburg 号服役时，发现船员的"糙皮病"（坏血病）与长期舰上单调的饮食缺乏维生素 C 有关，并通过改变饮食治疗了"糙皮病"，证实新鲜水果柠檬和柑橘等可预防坏血病
1796 年	英国的医生 Edward Jenner 发明了用接种牛痘来预防天花的方法，首创了主动免疫，在 23 个人接种牛痘苗后再护理天花病人时一个也未发病，而当时接触天花病人的发病率高达 90%
1802 年	Madrid《西班牙疾病流行史》一书中首次出现了 epidemiologia 一词
1839 年	Farr 首先建立了常规死因总结系统
1846 年	丹麦 Panum 医生对法罗群岛麻疹大流行进行调查
1848 ～ 1854 年	英国著名医生 John Snow 采用标点地图法将英国伦敦霍乱的流行真实地标注在伦敦地图上，发现病人集中宽街水井附近，提出了"霍乱是经水传播的"假设，并用封闭水井的方法阻止了霍乱的流行，成为第一个流行病学现场调查、分析与控制的经典
1850 年	首次在伦敦成立了流行病学学会，标志着流行病学学科的形成
1887 年	美国建立了第一个卫生学实验室，对微生物进行研究
1883 年	显微镜问世，发现霍乱弧菌，微生物学长足发展
1912 年	Lane-Claypon 首次使用回顾性队列研究的方法，说明了母乳喂养的好处

续表

时间	公共卫生与流行病学突出代表人物或事件
1920 年	Goldberger 出版了描述性现场研究的论文，阐明了霍乱经饮食传播的理论
1948 年	美国弗雷明汉心脏研究（Framingham Heart Study）首先使用了多变量分析—Logistic 回归分析
1948 年	Austin B. Hill 首次随机对照试验（链霉素治疗肺结核的随机对照临床试验）
1949 年、1971 年、2002 年	美国通过 3 代人的研究，用前瞻性队列研究方法，基本阐明了心脏病、脑卒中的重要危险因素，为临床干预提供了科学依据
1950 年	英国的 Richard Doll 和 Austin Bradford Hill 等通过吸烟与肺癌关系的研究，建立了慢性非传染病病因病例对照研究的方法
1951 年	Jerome Cornfield 提出了相对危险度、比值比等测量指标
1954 年	Jonas Edward Salk 首先进行现场试验，大规模规范的人群接种脊髓灰质炎疫苗，现场试验涉及美国、加拿大和芬兰的 150 余万 1 年级到 3 年级儿童，证实了疫苗的保护效果
1959 年	Nathan Mantel 和 William Haenszel 首先提出了著名的分层分析方法，提供了控制偏倚的手段
1960 年	MacMahon 出版了第一本现代流行病学研究方法的教科书
1970 年	新的多因素分析方法问世，如对数线性和 Logistic 回归。同时微机的普及使较大数据库的联系和分析成为可能
1978 年	全球天花消灭
1979 年	Sackett 总结了分析研究中可能发生的 35 种偏倚
1980 年	Lilienfeld 出版了流行病学基础专著
1982 年	James Schlesselman 出版了《病例对照研究（case-control studies）》
1982 年	美国建立了国际临床流行病学网（International Clinical Epidemiology Network，INCLEN）
1983 年	加拿大的 Last 出版了第一本流行病学辞典
1985 年	Miettinen 提出将常见的偏倚分成 3 类
1985 年	Olli Miettinen 出版了《理论流行病学（Theoretical Epidemiology）》
1986 年	Kenneth Rothman 出版了《现代流行病学（Modern Epidemiology）》
1987 年	Breslow & Day 出版了《癌症研究的统计学方法（Statistical Methods in Cancer Research）》
1990 年	将分子生物学的技术用于大样本人群研究
1993 年	Schulte 出版了第一本"分子流行病学—原理与实践"专著，提出了生态流行病学模式
2003 年	Thomas Koepsell 和 Noel Weiss 出版了流行病学方法专著
2003 年	SAS 爆发流行
2004 年	禽流感爆发流行
2007 年	将生物恐怖列为重大公共卫生学问题
2009 年	2009 年 3 月底至 4 月中旬，墨西哥、美国等多国接连暴发甲型 H1N1 型流感（或称 H1N1 型猪流感）疫情
2011 年	日本福岛核泄漏事故
2012 年	美国得克萨斯州西尼罗病毒疫情、刚果民主共和国埃博拉疫情、尼日利亚的拉沙热疫情、乌干达埃博拉疫情、巴拿马汉坦病毒疫情
2014 年	2014 年西非埃博拉病毒疫情
2012 ～ 2016 年	中东呼吸综合征（MERS）疫情
2013 ～ 2016 年	基孔肯雅病毒疫情、寨卡病毒（Zika Virus）疫情

表 1-2 国内公共卫生与流行病学突出代表人物或事件简介

时间	公共卫生与流行病学突出代表人物或事件
3000 多年前	中国古代殷塘甲骨文已有"虫""蠱""疟疾"及灭虫的记载
公元前	《山海经》中记载有 100 多种植物、动物和矿物药物，并已认识到这些药物能治疗数十种疾病
西周	《易经》大约成书于西周，最初是占卜用的书，但它的影响偏及中国的哲学、宗教、医学、天文、数学、物理、文学、音乐、艺术、军事和武术。自从 17 世纪开始，《易经》亦在西方流传

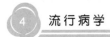

续表

时间	公共卫生与流行病学突出代表人物或事件
战国时期	《黄帝内经》是中国传统医学四大经典著作之一（《黄帝内经》《难经》《伤寒杂病论》《神农本草经》），对人体的解剖、生理、病理以及疾病的诊断、治疗与预防，做了比较全面的阐述。是研究人的生理学、病理学、诊断学、治疗原则与药物学的医学巨著。在理论上建立了中医学上的"阴阳五行学说""脉象学说""藏象学说""经络学说""病因学说""病机学说""病症""诊法"、论治及"养生学""运气学"等学说。《素问·四气调神大论》提出预防疾病的重要性，即"圣人不治已病治未病，不治已乱治未乱，此之谓也，夫病已成而后药之，乱已成而后治之，譬犹渴而穿井，斗而铸锥，不亦晚乎"
秦汉时代（公元1～2世纪）	《神农本草经》共载药物365种，内有植物药252种，动物药67种，矿物药46种；其中麻黄治喘，常山治疟，黄连治痢，大黄通便，当归调经，水银治皮肤病等，都是医学史上最早的记载
汉代	《史记》用"疫""大疫"表示疾病的流行。从《史记》（369年）起到明朝末年（1647年），正史记载有95次大流行，238年有流行或大流行
	《说文解字》成书于汉和帝永元十二年到安帝建光元年，记载有"疫""时疫"等词汇，与国际流行病学的萌芽期几乎同时
东汉	《神农本草经》是中国第一部完整的药物学著作，对治病防病有极其重要意义
	张仲景的《伤寒杂病论》是后世中医的重要经典，后人称张仲景为"医圣"
	华佗擅长外科手术，被誉为"神医"。他发明的麻沸散比西方早1600多年。他编创五禽戏健身防病
隋朝	隋朝太医令巢元方的《诸病源候论》，是古代医学史上探讨病因、病理内容最丰富的一部著作。《诸病源候论》一书中指出"人感乖疠之气而生病，则病气转相染易，乃至灭门。"
	15世纪中叶，隋朝就开设了"疠人坊"，专门隔离麻风病人
唐朝	唐朝杰出医学家孙思邈著的《千金方》，全面总结历代和当时的医学成果，有许多创见，在我国医药学史上占有重要地位
	吐蕃名医元丹贡布编著的《四部医典》，在国内外有重要影响
	唐高宗时编修的《唐本草》，是世界上最早的、由国家颁布的药典，对预防和治疗疾病有极其重要意义。比纽伦堡药典颁发早883年
宋朝	宋代沈存中提出浴后衣以火烘
	宋朝天花流行时，峨眉山人创用了人痘接种，预防天花获得成功，此法后传至欧、亚的其他国家
明朝	李时珍著《本草纲目》，全书共52卷，约190万字。载药1892种，绘图1000多幅，收录方剂11 096首。书中将药物做了科学分类，分为十六纲，六十类，是中古时代最完备的分类系统，比现代植物分类家奠基人林奈氏还早157年。李时珍因此被公认为是世界伟大的科学家之一，故而《本草纲目》很快译成日、拉丁、英、法、德、俄文等，流传国外
	明代李时珍主张病人衣服放于甑上熏，具有"消毒"观念，用以预防疾病的传染
清朝	张琰著《种痘新书》，先后流传到欧亚各国，成为"人工免疫法"的先驱，比英国18世纪末用牛痘接种法还要早几百年
	清代罗世瑶主张病人衣服置蒸笼内蒸，具有"消毒"观念，用以预防疾病的传染
	任赞著《保赤新书》，介绍种痘和痧疹、惊风二病的病因和治法
1910年和1920年	伍连德博士带领专业人员对东北和华北两次鼠疫大流行开展调查和防控工作，查清了鼠疫首发地点和疫情蔓延情况，两次流行分别死亡6万人和1万人，肺鼠疫主要通过空气飞沫
1933年	冯兰州等证明中华按蚊是我国马来丝虫病的主要传播媒介
1937年	中华医学会公共卫生学会成立，伍连德博士任第一任会长
1950年	山东新华药厂首次研制出治疗黑热病的特效药无斯锑黑克
1955年	汤飞凡等成功分离出TE3、TE55、TE66三株沙眼的病原体，1975年WHO组织专家正式命名为沙眼衣原体
1958年	我国基本上消灭了黑热病
1959、1982和1992年	三次全国性营养调查
1959年	研制成功我国第一批脊髓液体活疫苗，1960年研制成功单价液体活疫苗，1963年研制成功单价脊髓灰质炎糖丸活疫苗，1971年研制出3价脊髓灰质炎糖丸疫苗
1964年	我国在世界上首次发现与命名了"低血钾软病"
1964年	我国政府宣布基本上消灭了性病
1966年	我国成功地建立了埃尔托型霍乱弧菌EVC噬菌体分型方案
1970年	从600多种中草药中研制出治疗矽肺的新药汉防己甲素

时间	公共卫生与流行病学突出代表人物或事件
1972 年	苏德隆教授极其团队查明了上海一起不明原因的皮炎大流行是由桑毛虫引起
1975 年	我国首次证明缺硒与克山病的关系
1977 年	中国医学科学院在东北酵米面中毒食品中首次发现了酵米面黄杆菌
1979 年	中国医学科学院首次证明我国宣威市肺癌于烧烟煤产生的多环芳烃化合物暴露有关，采取干预措施后发病率和死亡率明显下降
1979 年	首次在我国急性胃肠炎患儿粪便中检出轮状病毒
1980 年	我国进行了第一次全国性的乙型肝炎流行规律的横断面调查，为乙型肝炎疫苗预防做了可行性准备
1982 年	证明艾滋病病毒已从美国通过血液制品第 8 因子传入我国
1983 ～ 1988 年	开展了《全国饮水水质与水性疾病的调查》
1985 年	基因工程干扰素研究获得成功
1987 年	我国分离到第一株艾滋病病毒
	我国成功地研制出具有自主知识产权的乙肝基因工程疫苗
	首次开展全国人体寄生虫分布研究，建立了全国人体寄生虫分布调查数据库
	中国流行性出血热疫源地和新型病毒的分离获国家自然科学奖
1988 年以来	已有 13 株我国首次分离的流感病毒株被 WHO 推荐为国际代表毒株
1989 年	全国人大通过并颁布了《中华人民共和国传染病防治法》，防疫工作走上法制轨道
1991 年	我国首次在理论上阐明了砷与肺癌的关系
1995 年	首次证明苯与 DNA 在体内形成加合物及与 DNA 代谢、细胞突变的关系
1997 年	我国防治丝虫病的经验促成第 50 届世界卫生大会通过了"消灭作为一个公共卫生问题的淋巴丝虫病"的决议
1997 年	我国香港 1997 年发生第一次高致病性 H5N1 型人禽流感暴发后，禽流感开始在全球蔓延，全球各地都不断出现动物和人禽流感疫情，给人类健康带来严重威胁
2000 年	建立了 33 种元素膳食摄入量数据库
2003 年	成功分离出非典病毒
2003 年	我国公布实施了《突发公共卫生事件应急条例》，将我国突发公共卫生事件的应急处理工作纳入法制轨道
2003 年	全国正式启动新型农村合作医疗，对减少农村居民"因病致贫，因病返贫"有极其重要意义
2004 年	我国自主研制的 SARS 疫苗进行志愿者人体试验，结果表明是安全和有效的
2004 年	我国全面暴发高致病性禽流感
2007 年	发现首例人感染高致病性禽流感病毒病例
2007 年	我国"十五"科技攻关项目"人用禽流感疫苗的研制"Ⅱ期临床试验于 2007 年 9 ～ 11 月正式实施
2007 年	我国 2007 年 11 月 1 日起施行《中华人民共和国突发事件应对法》
2008 年	流行病学调查证实婴儿"肾结石事件"是三鹿婴幼儿奶粉受到三聚氰胺的污染所致
2009 ～ 2010 年	甲型 H1N1 流感暴发流行
2011 年	地沟油事件，使全民重视食品安全
2012 年	国务院办公厅印发《国家中长期动物疫病防治规划（2012—2020 年）》（简称《规划》），提出努力实现重点疫病从有效控制到净化消灭
2013 ～ 2017 年	北方地区雾霾频发

第二节　流行病学与其他学科的关系

流行病学是一种人群研究的方法学，是预防医学的主导学科，与现代医学的三大组成部分（基础医学、临床医学和预防医学）都有着密切关系，同时也与许多非医学学科有关（图 1-1）。

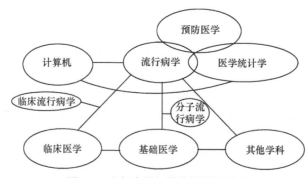

图 1-1　流行病学与其他学科的关系

一、流行病学与基础医学

流行病学与许多基础医学学科有着密切联系。流行病学与基础医学从不同角度研究疾病与健康，基础医学偏重于直接病因的研究，流行病学侧重于病因线索的研究，二者互相补充、互相促进、互相提供线索。

基础医学的生物化学、病理学、微生物学、寄生虫学、免疫学、遗传学等都是流行病学的主要基础学科，都可用于寻找和证实病因的流行病学研究。在基础医学的参与下，流行病学的病因线索可以在生物学水平上得以验证，结论的可信度大为提高。反过来，基础医学发现的病因学证据，也必须经过流行病学群体研究的检验。

流行病学研究的初步成果可为基础医学研究指明方向。如流行病学研究结果表明，遗传因素是糖尿病的一个主要危险因素，其中 2 型糖尿病有明显的家族聚集性。基础医学中的分子生物学进一步对 1 型糖尿病中的常染色体显性遗传的青年成年发病型糖尿病（maturity-oneset of the young，MODY）研究发现，编码葡萄糖激酶基因（MODY2）、肝细胞核因子 [HNF-4α（MODY1）、HNF-1α（MODY3）、HNF-1β（MODY1）]、IPF-1（MODY4）和胰岛 B 细胞 E- 盒反应激活因子 2（B-cell E-box transactivator 2，BETA2）6 个基因的产物影响胰岛素的合成与分泌，基因突变导致糖尿病。另外，线粒体基因组的突变也会导致胰岛素分泌障碍等。

随着基础医学的发展，人们对生命的认识逐渐深入到分子水平，生命科学进入分子时代。传统流行病学与现代分子生物学、分子免疫学等结合产生了一个新的流行病学分支—分子流行病学（molecular epidemiology），它利用分子生物学原理和技术，从分子与基因水平上研究疾病与健康在人群和环境生物群体中的分布及其影响因素和调控手段，解开了病因与疾病之间的"黑匣子"（致病机制）之谜。分子流行病学的产生，实现了个体研究与群体研究、微观研究与宏观研究的有机结合，对流行病学的发展有重大的影响。

二、流行病学与临床医学

临床医学以症状和体征明显的单个病人为研究对象，重点在于诊断与治疗疾病。流行病学的研究对象是群体，不仅要考虑病人，也要考虑健康人及环境因素，其任务是确定流行的存在，判断疫情的动态，预测未来的趋势，分析疾病与各种因素的关系，拟订防制对策及评价其效果。流行病学与临床医学的关系极为密切，它们是互相支持、互相补充的。

在实际工作中，流行病学工作者需具备坚实的临床医学基础，才能根据临床医学中有关不同疾病患者的症状、体征和预后等方面的基础知识与基础理论，对一些"未明疾病"或状况做出正确的"群体诊断"（mass diagnosis）。同时，临床医师对某些疾病，特别是罕见或不明原因疾病，在人群、时间、地区分布（即"三间"分布）上的感性认识，往往会启发流行病学工作者，从而揭示出重大的公共卫生问题。例如，人类对海豹肢胎儿畸形与药物"反应停"的认识，就是首先来源于临床医生对众多海豹肢胎儿畸形在人群、时间和地区上分布的警觉，并由此引起公共卫生部门和流行病学工作者的重视，流行病学专家采用了流行病学病例对照研究等方法证实了"反应停"与海豹畸形儿童的关系，避免了更大悲剧的发生。

熟练掌握和灵活运用流行病学的基本原理和方法，对于临床工作者来说也是极其重要的。一方面，流行病学有助于临床医师树立群体的观念，使之能够从群体角度探索病因，从而促进个体研究向群体研究发展，不但能够克服"只见树木不见森林"的弊端，还可以增加发现病因线索的概率；另一方面，流行病学为临床医学提供方法学指导，有助于临床医师科学合理地设计试验方案，使临床研究更趋完善。

随着社会的发展和疾病模式的转变，流行病学的原理与方法已广泛渗透到临床各科，并在肿瘤、心血管疾病、脑卒中、糖尿病、精神病、出生缺陷等众多领域中发挥着重要作用。流行病学与临床医学各科的互相渗透与融合，促进了临床流行病学（clinical epidemiology）的形成和发展，临床流行病学是以临床医学为主体，与流行病学、医学统计学等多学科相结合的"边缘性学科"，主要用于特定患病群体的研究，探索疾病的病因、诊断、治疗和预后等规律及其防治策略、效果评价等。

三、流行病学与预防医学其他学科

预防医学是以人群为主要研究对象，按照预防为主的卫生工作方针，从群体的角度探索与人类疾病和健康相关问题（如社会、心理、环境等因素与疾病和健康的关系），预防疾病的发生、控制疾病的发展及促进健康的一门科学。

流行病学是预防医学的一门重要学科，它与预防医学其他学科相互渗透、相互补充、相互促进。流行病学在研究特定毒物与疾病间关系时，需要毒理学的知识；研究环境、遗传、营养因素对某些疾病的影响时，需要环境卫生学、营养与食品卫生学等方面的知识。作为预防医学中的一门重要的方法学，流行病学不仅本身从群体的角度积极开展防制疾病和促进健康的研究，而且为预防医学各科提供重要的群体研究手段和方法。

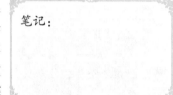

流行病学与医学统计学是预防医学的重要学科，两者的关系极为密切，类似亲姐妹关系，仅研究的侧重点不同。统计学和概率论的知识，是流行病学得以形成和发展的重要支柱。无论是对疾病三间分布的描述，还是研究设计中抽样方法与样本量的确定、研究资料的搜集、整理、分析、结果的解释和表达等方面，都需要统计学和概率论知识贯穿始终。医学统计学的发展，为流行病学提供了重要的分析方法，使得许多流行病学问题得以解决；同时，流行病学研究领域的不断扩大，研究对象的复杂性，也要求医学统计学的加速发展，以适应流行病学研究的分析要求。

四、流行病学与其他学科

流行病学的许多内容介于自然科学与社会科学、信息科学与生物科学、电子与分子之间，流行病学学科的进步依赖于边缘学科的发展，如电子计算机和统计学软件包的发展，为流行病学多因素分析提供计算工具，同时流行病学的发展也促进其他学科的进步。

作为一门方法学，流行病学可以和许多学科相结合，从而开辟出新的研究领域，其中，有的已形成新的学科，如传染病流行病学、临床流行病学、分子流行病学等；有的表示一个研究方向或研究重点，如车祸流行病学、移民流行病学、代谢流行病学、行为流行病学、伤害流行病学、药物流行病学、肿瘤流行病学等。

流行病学调查是一项社会实践活动，其抽样、实施方法也是受到社会学调查方法的启迪。随着人们的健康受社会因素、行为因素及心理因素的影响愈来愈明显，流行病学研究也越来越多地考虑到社会、行为和心理因素。近年来，艾滋病、吸毒、车祸、伤害、生命质量及就业等问题的流行病学研究，就充分考虑了这些因素。

【知识点 1-2】
流行病学与基础医学、临床医学和预防医学都有着密切关系，同时也与许多非医学学科有关。

第三节 流行病学的研究方法

流行病学研究方法一般可分为观察性研究、实验性研究和理论性研究，其中，观察性研究又分为描述性研究和分析性研究。每种类型又包括多种研究设计（图1-2）。

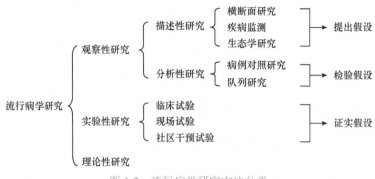

图 1-2　流行病学研究方法分类

一、描述性研究

【案例 1-2】

　　某地历年来食管癌患病情况的统计学结果显示，该地居民的食管癌患病率较高。2005 年，某课题组以该地全体常住居民为研究对象，采用抽样调查的方式，进行了居民食管癌患病率及其影响因素的调查研究。经统计学分析，农村患病率高于城市（$P < 0.05$），男性村民与女性村民患病率的差异无统计学意义（$P > 0.05$）；Logistic 回归分析结果提示，食干菜和腌菜与食管癌患病之间有正相关关系（$P < 0.05$）。据此课题组认为，食干菜和腌菜与食管癌是当地食管癌的病因。

【问题 1-2】

　　（1）该研究采用了何种流行病学研究方法？

　　（2）该结论是否正确？为什么？

【分析】

　　（1）该研究采用的是横断面研究，是描述性研究的一种方法，目的是了解该地常住居民的食管癌患病率及其影响因素。

　　（2）该结论不正确。横断面研究通常是暴露信息和疾病信息同时确定，虽然能揭示某一时点或期间暴露与疾病的关系，但不能确定暴露与疾病的时间顺序，因此，不能直接根据横断面研究的结果推断暴露与疾病之间存在因果联系。横断面研究所揭示的暴露与疾病之间的统计学关联，仅为建立因果联系提供线索，是分析性研究的基础。

　　（3）要正确做出暴露与疾病的因果推断，还需在描述性研究的基础上进行分析性研究、实验性研究和理论性研究。

　　流行病学是在人群中进行研究的，由于受伦理和资源的限制，研究者不能或不能全部掌握或控制研究对象的暴露和其他条件，大多数情况下只能进行观察性研究（observational study）。按是否事先设立对照组，可将观察性研究分为描述性研究（descriptive study）和分析性研究（analytical study）。观察法是流行病学研究的基本方法。

　　描述性研究又称描述流行病学（descriptive epidemiology），主要是描述疾病或健康状态的分布，起到揭示现象、为病因研究提供线索的作用，即提出假设。描述性研究在揭示暴露与疾病的因果关系的探索过程中是最基础的步骤。

　　描述性研究主要包括横断面研究、比例死亡比研究、生态学研究等。

（一）横断面研究（cross-sectional study）

　　横断面研究（cross-sectional study）是指根据研究需要，运用普查或抽样调查等方法去收集特定时间内、特定人群中与疾病或健康状态有关的变量，以描述目前疾病或健康状况的分布及其有关因素。研究对象可以是确定人群的所有个体，也可以是该人群的一个代表性样本。这种研究所得的疾病频率指标一般是某特定时间内调查群体的患病现状，因此又称为现况研究或患病率研究（prevalence study）。

（二）疾病监测（surveillance of diseases）

疾病监测（surveillance of diseases）又称流行病学监测（epidemiological surveillance），是长期地、连续地、系统地收集、核对与分析疾病的动态分布及其影响因素的资料，并将信息及时上报和反馈，以便及时采取干预措施并评价其效果。疾病的动态分析不仅指疾病的时间动态分布，也包括从健康到发病的动态分布、地区分布及人群分布。其影响因素包括影响疾病发生的自然因素和社会因素等。疾病监测只是手段，其最终目的是预防和控制疾病流行。

我国主要的疾病监测方法：主动监测、被动监测、常规报告、哨点监测。我国疾病监测体系：疾病监测信息报告管理系统、重点传染病监测系统、症状监测系统、死因监测系统、病媒生物监测系统、健康相关危险因素监测系统。

（三）生态学研究（ecological study）

生态学研究是在群体的水平上研究某种暴露因素与疾病之间的关系，以群体为观察和分析的单位，通过描述不同人群中某因素的暴露状况与疾病的频率，分析该暴露因素与疾病之间的关系。生态学研究不是以个体为观察单位，而是以群体为单位，这是生态学研究的最基本特征。

> 【知识点 1-3】
> 1. 流行病学研究方法一般可分为观察性研究、实验性研究和理论性研究。其中，观察性研究又分为描述性研究和分析性研究。观察法是流行病学研究的基本方法。
> 2. 描述性研究主要是描述疾病或健康状况的分布，起到揭示现象、为病因研究提供线索的作用，即提出假设。
> 3. 描述性研究在揭示暴露与疾病的因果关系的探索过程中是最基础的步骤。
> 4. 描述性研究主要包括横断面研究、比例死亡比研究、生态学研究等。
> 5. 横断面研究是一个时间断面上的研究，所得的疾病频率指标一般是某特定时间内调查群体的患病现状，因此又称为现况研究或患病率研究。

二、分析性研究

> 【案例 1-3】
> 根据例 1-2 横断面研究提供的病因线索，2005 年，课题组从该市常住居民中选择了一定数量的确诊食管癌患者作为病例组，另选了相应数量的未患癌但具有可比性的个体作为对照组，调查并比较病例组与对照组中可疑因素（食干菜和腌菜与食管癌）的暴露比例。经统计学分析，病例组的食干菜和腌菜与食管癌的暴露比例均高于对照组，且优势比 OR 值均大于 1（$P < 0.05$），提示患食管癌的危险度因暴露而增加。据此，课题组认为，食干菜和腌菜与食管癌是当地食管癌的病因。
>
> 【问题 1-3】
> （1）该研究采用了何种流行病学研究方法？
> （2）该结论是否可靠？为什么？
>
> 【分析】
> （1）该研究采用的是病例对照研究，是分析性研究的一种方法，目的是通过比较病例组与对照组可疑因素的暴露比例，分析该因素与疾病的联系，从而达到检验病因假设的目的。
> （2）该结论不可靠，不能单凭病例对照研究的结果就确定暴露与疾病之间存在因果联系。因为病例对照研究是一种回顾性、由结果探索病因的研究方法，是在疾病发生之后去追溯假定的病因因素的方法。从偏倚和因果关联的时间顺序上看，病例对照研究的暴露信息来自于过去的记录或询问，信息的真实性难以保证，暴露与疾病的时间先后常难以判断。
> （3）要充分证实暴露与疾病之间存在因果联系，还需进行队列研究、实验性研究和理论性研究。

【案例1-4】

在例1-2横断面研究、例1-3病例对照研究的基础上，2006年，课题组以当年确诊未患食管癌的常住居民为研究对象，按两种暴露情况（①是否"经常食干菜"；②是否"经常食腌菜"）将随机抽取的具有可比性的个体分为两种暴露组和非暴露组，追踪观察了10年（2006～2016年）。经比较暴露组和非暴露组的食管癌发病率，发现两种暴露组的食管癌发病率均高于相应的非暴露组，且相对危险度 RR 值均大于1（ P < 0.05 ），暴露组发生食管癌的危险是对照组的数倍；两种因素均有的暴露组的食管癌发病率高于单个因素的暴露组（ P < 0.05 ）。据此课题组认为，食干菜和食腌菜是当地食管癌的病因。

【问题1-4】

（1）该研究采用了何种流行病学研究方法？

（2）该结论是否可靠？为什么？

【分析】

（1）该研究采用的是队列研究，是分析性研究的一种方法，目的是通过比较暴露组与非暴露组或不同暴露程度的亚组之间结局频率（如发病率或死亡率）的差异，结合病因推断方法，推断暴露与疾病之间有无因果关联及关联大小。

（2）结论不可靠。主要原因：①虽然该课题组的队列研究结果表明，暴露与疾病之间存在统计学意义，也确定了暴露与疾病的时间先后关系，但是在尚未排除选择偏倚、信息偏倚和混杂偏倚等系统误差干扰的情况下，有可能是非因果关联；②因果关联包括直接因果关联和间接因果关联，因此，还需进一步辨别所得因果关联是直接的还是间接的。

（3）在确定是直接因果关联和排除或控制了偏倚干扰后，如果还有统计学意义，就说明存在真实的关联，可以用因果判断标准进行综合评价，得出不同程度的因果关系结论。

笔记：

分析性研究又称为分析流行病学（analytical epidemiology），主要是用于检验科研的假设。分析性研究主要包括病例对照研究和队列研究。

（一）病例对照研究（case-control study）

病例对照研究是选择了一定数量的确诊某病患者作为病例组，另选了相应数量的未患该病但具有可比性的个体作为对照组，调查并比较病例组与对照组中某可疑因素的暴露比例，以分析该因素与疾病的联系。病例对照研究是一种回顾性、由结果探索病因的研究方法，是在某种程度上检验病因假说的研究方法。

（二）队列研究（cohort study）

队列研究又称前瞻性研究（prospective study）、随访研究（follow-up study）和纵向研究（longitudinal study），是将未患某病的研究对象按是否暴露于某可疑因素或暴露程度分为若干组，追踪观察一定期限，比较暴露组与非暴露组或不同暴露程度的亚组之间结局频率（如发病率或死亡率）的差异，结合病因推断方法，推断暴露与疾病之间有无因果关联及关联大小。

【知识点1-4】

1. 分析性研究主要是用于检验科研的假设。

2. 分析性研究主要包括病例对照研究和队列研究。

三、实验性研究

【案例1-5】

为评价复方黄精片治疗2型成人糖尿病的疗效，某医师将220例确诊的成人2型糖尿病病人随机分为两组，试验组110例服用复方黄精片，对照组110例服用标准药物（消渴片）。试验组与对照组除治疗药物不同之外，其他条件基本相同。采用双盲法进行治疗和观察。一个疗程后比较两组疗效，结果试验组治疗前后的空腹血糖降低量高于对照组（ P < 0.05 ），认为复方黄精片疗效优于标准药物（消渴片）。

【问题1-5】

（1）该研究采用了何种流行病学研究方法？

（2）该研究的对象是什么？研究中遵循了什么原则？

【分析】

（1）该研究采用的是临床试验，是实验性研究的一种方法，目的是评价复方黄精片治疗成人2型糖尿病病人的疗效。

（2）该研究以病人为研究对象。研究中遵循了随机、对照、均衡、重复和双盲的原则。

【案例1-6】

根据例1-4队列研究的结果，为验证"食干菜和食腌菜"因素与食管癌之间的因果关系假设，并评价"添加新鲜蔬菜和水果，减少或不食干菜和腌菜"的干预措施对发生食管癌的预防效果，课题组选择了2个均有食干菜和食腌菜生活习惯的、尚无食管癌病人的、基线特征基本一致的乡镇，其中1个乡镇接受"添加新鲜蔬菜和水果，减少或不食干菜和腌菜"的干预措施，另1个乡镇不接受干预措施，持续10年，比较干预组与对照组的食管癌发病率是否存在差异。

【问题1-6】

（1）该研究采用了何种流行病学研究方法？

（2）研究对象是什么？接受干预措施的基本单位是什么？

【分析】

（1）该研究采用的是社区干预试验，是实验性研究的一种方法，目的是通过对暴露因素（食干菜和食腌菜）的干预，验证病因假设，并评价干预措施对疾病的预防效果。

（2）该研究以尚未患食管癌的人群为研究对象；接受干预措施的基本单位是整个社区，而不是个人。

实验性研究（experimental study）又称为实验流行病学（experimental epidemiology），是以人群为研究对象，以医院、社区、工厂、学校等现场为"实验室"的流行病学研究，一般是前瞻性研究，主要用于证实或确证假设。在实验性研究中，研究者能人为地施加干预措施，这是与观察性研究的主要区别。

实验性研究主要包括临床试验、现场试验、社区干预试验等。

（一）临床试验（clinical trial）

临床试验是以病人或正常人作为研究对象的医学研究，通过一定的干预（intervention），如新药、新疗法等，观察对人体的作用、不良反应等，以确定治疗措施或药物的效果与价值。临床试验一般是前瞻性研究。由于临床试验的观察对象是人，个体差异大，疾病的转归除了受疾病发展规律的支配外，还受许多其他因素的影响。因此，临床试验的设计要求更为严密，统计学分析也有其特点。临床试验应当遵循随机、对照、均衡、重复和双盲的原则。

（二）现场试验（field trail）与社区干预试验（community intervention trail）

现场试验与社区干预试验都是在社区（一定区域内的人群）或现场环境下进行的干预性研究，均以尚未患所研究疾病的人群为研究对象，但现场试验接受干预措施的基本单位是个人，社区干预试验接受干预措施的基本单位是整个社区。现场试验与社区干预试验常用于对某种预防措施的效果进行评价。

现场试验与临床试验的不同点在于其研究对象是以尚未患所研究疾病的人群，需到社区"现场"开展研究。

（三）类实验（quasi-experiment or semi-experiment）

一个完整的现场研究应具备实验性研究的四个基本特点，即设立对照、随机分配、人为干预、前瞻追踪。如果一项实验研究缺少其中一个或几个特征，这种实验就称为类实验。实际工作中类实验是指不能做到随机分组或没有平行对照的实验。

由于社区干预试验中接受干预措施的基本单位是社区，常常对象多，

笔记：

范围广，较难做到随机分配，因此常属于类实验。

> 【知识点 1-5】
> 1. 实验性研究一般是前瞻性研究，主要用于证实或确证假设。
> 2. 实验性研究与观察性研究的主要区别：是否人为施加干预措施。
> 3. 实验性研究主要包括临床试验、现场试验、社区干预试验等。
> 4. 临床试验应当遵循随机、对照、均衡、重复和双盲的原则。
> 5. 现场试验与社区干预试验均以尚未患所研究疾病的人群为研究对象，但现场试验接受干预措施的基本单位是个人，社区干预试验接受干预措施的基本单位是整个社区。
> 6. 现场试验与社区干预试验常用于对某种预防措施的效果进行评价。

四、理论性研究

> 【案例 1-7】
> 　　某课题组为研究艾滋病病人的经济负担，对 300 例艾滋病病人流行病学现场调查数据进行了逐步回归分析，以医疗总费用为因变量，以性别、年龄、民族、婚姻状况、文化程度、家庭年收入、是否经历过重大事件、家庭成员有无类似疾病、亲戚有无类似疾病、生命质量总分、病程、病情程度、发病类型等为自变量，建立了艾滋病病人医疗总费用数学模型，该模型可对艾滋病病人经济负担进行评价，有助于确定艾滋病病人的经济负担，为新农合或有关部门制定有关艾滋病病人政策时提供理论依据。
> 【问题 1-7】
> 　　该研究采用了何种流行病学研究方法？
> 【分析】
> 　　该研究采用的是理论性研究，目的是建立数学模型，对艾滋病病人经济负担进行评价。

　　理论性研究（theoretical study），又称理论流行病学（theoretical epidemiology）、数学流行病学（mathematical epidemiology），是利用流行病学调查所得到的数据，采用医学统计学方法，建立有关的数学模型，反映病因、宿主和环境之间的关系，或用数学模型描述疾病或健康状况分布的变化规律及其影响因素等。

第四节　流行病学的应用

　　随着流行病学原理和方法的发展，流行病学已经广泛应用到医疗卫生的各个方面，现主要从以下几个方面介绍。

一、描述疾病和健康状况的分布

　　在医疗卫生实际工作中，首先需要了解疾病和健康状况在不同地区、不同时间及不同人群特征（三间分布）分布情况，如某种疾病在哪些地区的发病率（或患病率）高、哪些时间发病率（或患病率）高、哪个人群发病率（或患病率）高。通过对疾病和健康状况在不同地区、不同时间及不同人群特征（三间分布）分布情况，了解疾病在人群中的发生、发展规律，探索疾病的病因线索，为有关部门制定预防控制疾病的策略和措施提供依据。

二、疾病预防

　　疾病预防包括无病时预防控制疾病发生，发生后控制其蔓延，减少并发症、后遗症，降低病死率直至消除，即根据疾病的发生、发展和健康状况的变化规律，提出了三级预防：第一级预防是病因预防，即防控疾病的发生；第二级预防是慢性非传染病的"三早"（早发现、早诊断和早治疗）和传染病的"五早"（早发现、早诊断、早报告、早隔离和早治疗）；第三级预防又称临床预防，是在疾病的临床期合理治疗疾病并防止伤残、延长寿命。预防分为策略和措施两类。前者是方针，属于战略性和全局性的。后者是具体手段，是战术性和从属性的。流行病学的根本任务之一是预防疾病和健康促进,这一用途在传染病防控方面的效果非常显著,例如,通过接种牛痘苗预防天花,通过口服脊髓灰质炎糖丸活疫苗预防小儿麻痹后遗症的发生,接种乙肝疫苗降低乙型病毒型肝炎的发病等。在慢性非传染病方面,对目前危害人们最严重的肿瘤、心血管病和糖尿病等,也都经过研究后采取了相应的预防措施。

三、公共卫生监测

【案例1-8】

对玉溪市1989～2011年艾滋病血清学监测结果进行统计和分析。采用哨点监测,血清横断面调查和常规资料收集等方法进行血清流行病学调查。应用SPSS统计学软件进行统计学分析。结果1989～2011年共监测各类人群HIV抗体906 066人份,累计报告HIV抗体阳性3215人次,HIV抗体检出率0.87(0.34,4.47)%。趋势性分析,除暗娼人群HIV检出率无下降趋势外($P > 0.05$),其余人群均呈历年下降趋势($P < 0.05$)。结论为玉溪市艾滋病疫情已从高危人群向一般人群扩散,以孕产妇及无偿献血人群为代表的一般人群为低度流行。全市艾滋病疫情形势趋于复杂化,防控难度加大。

资料来源:李顺祥,高良敏,蔡英,等.云南省玉溪市1989～2011年各类人群艾滋病血清学监测结果及流行态势.中国皮肤性病学杂志,2014,28(1):50-52

【问题1-8】

(1)什么是艾滋病哨点监测?

(2)什么是公共卫生事件?

【分析】

(1)艾滋病哨点监测是采用流行病学横断面调查方法,选择有代表性的地区和人群,按照统一的监测方案和检测试剂,长期地、连续地、系统地开展定点、定时、定量的HIV抗体检测,同时收集监测人群与艾滋病传播相关的高危行为信息,获得不同地区、不同人群HIV感染状况和行为危险因素及变化趋势的资料。

(2)公共卫生事件是指突然发生,经常造成或者可能造成社会公众健康严重损害的重大传染病疫情、群体性不明原因疾病、重大食物和职业中毒,以及其他严重影响公众健康的事件。

1. 公共卫生监测(public health surveillance)的概念 公共卫生监测(public health surveillance)是长期地、连续地、系统地收集公共卫生事件的资料,经过统计学分析、表达和解释后及时将信息反馈给所有相关的人(如当地行政领导或卫生部门领导、卫生部门工作者和公众等)。公共卫生监测信息是制订、实施、评价公共卫生事件预防控制策略与措施的重要依据。

2. 公共卫生监测的目的 ①确定主要的公共卫生事件,掌握其分布规律和变化趋势;②查明原因,采取干预措施;③评价干预措施效果;④预测公共卫生事件的发生或流行;⑤制订公共卫生事件防治策略和措施。

3. 公共卫生监测的分类 公共卫生监测一般分为疾病监测(传染病监测、非传染病监测)与健康相关问题的监测[行为危险因素监测(慢性病、性病艾滋病、意外伤害)、出生缺陷监测、突发公共卫生事件监测、营养与食品安全监测、药物不良反应监测等],见表1-3。

表1-3 公共卫生监测的分类

疾病监测	传染病监测	WHO规定的国际监测传染病为流行性感冒、脊髓灰质炎、疟疾、流行性斑疹伤寒和回归热。我国增加了登革热。我国制定的《中华人民共和国传染病防治法》将法定报告传染病分为甲、乙、丙3类,2009年4月,甲类2种,乙类26种,丙类11种,共计39种。 我国传染病监测系统有网络直报系统和症状监测系统。
	非传染病监测	非传染病监测系统有慢性病监测系统和死因监测系统。慢性病包括高血压、糖尿病、恶性肿瘤等
与健康相关问题的监测	行为危险因素监测	行为危险因素监测包括慢性病、艾滋病、意外伤害等。如长期食用干菜、腌菜等易导致食管癌;长期使用煤炭地堂火烤火或烤屋子易导致肺癌。不安全性行为或静脉吸毒易感染艾滋病。不遵守交通规则驾车易发生交通事故,造成人员伤亡
	出生缺陷监测	长期、系统对出生缺陷进行观察、监控,为制定防治出生缺陷策略和措施提供依据

与健康相关问题的监测	突发公共卫生事件监测	长期、系统对公共卫生突发事件进行观测、监控，制定公共卫生突发事件紧急预案，一旦发生，就按照紧急预案执行。见本教材突发公共卫生事件流行病学
	营养与食品安全监测	对食品的营养成分、食品加工技术卫生、食品添加剂、食品污染、食源性疾病等进行检测与监控，保证食品营养成分足够、安全卫生
	药物不良反应监测	详见本教材药物不良反应
	计划生育监测	对计划生育情况进行长期观察、监控，保证人口有计划逐步增加
	环境监测	对大气、水、土壤进行长期观察、监控，防止对大气、水、土壤的污染
	人口增长监测	通过长期对出生、死亡报告制度系统的观察、监控，了解人口的增长情况

4. 公共卫生监测的程序

（1）建立监测组织和监测系统：国家及全国各级疾病预防控制中心是负责管理全国公共卫生监测系统的机构。世界卫生组织是负责全球公共卫生监测机构。

（2）公共卫生监测的基本过程：包括资料收集、资料分析和解释、信息反馈和信息利用四个基本过程。

5. 公共卫生监测系统的评价 一般公共卫生监测系统的评价从敏感性、及时性、代表性、阳性预测值、简便性、灵活性、可接受性 7 个方面进行评价。

四、疾病监测

疾病监测（surveillance of diseases）又称流行病学监测（epidemiological surveillance），是长期地、连续地、系统地收集、核对与分析疾病的动态分布及其影响因素的资料，并将信息及时上报和反馈，以便及时采取干预措施并评价其效果。疾病的动态分析是指疾病的"三间"（时间、地区与人群）动态分布，其影响因素包括影响疾病发生的所有因素（自然、社会因素等）。疾病监测最终目的是预防和控制疾病流行。

我国主要的疾病监测方法：主动监测、被动监测、常规报告、哨点监测。我国疾病监测体系：疾病监测信息报告管理系统、重点传染病监测系统、症状监测系统、死因监测系统、病媒生物监测系统、健康相关危险因素监测系统。

20 世纪 70 年代以后，许多国家广泛开展监测，观察传染病疫情动态，以后又扩展到非传染病，并评价预防措施和防病效果，而且逐渐从单纯的生物医学角度发展向生物 - 心理 - 社会方面进行监测。我国法定的传染病疫情报告及反馈系统建于 1950 年，是最重要、最基本的传染病宏观监测系统。70 年代后期，西方国家疾病监测的概念开始传入我国。

不同国家规定的监测病种有所不同。WHO 将疟疾、流感、脊髓灰质炎、流行性斑疹伤寒和回归热列为国际监测的传染病。我国根据我国情况又增加了登革热。随着对外开放政策的实施，我国卫生部已把艾滋病列为国境检疫监测的传染病。1989 年公布的我国第一部《传染病防治法》将法定传染病分为甲、乙、丙三类共 35 种，实行分类管理。随着艾滋病的出现和传播，全国各地先后建立了艾滋病监测哨点，监控艾滋病的发病情况，以便为制定艾滋病的防控策略和措施提供科学依据。

目前有些国家已将监测范围扩大到非传染病。监测内容根据监测目的而异，包括出生缺陷、职业病、流产、吸烟与健康，还有营养监测、婴儿死亡率监测、社区和学校的健康教育情况监测、食品卫生、环境、水质监测等，范围极广。

我国部分地区已对恶性肿瘤、心脑血管病、高血压、出生缺陷等非传染病开展了监测。例如由北京心肺血管医疗研究中心牵头组织了我国 16 省市、19 个监测区的多省市大协作，对心血管病发展趋势及其决定因素进行监测。天津市开展了以"肿瘤、冠心病、脑卒中、高血压"为重点的非传染性"四病"的防治研究等。

五、探索疾病病因和危险因素

疾病病因学是流行病学的主要研究内容。流行病学最重要的目的是探索当前原因未明的疾病病因。流行病学是解决病因问题不可缺少的一个环节。例如，晶体后纤维增生症是 40 年代初在美国儿童中发现的一种逐渐使人失明的疾病。经流行病学研究，查明该病与早产儿吸入高浓度的氧有关系。以后减低氧的浓度即减少了此病的发生。先天性白内障于 40 年代初在澳大利亚突然增多。经眼科医师 Gregg 用流行病学方法分析得出与孕妇在妊娠早期患风疹有关的结论。

流行病学的主要用途之一是探索疾病的危险因素。有许多种慢性非传染性疾病（如恶性肿瘤、原发性高血压、心肌梗死、克山病、大骨节病等）的病因不是单一的，是多种因素综合作用造成的。流行病学可以探讨促成发病的危险因素，从而探讨预防或控制这些疾病的方法。传染病虽然病因已知，根据其分布特点可探讨引起散发、爆发或流行的因素，从而可以提出有效的控制措施。对于"未明原因"疾病病因的探索，也可以用流行病学观点，采取流行病学调查分析方法，配合临床检查和检验，由寻找危险因素入手，大多都能找到原因。因此，流行病学工作不拘泥于非找到病因不可，若找到一些关键的危险因素，也能在很大程度上解决防控疾病的问题。

随着医学模式的发展，习惯与生活方式（lifestyle）（如吸烟、酗酒等）、心理、社会、遗传因素等在疾病发生上的作用日益受到重视。遗传因素与环境因素交互作用引致疾病等，均可用流行病学方法加以探讨。

【经典案例1-1】 **"察布查尔病"**

在20世纪50年代，一场奇怪的"瘟疫"却肆虐于新疆察布查尔锡伯族人当中，该病的主要症状为复视、视物模糊、头昏、轻度头痛、头和眼皮抬不起来、声音嘶哑、吞咽困难等。虽然有些病例可以自行痊愈，但多数病人一般在发病后2～3天内死亡，该病被称为"察布查尔病"，严重地影响了当地居民的生活生产，在民族干部和群众中引起恐慌，也使该民族受到附近其他民族歧视。

负责调查的流行病学家起初考虑导致该病发生有以下可能性：肉毒中毒或其他中毒性疾病、森林脑炎、蜱传播麻痹、病毒性视神经系统疾病及重症肌无力等。经过分析，发现肉毒中毒符合现状，其他病种均被排除。但要确认是肉毒中毒，还有下面四个问题需要澄清：①到1958年为止，中国还从未正式报道过有肉毒中毒的病例；②察布查尔病只在春天发生，但肉毒中毒发病并没有如此严格的季节性；③该处尚未发现有可能引起肉毒中毒的可疑食物；④察布查尔病只在锡伯族人中发病，而肉毒中毒并不存在这种种族差异性。

通过细致的调查，研究人员从两个典型病例身上找到了突破口：其一，是此次患病人员中唯一一名非锡伯族人，一名俄罗斯和汉族混血女性，但其家庭的生活饮食方式与锡伯族人完全一样。这一点提示，察布查尔病的发生，很可能与一定的饮食生活方式有关。其二，有两位女孩，于同一天发病，据其中仍侥幸存活女孩回忆说，她俩发病前一天，同时吃了"米送乎乎"（一种锡伯族人自制的面酱）。

六、揭示疾病的自然史

人群疾病自然史是指疾病在人群中的自然发生发展的规律，个体疾病自然史是指疾病在个体中由亚临床期、症状早期、症状明显期、症状缓解期、恢复期或临床前期、临床期和临床后期的自然发生发展规律。疾病自然史研究既有理论意义也有实际意义。疾病自然史的研究有助于早期预防疾病和发现疾病，许多种疾病的临床症状轻重变动较大，临床前期或轻型病人很少到医院就诊。仅在医院内工作的医师经常见到的是症状比较重的，常把这些当作疾病的"典型"。应用流行病学方法可得到各种类型的病例，从而揭示个体和群体疾病的过程和结局，即个体和群体的疾病自然史，为制定疾病的防控策略和措施提供依据。

七、疾病诊断、防治的效果评价

1. 疾病诊断方法的评价 正确进行筛检试验或诊断试验的设计与分析，才能对疾病筛检或诊断方法的灵敏度、特异度、诊断符合率等做出评价，如某医师欲研究用心电图诊断冠心病和采用冠状动脉造影术来诊断冠心病有无不同？可否用心电图诊断方法代替来冠状动脉造影术对冠心病进行诊断？需要进行诊断和筛检试验的设计和分析过程，才能对心电图诊断冠心病的效果做出评价。

2. 疾病治疗的疗效评价 疾病治疗的药物或疗法的疗效评价是流行病学在临床上的重要应用，这种应用促进了临床流行病学、药物流行病学和循证医学的形成和发展。一般新药的临床疗效评价需要经过Ⅳ期临床试验：①Ⅰ期临床试验是进行初步的临床药理学及人体安全性评价试验。观察人体对于新药的耐受程度和药物代谢过程，为制定给药方案提供依据。要求参加试验组的人数不得少于20例。②Ⅱ期临床试验是采用随机盲法对照试验，评价新药的安全性及有效性，推荐临床给药剂量。要求试验组的病人数不少于100

例。③Ⅲ期临床试验是扩大多中心临床试验，应遵循随机对照原则，进一步评价药物的有效性和安全性，要求试验组人数不少于300例。Ⅲ期临床试验结束后可以上市销售。④Ⅳ期临床试验是新药上市后的监测。在广泛使用的条件下考察疗效和不良反应，特别是罕见的不良反应。要求试验组人数不少于300例。如果有严重毒副作用将停止生产或不能用于某些疾病，如"反应停"不能用于妊娠反应。

3. 疾病的预防和控制效果的评价　疾病的预防和控制药物、疗法或措施的效果评价，需要在人群中进行检验，看是否降低了人群的发病率，是否提高了治愈率，是否增加了健康率等，如观察儿童接种某种疫苗后，是否阻止了相应疾病的发生，可用实验流行病学的方法比较受试儿童和对照儿童的发病情况。又如考察一种新药是否对预防流感有疗效，除在医院临床实践中短期观察外，还需在大规模的社区人群中长期观察才能做定论。因此，只有经过流行病学考核的疗法或措施才能用于人群疾病的预防和控制。

【知识点1-6】

1. 三级预防　第一级预防是病因预防，即防控疾病的发生；第二级预防是慢性非传染病的"三早"（早发现、早诊断和早治疗）和传染病的"五早"（早发现、早诊断、早报告、早隔离和早治疗）；第三级预防是合理治疗疾病并防止伤残、延长寿命。

2. 公共卫生监测（public health surveillance）　是长期地、连续地、系统地收集公共卫生事件的资料，经过统计分析、表达和解释后及时将信息反馈给所有相关的人（如当地行政领导或卫生部门领导、卫生部门工作者和公众等）。公共卫生监测信息是制订、实施、评价公共卫生事件预防控制策略与措施的重要依据。

3. 公共卫生监测　一般分为疾病监测和与健康相关问题的监测。

4. 疾病监测（surveillance of diseases）　又称流行病学监测（epidemiological surveillance），是长期地、连续地、系统地收集、核对与分析疾病的动态分布及其影响因素的资料，并将信息及时上报和反馈，以便及时采取干预措施并评价其效果。

5. 人群疾病自然史　是指疾病在人群中的自然发生发展的规律，个体疾病自然史是指疾病在个体中由亚临床期、症状早期、症状明显期、症状缓解期、恢复期或临床前期、临床期和临床后期的自然发生发展规律。

6. 我国主要的疾病监测方法　主动监测、被动监测、常规报告、哨点监测。我国疾病监测体系：疾病监测信息报告管理系统、重点传染病监测系统、症状监测系统、死因监测系统、病媒生物监测系统、健康相关危险因素监测系统。

第五节　流行病学的重要观点

流行病学作为一门医学科学的基础学科和方法学，研究范围不断扩大，研究方法和技术也在不断发展和完善。学习和运用流行病学应当树立以下几个基本观点。

一、群 体 观 点

流行病学的着眼点是一个国家或一个地区的人群的健康状况，它所关心的常常是人群中的大多数，而不仅仅注意个体的发病情况。流行病学是从宏观角度认识疾病和健康状态，研究疾病的发生、发展（或动态变化）及其影响因素，临床医学是从个体角度微观观察疾病或健康的动态变化。流行病学的研究结果是"群体诊断"，是对人群疾病和健康状态的概括。群体诊断可以发现群体中存在的主要公共卫生问题，或发生某一突发公共卫生事件的原因，从而"对症下药"，提出预防或控制策略和措施。

二、社会医学和生态学的观点

笔记：

流行病学认为，人类的健康和疾病与环境因素有着密不可分的关系。人不仅具有生物属性，同时具有社会属性。疾病的发生不仅仅同人体的内环境有关，还必然受到自然环境与社会环境的影响和制约，也就是说，人类的疾病和健康状态不仅是人体自身的问题，同时与生态环境有关。在研究疾病的病因和流行因素时，应该全面考察研究对象的生物、心理和社会生活状况。近年来有人提出了"生物 - 社会 - 心理 - 生态环境模式"，提示在进行流行病学研究时要树立社会医学和生态学的观点。

三、比较的观点

在流行病学研究中自始至终贯穿着比较的思想，比较是流行病学研究方法的核心。只有通过严密的科研设计，资料搜集，对比分析，才能从中发现疾病发生的原因或线索。有对照才有比较，有比较才有鉴别，即使是一般的描述结果，也必须和相应的人群、时间和地点的结果相比较才能说明问题，才有意义。如比较吸毒组与非吸毒组的 HIV 感染率等。

四、多病因论的观点

有些疾病的病因是单一的，如传染病中的白喉杆菌引起白喉等。慢性非传染病的病因一般都不是单一的，而是多种因素综合作用的结果，如有些疾病是遗传因素与环境因素及其相互作用的结果，只不过对于不同的疾病，遗传因素与各种环境因素各自作用的大小有所不同而已。医学从生物医学模式转向生物 - 心理 - 社会医学模式是为了适应医学环境的变化，生物 - 心理 - 社会医学模式要求整合生物医学、行为科学和社会医学等方面的研究成果。影响人体健康的因素本身就是多维的，因此应当用三维或多维的思维方式去观察和解决人类的健康问题。

五、概率论的观点

流行病学中是定量描述和数据分析，关注各种率的计算和计算时"分母"的含义。流行病学强调的是频率，因为绝对数不能显示人群中发病的强度或死亡的危险度。在大样本时，可以频率估计概率。科研设计四大原则之一是重复原则，要求有足够大的样本数量，不是样本例数越大越好，而是在保证具有一定可靠性的前提下，选择最少的样本例数。流行病学的对象是群体，要求样本有代表性和足够大的样本例数，以估计人群中发生的各种率。在流行病学的调查、分析和评价过程中利用概率论和数理统计学的分布、抽样、推断、参数、指标、模型等原理和方法，目的在于科学、高效的揭示疾病和健康的规律，评价各项防控疾病的策略和措施的效果。

【知识点 1-7】　　　　　　　　　　　流行病学的重要观点
1. 群体观点。
2. 社会医学和生态学的观点。
3. 比较的观点。
4. 多病因论的观点。
5. 概率论的观点。

第六节　学习流行病学的意义

1. 树立整体医学观　随着现代社会的发展，原来的生物医学的疾病观、健康观和特异性治疗观，已无法适用现代医学的要求和现代社会的需要。医学生应当树立整体医学观，用整体医学观分析疾病，控制或消灭疾病。病人是一个整体，疾病是多个因素的综合作用结果；健康包括心理、社会、适应能力、道德方面的良好状态。因此，医生面对病人时，不仅要考虑生物原因，也要考虑物理、化学、辐射等非生物因素，还要考虑患者的心理、社会、适应能力等。

2. 为临床科研提供科学的方法学　流行病学有完善的基本原理和方法，与临床医学等结合形成临床流行病学。学习流行病学，一方面，有助于临床医师树立群体的观念，使之能够从群体角度探索病因，还可以增加发现病因线索的概率；另一方面，流行病学为临床医学提供科学方法学，有助于临床医师科学合理地设计试验方案，使临床研究更趋完善。

3. 提高防治疾病能力　学习流行病学，可以提高医学生的基本素质，提高防治疾病能力，能在更高的层次上完整地、全面地、系统地分析和解决健康与疾病问题。

因此，临床医生在诊断、治疗、判断疗效等临床过程中，或"原因不明"疾病的病因探索，或进行医疗、卫生保健服务都需要流行病学知识。为了今后在工作中能更好地完成防制疾病和健康促进的任务，临床医学生需要认真学好流行病学。

思 考 题

一、名词解释

1. epidemiology

2. surveillance of diseases

3. theoretical epidemiology

4. quasi-experiment or semi-experiment

5. public health surveillance

6. 疾病自然史

二、填空题

1. 流行病学是研究人群中_____，并研究防制疾病及促进健康的策略与措施的科学。

2. 流行病学与_____、_____和_____都有着密切关系，同时也与许多非医学学科有关。

3. 流行病学研究方法一般可分为_____、_____和_____。其中，观察性研究又分为_____和_____。

4. 分析性研究主要包括_____和_____。

5. 现场试验接受干预措施的基本单位是_____，社区干预试验接受干预措施的基本单位是_____。

6. 公共卫生监测分为_____、_____。

三、是非题（是打"+"，非打"-"）

1. 实验法是流行病学研究的基本方法。

2. 实验性研究与观察性研究的主要区别：是否人为施加干预措施。

3. 现场试验与社区干预试验均以某病病人为研究对象。

4. 描述性研究主要包括横断面研究、生态学研究、病例对照研究等。

5. 实验性研究一般是前瞻性研究。

四、选择题（从 a～e 中选择一个最佳答案）

1. 描述性研究起到揭示现象、为病因研究提供线索的作用，即_____。

a. 提出假设　　　b. 检验假设　　　c. 证实假设　　　d. a、b、c 都是　　　e. a、b、c 都不是

2. _____在揭示暴露与疾病的因果关系的探索过程中是最基础的步骤。

a. 分析性研究　　b. 实验性研究　　c. 描述性研究　　d. 理论性研究　　　e. 以上都不是

3. 横断面研究是一个时间断面上的研究，所得的疾病频率指标一般是某特定时间内调查群体的_____。

a. 发病率　　　　b. 罹患率　　　　c. 死亡率　　　　d. 病死率　　　　　e. 患病率

4. 分析性研究主要是用于_____假设。

a. 提出　　　　　b. 检验　　　　　c. 证实　　　　　d. a、b、c 都是　　　e. a、b、c 都不是

5. 实验性研究主要是用于_____假设。

a. 提出　　　　　b. 检验　　　　　c. 证实　　　　　d. a、b、c 都是　　　e. a、b、c 都不是

五、简答题

1. 简述流行病学定义的基本内涵。

2. 试述实验流行病学主要类型的联系与区别。

3. 简述流行病学的重要观点。

4. 简述公共卫生监测及其分类。

（罗家洪　毛　勇　喻　箴　彭林珍　罗　健）

第 2 章 疾病的分布

第一节 概　述

【案例 2-1】

2006 年昆明医科大学和昆明市卫生局新农合调查组调查结果如下。

（1）2006 年度，昆明市新型农村合作医疗参合率为 90.96%，高于全省 2006 年 85.15% 的平均参合水平。其中，参合率高于全市平均参合水平有 8 个县，低于全市平均参合水平有 6 个县。2006 年 1～12 月份，昆明市 14 个县（市、区）共筹集新型农村合作医疗基金 12 072.785 967 万元，其中，中央财政到位 1784.8265 万元，地方财政到位 6744.721 万元，农民个人缴纳 3497.4463 万元，其他资金 45.792 167 万元。全市新型农村合作医疗共减免（补偿）资金 7279.148 992 万元，资金使用率为 70.75%，基金支出总额的 86.97% 用于住院补偿，12.70% 用于门诊减免，0.33% 用于体检。

（2）昆明市卫生服务及健康指标：昆明市共有各类卫生机构 2774 个，其中医院、卫生院 338 个；共有卫生床位 2.87 万张，卫生技术人员 3.36 万人，其中执业医师和执业助理医师 1.52 万人。社区卫生服务机构发展到 170 个，覆盖人口 186 万人。

昆明市全人群期望寿命 74.9 岁，高于云南省平均期望寿命 7.4 岁，其中女性居民期望寿命高于男性 5.7 岁。人口出生率为 11.15‰，自然增长率为 6.15‰；人群总死亡率为 6.03‰，婴儿死亡率为 11.20‰，新生儿死亡率为 8.00‰，5 岁以下儿童死亡率为 14.51‰，孕产妇死亡率为 49.87/10 万。昆明市居民的前 10 位死亡原因依次为心脑血管疾病，呼吸系统疾病，肿瘤，伤害，消化系统疾病，内分泌、营养代谢性疾病，泌尿生殖系统疾病，传染病，精神障碍，围生期疾病。

资料来源：昆明市新型农村合作医疗政策研究，昆明市卫生局

【问题 2-1】

（1）本研究是用什么测量指标从哪几个方面来阐述昆明市新农合和卫生服务及健康指标？

（2）对昆明市新农合和卫生服务及健康指标描述的意义是什么？

【分析】

（1）用参合率、资金使用率、绝对数、期望寿命、相对比、构成比等指标在人群（年龄、性别等方面）、时间（年份）及地区（各个县）这三个方面的分布来阐述问题的。

（2）掌握昆明市新农合运行状况和卫生服务及健康指标状况，坚持"以收定支、量入为出、逐步调整、保障适度"的原则，本着以解决农民大额医疗费用负担为主、兼顾受益面的前提，为制定昆明市新农合和卫生服务及健康指标的政策提供科学依据，以便保障昆明市新农合正常持续发展。

疾病有两方面表现：一方面是个体表现，如症状、体征、功能变化等临床现象；另一方面是疾病的人群表现，如哪些人群发病多或少，什么时间发病多或少，什么地区发病多或少等。这个人群表现就是疾病的分布。疾病的分布（distribution of disease）就是以疾病（包括健康或其他卫生事件）的频率为指标，描述疾病在不同的人群（人间）、时间和地区（空间）上的分布特征，简称"三间分布"，是各种流行病学研究方法的基础。

疾病分布是一个动态变化的过程，可受到病因、环境、人群特征等自然因素和社会因素的影响而发生变化。描述疾病分布的意义在于：①帮助研究者正确认识疾病流行的基本特征；②探讨疾病的流行规律，提供病因线索；③确定卫生服务的重点，为制定合理的疾病防治及健康促进策略、措施提供科学依据。

【知识点 2-1】　　　　　　　**疾病的三间分布**

1. 疾病的分布（distribution of disease）就是以疾病（包括健康或其他卫生事件）的频率为指标，描述疾病在不同的人间、时间和空间上的分布特征，简称"三间分布"，是各种流行病学研究方法的基础。

2. 疾病分布的意义：①正确认识疾病流行的基本特征；②探讨疾病的流行规律，提供病因线索；③确定卫生服务的重点，为制定合理的疾病防治及健康促进策略、措施提供科学依据。

【经典案例2-1】 **桑毛虫皮炎流行**

1972年7月,上海市发生皮炎流行。流行过程3个月,各县流行情况轻重不等,市区也有散发病例。流行地区广、发病率高。此病的主要症状是突然在人体的某些部位出现皮疹,奇痒难受,一般历时数日可自愈。为调查这次皮炎流行的病原及流行因素,苏德隆教授带领研究人员进行了实地调查。首先着手做的就是进行皮炎在不同的人群、不同的地区上的分布描述,分析所得到的基本数据,以探索病因,形成病因假设。

分布描述结果主要如下:①在浦东地区选择一个造船厂(皮炎流行严重,总罹患率51.1%)抽查发现电焊和气割的男女工人的皮炎罹患率均显著地低于其他工种;②在两个场所(一为浦东,一为浦西,两地风同样大)发现罹患率(约为41%)无差异;而在浦西背风场所的居民罹患率(约10%)大大降低了;③但在风同样大的农村中调查的几个地区皮炎的罹患率却相差悬殊。

这样的结果说明了什么呢?如何分析数据形成病因假设呢?

首先结果1运用了流行病学的比较原理,比较了不同人群中的皮炎罹患率,发现"工作服质地厚,对全身皮肤保护严密"的电焊气割工人皮炎罹患率低,表示皮炎可能是其病原体通过空气直接接触皮肤而引起的。结果2似能说明风的大小与此次皮炎的罹患率有关。但结果3表示只有当皮炎的病原体存在的时候,风的大小才显示作用。

最后,通过分析或试验一一否定了几个假设:病原体在水中、工厂废气、霉菌、植物如荨麻或花粉、虫蚊等,重点放在蛾子和它们的幼虫上。最终结合实验确定为此次皮炎的病因为桑毛虫毒毛所引起。

第二节 疾病频率测量指标

率和比是最基本的描述分布的指标。

1. 率(rate) 率又称频率指标,表示在一定条件下,某种现象实际发生的例数与可能发生该现象的总例数的比,说明某种现象发生的频率或强度。

$$率 = \frac{某种现象实际发生的例数}{可能发生该现象的总例数} \times K$$

> **笔记:**

K为比例基数,可以是100%、1000‰、10 000/万或100 000/10万。流行病学工作中常用的疾病频率指标有发病率、患病率、死亡率、病死率等。

2. 相对比(ratio) 表示两个有关事物指标之比,用以说明一个指标是另一个指标的几倍或百分之几。

$$相对比 = \frac{甲指标}{乙指标}(或 \times 100\%)$$

式中甲、乙指标可以是相对数、绝对数或平均数。如果甲指标大于乙指标,用倍数表示;如果甲指标小于乙指标,用百分数表示。例如男女性别比、死产数与活产数比、医生数与床位数比等。

3. 构成比(proportion) 表示事物或现象内部各组成部分的比重,是一类反映静止状态内部构成成分占全体比重的指标。常以百分数表示。

$$构成比 = \frac{事物内部某一组成部分的个体数}{同一事物各个组成部分的个体总数} \times 100\%$$

如例2-1中的85%、89%、95%。构成比通常只能说明比重,不能说明事件发生的频率或强度。事物中某部分的构成比大,说明事物中该部分的频数多。研究分析中,不应以构成指标当作频率指标来应用。

常用的疾病分布的测量指标如下。

一、发病指标

(一)发病率(incidence rate)

1. 定义 一定时期内(一般为一年),特定人群中某病新发病例出现的频率。

$$发病率 = \frac{一定时期内某人群中某病新发病例数}{同期暴露人口数} \times K$$

（1）分子是新发病例数，新发病例是指在观察期间内发生某病的病人。确定新发病例依据发病时间。对于急性病，如流行性感冒、急性胃肠炎、急性心肌梗死及脑出血等发病时间清楚，容易确定。但对于慢性病如高血压或发病时间较难确定的疾病来说，要明确哪些人是新发病例，就相当困难。可采用最早也是最客观的事件作为该病的发病时间，如症状或体征的初发时间、疾病的报告时间或就诊时间。如癌症，一般以确诊时间作为发病时间。若在观察期间内一个人多次发生同类疾病（如流感、胃肠炎等），则应记为多个新发病例。

（2）分母是暴露人口，也称危险人群，必须符合两个条件：①必须是观察时间内观察地区的人群；②必须有可能患所要观察的疾病的人群。也就是说，暴露人口中不应该包括正在患病，或因患病，或预防接种而有免疫力以致在观察期内不再发生该病的人。

笔记：

例如，在评价麻疹疫苗对学龄儿童的预防效果时，不能将曾经患过麻疹或已经接种疫苗具有免疫力的儿童作为暴露人口；计算妇科疾病的发病率，暴露人口只限于女性。但在实际工作中，有些疾病的暴露人口很难确定，一般用该地区该观察期内的平均人口数代替。如观察时间为一年，平均人口数为年初与年末人口之和除以2，或年中7月1日零时的人口数。

（3）发病率可按不同特征(疾病种类、年龄、性别、职业、民族、地区等)分别计算，称为发病专率(specific incidence rate)。在比较不同地区发病资料时，若考虑年龄、性别构成与疾病发生情况有关时，使用发病率的标准化率或发病专率更能反映实际情况。

2.应用　发病率反映疾病发生的频率，表明疾病对人群健康的影响。发病率的变化可能是自然发生的波动，也可能是病因因素的变化，还可能是施行了有效措施的结果。通过比较不同特征人群的某病发病率，可用于病因学的探讨和防治措施的评价，尤其对于死亡率极低或不致死的疾病尤为重要。

发病率主要是根据病例报告而获得。若报告制度不健全，诊断技术不高，导致误诊、漏诊病例很多时，影响其准确度。

（二）罹患率（attack rate）

1.定义　罹患率与发病率一样，也是测量人群中新发病例频率的指标。

$$罹患率 = \frac{观察期间的新病例数}{同期暴露人口数} \times K$$

2.应用　罹患率通常是指某一局部范围、短时间内的发病率，观察时间以日、周、月或一个流行季节为单位。其优点是能根据暴露程度较精确地测量发病概率，适用于局部地区的疾病暴发和流行的描述或探讨病因，如食物中毒、职业性中毒、某些传染病暴发等。如经典案例2-1。

（三）续发率（secondary attack rate，SAR）

1.定义　又称家庭二代发病率，指在某些传染病的最短和最长潜伏期之间，易感接触者中发病人数占所有易感接触者总数的百分率。

$$续发率 = \frac{一个潜伏期内易感接触者中发病人数}{易感接触者总人数} \times 100\%$$

一个家庭或一个密切接触的集体，如病房、集体宿舍、军营、托儿所、幼儿园发生传染病时，在首发病例之后，该单位易感接触者在最短和最长潜伏期之间出现的病例称续发病例，也称二代病例。应注意，计算续发率时，分子分母中不包括首发病例。

2.应用　续发率是疫情分析的常用指标，常用于比较传染病传染力的强弱、分析传染病的流行因素及评价防制措施的效果（如对免疫接种、隔离、消毒等）。

（四）患病率（prevalence rate）

1.定义　又称现患率、流行率，指在特定时间内，一定人群中某病新旧病例所占比例。如果特定时间为某一时点，则称为时点患病率（time-point prevalence rate），时点在理论上应是无长度的，但实际上以不超过一个月为度。如果特定时间为一段时间，通常超过一个月，则为期间患病率（period prevalence rate）。

$$时点患病率 = \frac{某时点一定人群中某病的新旧病例数}{该时点人口数} \times K$$

$$期间患病率 = \frac{某观察期内一定人群中某病的新旧病例数}{同期平均人口数} \times K$$

2. 应用 患病率通常反映慢性病的流行情况及其对人群健康的影响程度。可为医疗实施规划、估计医院床位周转、卫生设施及人力的需要量、医疗质量的评估和医疗费用的投入等提供科学的依据。

3. 患病率与发病率的区别与联系

（1）两者分母可能一样，但分子不同。发病率的分子是一定时间内的新发病例数，而患病率的分子是指调查当时的患病人数（包括观察期内的新旧病例）。

（2）患病率是横断面调查得出的频率，是衡量疾病的存在或流行情况的静态指标。常用于慢性病的调查，如癌症、心血管病、血吸虫病、肺结核等。而发病率是由发病报告或队列研究获得的疾病频率，是衡量疾病发生情况的动态指标。常用于急性病调查。

（3）患病率受存活等因素的影响（表2-1），反映的不是真正的病因，不适于做病因学研究。而发病率不受存活因素、影响疾病严重程度等因素的影响，适于病因学研究。

（4）患病率受发病率和病程的影响。当某病的发病率和该病的病程在相当长的时间内保持稳定时，患病率 = 发病率 × 病程，即 $P = I \times D$。例如，有人曾经调查美国明尼苏达州癫痫的患病率为376/10万，发病率为30.8/10万，则病程是12.2年。患病率的变化可反映出发病率的变化或疾病结局的变化。由于治疗水平的提高，病人免于死亡但并未恢复，这可以导致患病率增加。患病率下降既可以是因为发病率下降，也可以是因为病人恢复快或死亡快，病程缩短所致。

表 2-1　影响患病率升高和降低的因素

升高	降低	升高	降低
病程延长	病程缩短	健康者迁出	健康者迁入
患者寿命延长	病死率增高	诊断水平提高	治愈率提高
新病例增加（发病率增高）	新病例减少（发病率下降）	易感者迁入	
病例迁入	病例迁出	报告率提高	

（五）感染率（infection rate）

1. 定义 指在调查时所检查的某个人群中某病现有感染者人数所占比例。其性质与患病率相似。感染率分子为受感染人数，分母为全部受检人数，一般用病原学或血清学方法来检测感染者。

$$感染率 = \frac{受检者中某病感染人数}{受检人数} \times 100\%$$

2. 应用 感染率常用于研究某些传染病或寄生虫病的感染情况和防制工作的效果考核，估计某病的流行趋势，也可为制定防制措施提供依据。它是评价人群健康水平常用的指标，特别是对隐性感染、病原携带及轻型和不典型病例的调查较为常用，如乙型肝炎、结核病、脊髓灰质炎、流行性乙型脑炎、蛔虫病、丝虫病等。

表 2-2　某地幼儿园手足口病引入率与年龄的关系

年龄（岁）	调查人数	班内引入病例数	引入率（%）
2.5～（小小班）	218	15	6.88
3～（小班）	753	29	3.85
4～（中班）	1545	55	3.56
5～7（大班）	1491	51	3.42
合计	4007	150	3.74

（六）引入率（introduction rate）

家庭或某集体单位中发生感染经常是从外界带入的。引入率指在观察期内带病入家（或集体）的某身份成员数占其同等身份成员的比例

$$引入率 = \frac{某身份成员带病入家（或集体）的人口数}{同等身份成员总人数} \times K$$

从表 2-2 中可以看出，某地幼儿园的手足口病最容易由小小班的儿童带入幼儿园，可能是小小班儿童抵抗力最差所导致的。

【知识点 2-2】　　　　　　描述疾病频率的指标（一）

1. **发病率**（incidence rate）　是表示一定时期内（一般为一年），特定人群中某病新发病例出现的频率。它反映疾病发生的频率，通过比较不同特征人群的某病发病率，可用于病因学的探讨和防制措施的评价。

2. **罹患率**（attack rate）　也是测量人群中新发病例频率的指标，适用于局部地区的疾病暴发和流行。

3. **续发率**（secondary attack rate, SAR）　又称家庭二代发病率，指在某些传染病的最短和最长潜伏期之间，易感接触者中发病人数占所有易感接触者总数的百分率。常用于比较传染病传染力的强弱、分析流行因素及评价防制措施效果。

4. **患病率**（prevalence rate）　又称现患率、流行率，指在特定时间内，一定人群中某病新旧病例所占比例。分为时点患病率和期间患病率。反映疾病现存水平，多用于慢性病，为医疗实施规划、估计医院床位周转、卫生设施及人力需要量、医疗质量评估和医疗费用投入等提供科学的依据。

5. **感染率**（infection rate）　是指在调查时所检查的某个人群中某病现有感染者人数所占比例。常用于研究某些传染病或寄生虫病的感染情况和防制工作的效果考核，特别是对隐性感染、病原携带及轻型和不典型病例的调查较为常用。

二、死亡指标

（一）死亡率（mortality rate）

1. **定义**　又称总死亡率或粗死亡率，是指一定时期内，一定人群中死于所有原因的频率。一般以年为单位。

$$死亡率 = \frac{某人群某年总死亡人数}{同期平均人口数} \times K$$

（1）按病种、年龄、性别、职业、地区、种族等分类计算的死亡率称为死亡专率，如某病死亡专率、婴儿死亡专率等。计算死亡专率时分母是分子相对应的人口数。如计算宫颈癌死亡率，分母应是女性人口；计算 40 岁以上男性心肌梗死死亡率，分母应是 40 岁以上的男性人口数。某病死亡专率对于病死率高的疾病，如恶性肿瘤、心肌梗死等的流行病学研究比较适用，它可以代表发病水平，但对于病死率低的疾病，如流感等，用其分析发病水平是不适合的。

婴儿死亡率（infant death rate）与妇幼保健事业密切相关，是指年内周岁内婴儿的死亡数占年内活产数的比值。一般以千分率表示。

$$某病死亡专率 = \frac{一定时期内某人群某病死亡人数}{同期平均人口数} \times K$$

$$某年龄组死亡专率 = \frac{某年某年龄组的死亡人数}{同年该年龄组平均人口数} \times K$$

$$婴儿死亡专率 = \frac{某年内未满周岁婴儿死亡数}{同年活产数} \times 1000‰$$

（2）粗死亡率不能直接比较，此时应注意人口构成的差异，可采用标化死亡率比较。

（3）在人口学研究中常用千分率，便于与出生率相比较。在疾病研究中，多采用 10 万分率，便于地区之间与国家之间比较。

2. **应用**　死亡率是用来衡量某一时期、某地区人群死亡危险性大小的指标。它既反映了健康状况和卫生保健工作的水平，也为该地区卫生保健工作的需求和规划提供科学依据。

（二）病死率（fatality rate）

1. 定义　一定时期内（通常为一年），患某病的全部病人中因该病死亡的比例，一般以百分率表示。

$$病死率 = \frac{一定期间内因某病死亡人数}{同期确诊的某病患病人数} \times 100\%$$

式中分母因场合不同而异，如计算医院中某病住院病人的病死率，其分母为该病住院病人总数；如计算某急性传染病的病死率，其分母就是该病流行时的发病人数。在医院中的病死率等于病死人数除以治疗人数乘100%。

假定在一个人群中某病的发病率和病死率都相当稳定，则有：死亡率＝发病率 × 病死率。

2. 应用　病死率表示确诊疾病的死亡概率，反映疾病的严重程度。通常用于急性病，如各种急性传染病、脑卒中、肝癌等。也可作为评价诊疗水平的指标。但比较不同医院的诊疗水平时注意入院病人的病情轻重及医疗设备等因素的影响。

（三）生存率（survival rate）

生存率又称存活率，指病人（或接受某种治疗的病人）经若干年随访后，尚存活的病人数所占的比例，一般用百分率表示。

$$生存率 = \frac{随访满n年尚存活的病例数}{随访满n年的病例数} \times 100\%$$

生存率是评价某些慢性病，如癌症、心血管疾病、结核病等远期疗效的指标。

（四）累积死亡（发病）率 [cumulative mortality（incidence）rate]

累积死亡（发病）率指已知无某种疾病的人群，经过一段特定的观察期（超过一年）之后，死于或发生某病的频率。多用于某一年龄以前死于或发生某一恶性肿瘤的概率。主要应用于慢性病的前瞻性研究中。

例如，想知道一位25岁的青年人在他70岁前死于（发生）恶性肿瘤的概率为多大，这个问题不可能有一个绝对正确的回答，因为现在25岁的人不了解将来死于（发生）肿瘤的概率，只有计算累积死亡（发病）率才能解决。

计算方法：累积死亡（发病）率就是把各年龄组的死亡（发病）专率相加，用以说明在某一年龄组以前死于（发生）某种慢性病的累积概率的大小。一般用百分率表示。

$$累积死亡率 = \sum (Pi \times Ii)$$

式中：Pi 为各年龄组的死亡专率，以小数表示；Ii 为各年龄组的年龄组距。

当研究人群的数量比较多，如果人口较稳定，资料较整齐，无论其发病强度大小和观察时间长短，均可用观察开始时的人口数作分母，以整个观察期内的发病（或死亡）人数为分子，计算某病的累积死亡（发病）率。

$$某病 n 年累积死亡（发病）率 = \frac{n 年内的死亡（新发）病例数}{n 年内的平均暴露人口数} \times K$$

（五）标化死亡比（standardized mortality rate，SMR）

当研究对象数目比较少、发病率比较低时，不宜计算率。以全人口死亡率作为标准，计算出该观察人群的预期死亡人数，再用该人群的实际死亡数除以预期死亡数，即得标化死亡比。标化死亡比不是率，而是死亡的比值，在职业病流行病学研究中常用，实际上它是以全人口的死亡率作为对照来看待。

$$SMR = \frac{实际死亡数}{预期死亡数}$$

（六）潜在减寿年数（potential years of life lost，PYLL）

某病某年龄组人群死亡者的期望寿命与实际寿命之差的总和，即由于死亡而造成的寿命损失。在考虑死亡数的基础上，该指标以期望寿命为基准，进一步衡量死亡造成的寿命损失，强调早亡对健康的影响。用潜在减寿年数来评价疾病对人群健康影响的程度，能消除死亡者年龄构成的不同对期望寿命损失的影响。

计算公式：

$$PYLL = \sum_{i=1}^{e} a_i b_i$$

式中：e 为期望寿命（岁），i 为年龄组（通常计算其年龄组中值），a_i 为剩余年龄，$a_i = e - (i + 0.5)$，其意义为：当死亡发生在某年龄（组）时，预期活到 e 岁时还剩余的年龄，由于死亡年龄通常以上一个生日计算，所以加上一个平均值 0.5 岁，b_i 为某年龄组的死亡人数。

用于衡量某病死因对一定年龄组人群的危害程度，比较不同原因所致的减少的寿命年数。目前，多用于综合评价导致某人群早死的各种死因的重要性，为确定不同年龄组重点疾病提供科学依据，也适用于防制效果的评价及卫生政策的分析。

（七）伤残调整寿命年（disability adjusted life year，DALY）

指从发病到死亡所损失的全部健康寿命年。疾病可给人类健康带来早死与残疾两方面的危害，所以DALY 也包括两部分：①因早死所致的寿命损失年；②疾病所致伤残引起的健康寿命损失年。

DALY 是一个定量计算因各种疾病造成早死与残疾对健康寿命年损失的综合指标。可以指明该地区危害健康严重的疾病和主要卫生问题。这种方法可以科学地对发病、失能、残疾和死亡进行综合分析，是用于测算疾病负担的主要指标之一。DALY 主要用于：①从宏观上认识和控制疾病；②对不同地区、对象（性别、年龄）、病种进行 DALY 分布的分析，以确定危害严重的主要病种及某病的高发地区和重点人群；③进行成本效果分析。

【知识点 2-3】　　　　　　　　　描述疾病频率的指标（二）
1. 死亡率（mortality rate）　又称总死亡率或粗死亡率，是指一定时期内，一定人群中死于所有原因的频率。一般以年为单位。可以按病种、年龄等计算死亡专率。此时注意分母是分子相对应的人口数。比较不同资料时注意先进行标准化后再比较。它既反映了健康状况和卫生保健工作的水平，也为该地区卫生保健工作的需求和规划提供科学依据。
2. 病死率（fatality rate）　表示一定时期内（通常为一年），患某病的全部病人中因该病死亡所占的比例，一般以百分率表示。反映疾病的严重程度。

第三节　疾病的流行强度

【案例 2-2】
（1）2006 年 11 月 24 日～2007 年 1 月 18 日祁阳县某中学发生一起群体性腹泻暴发，发病学生 37 例，均有不同程度的腹泻、水样或脓血黏液便、腹痛、里急后重、发热等症状，罹患率为 3.45%（37/1072）。2 份病例粪便及 1 份肛拭子培养为福氏志贺菌阳性；患病学生均饮用过被污染的井水，抽检的水样大肠菌群均超标。抽检留样的学生餐大肠菌群、福氏志贺菌培养结果均阴性。时间分布自 3 月 27 日出现首发病例，到 4 月 1 日、2 日发病 出现高峰。发病时间分布呈现多个峰值，提示为同源多次暴露。本起细菌性痢疾暴发疫情是由于学生饮用了被福氏志贺菌污染的水源而引起
资料来源：实用预防医学，2015，22（8）：975-977
（2）云南省疾控中心向以斌等对 2008～2011 年监测哨点医院流感样病例（ILI）及病原学监测数据进行回顾性分析，2008～2011 年监测数据呈现了典型流感流行特点：即通常情况下表现为流感的季节性、局部流行或散发，当病毒抗原发生突变出现新亚型时则引起大流行。儿童、青少年是甲型 H1N1流感的易感人群，见图 2-1。
资料来源：卫生软科学，2014，28（2）：111-115
【问题 2-2】
（1）上例菌痢疫情中反映的是哪种疾病流行强度？
（2）表述图 2-1 中出现的疾病流行的强度术语？
【分析】
（1）菌痢疫情：集体单位短时间内突然出现许多症状相同的病例，称为暴发。

（2）从图 2-1 中可以看出，2008 ～ 2011 年监测数据呈现了典型流感流行特点：即通常情况下表现为流感的季节性、局部流行或散发，当病毒抗原发生突变出现新亚型时则引起大流行。

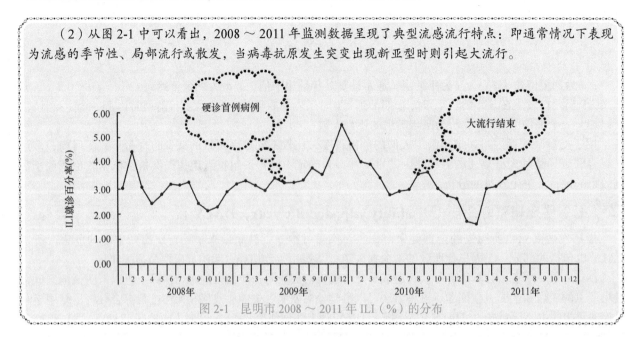

图 2-1　昆明市 2008 ～ 2011 年 ILI（%）的分布

疾病的流行强度是指在某地区一定时间内、某人群中发病数量的变化及各病例之间的联系程度。常用的术语有散发、暴发、流行、大流行等。

一、散　　发

病例呈散在发生或零星出现，病例与病例之间在发病时间和发病地点上无明显联系，发病率维持在历年的一般水平，称为散发（sporadic）。所谓历年一般水平是指当地前 3 年该病的平均发病率水平。散发适用于范围较大的地区。

疾病分布呈散发的原因如下。

（1）当地人群因某病常年流行或因预防接种而具有一定的免疫水平，如麻疹。

（2）有些疾病以隐性感染为主，可呈散发，如脊髓灰质炎。

（3）有些传染病的传播机制不容易实现，如斑疹伤寒。

（4）某些传染病潜伏期长，也易表现散发，如麻风。

二、暴　　发

在一个局部地区或集体单位短时间内突然出现许多症状相同的病人，称为暴发（outbreak）。暴发的病人多有相同传染源或传播途径，大多数病人常出现在该病的最长潜伏期内，如幼儿园里的麻疹暴发。非传染性疾病也可成暴发状态，如细菌性食物中毒。与流行相比，暴发地区局限，时间短，但有时也会代替使用。

三、流　　行

某地区某病发病率显著超过历年的散发发病率水平，称为流行（epidemic）。"显著"的实质是统计学检验具有意义。流行与散发是相对的，各地应根据不同病种、不同时期、不同历史情况等做出判定。如果某地某病达到流行水平，意味着有促进发病率升高的因素存在，应当引起注意。

有些传染病以隐性感染为主，当这类疾病流行时，显性病例可能不多，但实际感染率却很高，可称为隐性流行。脊髓灰质炎、流行性乙型脑炎等常有这种现象。

四、大　流　行

某病迅速蔓延、波及面广、发病率远远超过流行的水平，称为大流行（pandemic），波及范围可超过本地区、本省甚至可达全国。若超出国界、甚至洲界的流行称世界大流行。例如，1901 年我国东北地区曾发生鼠疫

笔记：

大流行，自该年 9 月至次年 4 月，北起满洲里，南至济南，波及东北、华北铁路沿线各大城市，死亡 6 万人。当前，艾滋病的流行也是呈世界性的。

【知识点 2-4】　　　　　　　　　疾病的流行强度

疾病的流行强度是指在某地区一定时间内、某人群中发病数量的变化及各病例之间的联系程度。常用的术语有散发、暴发、流行、大流行等。

1. 散发（sporadic）　病例呈散在发生或零星出现，病例与病例之间在发病时间和发病地点上无明显联系，发病率维持在历年的一般水平。

2. 暴发（outbreak）　指在一个局部地区或集体单位短时间内突然出现许多症状相同的病人。

3. 流行（epidemic）　某地区某病发病率显著超过历年的散发发病率水平。

4. 大流行（pandemic）　某病迅速蔓延、波及面广、发病率远远超过流行的水平，波及范围可超过本地区、本省甚至可达全国。

第四节　疾病分布的形式

【案例 2-3】

据云南省疾控中心周永明，徐闻报道：2007 ～ 2011 年云南省累计报告菌痢 37 035 例，年均报告菌痢 7407 例，年报告发病率在 18.69/10 万 ～ 14.72/10 万，5 年平均报告发病率低于全国平均水平；49.52% 的病例集中分布在昆明、大理、红河和曲靖 4 个州（市），迪庆州 5 年平均发病率为 80/10 万，为全省最高。菌痢每年的发病高峰均出现在 5 月份，68.16% 的病例分布在 4 ～ 8 月。病例人群分布以学龄前儿童、学生和农民为主，20 岁以下人群男性发病多于女性，20 岁及以上则女性多于男性，差异有统计学意义。2007 ～ 2011 年全省累计报告菌痢暴发疫情 4 起。结论：云南省 2007 ～ 2011 年菌痢疫情总体上相对平稳，人口聚集的滇中地区菌痢病例较多，滇西北地区病例较少，但发病率较高，每年 4 ～ 8 月是高发季节，学生、幼儿和农民是高危人群，农村地区的学校和托幼机构等人口集聚地易发生暴发。

【问题 2-3】

（1）本研究描述了什么分布？

（2）从菌痢的分布特征，能得到什么结论或启示？

【分析】

（1）描述了云南省 2007 ～ 2011 年菌痢在时间、人群和地区的分布。

（2）云南省 2007 ～ 2011 年菌痢在时间、人群和地区的三间分布特征，提示重点预防菌痢的时间是 4 ～ 8 月；重点人群是学龄前儿童、学生和农民；年龄在 20 岁以下重点是男性，20 岁及以上则是女性；重点地区是迪庆、怒江、大理和昆明。重点机构是农村地区的学校和托幼机构等。

疾病在人群、时间、地区上的三间分布表现了疾病的流行特征，从而判断和解释病因，或形成病因假设。可以说，疾病三间分布的描述是流行病学研究的起点。

一、人　群　分　布

疾病的人群分布，是指描述人群的不同特征，如年龄、性别、职业、种族、等因素与疾病发生的关系。研究疾病在不同人群中的分布特征，帮助人们确定高危人群、探索病因及流行因素。

（一）年龄

1. 疾病的年龄分布特征　疾病与年龄的关系比与人群其他特征的关联更强，是人群分布中最重要的因素。一般表现如下。

（1）无有效计划免疫措施，易于传播且病后免疫力持久的疾病，以儿童发病率为高，如麻疹、水痘、百日咳、腮腺炎等。预防接种可引起疾病年龄分布的变化，如儿童期接种麻疹疫苗后，麻疹的高发年龄后移，近年来，我国大学生人群中也常有麻疹发生。

当一个地区较长时间没有流行某种传染病时，一旦有传染源输入，则成人和儿童均可患病，且各年龄组发病率无差异。

病后无持久免疫力的疾病，各年龄组发病率无差异，如流行性感冒。

（2）由于暴露机会、生活习惯、行为等的差异，使一些疾病表现为在某些年龄上高发。如交通事故、血吸虫病、淋病、艾滋病等多发生于青壮年，而恶性肿瘤、糖尿病、冠心病等慢性病的发病率多随年龄的增长而逐渐增加。随着我国人民生活水平的提高，一些慢性病发病年龄趋于年轻化。

（3）即使是同一种疾病，也可因流行的型别不同而表现为年龄差异。如钩端螺旋体病流行，稻田型多见于青壮年，雨水型多见于儿童。

2. 研究疾病年龄分布的目的　①探索致病因素，提供病因线索；②确定疾病的高危人群及重点保护对象，以利于有针对性地开展防治工作；③对传染病来说，有助于观察人群免疫状态的变化趋势。

3. 疾病年龄分布的分析方法

（1）横断面分析（cross-sectional analysis）：又称现状年龄分析，即描述一定时期不同年龄组的某病发病率或死亡率，常用于描述急性病。对于慢性病，因其暴露时间较长，并且致病因素的强度在不同时间可能有变化，则横断面分析不能正确显示致病因素与年龄的关系。

（2）出生队列分析（birth cohort analysis）：将同一年代出生的人群视为一个出生队列，描述不同出生队列在不同年龄时的某病发病率或死亡率，从而分析致病因素与年龄的关系。常用于慢性病的年龄分布分析。它可以明确地显示致病因素与年龄的关系，有助于探明年龄、所处时代特点及暴露经历三者在疾病频率变化中的作用。

图 2-2 是 1914～1950 年某地男性肺癌年龄死亡专率的横断面分析，显示同一时期各年龄别死亡专率的变化和不同年代各年龄别死亡专率的变化。图中 4 条实线为各年份肺癌死亡专率曲线，可见距现在越近的年份，各年龄组肺癌死亡率越高；各曲线均在 60～70 岁达到高峰后有下降趋势，显然这一现象未能反映真实的肺癌死亡情况。而图中 ABCD 虚线是 1880 年出生队列肺癌死亡专率曲线，A、B、C、D 点分别代表 1880 年出生的人在 34 岁（1914 年）、51 岁（1931 年）、60 岁（1940 年）、69 岁（1949 年）时的肺癌死亡率，显示随年龄增长而上升，60～70 岁后无下降趋势。

图 2-3 为 1850～1890 年出生的美国男性不同出生队列肺癌死亡曲线，显示肺癌死亡率随年龄增长而上升，且出生年代越晚的队列，死于肺癌的开始年龄越小，死亡率上升速度越快。表明晚出生者可能更早、更大量的暴露于肺癌致病因素，澄清了横断面分析中 70 岁后肺癌死亡率呈下降趋势的假象（表 2-3）。

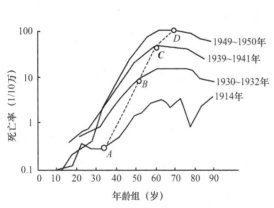

图 2-2　1914～1950 年男性肺癌年龄死亡率
（Mac-mabon and Pugh，1970）

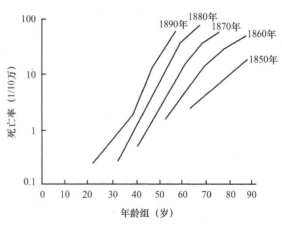

图 2-3　1850~1890 年出生者男性肺癌队列死亡率
（Mac-mabon and Pugh，1970）

表 2-3　某城市不同年龄肺癌的死亡率（1/10 万）

年份	35 岁～	45 岁～	55 岁～	65 岁～	75 岁～	≥85 岁
1930	5.4	7.8	13.0	15.2	12.8	9.6
1940	8.1	20.4	40.6	37.4	35.1	24.5
1950	10.3	35.1	85.3	108.6	81.5	64.2
1960	12.7	49.2	139.2	206.8	164.9	109.4

注：表 2-3 也明确地表示，横断面分析和出生队列分析在表示不同年龄肺癌死亡率的差异

（二）性别

比较不同性别发病的差异，有助于探讨致病因素。

脑卒中的发病率和死亡率为男性略高于女性，其性别比为 1.38～1.72。

恶性肿瘤死亡率中，除乳腺癌、宫颈癌、卵巢癌外，其他大多数癌症是男性高于女性，如肝癌、肺癌、食管癌、胃癌、鼻咽癌、白血病等（图 2-4）。

有些疾病在不同地区或人群的性别差异不一致，如在地方性甲状腺肿低流行区，男女发病比为 1:（2～4），但在高流行区，男女发病率无明显差异。

造成疾病性别差异的原因是多方面的，有的与接触致病因子的机会不同或者生活方式不同有关，有的是与机体解剖、生理特点及内分泌有关，目前对大多数疾病不同性别发病率或死亡率的差异尚无明确的解释。

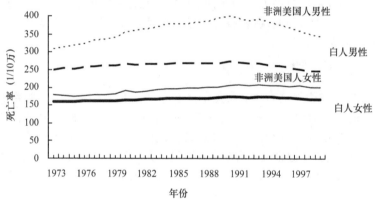

图 2-4　美国不同种族不同性别人群肿瘤标化死亡率

资料来源：National Cancer Institute，2002

（三）职业

许多疾病的发生与职业有关，如煤矿工人易患矽肺，炼焦工人易患肺癌，理发师易患静脉曲张，牧民、屠宰工人、皮毛加工工人易患布鲁杆菌病和炭疽，脑力劳动者易患冠心病等，说明人们所处职业环境中的某些因素对工作人员的健康有影响。

在研究职业与疾病的关系时应考虑：①职业有害因素接触机会的多少；②劳动条件的好坏；③不同职业人群所处的社会经济地位和卫生、文化水平的不同；④体力劳动强度和精神紧张程度的不同。

（四）种族和民族

不同的种族和民族的人群在遗传、地理环境、宗教、文化、风俗习惯等方面有所不同，这些因素均影响疾病的发生。如在马来西亚居住的三种民族中马来人患淋巴瘤较多，印度人患口腔癌较多，而中国人患鼻咽癌较多；在我国不同少数民族女性乳腺癌死亡率也不同（表 2-4），蒙古族、哈萨克族、朝鲜族分别列前 3 位，苗族最低。

不同种族的骨量含量和骨折的发生率差异有统计学意义，白人骨质疏松明显多于亚洲人和黑人。黑人骨量比白人高 10%，骨折危险仅是白人的 1/3～1/2，表明不同种族间骨质疏松发生率的差异主要与骨量差异有关。然而，南非班图族妇女和亚洲妇女尽管骨量都低于白人妇女，但股骨颈骨折率同样也低于白人妇女，说明除骨量外，尚有其他因素影响骨折的发生。

表 2-4　中国部分少数民族乳腺癌的死亡率

民族	调整死亡率（1/10万）	累积死亡率（%）	民族	调整死亡率（1/10万）	累积死亡率（%）
全国	2.61	0.43	苗族	1.55	0.24
蒙古族	2.72	0.45	彝族	1.76	0.26
回族	1.99	0.32	朝鲜族	2.51	0.39
藏族	1.25	0.19	哈萨克族	2.68	0.50
维吾尔族	1.65	0.25			

不同种族的乳腺癌发病率不同，以白种人发病率最高，达 85.4/10 万，居住在日本的日本人最低，为 13.9/10 万。同一种族在不同地区居住，其发病率也不同，如津巴布韦的黑人乳腺癌的发病率为 54.1/10 万，而南非的黑人为 16.0/10 万，这可能与居住的生活环境不同有关。

分析不同种族和民族疾病发病率或死亡率差异时，不能单纯地从一方面去找原因，应该综合考虑遗传因素、风俗习惯、生活习惯、饮食习惯、地理环境、社会经济水平和卫生保健等多方面因素。

（五）社会阶层

社会阶层是与经济收入、职业、文化程度、生活状况等诸多因素相关的一个变量。疾病的发生与社会因素相关，而社会阶层体现了各种社会因素的综合。例如，脑栓塞较多发生在富裕的人群中，脑力劳动者脑卒中的死亡率高于体力劳动者。研究疾病的社会阶层分布特点，有利于发现影响疾病发生的因素，并有针对性地采取相应措施预防疾病的发生。

（六）行为

许多不良行为与疾病的发生发展有关，常见的不良行为包括吸烟、酗酒、吸毒、不安全性行为等。研究证实，吸烟是人类最重要的致癌因素之一，日本和其他国家的多次研究显示，吸烟者的肺、喉、咽、食管、胃、肝、胰、膀胱癌的死亡率均高于不吸烟者，戒烟后 5 ～ 10 年可下降到不吸烟者的水平。

吸毒、不安全性行为等对人类健康的危害越来越明显，是导致艾滋病传播的主要途径。

对不同行为人群的疾病分布研究，有助于发现影响疾病发生的危险行为，并有针对性地采取相应措施预防疾病的发生。

（七）婚姻与家庭

不同婚姻状况人群的健康有很大的差异：离婚者全死因死亡率最高，丧偶及独身者次之，已婚者最低；已婚妇女中宫颈癌多见，单身妇女中乳腺癌多见。

家庭成员之间由于有着共同的生活习惯、遗传特性及生活上的密切接触，导致某些传染病如病毒性肝炎、细菌性痢疾等容易在家庭内传播，高血压等与遗传有关的疾病表现为一定程度的家庭聚集性。

【知识点 2-5】　　　　　　　　　**疾病的人群分布**

疾病的人群分布，是指描述人群的不同特征，如年龄、性别、职业、种族、等因素与疾病发生的关系。研究疾病在不同人群中的分布特征，帮助人们确定高危人群、探索病因及流行因素，有助于采取相应的防制措施。

在人群分布中最重要的是年龄因素。由于免疫水平、接触机会、生活习惯等的不同可导致出现疾病年龄分布的差异。疾病年龄分布的分析方法包括横断面分析和出生队列分析。

二、时间分布

疾病发生的频率随着时间的推移而不断变化，因此研究疾病的群体现象时，必须结合时间进行分析，否则就无法正确判断流行病学各种指标的现实意义。分析疾病的时间变化规律可以了解疾病的流行动态，提供病因线索，还有助于验证可能的致病因素与疾病的关系。疾病的时间分布可分为四种形式。

（一）短期被动（rapid fluctuation）

1. 定义　短期波动又称时点流行。其含义与暴发相近,均指短时间内突然发生许多临床症状相似的病人。但应用上有差异,暴发多用于局部地区或集体单位的较少人群、小范围的情况,而短期波动常用于较大数量的人群和较大范围内。

2. 应用　短期波动多是由同一致病因子或共同的传播途径所引起,大多数病例的发病日期往往在该病最短和最长潜伏期之间。发病高峰与该病的常见潜伏期基本一致,因此可从发病高峰推算暴露日期,从而找出引起短期波动的原因。例如经典案例 2-1。常见的短期波动有食物中毒、伤寒、痢疾、化学毒物中毒等。

（二）季节性（seasonal variation）

疾病的发病率在一定季节内升高的现象,称为季节性。传染病的季节性尤为明显。季节性分布主要有两种表现形式。

1. 季节性升高　一年四季均发病,但在一定月份发病升高,如呼吸道传染病冬春季高发,肠道传染病夏秋季高发。有些非传染性疾病也有季节性升高的现象。如克山病,在东北、西北地区,多集中出现在冬季,11 月至次年 2 月为高峰,而在西南地区却以 6 ~ 8 月份为高峰;营养缺乏病中的糙皮病多发生在春季。

2. 严格的季节性　发病集中在一年的某几个月内,其余月份则没有病例发生。

这种严格的时间分布多见于肠道传染病、虫媒传播的传染病。如菌痢、伤寒、流行性乙型脑炎等,在我国北方具有严格的季节性,但在南方却表现为季节性升高（图 2-5）。

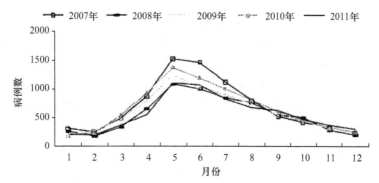

图 2-5　云南省 2007 ~ 2011 年菌痢发病时间分布

注:以 4 月为标志,从上至下的曲线分别代表 2007 年、2010 年、2009 年、2008 年、2011 年。

资料来源:云南省疾控中心周永明,徐闻,寄生虫与感染性疾病,2014,12（1）:14-17

还有一些疾病一年四季均可发病,不表现为季节性,如艾滋病、麻风。

影响季节性的原因很多,往往与当地气象因素、媒介昆虫的季节消长、野生动物的生活习惯等因素有关,同时也受人们的风俗习惯、生活方式、医疗卫生水平和人群易感性变化的影响。

（三）周期性（cyclic change, periodicity）

1. 定义　疾病每隔一定的年限发生一次流行,并具有规律性,称为疾病的周期性。疾病的周期性变化相对多见于呼吸道传染病。如麻疹在疫苗普及应用之前,在我国大中城市中每隔 1 年流行 1 次。自然条件下,当一定比例的易感人群被感染并获得免疫后,发病率可迅速下降。间隔一定年限,当易感人群积累达到一定比例后,会再次导致疾病的流行。

2. 形成周期性的主要原因　①该病的传播机制容易实现,在易感人群足够的情况下即可迅速传播。②该疾病发生后,可形成比较牢固的免疫力,流行后人群免疫水平持续的时间长短决定该病流行的间隔时间。③新生儿的增加和易感者积累的速度也决定流行的间隔时间。④病原体的变异及变异速度同样也决定着流行的间隔时间。

（四）长期变动（secular change）

1. 定义　长期变动又称长期趋势（secular trend）、长期变异,指在一个相当长的时间内（通常为几年、几十年或更长的时间）疾病的发病率、死亡率、临床表现、病原体型别及宿主等随着人类生活条件的改变,医疗技术的进步等发生显著变化。例如结核病在 20 世纪 40 年代广泛流行，随着居民生活水平的提高，医疗卫生事业的发展，开展普查普治，广泛接种卡介苗，使结核病的发病率和病死率均显著下降，经过几十年的平稳期后，近年来结核病疫情又有所回升。

我国共进行过 4 次高血压患病率抽样调查，结果显示中国人群的高血压患病率呈上升趋势，2002 年调查 15 岁以上人群高血压患病率为 17.65%，与 1991 年相比增长了 29.97%（表 2-5）。

表 2-5　历次全国抽查 15 岁以上人群高血压患病率比较

年份	调查人数（万）	粗患病率（%）	年龄标化患病率（%）
1959	50	5.11	—*
1979	400	7.73	7.5
1991	95	13.58	9.4
2002	15	17.65	12.3

注：*1959 年高血压年龄标化患病率未能计算出来，资料来源：高血压杂志，2005

2. 应用　疾病长期变异的原因可能是由于生活条件和生活习惯的改变、医疗技术的进步、诊断标准的改变、环境污染等导致致病因素和机体均发生了变化。研究疾病长期趋势，有助于探索致病因素和机体变化的原因，并为制定疾病的预防策略提供依据。

【知识点 2-6】　　　　　　　　**疾病的时间分布**

分析疾病的时间变化规律可以了解疾病的流行动态，提供病因线索，还有助于验证可能的致病因素与疾病的关系。疾病的时间分布可分为四种形式。

1. 短期波动（rapid fluctuation）　又称时点流行。指短时间内突然发生许多临床症状相似的病人。短期波动多是由同一致病因子或共同的传播途径所引起，常见的短期波动有食物中毒、伤寒、痢疾、化学毒物中毒等。

2. 季节性（seasonal variation）　疾病的发病率在一定季节内升高的现象。

（1）季节性升高：一年四季均发病，但在一定月份发病升高，如呼吸道传染病冬春季高发。

（2）严格的季节性：发病集中在一年的某几个月内，其余月份则没有病例发生。多见于虫媒传播的传染病，如流行性乙型脑炎。

3. 周期性（cyclic change, periodicity）　疾病每隔一定的年限发生一次流行，并具有规律性。疾病的周期性变化相对多见于呼吸道传染病，如未普及疫苗时的麻疹。周期性的时间长短主要与人群免疫

力的存在与消失速度及病原体的变异速度有关。

4. 长期变动（secular change）　又称长期趋势（secular trend）、长期变异，指在一个相当长的时间内（通常为几年、几十年或更长的时间）疾病的发病率、死亡率、临床表现、病原体型别及宿主等随着人类生活条件的改变，医疗技术的进步等发生显著变化。例如 1959 ～ 2002 年我国 15 岁以上人群高血压患病率呈上升趋势。

三、地 区 分 布

疾病的发生往往受一个地区自然环境和社会环境的影响，如有些疾病只在一定地区发生，有些疾病分布于世界各地；有些疾病在同一省（自治区）、市内的分布亦不尽相同。疾病的地区分布不同，根本原因是致病因素的分布和致病条件的不同。因此研究疾病的地区分布可为探索疾病的病因或流行因素提供线索，并有助于制定适合该地区的防制措施和策略。

（一）描述疾病地区分布的常用方法

1. 地区划分　①按行政区域划分。在世界范围内可按国家、洲、半球为单位；在一个国家内可按省（直

辖市、自治区）、市、县、乡（镇）为单位。行政区域划分法容易得到比较完整的资料，如人口资料、疾病登记资料等。但是同一行政区域内自然环境不尽相同，可能会掩盖自然环境对疾病发生的影响。②按自然环境特征来划分。如以山区、平原、湖泊、河流、森林和草原等为单位，也可以按气温、湿度、雨量、海拔高度、土壤中某些矿物质含量等划分。在资料收集上可能会涉及多个行政区域，因此不容易收集。总体来说，按何种方式划分地区，可根据研究目的和病种不同来确定。

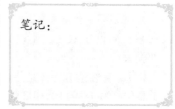

2. 地区分布图的绘制 描述疾病的地区分布时，可根据具体情况做出标点地图或疾病地区分布图、疾病传播蔓延图，一目了然，便于分析比较。

3. 率的比较 比较不同地区之间的发病率或死亡率时，应采用标准化方法，注意所比较的地区之间的条件（如医疗水平、疾病报告登记制度的完善程度、诊断标准等）必须一致，否则可能得出错误结论。

（二）国家间及国家内不同地区的分布

1. 疾病在不同国家间的分布 有些疾病只发生在一定地区，如黄热病流行于非洲和南美洲，登革热则流行于热带、亚热带，疟疾分布于北纬62°至南纬40°之间的广大地区。究其原因可能和媒介昆虫或中间宿主的分布有关。

有些疾病遍布全世界，但分布不均衡，如肝癌在亚洲、非洲常见，乳腺癌在欧洲、北美洲多见，糖尿病在发达国家的患病率高于发展中国家。髋部骨折发病较多的国家为美国、新西兰、西欧等国家和地区，而在亚洲、非洲的发病率很低。又如一些国家经比较发现，日本的胃癌及脑血管病的调整死亡率或年龄死亡专率居首位，但其乳腺癌、大肠癌及冠心病死亡率则最低，这可能与其饮食习惯有关。研究认为日本低脂肪的进食量与低血清胆固醇量和低冠心病率有关，而高盐摄入量可能是高血压及脑卒中的主要病因。再如霍乱多见于印度，可能和当地宗教活动有关。

2. 疾病在同一国家内不同地区的分布 如在我国，由于疆域辽阔，人口众多，地处温带和热带气候区，地势高低起伏，河流纵横交错，人群生活习俗和卫生文化水平差异明显等原因，造成了疾病分布的差异。如血吸虫病流行于长江以南地区，与钉螺分布一致；克山病从东北向西南呈一宽带状分布，可能与当地环境中微量元素含量有关；冠心病患病率是北方高于南方；原发性肝癌集中分布于东南沿海地区，以江苏启东多见；鼻咽癌多见于广东；食管癌多见于太行山两侧的河南、山西、河北三省交界处，以河南林县为高发；原发性高血压发病率北方高于南方。

（三）疾病的城乡分布

许多疾病在地区分布上表现出明显的城乡差异。

城市人口密集、居住拥挤、交通方便，经常发生呼吸道传染病的流行；加之城市工业发达，空气污染严重，肺癌发病率和死亡率均高于农村；高血压的发病率与地区工业化程度呈明显正相关，例如，我国四川、云南交界处的彝族人群几乎无高血压病人，但迁徙到工业化程度较高地区的彝族人群呈现出有血压增高趋势。

农村地区，居住分散、交通不便，不易发生呼吸道传染病的流行，但由于卫生条件较差、易发生肠道传染病的流行；钩端螺旋体病以及疟疾等虫媒传染病的发病率也明显高于城市；一些地方病如地方性甲状腺肿、地方性氟中毒等也高于城市。

随着交通建设和乡镇工业的发展以及流动人口的增加，疾病的城乡差异将日益减小。

对于有些传染力强的传染病，如当有流行性感冒新变异株的出现时，无论农村和城市都可迅速传播，造成流行。

（四）地区聚集性

患病率或死亡率明显高于周围地区的情况称为聚集性（clustering）。某些疾病只集中发生在一些特定的场所内，如家庭、车间、学校和地段等，呈现空间上的聚集性。探讨疾病的聚集性对于研究疾病的病因和制定防治措施极为重要。例如，我国台湾省西南沿海的一个小区域内存在数十年的黑脚病，调查不同村庄的患病率后发现与不同饮水类型有关，进一步深入调查，证实含有高浓度砷的深井水是黑脚病发生的主要原因。

1. 地方性（endemic）　由于自然因素和（或）社会因素的影响，某种疾病经常存在于某一地区，或仅在某一人群中发生，不需自外地输入，称为地方性，这些疾病称为地方性疾病。疾病存在的地方性有三种类型。

（1）自然地方性：是指由于某些自然环境的影响，而使一些疾病只在这些地区存在。包括两类情况，一类是传播媒介受自然环境的影响，只在某些地区存在，使该病分布呈地方性，例如血吸虫病、丝虫病等；另一类是与自然环境中的微量元素分布有关，如地方性甲状腺肿、氟中毒等。

（2）自然疫源性：一些病原体依靠自然界的野生动物或家畜绵延繁殖，只在一定条件下传染给人，这种情况称自然疫源性，这些疾病称自然疫源性疾病，如森林脑炎、出血热等。这类地区称自然疫源地。

（3）统计地方性：由于一些地区文化水平低及卫生设施条件差水平低，或存在特殊的风俗习惯，而使一些疾病在这些地区长期存在，并且发病率显著高于其他地区，与当地自然条件无关，这种情况称统计地方性，例如细菌性痢疾、伤寒。

2. 输入性（imported）　又称外来性疾病。是指本病在本国以往未曾有过，或者以前有，但确定已被消灭，目前病例是从国外传入的。例如我国发现的首例艾滋病病例就是输入性病例，再如2009年前期甲型H1N1流感病例的输入。

（五）判断地方性疾病的依据

1. 居住在当地的各人群组该病发病率均高。相反，居住在其他地区的相似人群组该病发病率均低，甚至不发病。

2. 外来健康人在迁入当地一定时间后可患本病，其发病率与当地居民相似；自该地区迁出的居民，经一定时间后，该病发病率下降，病人症状减轻或呈自愈。

3. 当地该病易感的动物可能发生同样的疾病。

> **【知识点 2-7】　　疾病的地区分布**
>
> 致病危险因素的分布和致病条件的不同，导致了疾病地区分布的差异。研究疾病的地区分布可为研究疾病的病因或流行因素提供线索，有助于制定防制对策。
>
> **1. 描述疾病地区分布**　首先涉及的就是地区的划分，可以按行政区域或自然环境特征来划分。
>
> **2. 疾病在国家间、国家内和城乡的分布**　有些疾病只发生在一定地区，如黄热病；有些疾病各地均发生，但分布不均衡，如肝癌。
>
> **3. 描述疾病地区分布的特点经常用到一些术语**　一是地方性：由于自然因素和（或）社会因素的影响，某种疾病经常存在于某一地区，或仅在某一人群中发生并长期相对稳定，不需自外地输入。包括：①自然地方性：由于自然环境中传播媒介或微量元素的存在，使疾病呈地方性。如疟疾、地方性氟中毒；②自然疫源性：一些病原体依靠自然界的野生动物或家畜绵延繁殖，在一定条件下才可传染给人。如森林脑炎、出血热等；③统计地方性：由于一些地区文化水平低及卫生条件差，或存在特殊的风俗习惯，而使一些疾病在这些地区长期存在，并且发病率显著高于其他地区，与当地自然条件无关。例如细菌性痢疾、伤寒。二是输入性或外来性疾病：是指本病在本国或本地区以往未曾有过，或者以前有，但确定已被消灭，目前病例是从国外或外地传入的。例如我国的艾滋病。
>
> **4. 判断地方性疾病的依据**　根据居住地人群、迁入的外地人群、由本地迁出的居住地人群和当地动物中的本病发生情况来判定。

四、疾病的人群、时间、地区分布的综合描述

以上分别讨论了描述疾病在人群、时间、地区分布的方法，在实际的流行病学研究中，往往是需要综合地分析所要研究疾病的三间分布情况，这样有助于获得关于病因线索和流行因素更丰富的信息。

（一）地区和时间分布的综合

表2-6显示了我国部分城市人口冠心病死亡率高于农村，并随年代越近而死亡率越高。

表 2-6　中国部分城市和农村冠心病死亡率

年份	城市（1/10 万）	农村（1/10 万）	年份	城市（1/10 万）	农村（1/10 万）
1988	41.88	19.17	1992	51.29	23.44
1989	43.41	19.80	1993	54.67	22.10
1990	47.48	22.82	1994	58.05	24.86
1991	46.20	21.03	1995	59.38	26.79

资料来源：全国卫生统计年报资料，1988～1995 年

（二）时间和年龄分布的综合

图 2-4 的出生队列分析就是将疾病的年龄分布和时间分布结合起来分析的例子。观察同一年代出生的人，在不同年龄段的某病死亡率或发病率，从而说明该病的年龄分布长期变化趋势。

（三）地区和年龄分布的综合

2002 年中国居民营养与健康状况调查关于超重与肥胖的结果显示，我国人群超重率为 17.6%，肥胖率为 5.6%（表 2-7）。≥18 岁人群超重率为 22.8%，肥胖率为 7.1%。如果采用国际上通用的 BMI ≥ $25kg/m^2$ 和 ≥ $30kg/m^2$ 作为超重和肥胖的分类标准，则我国≥18 岁人群超重为 18.9%，肥胖率为 2.9%。随年龄增长，超重率和肥胖率都逐渐升高，以 45～59 岁年龄组最高。0～6 岁儿童中，超重率和肥胖率的地区差异不是很明显。7～17 岁青少年中，城市的超重率和肥胖率均显著高于农村。

表 2-7　2002 年中国人群超重率与肥胖率地区和年龄分布

年龄组（岁）	超重率（%）			肥胖率（%）		
	城市	农村	合计	城市	农村	合计
＜7	3.6	3.4	3.4	1.9	2.1	2.0
7～	8.5	3.2	4.5	4.4	1.4	2.1
18～	26.6	20.8	22.6	8.1	5.7	6.4
45～	37.4	25.8	29.0	15.1	8.4	10.2
60～	37.2	19.5	24.3	16.0	6.2	8.9
合计	22.6	15.6	17.6	8.2	4.6	5.6

（四）三间分布的综合描述

三间分布综合描述分析的典型例子就是移民流行病学（migrant epidemiology）。移民流行病学是通过对移民人群研究疾病的分布并寻找病因的一种方法，通过比较移民人群、移居地当地人群和原居住地人群的某病发病率或死亡率差异，分析该病的发生与遗传因素或环境因素的关系。不同国家或地区的生活环境及生活方式是不同的，移民人群从一个国家或地区移居到另一国家或地区，经过若干年后，研究这些人群的疾病分布情况，就可以得到不同地点、不同时间的移民发病资料，从而区分在某病发生中，主要是遗传因素起作用还是环境因素起作用。

移民流行病学分析的原则：①若某病在移民中的发病率或死亡率与原居住地人群的发病率或死亡率不同，而接近于移居地当地人群的发病率或死亡率，则这种差异主要是由环境因素引起的。②若某病在移民中的发病率或死亡率与原居住地人群的发病率或死亡率相同，而不同于移居地人群的发病率或死亡率，则这种差异主要是由遗传因素引起的。

具体应用时，应考虑移民本身的人口学特征、移民的世代数、移民人群生活条件和生活习惯改变的程度，以及原居住地和移居地医疗卫生水平、社会经济状况、文化水平等的差异。

近百年来，日本人移居美国者甚多，而且两者生活习惯、地理环境不同，常作为移民流行病学研究的对象。Mac-Mahon 综合资料报道，在胃癌、宫颈癌和脑血管疾病方面，日本移民的死亡专率远低于日本居民，与

美国白人相近，说明这几种疾病在日本有高发因素，移民一旦脱离日本这一国家的环境，不受这类环境因素影响，死亡率就下降。

【知识点 2-8】　　　　　**疾病分布的综合描述**

在流行病学研究中，经常需要综合分析所要研究疾病的三间分布情况，这样有助于获得关于病因线索和流行因素更丰富的信息。比如出生队列分析就是将疾病的年龄分布和时间分布结合起来分析的例子。三间分布综合描述分析的典型例子就是移民流行病学（migrant epidemiology）：通过比较移民人群、移居地当地人群和原居住地人群的某病发病率或死亡率差异，分析该病的发生与遗传因素或环境因素的关系。

移民流行病学分析的原则　若环境因素对疾病的发病率或死亡率起作用，那么某病在移民中的发病率或死亡率与原居住地人群的发病率或死亡率不同，而接近于移居地当地人群的发病率或死亡率；若遗传因素对疾病的发病率或死亡率起作用，那么某病在移民中的发病率或死亡率与原居住地人群的发病率或死亡率相同，而不同于移居地人群的发病率或死亡率。

思 考 题

一、名词解释

1. 自然疫源性　　　　2. 发病率　　　　3. 患病率　　　　4. 暴发
5. 周期性　　　　6. 长期趋势　　　　7. 出生队列分析　　　　8. 疾病分布

二、是非题（是打"+"，非打"-"）

1. 在进行移民流行病学研究时，发现日本移居美国的人群胃癌的死亡率低于日本本土居民，而与美国白人相近（略高），这个结果说明胃癌是多因子遗传病，在日本有高发因素。

2. 某种新疗法可延长寿命，但不能治愈疾病，可能会出现该病的发病率增加。

3. 某病的病死率指的是某病在所有死因中的比例。

4. 疾病的季节性研究仅适用于节肢动物作为传播媒介的疾病。

三、选择题（从 a ～ e 中选择一个最佳答案）

1. 血吸虫病多存在于南方，这在地区分布上称为_____。

a. 自然地方性　　　　b. 自然疫源性　　　　c. 统计地方性　　　　d. 输入性　　　　e. 外来性

2. 下列哪项不是疾病时间分布的变化形式_____。

a. 短期波动　　　　b. 流行　　　　c. 周期性　　　　d. 季节性　　　　e. 长期变异

3. 在食物中毒的暴发调查中，最重要的分析指标是_____。

a. 发病率　　　　　　　　b. 患病率　　　　　　　　c. 病死率

d. 吃不同食物的百分比　　　　e. 吃不同食物的罹患率

4. 疾病的三间分布包括_____。

a. 年龄、性别和种族分布　　　　b. 职业、家庭和环境分布　　　　c. 国家、地区和城乡分布

d. 短期波动、季节性和周期性　　　　e. 时间、地区和人群分布

5. 某县历年流脑发病率均在 12/10 万～ 18/10 万，去年该县流脑发病率为 16/10 万，试判断其流行强度_____。

a. 散发　　　　b. 暴发　　　　c. 流行　　　　d. 大流行　　　　e. 以上均不是

四、简答题

1. 举例说明疾病时间分布的类型？

2. 疾病年龄分布的分析方法有几种？有何区别？

五、应用分析题

1. 2002 年末，某地一所有 50 名员工的小学，在 10 天内有 22 位教职工突然发生肺炎。与教师接触密切的 165 名学生中未发现肺炎病例。流行病学调查结果显示发病与集体分购甘蔗有关（购买或分购现场停留），见表 2-8。

请判断：（1）此次发病情况适用哪种流行强度术语表述？

（2）发病与接触病人是否有关，与集体分购甘蔗是否有关（请计算四种情况下肺炎的罹患率及合计罹患率来判断）？

（3）为证明发病与集体分购甘蔗的关系，还可以做哪些工作？

2.（案例 2-1 续）某省为了解蝮蛇咬伤的流行病学情况，调查了 2000 ～ 2009 年该省三市的蝮蛇咬伤的发生情况。人口情况见表 2-9，每月发生咬伤情况见表 2-10，请回答：（1）该省年平均发病率？（2）蝮蛇咬伤发病率的分布有季节特点吗？（3）对防制该病有何启示（每年的人口数以年平均人口数来代替。可以只列式说明，不必精确计算。对原资料统计指标做了一定的修订）？

表 2-8　购买甘蔗或在分购现场停留与发病的关系

购买与否	分购时是否在场	人数	发病人数	罹患率（%）
+	+	30	18	
+	-	15	3	
-	+	1	1	
-	-	4	0	
合计		50	22	

表 2-9　某省三市 2000 ～ 2009 年人口数和蛇咬伤人数

年份	人口数	蛇咬伤人数
2000	10 198 433	1062
2001	10 284 172	1116
2002	10 369 961	1093
2003	10 455 904	1347
2004	10 542 426	1645
2005	10 628 937	1953
2006	10 715 048	2212
2007	10 801 809	2514
2008	10 989 557	2432
2009	11 977 362	2536
年平均数	10 696 361	1791

表 2-10　某省三市 10 年间蝮蛇咬伤月份分布

月份	蛇咬伤人数	构成比（%）
1	19	0.11
2	18	0.10
3	13	0.07
4	1063	5.96
5	2785	15.62
6	2667	14.96
7	2712	15.21
8	2885	16.19
9	2968	16.65
10	2663	14.94
11	18	0.10
12	15	0.09
合计	17 826	100.00

（孙桂香　吴秀娟）

第 3 章 描述性研究

第一节 概　述

【案例 3-1】

某学校某年 10 月 11 日上午 9～10 时，校医先后接诊到 41 名学生，学生分别出现不同程度的恶心、呕吐及腹痛等症状，由校医及老师紧急送往就近的医院急诊科对症治疗抢救。

【问题 3-1】

笔记：

（1）患者发病原因是什么？
（2）疾病的三间分布如何？
（3）该疾病的防治对策如何？

【分析】

（1）患者在餐后出现中毒症状，属于典型的食物中毒，进一步经化验检查明确是蜡样芽孢杆菌食物中毒。

（2）患者集中在早餐后 1～2 小时，就餐地点均在学生食堂，人群分布在不同性别、不同年级、各个专业均有。经过统计学描述发现，吃过鸡蛋炒饭的学生就发病，没有吃过鸡蛋炒饭的学生就不发病，明确食物中毒的原因是吃鸡蛋炒饭，鸡蛋炒饭中的蜡样芽孢杆菌是因为炒饭所用的米饭储存不当所致。

（3）该病采取综合防治对策：①对患者采取综合治疗：对症治疗＋抗菌治疗，经治疗后，全部患者恢复健康出院。②对食堂加强管理；严格生熟分开，加强熟食保管与加热；加强餐盘、筷子等消毒。

【经典案例 3-1】

伦敦宽街的霍乱流行

表 3-1 "瘴气"引起传播伦敦，1848～1849 年

住地海拔（英尺）	霍乱死亡（1/10000）
＜20～	120
20～	65
40～	34
60～	27
80～	22
100～120	17
340～360	8

资料来源：Farr W. 1852. Vital Statistics
1 英尺＝0.3048 米

1854 年秋，伦敦宽街爆发了一场骇人的瘟疫，10 天内死去 500 多人，瘟疫爆发后的 6 天内发病严重的街道有 3/4 以上的居民离去。早在 19 世纪 80 年代初，欧洲就已出现类似瘟疫，但大家不清楚瘟疫流行的途径是什么，英国医生威廉法尔在 1848～1849 年就此进行了专门调查，根据调查表明该瘟疫死亡与海拔高度相关，住地越低，患病死亡的人数越多，因此当时盛行"瘴气学说"（表 3-1）。

英国医师 John Snow（约翰·斯诺）对该"瘴气学说"表示怀疑，他集中精力调查了发生疫情的地点和死亡病例，发现几乎所有的死亡病例都发生于离宽街水井不远的地方，且他们都饮用宽街供水站的水。同时，斯诺医生还发现其他街区饮用过宽街水的人也发病，但宽街附近济贫院和啤酒厂的人服用自己水井的水或酒未发病。斯诺医生根据疾病分布进行分析后提出"粪便传播说"，他认为瘟疫并非通过呼吸道传染，而是经过食道传染，病人的粪便中带有病菌，这种病菌一旦进入饮水源中，被他人饮用，病菌就传染给了他人。最后，斯诺医生提出了自己的最终假设：受污染的水是导致瘟疫爆发的原因。在斯诺医生的强烈建议下，政府查封受污染的水井，瘟疫的流行得到控制。29 年后的 1883 年，德国医生科赫最终确定病原体为霍乱弧菌。

上述通过统计描述分析疾病的三间分布、探索病因，提出防治对策的研究方法称为描述性研究（descriptive study），又称描述性流行病学（descriptive epidemiology），是流行病学研究中最基本、最常用的一类方法。它是指根据已有的资料或对专门调查的资料，按不同地区、不同时间及不同人群特征（三间分布）进行系统性条理性归纳、整理后，对疾病或健康状态的分布进行客观描述，并在此基础上发现某些线索，而形成自己观点或进一步提出研究假设，为分析性研究提供线索的一种方法。描述性研究在揭示因果关系的探索过程中是最基础的步骤，即对任何因果关系的确定，无不始于描述性研究。

描述性研究利用的信息来源有：普查资料、生命统计记录、雇员健康检查记录、医院临床记录、疾病监测记录及国家食品、药物或其他产品消耗的数字等。由于这些数据常是常规收集并且容易获得的，描述性研究比分析性研究省钱、省时得多。描述性研究可提供疾病或健康状态的分布情况和特点，亦包括社区诊断，为卫生部门制定政策法规提纲参考依据。即使当病因不明时，也可以为疾病的防治提出重点的地区、时间和人群。另外，对疾病或健康状态的监测使用的方法，临床上对患者的长期转归进行的随访研究，亦属于描述性研究。

笔记：

描述性研究的分类：描述性研究有许多方法，主要包括历史常规资料的分析、个案调查（个例调查或病例报告）、现况研究（横断面研究）、生态学研究（相关性研究）及筛检等。筛检研究将在其他章节中进行专题讨论。临床上详细地介绍某种罕见病的单个病例或少数病例。对新出现的或不常见的疾病或关于疾病不常见的表现的报道，以便引起医学界同行的注意，为探讨病因提供线索称为病例报告（case report）。本章节中主要介绍临床医学科研领域中较常用的个案调查、现况研究。

【知识点 3-1】　　　　　　　　　描述性研究的定义与分类

　　1. 描述性研究（descriptive study）　又称描述性流行病学（descriptive epidemiology），它是根据已有的资料或对专门调查的资料，按不同地区、不同时间及不同人群特征（三间分布）进行系统性条理性归纳、整理后，对疾病或健康状态的分布进行客观描述，并在此基础上发现某些线索，而形成自己观点或进一步提出研究假设，为分析性研究提供线索的一种方法。资料来源可以是常规登记资料，如医院门诊、住院病历记录和疾病监测记录等，也可以是疾病普查或抽样调查获得的资料。

　　2. 描述性研究的分类　描述性研究有许多方法，主要包括历史常规资料的分析、个案调查（个例调查或病家调查）、现况研究（横断面研究）、生态学研究（相关性研究）及筛检等。

【知识点 3-2】　　　　　　　　　描述性研究的特点与分类

　　1. 描述性研究的特点　①描述性研究需要收集大量、范围广的原始资料，并可对其进行初步分析，为进一步深入研究提供线索。但是，此时得到的结论仅为假设，假设是否成立，需要进行深入分析。②描述性研究不需设立对照组，仅对所观察的事物或现象进行客观的反映，不做比较分析，不涉及客观事物的本质或因果联系。③描述性研究常常是既描述又分析，在描述中分析，在分析中描述。一般不存在只描述不分析的情况。

　　2. 描述性研究的用途　①描述疾病、健康状况（或卫生事件）在人群中的分布及其特征，或进行社区诊断，即对一个社区的某种疾病或健康状况进行考察与评价，为疾病防治或促进健康的对策与措施提供依据。②描述、分析某些因素与疾病状况之间的联系，从而为疾病病因或危险因素或与健康有关的因素提供进一步研究的线索。③为疾病控制或促进健康的对策与措施的效果提供信息，即通过描述性研究，提供实施控制疾病或促进健康对策与措施前后的比较数据，从而可对该对策或措施做出评价。

第二节　个案调查、病例报告与病例分析

一、个案调查

【案例 3-2】
　　某三甲医院某医师以不明原因收治一例转诊危重急性肺炎病人，该患者女性，29 岁，农民，主要养殖猪、鸡和鸭，两天前因发烧、头痛、咳嗽、喉痛、身体疼痛、肌肉痛、疲倦、眼睛发红，以上呼吸道感染住县医院治疗，对抗生素无效，因病情加重，高烧 39.5℃、急性肺炎转三甲医院治疗。

笔记：

【问题 3-2】
　　（1）患者发病原因是什么？

（2）该疾病的防治对策如何？

（3）怎样调查该病人的病因？

【分析】

（1）该病人的病因可能是①甲型流感（H1N1）；②禽流感；③肺鼠疫；④SARS。

（2）该疾病的防治对策：①患者立即隔离，切断传播途径；医护人员采取有效自我保护措施，防止病人传播给医护人员。②患者治疗，对症治疗＋抗病毒治疗（使用奥司他韦oseltamivir达菲）＋中药（复方板蓝根片等）。经治疗后病人病情缓解，逐步痊愈出院。

（3）对病人进行流行病学现场调查，明确病因：①到病人家乡调查当地严重急性呼吸系统综合征（SARS）疾病，该地自2003年发生过SARS后，一直没有出现过SARS病人；家属证明病人患病前没有宰杀过或接触宰杀过的野生动物，家属、亲戚朋友和邻居也没有发生过SARS，只有几个患"感冒"发烧服中药治疗痊愈，因此，病人患SARS的可能性可以排除。②到病人家调查发现，该地周围没有死老鼠，家中干净，没有老鼠或老鼠粪便，周围邻居也没有肺鼠疫病人；病人养鸡场周围有老鼠粪便，也没有死老鼠，家属、亲戚朋友和邻居也没有见过死老鼠，说明鼠间或人间均无鼠疫流行，病人患肺鼠疫的可能性可以排除。③病人及邻居家养的鸡、鸭和周围鸟等禽类没有患病或死亡，说明禽类没有禽流感流行，该病人患禽流感的可能性可以排除，因此，病人最可能患甲型流感（H1N1），后经血清学分析证实该病人患甲型流感（H1N1）。

（一）个例调查的概念

上述单个病人的流行病学调查称为个案调查（个例调查或病家调查）（case investigation），属于描述性研究，是指对个别发生的病例、病例的家庭及周围环境进行的流行病学调查。调查的病例一般为传染病病人，但也可以是非传染病病人或病因未明疾病的病例等。广义的个案可以是个人、家庭、社会群体或社区。

（二）个例调查的方法

个案调查与其他调查的主要区别是它的调查数是"1"，可以是一个病人、一个家庭或一个疫源地等。个案调查一般不设置对照，也无人群有关变量的资料，故一般不宜分析变量与疾病或健康状况是否存在关系，因此，在病因研究中只能起到提出假设的作用。

调查方法一般采用观察（借助感官和仪器）、访谈（以交谈方式）和文献研究（通过书面或声像资料）等方法来收集资料，在医学领域中常用的调查方法有访问和现场调查。如常规报告中的传染病报告经常进行个案调查，应该使用规范统一编制的个案调查表，项目内容可根据事件的发生和疾病的特点制定。如上述事件发生后，应该尽快到达调查现场，根据可能病因进行详细了解情况并做好记录，对病例家属、病例家庭、周围人群、周围环境、可能疾病进行调查询问或深入访谈。

（三）个例调查的目的和用途

1. 探索病因线索 对个案调查可以提供病因线索，如案例3-2调查后排除了SARS、肺鼠疫和禽流感，明确病人是甲型流感（H1N1）。通过个案调查，对于病人探讨可能的病因，对于健康者寻找可能的保护因素，为深入详细探讨疾病的病因或保护因素提供建立假设的线索。

2. 总结分析疾病分布特征 对某种疾病的多个个案调查，可以发现该疾病在人群中的分布特征。

3. 核实诊断，为治疗和护理提供指导 个案调查可以核实诊断，如上述案例3-2调查核实诊断为甲型流感（H1N1），为治疗和护理病人提供指导，使患者尽快康复，同时医护人员采取了自我保护措施，防止交叉感染，避免了疾病的传播。

4. 为疾病监测提供资料 个案调查可以发现新出现的疾病或暴露的不良反应的第一个线索，为疾病监测提供资料。

笔记：

（四）个例调查的内容

对于传染病来说，除了调查一般的人口学数据外，还包括核实诊断，确定发病时间、地点、方式，追查传染源、传播因素或发病因素，确定疫源地的范围和接触者，从而指导治疗与护理、隔离消毒、检疫接触者和采取宣传健康教育等措施。必要时可采集生物标本或周围环境的标本以备实验室检测。如在案例3-2中，不仅调查病人家属、周围邻居的患病情况，还调查病人家庭及其周围环境、鼠类活动与死亡、禽类（鸡、鸭、鸟等）活动与死亡等。

（五）个例调查的优点与局限性

1. 优点

（1）对研究对象可做深入的定性研究，能够全面把握研究对象的特征。它是临床医学与流行病学的一个重要连接点，是认识许多疾病或健康的线索。

（2）对罕见病的描述，个案研究可为将来的研究提供病因线索；对传染病个案的及时调查研究，可为查找传染源、传播途径提供有利时机；为医学观察密切接触者提供条件；为认识潜伏期和界定医学观察期提供数据；常是药物不良反应的第一个线索；对遗传病的家系调查提供了首诊指示病例。

2. 局限性　个案调查的资料是个性和特殊性的表现，且有高度选择性，从而不能反映一般状况。不能用来检验是否真正存在联系，不能作为改变临床诊断、治疗等的依据。

个案调查病例数很少，缺乏代表性或者规律性；有高度选择性，易发生偏倚；提供病因探索时，病因假设的科学性较差；个案研究或者病例报告一般无对照，因而在病因研究方面作用不大；不能直接下因果关系的结论，只能提供病因探索的线索。

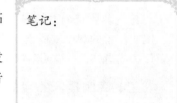

笔记：

【知识点3-3】　　　　　　　　　**个案调查的定义、目的与用途**

1. 个案调查的定义　个案调查（个例调查或病家调查，case investigation），属于描述性研究，是指对个别发生的病例、病例的家庭及周围环境进行的流行病学调查。

2. 个案调查的目的与用途　①探索病因线索；②总结分析疾病分布特征；③核实诊断，为治疗和护理提供指导；④为疾病监测提供资料。

二、病 例 报 告

【案例3-3】　　　　　　　　　　　**个案病例报告**

患儿，男，10个月，体重8.5kg，患儿因"反复咳嗽20余天"入昆明医科大学附属儿童医院感染科进行治疗。胸片检查发现：左肺大片状致密影，肺炎并肺不张？血常规示 WBC 9.23×10^9/L，N 28.30%，L 63.20%，RBC 4.55×10^{12}/L，PLT 476×10^9/L，CRP < 0.5mg/L。行纤支镜检查：证实肺部感染为吸入异物所致（1/4 粒花生碎块），左肺上下叶支气管口、段支气管口有较多浓痰，管腔黏膜充血肿胀明显。临床诊断：①左肺肺炎并肺不张；②支气管异物。药物治疗：给予头孢哌酮舒巴坦、万古霉素 8 天抗感染治疗，异物取出。结果：患儿肺部炎症吸收，血常规相关指标恢复正常。支气管异物是儿科急症，可引起患儿突然死亡，医师的及时诊断及正确的时间行纤支镜检查，对于疾病的治疗至关重要，同时对重症感染患儿应及时监测感染指标，采取升阶梯或降阶梯治疗。

资料来源：孙建明. 支气管异物伴充肺肺炎并肺不张1例. 昆明医科大学学报，2015，36（1）：147-148

（一）病例报告的概念

病例报告（case report）又称个案报告，是临床上详细地介绍某种罕见病的单个病例或少数病例或有效的治疗方法或措施。通常情况下，新出现的，或不常见的疾病，或疾病不常见的表现，或有效的治疗方法或措施，能引起医护人员的关注，从而可能形成某种新的假设或新疗法的推广。它是临床医学和流行病学的一个重要的连接点。

（二）病例报告的格式

病例报告一般由题目、作者署名、作者单位、前言、临床资料（病例介绍）、结果、讨论、参考文献等部分组成。

笔记：

病例报告的题目要求直接写出病名、新方法及例数，紧扣论文内容，使读者论文报道内容有一个大致了解。

病例报告的前言可有可无，有也应尽可能只用 2～3 句话。

临床资料（病例介绍）要清楚地交待病人的发病、发展、转归及随访的结果等。不能将原始病历照搬，尽量使用客观的语句进行描述。因病例报告所撰写的可能是罕见的或是有特殊意义的病例，故应将有特殊意义的症状、体征、检查结果、治疗方法进行客观详细描述，突现重点。如描述病史时，要交待清楚发病时间、主诉及病情经过。对反复发作性疾病和先天性疾病要重点描述既往史和家族史。外伤病人要写受伤经过。实验室检查及影像学检查通常重点描述阳性的和必要的阴性结果。对有特殊意义的阳性结果就注意前后对比。手术治疗要描述清楚手术名称、术前处理、术中发现、术后处理、术后反应。治疗结果既要描述疗效，又要描述副作用。

笔记：

讨论内容要与个案紧密联系，一般可围绕所报道的个案做出必要的说明，阐明作者的观点或提出新的看法等。讨论中要有充足的论据，表明病例的罕见性或特殊性。如果是介绍新疗法或措施，应说明新疗法或措施的优缺点。

（三）病例报告的目的和用途

1. 发现新的疾病或提供病因线索　病例报告可以发现新的疾病或提供病因线索，如经典案例 3-2 中，德国医生阿勒斯·阿尔茨海默报告一例罕见疾病，因此发现了阿尔茨海默病。

2. 介绍有效新疗法或措施　病例报告通常详细报告有效的新疗法或措施、疾病治疗中的不良反应等，阐明疾病的致病机制或治疗方法的机制，利于有效新疗法或措施的推广或治疗经验的总结。案例 3-3 中，刘建和等对腹腔镜根治性膀胱切除术治疗膀胱癌 1 例报告，推荐新手术疗法—应用腹腔镜技术行膀胱癌根治性膀胱切除原位回肠新膀胱术，效果良好。

3. 局限性　病例报告一般基于一个或几个病例，例数较少，不能估计疾病或临床事件发生的频率；病例报告的研究对象具有高度选择性，易发生偏倚，因此，除少数情况外，不能把病例报告作为改变临床诊断、治疗等的证据。

> 【知识点 3-4】　　　　　　**病例报告的定义、目的与用途**
>
> **1. 病例报告的定义**　病例报告（case report）又称个案报告，是临床上详细地介绍某种罕见病的单个病例或少数病例或有效的治疗方法或措施。
>
> **2. 个案调查的目的与用途**　①发现新的疾病或探索病因线索；②介绍有效新疗法或措施。

三、病例分析

> 【案例 3-4】　　　　　　　　　**病例分析**
>
> **笔记：**
>
> 白血病儿童重症肺炎 60 例，其中急性淋巴细胞白血病 50 例，急性非淋巴细胞白血病 10 例。男 35 例，女 25 例，年龄 1～14 岁，中位年龄 6 岁，住院天数 15～31 天，平均住院天数 23 天。**临床疗效表现：** 60 例均有发热，体温 ≥38.5℃有 48 例，占 80%。发热持续时间均在 4 天以上，大多数表现为不规则热，有气促、呼吸困难症状的患儿共 44 例，占 73.33%，有咳嗽症状的患儿仅 16 例，占 26.67%。出现鼻翼扇动、三凹征、点头样呼吸、发绀的患儿分别有 22 例（占 36.7%）、44 例（占 73.3%）、20 例（占 33.3%）、56 例（占 99.3%）。肺部闻及固定性中、细湿啰音者 16 例，占 26.6%，肺部闻及哮鸣音者 8 例，占 13.3%，除呼吸系统表现外，有神经系统表现为抽搐者 4 例，占 6.67%，其中经头颅 MR、脑电图及脑脊液检查诊断为中毒性脑病者 2 例，颅内感染者 2 例。**治疗方法：** 先抗感染治疗、基础病支持治疗和糖皮质激素治疗。**高危因素：** 白血病儿童发生重症肺炎的高危因素有 3 个：化疗阶段、中性粒细胞减少程度、中性粒细胞缺乏时间。**并发症：** 大多数患儿在病程中出现各种并发症，比例高达 93.3%（56/60），其中，22 例出现一种并发症，占 36.7%，

34例出现2种及2种以上的并发症，占56.6%，感染最常见的部位为口腔、胃肠道及泌尿道。30例均送检血培养，9例培养阳性，并发菌血症，占30%，其中2例为革兰阳性菌血症，为金黄色葡萄球菌，6例为革兰阴性菌血症，其中铜绿假单胞菌3例、沙门氏菌2例、鲍曼不动杆菌1例，1例为真菌血症，为白假丝酵母菌。**结果：**静脉使用糖皮质激素42例，占70%，其中，预后良好者40例，占95.2%，预后不良者2例，占4.8%。18例患儿未使用糖皮质激素治疗，预后良好者14例，占77.8%，预后不良者4例，占22.2%。长期使用广谱抗生素和强烈化疗，白血病患儿合并侵袭性真菌感染越来越多，需加强真菌的检测和治疗；白血病在发生严重感染时，必须暂停化疗，缩短粒细胞缺乏时间。初始抗生素治疗必须达到足够的剂量，并且所有初始治疗必须为静脉用药。

资料来源：杨少灵. 白血病儿童重症肺炎. 昆明医科大学学报，2015，36（11）：76-79

（一）病例分析的概念

病例分析（case analysis）是临床医生最熟悉的临床医学科研方法，它对一些（可以是几例、几十例、几百例甚至几千例）相同疾病的患者临床资料进行整理、统计、分析并得出结论。病例分析常常是利用已有的门诊、住院或专题研究资料进行分析，它是回顾性研究方法之一。

（二）病例分析的目的和用途

1. 总结、分析某种疾病的临床表现特征　如上述案例3-4病例分析中，一般案例可按正规论文格式撰写，包括患者的一般资料（性别、年龄、职业分布等）、临床表现（症状、体征、化验检查等）、治疗方法、疗效评估等。

2. 评价某种治疗或预防控制措施的效果　如上述案例3-4病例分析中，通过伽玛刀对277例脑转移瘤治疗分析，说明伽玛刀治疗脑转移瘤有较好的疗效。

【知识点3-5】　　　　　　　　　病例分析的定义、目的与用途
1. 病例分析的定义　病例分析（case analysis）是临床医生最熟悉的临床医学科研方法，它对一些（可以是几例、几十例、几百例甚至几千例）相同疾病的病人临床资料进行整理、统计、分析并得出结论。
2. 个案调查的目的与用途　①总结、分析某种疾病的临床表现特征；②评价某种治疗或预防控制措施的效果。

第三节　现况研究

【案例3-5】　　　　　　　　　　　现况研究
阻塞性睡眠呼吸暂停低通气综合征（obstructive sleep apnea-hypopnea syndrome，OSAS）是对人类健康有重要影响的疾病之一，目前越来越受到人们的重视。OSAS由于夜间睡眠时上气道反复发生完全或部分阻塞（每小时发生窒息或低通气5次及以上，即窒息加低通气指数≥5），导致明显的低氧血症、高碳酸血症和睡眠结构的紊乱，并由此引发全身多脏器的功能损害，成为多种全身性疾病的独立危险因素，严重影响人们的生活质量和寿命，造成社会卫生资源的严重负担。

某研究者为了解A市OSAS患病情况，在该市人群中开展了一次流行病学调查。经样本量估算，该研究约需1000名社区居民。为获得具有代表性的研究样本，研究者设计了3阶段抽样，第一阶段将该市从社会经济角度分为4个层次，根据每个层次人数在该市人群中所占比例，等比例随机抽取了92个社区；第二阶段，在每个入选社区中随机选取12户居民；第三阶段，在每个入选家庭中，根据研究对象纳入标准（20～80岁，非夜间工作者，无精神病史等）随机选取1名家庭成员。若被选家庭或对象拒绝参与该研究，则按相同方案在下一个门牌号家庭中补充选择。该研究共入选1104位居民，其中1072位居民信息纳入统计学分析，基本信息如下：平均年龄（42±15）岁，男女性别比0.92，55.5%的被调查对象BMI＞25kg/m^2。对被调查对象进行相关临床信息采集（面对面问卷调查白天嗜睡，睡眠质量，自感疲劳度等）及实验室整夜睡眠监测。研究结果显示，若将OSAS定义为窒息加低通气指数（apnea hypopnea index，AHI）≥5并伴随以下症状之一：鼾症、白天嗜睡症状、疲劳、自我报告夜间呼吸暂停，

则全人群患病率为 12.4%，其中男性患病率为 19.1%，女性为 7.3%。20～29 岁患病率为 2.1%，30～39 岁为 6.2%，40～49 岁为 15.7%，50～59 岁为 19.1%，60～69 岁为 24.3%，70～79 岁为 34.4%；BMI 正常者（< 25kg/m²）患病率为 5.6%，超重者（25～30kg/m²）为 16.4%，肥胖者（> 30kg/m²）为 23.3%。

与上研究相比，B 市早在约 10 年前也进行过 OSAS 患病率研究，B 市研究者将 OSAS 定义为 AHI ≥ 5 并伴随白天嗜睡症状。结果显示，在 30～60 岁，平均 BMI 为 23.7kg/m² 的男性人群中 OSAS 患病率为 4.6%；在 30～60 岁，平均 BMI 为 22.6kg/m² 的女性人群中为 2.3%。

【问题 3-3】

笔记：

（1）A 市 OSAS 患病率研究采用了什么流行病学调查方法？
（2）A 市 OSAS 患病率研究采用了哪些抽样方法？
（3）根据 A 市的研究结果，哪些可疑因素对 OSAS 的患病有影响？
（4）A 市 OSAS 患病率为什么比 B 市高？

【分析】

（1）因为 A 市研究的主要目的是为了解 OSAS 患病情况及可疑的影响因素，所以采用描述性研究中的现况研究方法来实现。

（2）该研究在第一阶段采用了分层抽样，而在第二及第三阶段则采用了简单随机抽样。

（3）年龄、BMI 可能与 OSAS 的患病有关。

（4）A 市 OSAS 患病率较 B 市高，其主要原因为：①诊断标准不同：当 AHI ≥ 5，A 市研究只要患者出现 4 个合并症状当中的一个即可诊断为 OSAS，而根据 B 市研究诊断标准，当被监测者仅合并鼾症、疲劳或自我报告睡眠呼吸暂停时并不将其诊断为 OSAS 患者。②诊断仪器敏感性不同：两研究相隔了约 10 年的时间，A 市睡眠呼吸事件监测使用了较为先进的鼻套管压力传感器而 10 年前 B 市研究使用的为热敏电阻器，有研究报道，压力传感器能比热敏电阻器发现更多的呼吸事件。③OSAS 高危因素分布不同：A 市调查对象包括了 60～80 岁高发组，且 A 市调查对象多为超重或肥胖者。

一、现况研究的概念

现况研究（prevalence survey），是指根据研究需要，运用普查或抽样调查等方法去收集特定时间内、特定人群中，那些和疾病或健康状态有关的变量，以描述目前疾病或健康状况的分布及其有关因素。从时间上来看，现况研究在特定时间内进行，即在某一时点或在短时间内完成，这个时间点犹如一个断面，故又称之为横断面研究（cross-sectional study）。从所收集的资料来看，现况研究所收集的资料既不是既往的记录，也不是追踪随访的资

笔记：

料，而是特定调查时点或者时期内所得到的疾病或健康和其他有关资料。因此，现况研究有时又称为现患率研究（prevalence study）。

根据调查的目的和范围，现况研究所指的特定时间可以是一个时间点或者一个时间段。对有些疾病的调查是在一个时点上，如某年某月某日进行并完成的一个调查，则称为时点患病率调查。但由于实际工作的情况，大多数疾病的调查是在特定的一个时间段内完成的，这时我们称为期间患病率调查。虽然现况研究允许在一段时间内完成，但值得强调的是，这个时间应尽可能短一些，如果时间拖延过长，则所研究的疾病或因素可能发生变化，导致调查结果的分析和解释较为困难，特别是一些病程较短的疾病，影响尤甚。例如对普通感冒进行现况研究，若调查时间过长，则同一个调查对象可能会患上 2 次相同的疾病，或者在调查起点时间调查对象患有普通感冒，但实际调查时该调查对象已痊愈，这些现象都会使得调查结果受到影响。

另外，需要指出的是，现况研究并非只对现象做静态分析，它也可以对多个断面的现况研究做动态分析，从而发现疾病或健康状况的变化规律。

二、现况研究的目的

现况研究是流行病学研究方法中最为常见的一种，是其他流行病学研究的起点。作为现况研究其主要

目的有以下六点。

（一）描述疾病或健康状况的三间分布

通过现况研究不仅可以得到疾病或健康状态的频率，还可以描述疾病或健康状况的三间分布。如我国在 2000 年进行的第四次全国结核病流行病学抽样调查，了解了各类结核病患病率，以及结核病在不同地区、年龄、性别等的分布情况。

（二）提出病因假设

通过对疾病或健康状况分布的分析，提出科学合理的病因假设，为进一步的分析性研究打下基础。例如，在现况研究中发现肺癌患者中绝大部分有吸烟史，因而提出了肺癌的病因假设。

（三）筛检疾病或者健康缺陷

利用普查或筛检等手段，早期发现病人，实现二级预防。例如，在新生儿中进行苯丙酮尿症的筛查，从而对该疾病进行有效的治疗和控制。

（四）评价疾病的防治效果或健康促进措施效果

考核评价疾病防治措施或健康促进措施的效果，如定期在某一人群中进行现况研究，收集有关疾病的资料，通过研究结果，可评价疾病防治措施的效果或者对健康促进效果。若将多次现况研究的结果结合到一起，就可形成一个动态的评价。

（五）用于疾病监测

在某一特定人群中长期进行疾病或者健康状态的监测，可对所监测疾病或者健康状态的分布规律进行分析并展现出来。同样，如果对它们进行长期变化趋势资料的收集，将可得到一个动态的监测数据库，从而对疾病或者健康状态的信息就会有更深刻的认识和了解。

（六）其他

现况研究不仅可用于评价一个国家或地区的卫生水平和健康状况，而且可根据卫生服务的需要进行专题调查，了解特定时间和人群生命信息的基础数据，为有关卫生或检验标准的制订提供基础信息和理论依据。同时，现况研究也常用于对卫生行政部门的政策制定和科学决策提供评估依据。

笔记：

三、现况研究的特点

1. 常用的流行病学研究方法　现况研究结果可弥补常规报告资料的不足，又能在短时间内得到调查结果、花费不大。

2. 时序上属于横断面研究　流行病学研究方法在时序上具有不同特点，有过去、现在、将来三种时序，而现况研究则为"现在"这个时间横断面的研究。用于描述研究对象在这一横断面上的状况，或者探讨这一横断面上不同变量之间的关系。

3. 不能得出有关因果关系的结论　由于所调查的疾病或将康状况与某些特征或因素是同时存在的，无法得到现因后果的逻辑顺序，故只能为病因研究提供线索。

4. 一般不用于病程比较短的疾病　绝大部分现况研究是在一个短时间内完成的，如果疾病的病程过短，在调查期间内有许多人可能已经痊愈或死亡，这样不利于反映该疾病在时间横断面上的全貌。

5. 相关因素选择与解释有一定的限制　一般所涉及的研究因素最好是持续不变或很长时间内不变，比如性别、血型、职业等，这些变量目前的信息与以往的信息同样有效。如果所分析的变量可以改变，并且不呈现规律性变化，那么其目前信息的利用价值是很大的。

四、现况研究的种类

现况研究可以根据研究对象的范围分为普查和抽样调查。

（一）普查

1. 概念　普查（census）是指为了解某种疾病的患病率或健康状况，在特定时间、特定范围内对人群中每一位成员进行调查或检查的方法。"特定时间"应该尽可能的短，以防某些变量因时间较长，在调查期间内发生改变。"特定地点"可以包括从集体单位到全市甚至全国这样的区域范围。

笔记：

2. 目的

（1）为描述疾病或者健康状态的分布，如对儿童身高、体重的调查等。

（2）二级预防，如对已婚妇女进行宫颈癌的普查等。

（3）评价某项疾病预防控制措施或者健康促进措施的效果。

（4）建立某项标准指标，如对疾病的阈值或者健康正常值等。

3. 条件

（1）有足够的人力、物力和财力。

（2）调查目的明确、调查项目简单、调查方式容易接受。

（3）有高度统一指挥和组织体系。

（4）对疾病而言，有较高的患病率或对公共卫生有较大的危害。

（5）对健康状况而言，有较高的暴露率。

（6）要遵循医学伦理学的原则。

4. 优缺点

（1）优点：①能获得调查范围内，全部病例或全部调查对象的相关情况，准确性高；②普查所强调的是对每一位成员进行调查，没有从样本推论整体，所以获得的数据不存在抽样误差；③由于是调查某一人群的所有成员，在确定调查对象的选择上比较简单。

（2）缺点：①工作量大，耗费大，组织指挥工作复杂，调查的精确度下降，调查质量不易控制；②调查项目不宜过多，内容不能做得很细；③易出现重复和遗漏现象。

（二）抽样调查

1. 概念　抽样调查（sampling survey）是指在特定时间、特定范围内某人群总体中，按照一定的方法抽取一部分对象作为样本进行调查分析，并用其结果来推论该人群状况的一种调查方法。

2. 基本原理

（1）抽样要遵循随机化原则。

（2）遵循医学伦理学原则。

（3）要有足够的样本量。

（4）不同的抽样方法，抽样误差不同。

（5）要根据调查目的，进行科学设计选择合理的抽样方法。

3. 抽样调查的优缺点

（1）优点：①节省人力、物力、财力；②按随机化原则抽取，具有代表性；③由于工作量相对较小，可使调查的精确度提高。与普查相比，其上述众多的优点，导致抽样研究在各学科中的应用极为广泛，尤其是在流行病学调查中占有重要地位，是最常用的方法之一。

（2）缺点：①只是对整个总体情况的估计或者推断；②存在抽样误差；③抽样调查的设计、实施与资料分析比较复杂；④不适用于患病率过低的疾病。

4. 抽样方法　抽样方法可根据研究的不同需要来选择抽样方法，其中较为常见的抽样方法有以下几种：单纯随机抽样、系统抽样、分层抽样、整群抽样、多级抽样等。

（1）单纯随机抽样（simple random sampling）：是指按随机化的原理，从总体中随机抽出 n 个单位作为样本进行调查的方法。这种方法使得总体中每个个体或者单元都有均等的机会被抽到，是最基本的抽样方法，也是其他抽样方法的基础。

（2）系统抽样（systematic sampling）：又称等距抽样或机械抽样，指把总体中的全部单位或者对象按某一标志排列起来进行编号，随机选择中第一个号码后，按固定顺序和间隔抽取个体组成样本的方法。

（3）分层抽样（stratified sampling）：指按某种特征或者特性，将总体内部分为不同的层，然后在各层内随机抽取一定数量的个体组成样本的方法。

（4）整群抽样（cluster sampling）：是指将总体中的个体组成不同的集团或者利用已经现成的集体，随机地选择一个或者几个集体，对其中的每个个体进行调查的方法。

（5）多级抽样（multi-stage sampling）：由于在现实研究或者调查中，往往单一的一种抽样方法难以达到研究的真实性及可行性的要求，故将上述基本抽样方法组合进行多次、多级抽样的方法。

5. 抽样调查样本大小的确定　在医学研究设计中样本量具有非常重要的地位。一个研究是否能得到预计的产出，是否具有可行性，需要多少经费等关键问题都需要基于样本量来回答。另外，值得注意的是，当样本量达到整体数量的 70% 以上，则普查为宜。

（1）确定抽样调查样本大小时应根据以下几点：①总体与个体之间的差异程度，差距越大，所需样本量越大；②所需精确度和可信度，精确度越高，样本量越大；③预计所调查疾病的患病率，患病率越低，所需样本量；④所需把握度的人小，把握度越大，所需样本量就越大。

（2）样本量大小的估计：一般而言，样本量的获得可有以下三种途径、公式、查表、软件计算，其中软件计算最为简便，当前常见的统计学软件均有此功能模块。这里先介绍单纯随机抽样样本量估计的公式方法。

1）计量资料样本估计公式

$$n = \frac{z_\alpha^2 s^2}{\delta^2} \tag{3-1}$$

其中，n 为样本量大小；α 为检验水平，通常取 0.05 或 0.01；z 为统计学上的 z 值，当 $\alpha = 0.05$ 时 $z \approx 2$；s 为标准差；δ 为容许误差，即样本均数与总体均数之差的容许范围。

例如：欲调查某地老年人的血红蛋白含量，所需样本含量多大？已知正常人群血红蛋白标准差约为 $s = 29.0g/L$，$\alpha = 0.05$ 则 $z \approx 2$，$\delta = 2.0g/L$。

$$n = \frac{z_\alpha^2 s^2}{\delta^2} = \frac{2^2 \times 29^2}{2.0^2} = 841 \ （人）$$

2）计数资料样本估计公式

$$n = \frac{z_\alpha^2 pq}{\delta^2} \tag{3-2}$$

其中，δ 为容许误差，即样本率与总体率之差，根据实际情况而定；p 为预期的某病现患率；$q = 1-p$；

例如：欲调查某市某社区高血压患病情况，所需样本量为多少？已知该市居民高血压患病率为 $p = 19\%$，$\alpha = 0.05$ 则 $z \approx 2$，$\delta = 0.05$。

$$n = \frac{z_\alpha^2 pq}{\delta^2} = \frac{2^2 \times 0.19 \times (1 - 0.19)}{0.05^2} = 246 \ （人）$$

五、现况研究的方法

任何一项研究取得成功的关键都在于所收集的资料是否真实可靠。在现况研究中，收集资料的常见方法有面访、信访、电话访问、自填式问卷调查、体格检查和实验室检查等。近年来随着网络的普及还出现了网上调查等新的调查方法。

（一）面访

面访即直接采访法，指调查者通过口头询问或者交谈等方式向被访问者了解所需要的信息，这是一种最古老、最普遍的资料收集方法。根据调查目的和调查工具，可分为利用调查表的定量调查和利用调查提纲进行的定性访谈。面访的优点是可以获得较高的应答率；可收集到许多额外的有用信息；但花费的人力、物力、财力较大。同时在调查过程中要注意医学伦理学的问题，访谈提问时要避免因诱导产生的信息偏倚，以及对敏感问题的一些处理技巧。

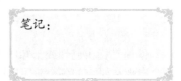

笔记：

（二）信访

信访是指通过邮局传递、派人送发等方式将调查问卷或者调查问题交到被调查者手中，由被调查者自行填写，然后再返回调查者的方法。信访的优点是节约人力、物力和财力，但其存在应答率远不如面访调查高和质量控制困难等问题。随着现代网络的发展，利用电子邮件进行信访已经被越来越多的科研者们所使用，这种途径虽然有着很大的局限性，但其极高的便利性和极低调查费用必将刺激产生更多合理的科研设计和数据处理方案。

（三）电话访问

电话访问是指通过电话来询问调查内容来获得研究所需信息的一种方法。这类方法具备了面访的交流互动和信访的省时省力的特点，但其受到电话普及、调查内容过简等限制。电话访问在随访类研究中使用较多。

（四）自填式调查问卷

自填式调查问卷是指由被调查者或知情者自行填写完成调查内容的一种方法。其优点在于省时、省力，但其要求被调查对象具备一定文化程度。

（五）体格检查和实验室检查

体格检查和实验室检查是指通过体格检查和实验室检的手段获得调查内容的一种方法。这种方法优点在于能获得定量数据，但同时该方法要注意医学伦理学问题和选择偏倚、测量偏倚（观察者、被观察者、仪器）等因素的影响。

六、现况研究资料的分析

（一）资料的整理

现况研究工作结束后首先应在现场对原始资料逐项进行检查与核对，以提高原始资料的准确性、完整性，同时应填补缺漏、删去重复、纠正错误等，以免影响调查质量。在此基础上，应用数据库软件或统计学软件建立数据库以便保管和使用。在录入数据时，应尽可能用专业人员双轨录入数据，并应用软件中的数据录如核对功能。较为常见的数据库软件，如 Epidata，该软件作为一款优秀的免费软件，不仅具有双录入核对、逻辑纠错、多格式数据导出等强大功能，而且该软件有多种语言版本，操作简单等优点，被越来越多的研究者使用。

（二）资料分析

不论任何一类研究，资料的分析都应该从研究目的的角度出发，使用合理的分析方法得出研究结果从而解答研究问题。根据现况研究的研究目的，资料分析的方法可以分为以下 3 类。

描述性分析：计算各类率和比以及定量指标来描述疾病的三间分布。如患病率是横断面研究最基本的分析指标，需要注意的是在分析现况研究的资料时，为了便于不同地区的比较，常采用率的标准化（standardization）方法（标化率）。常见的定量指标，如身高、体重、年龄、肺活量、血红蛋白等，可计算出平均数、标准差等指标。

单因素分析：比较率或定量指标的差异性，常见于项目执行前后的评价；也可用于病因线索的初步探查。常见的单因素分析有卡方检验、t 检验、秩和检验等。

相关分析、多因素分析：此类分析在现况研究中多用于提出病因假设。常见的相关分析和多因素分析有 Pearson 相关分析、Spearman 相关分析、多元线性回归、Logistic 回归等。虽然单因素分析也有提出病因假设的作用，但更多的时候，单因素分析是为进一步的多因素分析筛选因变量。

七、现况研究中的常见的偏倚与控制

偏倚是指由已知或未知的因素导致研究结果与真实情况不符。任何研究都有出现偏倚的可能性，偏倚也会出现在研究的各个阶段，因此偏倚的控制没有固定的方法或套路，只能针对某个偏倚采取相应的措施才能控制偏倚的出现，所以，发现和识别偏倚在流行病学研究中占有了重要的地位。偏倚按其来源可分为三类，即选择偏倚、信息偏倚、混杂偏倚。对于现况研究而言，选择和信息偏倚较为常见，但不论是选择偏倚还是信息偏倚都是较大的两个类别，涵盖内容非常广泛，在此仅针对现况研究中易出现

笔记：

的偏倚进行简略的介绍。

1. 选择偏倚 选择性偏倚指在选择研究对象过程中，所选择的研究对象不能代表整个研究人群，从而导致研究结果与真实情况不符。这类偏倚的出现主要是由于在选择研究对象时没能严格遵守随机化原则或所选择研究对象应答率过低，因此不能全面反映实际情况，有一定的局限性和片面性。如在降压治疗依从性的研究中，若仅选择门诊随访病人为研究对象时，往往会高估患者的依从性，因为所选择的研究对象中没包括那些不进行随访的患者，其结果仅代表门诊随访患者依从性而不能代表全体患者的依从性。选择偏倚的控制可以通过随机选择研究对象、提高应答率或谨慎推论来达到。

2. 信息偏倚 信息偏倚指在资料收集的过程中，所收集到的信息与真实情况不符。此类偏倚可由于调查员、被调查者及调查工具三方面引起，如调查员在收集资料时，有意识的诱导被调查者、询问标准不统一或工作不认真等；被调查者方面主要表现在回忆出现遗漏、不实回答等；调查工具多见于调查问卷不规范、检测仪器或药剂不符合标准等。信息偏倚的控制应针对不同的偏倚来源进行控制，如对调查员应加强对调查员的培训、统一调查标准；对被调查对象应耐心仔细询问、消除被调查对象疑虑；对调查工具应进行预试验、定期校正仪器等。

八、现况研究的优缺点

（一）优点

现况研究是流行病学观察性研究中最基础也是最重要的一种设计方式。其主要优点如下。

（1）现况研究可以根据研究需要在较短时间内得到调查结果，花费不大。

（2）现况研究病因线索的提出是在收集资料完成之后，将样本按是否患病或是否暴露来分组比较，故可比性较好且一次可同时观察多种影响因素。

（3）为疾病或者健康监测、项目评价、卫生决策等提供基础数据。

（二）缺点

（1）由于没有因果先后关系，只能对病因研究提供线索，而不能得出有关病因因果关系的结论。

（2）大规模的现况研究一般不用适用病程比较短的疾病。

（3）现况研究得到是患病情况，不能获得发病率资料。

九、现况研究研究步骤

现况研究可分为 5 步，即明确调查目的与类型、确定研究对象、确定样本量和抽样方法、资料的收集、资料的整理与分析、调查结论。下面以 A 市阻塞性睡眠呼吸暂停综合征（OSAS）患病率研究为例来说明。

OSAS 是一个严重危害人类健康的疾病，20 世纪 80 年代以来，临床和基础研究在世界范围内取得了迅速发展，目前研究表明 OSAS 与高血压、心脑血管病变、糖尿病，肺心病、交通事故有密切关系。为了解 A 市 OSAS 患病情况以及为进一步 OSAS 研究提供基础信息，A 市研究者开展了流行病学抽样调查。

（一）明确调查目的和类型

该研究的目的是"了解 A 市成年居民 OSAS 患病率"。为实现这个目的，理论上普查和抽样调查都是可以应用的，但是根据实际情况，抽样调查相对于普查来说在不影响调查结果的前提下，可以大大节省人力和物力的投入，因此是最优的选择。

（二）确定研究对象、样本量和抽样方法

研究目标人群为 A 市成年居民。在容许误差为 3% 的前提下，若患病率为 50%，该研究约需 1067 位成年居民，若患病率为 40%（或 60%），样本量为 1024，若患病率为 30%（或 70%），样本量为 896。根据实际情况，本研究样本量可设定为至少 1067 位成年居民。为使研究样本具有较好的代表性，研究者设计了 3 阶段抽样，第一阶段根据社会经济的 4 个层次，采用分层等比例抽样方法，随机抽取了 92 个社区；第二阶段，采用简单随机抽样的方法在每个入选社区中选取 12

笔记：

户居民；第三阶段，继续采用简单随机抽样方法在每个入选家庭中，随机选取1名符合研究纳入条件的家庭成员。若被选家庭或对象拒绝参与该研究，则在下一个门牌号家庭中补充选择。本次研究共纳入1104名符合条件的成年居民为研究样本，最终1072位居民完成了整夜睡眠监测。

（三）确定研究内容和资料收集方法

这次抽样调查的目的是获得A市成年居民OSAS患病率。根据本研究OSAS诊断标准，资料收集内容包含了白天嗜睡症状评分（epworth sleepiness scale，ESS）量表、疲劳度评分（chalder fatigue scale，CFS）量表、夜间打鼾症状、夜间自我报告或同床报告睡眠呼吸暂停事件，以及使用多导睡眠监测仪对入选居民进行整夜睡眠监测，其中监测项目包括呼吸事件、心电图、脑电图、动眼电图、血氧饱和度、睡姿等一系列数据。同时对入选居民进行身高、体重、颈围、腰围等数据的收集。

（四）资料整理与分析

笔记：

根据本研究目的，重点在于获得OSAS患病率信息，故在资料整理分析阶段，从不同性别、年龄、BMI分组等方面描述OSAS的患病情况，并对其可疑的某些影响因素进行探索性分析，提出初步病因假设。研究结果显示，若将OSAS定义为AHI（呼吸暂停低通气指数）≥5并伴随以下症状之一：鼾症、白天嗜睡症状、疲劳、夜间呼吸暂停事件，则全人群患病率为12.4%，其中男性患病率为19.1%，女性为7.3%。20～29岁患病率为2.1%，30～39岁为6.2%，40～49岁为15.7%，50～59岁为19.1%，60～69岁为24.3%，70～79岁为34.4%；BMI正常者（＜25kg/m²）患病率为5.6%，超重者（25～30kg/m²）为16.4%，肥胖者（＞30kg/m²）为23.3%。进一步应用多因素分析方法发现，性别、年龄、BMI等级、社会经济地位、工作劳动强度为OSAS患病率的独立影响因素。

（五）调查结论

研究结果表明，A市成年居民OSAS患病率为12.4%高于相似研究结果。这样的结果可能是由于本研究采用了最新的诊断标准，并且研究人群与其他研究相比具有老龄及肥胖问题。

【知识点3-6】 现况研究的定义、目的与用途

1. 现况研究的定义　现况研究（prevalence survey），是指根据研究需要，运用普查或抽样调查等方法去收集特定时间内、特定人群中，那些和疾病或健康状态有关的变量，以描述目前疾病或健康状况的分布及其有关因素。

2. 现况研究的目的与用途　①描述疾病或健康状况的三间分布；②提出病因线索；③总结分析疾病分布特征；④筛检疾病或者健康缺陷；⑤评价疾病的防治效果或健康促进措施效果；⑥用于疾病监测。

【知识点3-7】 现况研究的种类和方法

1. 现况研究的种类　普查、抽样调查。

2. 现况研究的方法　面访、信访、电话访问、自填式调查问卷、体格检查和实验室检查。

【知识点3-8】 现况研究的优缺点

1. 现况研究的优点　①短时间可得到结果；②提出病因假设；③提供相关疾病与健康状况的基础数据。

2. 现况研究的缺点　①不能得出因果关系；②不适用于病程较短的疾病；③不能得到发病率。

【知识点3-9】 现况研究的步骤

1. 明确调查目的和类型
2. 确定研究对象、样本量及抽样方法
3. 资料收集
4. 资料整理与分析
5. 调查结论

第四节 生态学研究

【案例3-6】

某学者为探讨人均烟草消费与肺癌死亡关系，收集1995～2015年某省烟草消费量与肺癌死亡率。结果显示，该省肺癌死亡率由1995年的13.25/10万上升至2015年28.01/10万，同时发现居民烟草消费量与肺癌死亡率存在滞后的上升趋势，1995～2005年居民人均烟草消费量与2005～2015年肺癌死亡率高度相关（$r=0.791$，$P=0.004$），滞后时间单位为10年。提示居民人均烟草消费对肺癌死亡率有影响，两者间存在关联性并有滞后效应。

【问题3-4】

（1）该研究方法的特点是什么？

（2）该研究方法的现状描述提示什么？

（3）通过分析比较，得到何种病因假设？

笔记：

【分析】

（1）该研究方法是以人群为研究单位，通过分析不同年份居民烟草消费量与肺癌死亡率关系，探讨两者间相关性。

（2）该研究提示居民人均烟草消费对肺癌死亡率有影响，两者间存在关联性并有滞后效应。

（3）通过分析比较得到，可提出烟草消费与肺癌的病因假设。

一、生态学研究的概念

生态学研究（ecological study）又称相关性研究（correlational study），是描述性研究的一种类型。它是以群体为基本单位进行资料的收集和分析，以此来研究暴露因素与疾病间的关系。它通过描述某疾病或健康状态在各人群中所占的百分数或比数，以及有某项特征的个体在人群中所占的百分数或比数，对这两类群体的数据分析比较，研究某疾病或健康状态的分布与人群特征分布的关系，从而探求病因线索。暴露因素可以是地点、年龄、职业、时间、饮食习惯，也可以是卫生服务的利用，或者食品、药物及其他产品的消耗等。

二、生态学研究的方法

1. 生态比较研究（ecological comparison study） 该方法通过比较不同暴露水平的人群中某因素的平均暴露水平和疾病或健康状况频率间的差别，了解这些人群中该种（类）暴露因素的频率或水平，并与疾病的发病率或死亡率对比看是否一致，从而为探索病因找到线索。例如本节开头的案例即为生态比较研究。

2. 生态趋势研究（ecological trend study） 该方法通过连续观察一个或多个人群中平均暴露水平的改变和疾病或健康状况频率变化的关系，了解这些人群中该种（类）暴露因素的频率或水平的变化趋势，比较暴露前后疾病或健康状况的发病率或死亡率变化情况来推动暴露因素与疾病间的联系。

生态学研究在实际应用中常常将比较研究与趋势研究两种方法综合起来，观察几组人群中平均暴露水平的变化趋势与疾病或健康状况发病率或死亡率之间的关系，以此减小可能的混杂因素影响，提高整个研究的真实性与准确性。

例如，著名的由世界卫生组织资助的MONICA方案（Multinational MONItoring of trends and determinants in CArdiovascular disease）：全世界21个国家38个中心（人群）从头至尾参加了这项为期10年（1984～1993年）的研究。该研究的主要目的是监测人群心血管病发病率、死亡率、病死率和危险因素的水平及长期变化趋势；并将其与危险因素的变化，卫生保健和社会经济条件联系起来分析，这些资料对制定人群心血管病防治策略和措施有十分重要的意义。

笔记：

三、生态学研究的目的

1. 提出与疾病分布有关的病因假设   根据对人群中某疾病的频率与某因素的暴露情况进行研究，通过分析该种（类）暴露因素与疾病或健康状况分布的关系，查找相关线索，从而提供某种病因假设。

2. 评价干预实验或现场实验的效果   通过描述人群中某种（些）干预措施的实施情况及某种疾病或健康状况的频率变化，分析比较后对干预措施效果进行评价。例如，在某人群中采用食盐加碘，然后比较食盐加碘前后人群平均碘摄入水平的变化与人群患地方性甲状腺肿的变化趋势，以评价食盐加碘干预的效果。

3. 为疾病监测提供依据   估计某疾病或健康状况的发展趋势，为预防和控制疾病或健康状况提供科学依据。

四、生态学研究的局限性

生态学研究对于调查某些因素与疾病或健康状态之间的关系时，特别是个体的暴露剂量无法测量的情况下，生态学研究是唯一可供选择的研究方法。同时生态学研究可以利用常规资料或现有资料进行分析得出结果，对不明原因的疾病提供病因线索，因此，具有省时、省力、节约资金、快速等特点。

但是，生态学研究是以群体水平进行研究，个体暴露与疾病或健康状况间的联系则无法知道，因此该方法是一种粗线条的描述性研究。生态学研究发现的某暴露因素与某疾病分布的一致性，可能是该疾病与某因素间真正有联系，但也可能毫无联系。当生态学的研究结果与事实并不相符时称为"生态学谬误"（ecological fallacy）或"生态偏倚"（ecological bias），这就是生态学研究的最大缺点。同时生态学研究也缺乏控制潜在混杂因素的能力。因此在研究时，人群的选择应尽可能使组间可比，观察组数较多，每组观察人数尽可能少；分析时选用生态学回归分析，并将尽可能多的变量纳入分析模型中；结果尽量参考比较其他非生态学研究结果，同时结合所研究问题的相关专业知识综合分析推断，慎重提出结论。

【知识点 3-10】   生态学研究的定义、方法与目的

1. 生态学研究（ecological study）   又称相关性研究（correlational study），是描述性研究的一种类型。它是以群体为基本单位进行资料的收集和分析，以此来研究暴露因素与疾病间的关系。它通过描述某疾病或健康状态在各人群中所占的百分数或比数，以及有某项特征的个体在人群中所占的百分数或比数，对这两类群体的数据分析比较，研究某疾病或健康状态的分布与人群特征分布的关系，从而探求病因线索。

2. 生态学研究的方法   ①生态比较研究；②生态趋势研究。

3. 生态学研究的目的   ①提出与疾病分布有关的病因假设；②评价干预实验或现场实验的效果；③为疾病监测提供依据。

思 考 题

一、名词解释

1. 描述性研究（descriptive study）
2. 个案调查（case investigation）
3. 病例报告（case report）
4. 病例分析（case analysis）
5. 现况研究（prevalence survey）
6. 抽样调查（sampling survey）
7. 普查（census）

二、是非题（是打"+"，非打"-"）

1. 描述性研究的资料来源可以是常规登记资料。
2. 偏倚又叫随机误差，指研究结果或推论偏离真实值的现象。
3. 现况研究是描述性研究的一种，通过该研究可以得到疾病的发病率。

4. 个案调查一般不宜分析变量与疾病或健康状况是否存在关系，在病因研究中只能起到提出假设的作用。

5. 生态学研究是以群体为观察分析单位的。

三、选择题（从 a～e 中选择一个最佳答案）

1. 描述性研究不包括_____。

a. 生态学研究　　　b. 病例对照研究　　　c. 横断面调查　　　d. 个例调查　　　e. 病例报告

2. 调查某地区幽门螺杆菌的携带情况，可采用_____。

a. 监测　　　b. 队列研究　　　c. 爆发调查　　　d. 抽样调查　　　e. 病例对照研究

3. 关于调查表设计的原则，下列哪项是错误的？_____。

a. 措辞要准确、通俗易懂　　　　　　　　　　b. 项目排列先易后难

c. 有关的项目一项不能少，无关的项目一项也不列　　　d. 措辞尽可能使用专业术语

e. 尽量使用客观和定量的指标

4. 欲了解某社区 400 000 居民的健康状况，若以 1/20 为抽样比进行抽样调查，需抽取的人数为_____。

a. 5000　　　b. 10 000　　　c. 15 000　　　d. 20 000　　　e. 25 000

5. 现况研究中，由于调查员对自己关心的问题详细询问而忽略其他问题会引起_____。

a. 选择偏倚　　　b. 测量偏倚　　　c. 混杂偏倚　　　d. 调查员偏倚　　　e. 报告偏倚

四、简答题

1. 现况研究的目的和用途有哪些？

2. 简述现况研究中常见的偏倚及其防止方法。

3. 简述个案报告和病例分析的作用及局限。

五、应用分析题

1. 为掌握某城区女性多发病、常见病的患病率，以便为制定相应的干预措施提供依据，该社区妇幼保健所对辖区内机关、企事业单位已婚妇女进行妇科病、乳腺病的调查。结果在 2007 年共普查的 20 000 人中，患病人数为 8000 例，位居前 3 位的疾病分别为乳腺小叶增生 6000 例、慢性宫颈炎 3000 例、子宫肌瘤 1500 例。

（1）分别计算该次普查妇女乳腺小叶增生，慢性宫颈炎及子宫肌瘤的患病率。

（2）结合本例说明普查的作用。

2. 患者女，35 岁，已婚，以发热、头疼 20 天住院，之前患者到两家医院医治，效果不明显。体温 38.5℃，体重比病前下降 5kg。血常规未见异常；血生化结果有白/球蛋白倒置（33.6/3703=0.9）；红细胞沉降率增高为 45mm/h；骨髓片查出利什曼原虫无鞭毛体，骨髓培养 3 天后查出利什曼原虫前鞭毛体。患者为西南边疆农民，除在家务农外，发病前 4 年间曾多次去过云南、贵州、浙江省的一些县的建筑工地干活。临床医生疑为黑热病，疾病预防部门对此开展流行病学调查，你认为应调查哪些内容？

（和丽梅　王耶盈　陈　莹）

第 4 章 病例对照研究

第一节 概 述

肺癌是我国常见的恶性肿瘤之一，而云南省是肺癌的高发地带。根据《2012 年肿瘤登记年报》的数据统计，云南省宣威市肺癌发病率居全国第一。此现象引起了学者的高度重视，并开始研究这一现象发生的原因。尽管已有流行病学和实验室研究资料表明，吸烟及工业污染是造成肺癌的主要元凶，但云南省宣威市非吸烟人群肺癌发病率仍然很高，且宣威市以农业生产为主，工业污染并不严重。学者发现，云南省宣威市是全国煤矿的主要产区，且宣威市冬天寒冷，当地居民均在室内使用煤炭进行烹饪及取暖，宣威市的民居通风不良且没有烟囱，极易造成室内污染。学者怀疑宣威市的肺癌发病率与燃煤造成的室内污染有关。

【问题 4-1】

（1）可以采用何种流行病学研究方法验证上述假设？优先选择哪种？为什么？

（2）该流行病学研究方法研究对象的来源有哪些？如何分组？

（3）在研究中主要收集哪些资料？

（4）研究结果如何分析，能得出什么结论？能否据此结果判断暴露因素与肺癌间是否存在因果关联？该研究方法最主要的缺陷是什么？

（5）除了比较病例组和对照组生活燃料不同以外，还可从哪些方面可分析使用燃煤与肺癌的关系？

【分析】

（1）可以采用病例对照研究和队列研究方法验证上述病因假设。病例对照研究是一种回顾性研究，与队列研究相比，具有省力、省钱、省时间，并且较易于组织实施等优点。

（2）研究者可以选择宣威市已经确诊的肺癌患者例 350 例，并在云南省某使用清洁能源的市内选择 350 例非肺癌患者为对照。病例对照的基本来源有两个：一个来源是医院的现患病人或医院和门诊的病案及出院记录记载的既往病人，称为以医院为基础（hospital-based）的。另一个来源是社区、社区的监测资料或普查、抽查的人群资料，称为以社区为基础的（community-based）。根据研究对象是否患有所研究的疾病来分组的，以确诊的患有某特定疾病的病人作为病例，以不患有该病但具有可比性的个体作为对照。宣威市的燃煤污染与肺癌的关系研究采用的病例来源是以社区为基础的病例来源。

（3）研究中主要收集的资料有研究对象的人口特征（性别、年龄、民族、婚姻状况、文化程度、家庭人均收入等）、暴露资料（是否使用燃煤、燃煤使用量、燃煤使用年限、燃煤种类等）及可疑的混杂因素（室内通风结构、饮食习惯、家族史等）。

（4）病例对照研究结果（表 4-1）表明肺癌病人的燃煤使用率高于对照组，差异具有统计学意义，提示使用燃煤可能是肺癌的危险因素。但病例对照研究是一种由果到因的研究，难以确定使用燃煤与发生肺癌，故不能得出因果关联的结论。即病例对照研究的缺陷是：无法确立暴露因素与结局的因果联系。

表 4-1 使用燃煤与肺癌的关系

燃煤情况	病例	对照	OR 95% CI
使用	266	65	13.88（3.48 ～ 55.38）
从未使用	84	285	—
合计	350	350	—

注：$\chi^2 = 231.55$，$P < 0.001$

（5）还可以分析燃煤的使用量、使用燃煤的年限、使用的燃煤种类、室内通风情况、居住地的地理环境等因素与肺的关系。从表 4-2 分析可知劣质燃煤可增加患肺癌的危险。

表 4-2　燃煤种类与肺癌的关系

燃煤种类	病例	对照	OR 95% CI
劣质型	278	92	10.83（7.77 ~ 15.09）
优质清洁型	72	258	—
合计	350	350	—

注：$\chi^2 = 198.34$，$P < 0.001$

【经典案例 4-1】　　　　　　　　　　　**吸烟与肺癌关系的病例对照研究**

　　20 世纪前半叶，人们在英国和威尔士的死亡登记中发现，由肺癌导致的死亡例数显著增多。如 1922 ~ 1947 年死亡数从 612 例上升到 9287 例，增长了 15 倍。45 岁及以上男性肺癌死亡率，从 1940 ~ 1944 年，仅 5 年的时间与 1921 ~ 1930 年相比，肺癌的死亡率就增加了 6 倍，女性肺癌死亡率增加了 3 倍，且呈上升趋势。除英国和威尔士外，世界上其他国家也出现了相同的现象。此现象引起了世界上很多研究者的高度重视，并开始研究这一现象发生的原因。当时提出的能够导致肺癌发病率增高的原因主要有两种：①汽车尾气的排放、焦油路面的灰尘及煤气厂和工厂中煤的燃烧而导致的大气污染；②吸烟。

　　吸烟与肺癌的关系是依据医务工作人员的临床观察而得出的，即在临床诊疗中发现"得肺癌的人总好像倾向于以吸烟者为多"。此外，有人做了 1900 ~ 1950 年某国肺癌死亡率与烟叶和纸烟消费量之间关系的生态学研究，结果发现，随着烟草消耗量逐年上升，同时该市肺癌死亡率也呈上升趋势。根据上述描述研究提供的线索，提出吸烟可能为肺癌的病因这一假设。

　　为了验证吸烟与肺癌的关系，英国流行病学家 A.B.Doll 与 R.Hill 于 1948 ~ 1952 年进行过一项病例对照研究（表 4-3）。他们从伦敦 20 所医院及其他几个地区选取确诊的肺癌 1465 例。每一病例按性别、年龄组、种族、职业、社会阶层等条件匹配一个对照；对照系胃癌、肠癌及其他非癌症住院病人，也是 1465 例。比较患肺癌患者与非肺癌患者在既往吸烟习惯方面是否存在差异。病例对照研究结果表明肺癌病人的吸烟率高于对照组，差异具有统计学意义，提示吸烟可能是肺癌的病因。但病例对照研究是由果到因的研究，难以确定吸烟与肺癌的时间顺序，故不能得出因果关联的结论。

表 4-3　病例和对照吸烟状况的比较

性别	分组	调查人数	吸烟人数	吸烟率（%）
男	病例	1357	1350	99.5
	对照	1357	1296	95.5
女	病例	108	68	63.0
	对照	108	49	45.4

注：男女病例组的吸烟率均高于对照组，P 值均小于 0.05

　　病例对照研究（case-control study），是以现有的确诊患有某疾病的病人作为病例组，以不患该疾病但具有可比性的个体作为对照组，通过比较分析病例组和对照组既往暴露特征分布的差异，推断出某个或某些暴露因素是疾病的危险因素，探索和检验暴露因素与疾病是否存在统计学关联的一种流行病学研究方法。病例对照研究是分析流行病学方法中最基本、最重要的研究类型之一。近年来，在经典的病例对照研究基础上又衍生出若干种新的方法，克服了经典方法本身的一些缺陷，大大丰富和发展了病例对照研究的方法和内涵，成为现代流行病方法学进展的重要部分。

笔记：

一、基 本 概 念

（一）病例对照研究的基本原理

　　病例对照研究是以确诊患有某种疾病的病人作为病例组，以不患该病的个体作为对照组，通过问卷调查与实验室检测等方式搜集病例与对照既往可能危险因素的暴露情况，测量并比较病例组和对照组中各因素的暴露比例和暴露程度的差异，并根据统计学方法检验结果，来判断暴露因素与疾病之间是否存在关联性及其关联程度的大小。但病例对照研究所得的这种联系可以是因果关系，也可以是伴随关系，要进一步区分这两种关系，必须在控制各种偏倚对研究结果的影响之后，再借助流行病学的病因推断方法，并结合其他学科研究结果，才能达到验证疾病病因假说的目的（图 4-1）。

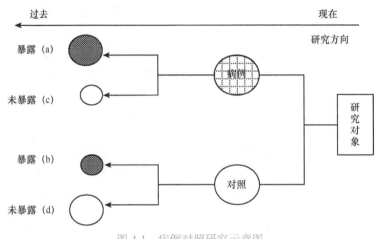

图 4-1　病例对照研究示意图

（二）暴露（exposure）

笔记：

暴露是指研究对象（病例或对照）受到某种可能与结局有关的因素的影响，或者具备某种可能与结局有关的特征，比如接触了待研究的物质（如重金属）、具备了特征（如年龄、遗传等）或行为（如喜好饮烫茶。）所谓特征（characteristic）可以是本质上的、生理上的、也可是心理精神上的；即可以是遗传性的也可以是获得性的，如年龄、性别、性格、血型、种族、基因型等；所谓因子（因素）既可以是外界的也可以是机体内在的，可以是物理的也可以是化学的，可以是生物的也可以是非生物的，如乙肝病毒、电离辐射、有毒物质、食物、药物等；暴露在不同的研究中有不同的含意，暴露可以是有害的，也可以是有益的，比如饮茶可能是食管癌的保护因素，而饮烫茶可能是危险因素，但都是需要研究，因此，"暴露"是一个含义广泛的概念。

（三）病例对照研究的基本特点

由病例对照研究的概念和基本原理可见，该研究方法具有如下特点。

1. 观察性　研究者对研究对象没有施加任何干预措施，而只是客观地收集研究对象既往对某个（或某些）因素的暴露情况，因此该研究方法属于观察性研究方法。

2. 回顾性　病例对照研究是在疾病发生后进行，很多资料是通过被调查者回忆所获得，是一种由果推因的研究。

3. 设立对照组　根据研究对象是否患有所研究的疾病分为病例组和对照组。

4. 无法确定因果关系　病例对照研究从时序上说，是由果到因的研究，不能确定暴露与疾病的因果关系，只能探索疾病的危险因素及初步检验病因假设。

（四）病例对照研究的应用范围

病例对照研究主要用于以下几个范围。

1. 病因学研究　病例对照研究常用于调查疾病的致病因素或危险因素，特别适用于研究病因复杂、潜伏期长和罕见疾病的危险因素，如肿瘤或慢性病的病因学研究。

2. 临床治疗效果的研究　同一治疗药物应用于临床后可有不同的疗效反应和副作用情况，此时可根据研究对象是否发生某种临床疗效或副作用而分成病例组和对照组，以分析不同疗效或副作用的影响因素。比如孕妇服用反应停与婴儿短肢畸形关系的研究，以生产短肢畸形婴儿的孕妇为病例，以同期住院生产正常婴儿的孕妇为对照，通过比较病例组与对照组反应停的暴露比例，来研究药物反应停的副作用。

3. 疾病预后的研究 同一种疾病可有不同的结局（如死亡与痊愈，并发症的有无等），根据某种临床结局的有无将研究对象分为病例和对照，做回顾性分析，追溯产生这种结局的有关因素，指导临床实践。比如同一种肿瘤手术后，有的病人生存期长，而有的病人生存期短，可将生存期短的病人设为病例，生存期长的病人设为对照，探索该种肿瘤病人手术后生存期长短的影响因素，研究结果有助于临床医生对预后的判断和诊疗方案的改进。

随着病例对照研究的应用范围不断扩大，该方法不仅可用于疾病的研究，还可用于疾病以外的事件和结局与一些因素的关系，如青少年犯罪危险因素的研究，伤害危险因素的研究等，为制定相应政策法规提供依据。

二、研究类型

按照病例对照比较方法的不同，将病例对照研究分为匹配的病例对照研究和非匹配的病例对照研究两种。

（一）病例与对照不匹配

病例与对照不匹配研究又称成组病例对照研究，在设计所规定的病例和对照人群中，分别抽取一定数量的研究对象组成病例组和对照组进行的研究。两组人数可以相等也可以不等，但对照组的数量不能小于病例组。除此之外，在选择对照组时没有其他特殊规定。这种方法较配比法容易，但混杂因素不易控制。

（二）病例与对照匹配

根据设计要求，按照匹配条件选择对照。匹配（matching）或称配比，即为了提高研究效率（study efficiency）和混杂因素的影响，要求对照在某些因素或特征上与病例保持一致。如以性别做匹配因素，在分析比较两组资料时，可免除由于两组性别构成的差异影响对疾病与因素关系的正确分析与判断，从而更正确地说明所研究因素暴露对疾病的影响。匹配分为频数匹配与个体匹配。

1. 频数匹配（frequency matching） 指在对照组中，要求匹配的因素或特征所占的比例与在病例组中所占的比例一致。例如，做性别匹配，病例组中男女各半，则对照组中也应一样。

2. 个体匹配（individual matching） 个体为单位进行匹配叫个体匹配。1∶1 匹配又称配对（pair matching），1∶2，1∶3，…，1∶R 匹配时，直接称为匹配。随着 R 值的增加，效率也在增加，但效率增加的幅度越来越小，而工作量却显著增大。因此，R 值不宜超过 4，否则将得不偿失。

除上述两种类型外，病例对照研究还衍生了多种改进的、非上述传统意义的研究类型。如巢式病例对照研究（nested case-control study，case-control study nested in a cohort）、病例队列研究（case-cohort study）、病例交叉研究（case-crossover design）、单纯病例研究（case only study）等。

【知识点 4-1】 **病例对照研究的基本原理与特点**

1. 病例对照研究的基本原理 病例对照研究是以确诊患有某种疾病的病人作为病例组，以不患该病的个体作为对照组，通过问卷调查与实验室检测等方式搜集病例与对照既往可能危险因素的暴露情况，测量并比较病例组和对照组中各因素的暴露比例和暴露程度的差异，并根据统计学方法检验结果，来判断暴露因素与疾病之间存在的关联性及其关联程度的大小。

2. 病例对照研究的特点 ①属于观察性研究；②研究方向是回顾性的；③设立对照组；④不能验证暴露与疾病是否存在因果关系。

第二节 病例对照研究的设计和实施

【案例 4-2】
续案例 4-1，云南省宣威市燃煤使用与肺癌的病例对照研究。选择宣威市已经确诊的肺癌患者例 350 例，每一病例按性别、年龄组、种族、职业、社会阶层等条件匹配一个对照；并在云南省某使用清洁能源的市内选择 350 例非肺癌患者为对照。使用事先设计好的调查问卷进行调查，调查人员以流行病统计学专业研究生为主。

【问题 4-2】

（1）病例对照研究如何进行？具体包括哪些步骤？

（2）病例和对照的来源有哪些，各具备哪些优缺点？

（3）病例的类型有哪些，以何者为优？

（4）如何确定对照与病例比较的方式？

一、病例对照研究的实施基本步骤

（一）提出病因假设

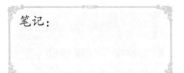

笔记：

根据所了解的疾病分布的特点和已知的相关因素，在广泛查阅文献的基础上，提出研究假设。

（二）制定研究计划

根据研究目的制订出周密的研究计划。计划的核心内容主要包括以下几个方面。

1. 明确研究目的，选择适宜的对照形式，选择病例与对照比较的类型。

2. 明确病例与对照的来源，制定入选和排除标准，确定病例的诊断标准和诊断方法，最好选用金标准。

3. 确定样本含量大小，根据暴露率（样本率）、检验水准或第一类错误概率（α）、把握度（$1-\beta$）、容许误差（δ）、相对危险度（RR）或比值比（OR）估计样本含量，实际调查时的样本含量一般要比估计的样本含量多 5%～10%（考虑不合格因素，如某些问题拒答或中途不合作等）。

4. 根据病因假设与研究所具备的条件，确定具体的调查内容。

5. 根据研究目的，提出预期分析项目，制定预期分析表格，拟选相应的统计学分析方法。

6. 设计调查表，根据预期分析项目和备考项目，制定调查问卷表。

7. 设计中要考虑整个研究过程中可能出现的偏倚，并预先设计好如何控制各种偏倚的措施。

8. 考虑获取研究因素信息的方法；考虑资料整理与分析的方法。

9. 研究所需费用的预算，人员分工及与协作单位的协调。

10. 制定一套严格的、可行的、针对各个环节的质量控制措施。

11. 制定研究报告或论文题目及其分析提纲，撰写研究报告或论文。

12. 申请课题结题，提交研究报告。公开发表论文，推广研究成果，申请评奖（如科技进步奖）。

（三）培训调查员并进行预调查

制定培训手册和工作手册，对调查员进行培训考核，规范调查方法。小样本的预调查后应对整个研究计划（包括调查表）提出修改和完善的意见和建议。

（四）开展正式的调查

严格按照已修改过的调查表与统一的调查方式进行，不得随意更改。

（五）资料的整理与分析

根据资料的性质或类型进行整理、汇总，分别采用 t 检验、方差分析、χ^2 检验、秩和检验、简单直线相关与回归、多重线性回归、Logistic 回归等进行统计分析。

（六）总结并提交研究报告

根据统计学分析结果撰写总结、论文或研究报告，公开发表论文，申请课题结题，提交研究报告或论文，推广研究成果，申请成果鉴定、评奖（如科技进步奖等）。

二、病例与对照的选择

病例与对照的选择，特别是对照的选择合适与否，是病例对照研究的关键。研究所得的结论是否可靠，首先要看对照的选择是否合理。病例与对照选择的基本原则有两点：一是所选择的研究对象应具有代表性，即选择的病例要代表该种病例的总体，对照应以代表产生病例的总体人群或源人群（resource population）；二是要强调病例组与对照组的可比性，要求病例组与对照组的成员在年龄、性别等主要特征方面尽可能地一致。

（一）病例的选择

病例应符合统一的、明确的疾病诊断标准，制订疾病标准时应注意两点：①尽量采用国际通用或国内统一的诊断标准，以便于与他人的工作比较；②需要自订标准时，注意均衡诊断标准的假阳性率及假阴性率的高低，宽严适度。

1. 病例的类型 在选择病例时有三种不同的情况，即新发病例（incident case）、现患病例（prevalent case）与死亡病例（death case）。一般认为最理想的选择是新发病例。新发病例有以下几个方面的优点：发病时间更接近于病因暴露时间，回忆暴露历史清晰，易于辨认发病前的危险因素，复查各种记录容易获得，同时新发病例尚未受到某些决定生存因素的影响，因而信息丰富且相对准确。

现患病例是过去新发病例中的幸存者，对既往暴露的回忆易受到病程迁延和存活因素的影响，不易判断暴露因素与疾病的时间关系，但现患病例容易获得，可以节省研究时间。死亡病例主要从医学记录或他人代述获得资料，准确性较差，极少利用。

2. 病例的来源

（1）来自医院：病例来自于某个或某些医疗保健机构中的门诊病例或住院病例，这种方式又称为以医院为基础的病例对照研究（hospital-based case-control study）。其优点是病例比较合作，资料容易获得且比较完整、准确，较易实施等优点。但医院的病例代表性较差，会产生选择偏倚。为了减少选择偏倚，病例应尽可能地选自不同地区、不同水平的综合医院。

（2）来自一般人群：以一定地区某段时间内发生的全部新病例（或现患病例）作为调查对象，如在社区人群进行普查或抽样调查时发现的病例，或进行社区疾病监测时发现的病例等。这种方式又称为以人群为基础的病例对照研究（population-based case-control study）。其优点是选择偏倚较小，病例的代表性好，对照的选择比较简单。但调查对象的依从性难以保证，且工作量较大，所以选择此类型的病例进行研究可行性较差。

（二）对照的选择

对照组与病例组应来自于同一总体，其应是产生病例的人群中未患所研究疾病的一个代表性的随机样本。对照组一旦发生所研究的疾病，就会被选入同一研究中的病例组。此外，对照组和病例组除研究因素外，其他有关因素和特征如年龄、性别等尽可能地相同或相似，以保证两组的可比性。

1. 对照来源

（1）医院对照：选择与病例同时期住在同一医院或在同一医疗单位就诊的其他病人为对照。其优点是应答率高，合作性好，资料容易获得且质量较高。不足之处是代表性差，易发生选择偏倚。为了避免偏倚，应选择多个医院、多个科室、多病种的病人作对照。

（2）人群对照：从产生病例的一般人群中选择对照。如果病例是来源于人群，则对照也应从该人群中随机抽取的未患所研究疾病的个体为对照。其优点是具有较好的可比性和代表性。但无应答率较高，且费时、费钱而不易实施。

（3）病例的朋友或亲属等：以朋友对照可能有助于控制社会经济地位的混杂作用。以亲属作对照可以减少多种因素的影响。例如，同胞对照可能有助于控制早期环境影响和遗传因素的混杂作用；配偶对照则主要考虑控制环境的影响。而且由于朋友、亲属对照对病人的关心和同情，他们一般比人群中选择的对照更愿意合作。但这种对照也有不足，一方面代表性差，易发生选择偏倚，另一方面有些情况下也会影响研究者对某些因素的分析，比如以配偶为对照，病例与对照的生活环境相同，这将影响对生活环境因素与疾病关系的分析。

在研究中可设立多组对照组，如既选择医院的病人，又选择亲属或邻居作为对照。这不仅扩大了对照的来源，而且有助于减少偏倚，增加代表性。

2. 对照与病例比较的方式

根据研究目的，选择适宜的对照形式。

（1）成组比较法或频数匹配法：该方式适应于广泛地探索疾病的危险因子。

（2）个体匹配法：如果研究的病例充足，则 1 : 1 的配对方式提供令人满意的统计学效率。如果可供研究用的病例数量很少时（如罕见疾病）或研究目的是以较小的样本量获得较高的检验效率时，可通过给每个病例选择多个对照来提高研究发现真正联系的功效。

匹配可保证对照与病例在某些重要方面的可比性，但在应用匹配时应注意以下事项。

（1）避免匹配过头：把不必要的项目列入匹配，企图使病例与对照尽量一致，就可能徒然丢失信息，增加工作难度，结果反而降低了研究效率，这种情况称为匹配过头（over-matching）。因此匹配特征必须是已知的混杂因素，或有充分的理由怀疑为混杂因素，否则不应匹配。

（2）匹配的代价：匹配在提高统计效率的同时也付出一定的代价。一方面，某些因素匹配后，尽管它们对研究结果不再有影响，但同时也失去了解这些匹配因素与疾病及匹配因素与其他研究因素之间的相互联系。另一方面，匹配也增加寻找合适对照的费用和难度。

三、确定样本量

（一）影响样本量的因素

在病例对照研究中，样本量的大小与下列参数有关。

（1）研究因素在对照组中的暴露率 P_0。

（2）预期的该因素的效应强度，即相对危险度 RR（relative risk）或暴露的比值比 OR（odds ratio）（其含义详见后文）。

（3）希望达到的检验水准，即假设检验第 I 类错误的概率 α。

（4）希望达到的检验把握度（$1-\beta$），β 为统计学假设检验第 II 类错误的概率。

人群中被研究因素的暴露率与其在病例组中的暴露率（P_1）差值越大，所需的样本含量越小。当 α、β 及 P_0 保持不变时，相对危险度（RR）或比值比（OR）的估计值越远离 1，即研究因素与疾病的联系强度越大，所需的样本含量越小，反之，当相对危险度（RR）或比值比（OR）的估计值越趋向 1，所需的样本含量越大。如果犯第 I 类错误的概率 α 和第 II 类错误的概率 β 越小，那么所需的样本含量越大。

（二）样本含量的估计方法

不同研究设计样本量的计算方法不同，除了利用公式计算外，还有现成的表可查。

1. 非匹配或成组匹配设计的病例对照研究样本量的估计

$$n = \frac{2\overline{pq}(z_\alpha + z_\beta)^2}{(p_1 - p_0)^2} \tag{4-1}$$

$$p_1 = \frac{p_0 RR}{1 + p_0(RR-1)}, \quad \overline{p} = (p_0 + p_1)/2, \quad \overline{q} = 1 - \overline{p}$$

式中 n 为病例组或对照组人数；z_α 是第 I 类错误概率为 α 时的标准正态临界值，z_β 是第 II 类错误概率为 β 时的标准正态临界值；p_1 为病例组估计的某因素暴露率，p_0 为对照组估计的某因素暴露率；RR 为相对危险度。p_0 和 RR 一般可通过查阅文献、预调查或专项调查获得，z_α 和 z_β 可通过查表 4-4 得到。表 4-4 中有单侧检验和双侧检验之分，若能肯定某些研究因素是所研究疾病的危险因素或保护因素时用单侧检验，否则用双侧检验。

除了利用上述公式计算外，还可直接查表 4-5 得到 n。

表 4-4　标准正态分布的分位数表

α 或 β	z_α（单侧检验）、z_β（单侧检验）	z_α（双侧检验）
0.001	3.09	3.29

续表

α 或 β	z_α（单侧检验）、z_β（单侧检验）	z_α（双侧检验）
0.005	2.58	2.81
0.010	2.33	2.58
0.025	1.96	2.24
0.050	1.64	1.96
0.100	1.28	1.64
0.200	0.84	1.28
0.300	0.52	1.04

表 4-5　病例对照研究样本量（非匹配、两组人数相等）

[$\alpha = 0.05$（双侧），$\beta = 0.10$]

RR	p_0						
	0.01	0.10	0.20	0.40	0.60	0.80	0.90
0.1	1420	137	66	31	20	18	23
0.5	6323	658	347	203	176	229	378
2.0	3206	378	229	176	203	347	658
3.0	1074	133	85	71	89	163	319
4.0	599	77	51	46	61	117	232
5.0	406	54	37	35	48	96	194
10.0	150	23	18	20	31	66	137
20.0	66	12	11	14	24	54	115

资料来源：Schlesselman，1982

例 1　拟进行一项病例对照研究，研究幽门螺旋杆菌与慢性胃溃疡的关系。预期幽门螺旋杆菌感染者发生慢性胃溃疡的相对危险系数为 2.0，人群幽门螺旋杆菌感染率为 10%，设 $\alpha = 0.05$（双侧），$\beta = 0.10$，估计样本含量 n。

先求得 P_1：

$$p_1 = \frac{0.1 \times 2.0}{1 + 0.1 \times 1} = 0.182$$

$$\overline{p} = (0.1 + 0.182) / 2 = 0.141$$

$$\overline{q} = 1 - 0.141 = 0.859$$

再用公式（4-1）求 n：

$$n = \frac{2 \times 0.141 \times 0.859(1.96 + 1.282)^2}{(0.182 - 0.10)^2} = 378$$

即每组需要调查 378 人。

如查表 4-3，得 $n = 378$ 人。

2. 匹配设计的病例对照研究样本量估计

（1）1：1 匹配设计：此时只有病例与对照暴露状况不一致的对子才对分析是有意义的（见病例对照研究的分析一节）。Schlesselman 推荐的公式如下：

$$m = \frac{[z_\alpha / 2 + z_\beta \sqrt{p(1-p)}]^2}{(p - 1/2)^2} \tag{4-2}$$

其中：

$$p = OR / (1 + OR) \approx RR / (1 + RR) \tag{4-3}$$

m 为暴露状况不一致的对子数

因此，需要的总对子数 M 为：

$$M \approx m / \left(p_0 q_1 + p_1 q_0 \right) \tag{4-4}$$

p_0 和 p_1 分别代表目标人群中对照组与病例组的估计暴露率：

$$p_1 = p_0 RR / \left[1 + p_0 (RR - 1) \right]$$
$$q_1 = 1 - p_1$$
$$q_0 = 1 - p_0$$

例 2 某研究者拟进行一项研究食盐与高血压关系的病例对照研究，设 $\alpha = 0.05$（双侧），$\beta = 0.1$，对照组的暴露比例为 $p_0 = 0.4$，估计的 $RR = 3$，估计样本含量 M。

则 $p_1 = 0.67$；利用公式（4-3），求得 $P = 0.75$，代入公式（4-2），得 $m = 63$；代入公式（4-4），得 $M = 137$。

（2）1 : r 匹配设计：如前所述，总的样本量一定的情况下，病例对照研究中病例数与对照数之比是 1 : 1 时的统计学效率最高。当病例来源有限时，为了提高把握度，可以增加病例与对照比达 1 : r。可用公式（4-5）计算病例数与对照数之比为 1 : r 时研究所需的病例数（n），进而求得对照数为 $r \times n$。

$$n = \left[z_\alpha \sqrt{(1 + 1/r) \overline{p} (1 - \overline{p})} + z_\beta \sqrt{p_1 (1 - p_1) / r + p_0 (1 - p_0)} \right]^2 / (p_1 - p_0)^2 \tag{4-5}$$

其中：$p_1 = (OR \times p_0) / (1 - p_0 + OR \times p_0)$
$\overline{p} = (p_1 + r p_0) / (1 + r)$

例 3 欲研究胃癌发病影响因素，实施一项 1 : 4 匹配的病例对照研究，假设对照组某种危险因素暴露率为 25.0%，$OR = 2$，设 $\alpha = 0.05$（单侧检验），$\beta = 0.10$，试问病例组与对照组各需多少例数？

本例 $\alpha = 0.05$（单侧检验），则 $z_{0.05} = 1.64$；$\beta = 0.10$，则 $z_{0.10} = 1.28$；$r = 4$，$OR = 2$，$p_0 = 0.25$，则：

$$p_1 = (2 \times 0.25) / (1 - 0.25 + 2 \times 0.25) = 0.4$$
$$\overline{p} = (0.4 + 4 \times 0.25) / (1 + 4) = 0.28$$

代入公式（4-5）得：

$$n = \left[1.64 \sqrt{\left(1 + \frac{1}{4}\right) \times 0.28(1 - 0.28)} + 1.28 \sqrt{0.40(1 - 0.40) / 4 + 0.25(1 - 0.25)} \right]^2 / (0.40 - 0.25)^2$$
$$= 94.75 \approx 95$$

即病例组需 95 例，对照组例数为 380 例。

四、确定研究因素

根据研究目的确定研究因素。若目的为广泛探讨某类疾病的危险因素，研究内容可广泛些，但也应有重点。若为重复验证某个或某些病因假设，研究内容则应紧紧围绕假说，精选因素。

一般来讲，研究中需要收集的信息应包括本次所研究的因素、其他可疑的因素及可能的混杂因素等。所确定研究因素的数目和每一个变量的具体项目取决于研究的目的或具体的目标，与目的有关的变量一项也不可少，而且应当尽量细致和深入，与目的无关的变量一个也不要。如吸烟与肺癌关系的研究中，除了收集是否吸烟的信息外，还应调查开始吸烟的年龄、吸烟的年限、每日吸烟量、烟的种类、戒烟的时间等信息，从多个侧面反映该变量的特点。此外，每项变量都要有明确的定义，尽可能地采取国际或国内统一的标准，以便交流和比较。如规定吸烟者为每天吸烟至少一支而且持续一年以上者，否则即不视为吸烟。

五、资料的收集

与描述性研究相同，病例对照研究所收集的资料包括现场调查资料和实验室资料两方面。资料的来源同样也有两个方面，第一是已有的资料，如医院病案记录、疾病登记报告以及出生、死亡、健康体检记录；第二是通过询问调查对象并填写问卷的方式收集的资料，或通过收集研究对象的生物样本，比如血样、痰、组织块等，再经实验室检测与分析所得的信息资料。无论何种资料，用何种方法收集，病例与对照的收集方法应一致，且应实行质量控制，以保证收集到的资料准确与完整。

笔记：

【知识点 4-2】 **病例对照研究常见的类型**

按照病例对照比较方法的不同,将病例对照研究分为匹配的病例对照研究和非匹配的病例对照研究两种。①病例与对照不匹配:病例与对照不匹配研究又称成组病例对照研究,是指按照一定的原则和标准,在设计所规定的病例和对照人群中,分别抽取一定数量的研究对象组成病例组和对照组进行的研究。两组人数可以相等也可以不等,但对照组的数量不能小于病例组。②病例与对照匹配:根据设计要求,按照匹配条件选择对照。匹配(matching)或称配比,即要求对照在某些因素或特征上与病例保持一致,目的是对两组进行比较时排除匹配因素的干扰。

第三节　病例对照研究的分析

【案例 4-3】

在分析胃癌发病危险因素的病例对照研究中,作者首先比较了病例组和对照组在性别、年龄、居住地、文化程度以及经济状况等方面的均衡性。结果显示,病例组和对照组在性别、年龄以及居住地构成上完全一致。文化程度和经济状况有所不同,差异有统计学意义($P < 0.05$)。随后,作者比较了胃癌病例和对照在既往的饮食习惯、吸烟、饮酒等因素的分布差异(具体结果略),以分析饮酒与胃癌关系为例(表4-6)。

表 4-6　病例和对照在既往的饮酒状况

对照组	病例组		合计
	饮酒	不饮酒	
饮酒	160	30	190
不饮酒	94	66	160
合计	254	96	350

注:$P < 0.001$,$OR = 3.13$

【问题 4-3】

(1)作者比较病例组对照组在性别、年龄、调查地点、文化程度及经济状况等方面是否相似的目的是什么?

(2)如何分析饮酒与胃癌的关系?

病例对照研究调查工作结束后,收集的资料经过核查、修正、验收、归档等一系列步骤后就可以进行分析。分析可从下述几方面着手进行。

一、统计学描述

(一)描述研究对象的一般特征

描述研究对象的人数及各种特征的构成,例如性别、年龄、职业、出生地、居住地、疾病类型的分布等。频数匹配时应描述匹配因素的频数比例。

(二)均衡性检验

比较病例组和对照组某些基本特征是否相似或齐同,目的是检验病例组与对照组的可比性。对确有统计学意义的因素,在分析时应考虑到这些两组间比较有差异的因素对其他因素可能的影响。如案例 4-3 所述,病例组和对照组在性别、年龄及居住地构成上没有差异,而文化程度和经济状况两组差异有统计学意义,这样在分析其他因素对胃癌发生的影响时就应该考虑这两个因素的干扰作用。

二、统 计 推 断

（一）未匹配或成组匹配病例对照研究资料的分析

首先每个因素按有无暴露整理成四格表的形式，见表4-7。

表 4-7 病例对照研究资料整理表

暴露或特征	疾病		合计
	病例	对照	
有	a	b	$a+b$
无	c	d	$c+d$
合计	$a+c$	$b+d$	$a+b+c+d=N$

1. 分析研究因素与疾病有无关联 利用χ^2检验方法，检验病例组和对照组某研究因素的暴露率或暴露比例的差异判断有无统计学意义。

χ^2检验的计算公式

$$\chi^2 = \frac{(ad-bc)^2 N}{(a+b)(c+d)(a+c)(b+d)} \quad （未校正） \tag{4-6}$$

$$\chi^2 = \frac{(|ad-bc| - N/2)^2 N}{(a+b)(c+d)(a+c)(b+d)} \quad （校正） \tag{4-7}$$

当$N \geqslant 40$时，理论数$\geqslant 5$时，用未校正的χ^2检验；当$N \geqslant 40$时，$1 \leqslant$理论数< 5时，用校正的χ^2检验。

2. 分析研究因素与疾病的关联强度 分析关联强度的目的是为了推断研究因素与疾病关联的密切程度。关联强度的分析指标主要有相对危险度与比值比。在病例对照研究中（某些衍生类型除外）不能计算相对危险度，可用比值比（OR）作为反映疾病与暴露之间关联强度。一般来讲在病例对照研究中，如果研究疾病的发病率较低，所选择的病例和对照代表性较好，则OR值接近于RR值。当发病率小于5%时，OR值是RR的极好近似值。

比值比（odds ratio, OR），又有译作比数比、优势比、交叉乘积比，是指病例组的暴露比值与对照组的暴露比值之比。其中暴露比值是指有暴露史的概率与无暴露史的概率之比。根据表4-5，病例对照研究中病例组的暴露比值为：

$$\frac{a/(a+c)}{c/(a+c)} = a/c \tag{4-8}$$

对照组的暴露比值为：

$$\frac{b/(b+d)}{d/(b+d)} = b/d \tag{4-9}$$

因此，比值比 $(OR) = \dfrac{病例组的暴露比值(a/c)}{对照组的暴露比值(b/d)} = \dfrac{ad}{bc} \tag{4-10}$

OR的含义是指暴露者的疾病危险性为非暴露者的多少倍。$OR > 1$说明疾病的危险度因暴露而增加，暴露与疾病之间为"正"关联；$OR < 1$说明疾病的危险度因暴露而减少，暴露与疾病之间为"负"关联。$OR = 1$说明暴露与疾病无关联。

3. 计算OR的95%可信区间 OR值是用一次病例对照研究资料（样本人群）计算得来的一个点估计值，由于存在抽样误差，应按一定的概率（称可信度）来估计总体人群或源人群OR所在范围，即OR的可信区间（confidence interval, CI）。常用Miettinen法和Woolf法计算OR 95% CI。两种方法计算结果基本一致，Miettinen法较Woolf法计算的可信区间范围较窄，且计算方法简单，较为常用。

（1）Miettinen法

$$OR\ 95\%\ CI = OR^{(1 \pm 1.96/\sqrt{\chi^2})} \tag{4-11}$$

（2）Woolf 自然对数转换法

此法是建立在 OR 方差的基础上。OR 自然对数的方差为：

$$Var(\ln OR) = \frac{1}{a} + \frac{1}{b} + \frac{1}{c} + \frac{1}{d} \tag{4-12}$$

$$\ln OR \ 95\% \ CI = \ln OR \pm 1.96\sqrt{Var(\ln OR)} \tag{4-13}$$

求上述值的反自然对数得 OR 的 $95\% \ CI$。

如果估计 $99\% \ CI$，只需将以上二式中的 1.96 换成 2.58 即可。

4. 研究实例

【案例 4-4】

某医师在一项关于糖尿病发病影响因素的病例对照研究中，分析肥胖与糖尿病的联系，具体结果见表 4-8。

表 4-8 病例和对照肥胖情况

暴露状况	病例组	对照组	合计
肥胖	526	188	714
非肥胖	274	612	886
合计	800	800	1600

（1）分析肥胖与糖尿病有无关联：由于上述四格表中的 $N \geq 40$ 且所有理论频数 ≥ 5，故可使用未校正 χ^2 检验公式（4-6）计算 $\chi^2 = \dfrac{(ad-bc)^2 N}{(a+b)(c+d)(a+c)(b+d)} = \dfrac{(526 \times 612 - 274 \times 188)^2 \times 1600}{714 \times 886 \times 800 \times 800} = 288.95$

查 χ^2 界值表，得 $P < 0.001$，结果表明病例组与对照组肥胖率差异有统计学意义，病例组高于对照组，即肥胖与糖尿病有统计学关联。

（2）分析肥胖与糖尿病的关联强度

$$OR = \frac{ad}{bc} = \frac{526 \times 612}{274 \times 188} = 6.25$$

该结果说明，肥胖者患糖尿病的危险是非肥胖者的 6.25 倍。

（3）OR 95% 可信区间的估计

$$OR \ 95\% \ CI = OR^{(1 \pm 1.96/\sqrt{\chi^2})} = 6.25^{(1 \pm 1.96/\sqrt{288.95})} = [5.06, 7.72]$$

该可信区间大于 1，且不包含 1，说明该项有关肥胖与糖尿病关系的病例对照研究所得的 OR 值 6.25 并非抽样误差所致。所以有理由认为肥胖是糖尿病的危险因素。

（二）匹配病例对照研究资料的分析

在病例对照研究中为了控制可疑混杂因素对研究结果所产生的假象，或者为了提高研究效率常采用配对方法来选择对照。对照与病例之比可以为 1，也可为 2，甚至更多，不同配对资料分析方法也不同，下面主要介绍 1∶1 配对资料的分析。1∶1 配对资料的分析步骤同成组病例对照研究资料的分析。

1∶1 配对资料是由病例和对照配成对子，在资料分析时不能把对子拆开分析，根据每一个病例与其对照构成的每个对子的暴露情况，将资料整理为表 4-9 的形式。表内的 a、b、c、d 是病例与对照配成的对子数。

表 4-9 1∶1 配对病例对照研究资料整理表

对照	病例		合计
	有暴露史	无暴露史	
有暴露史	a	b	$a+b$
无暴露史	c	d	$c+d$
合计	$a+c$	$b+d$	N

1. 分析研究因素与疾病有无关联 由于是 1∶1 配对病例和对照研究资料，故采用配对资料的 χ^2 检验公式，即 McNemar 公式进行计算，计算公式为：

$$\chi^2 = \frac{(b-c)^2}{(b+c)} \quad (4\text{-}14)$$

此公式适用于较大样本（$b+c \geqslant 40$），对子数较少（$b+c < 40$）时可用 McNemar 校正公式：

$$\chi^2 = \frac{(|b-c|-1)^2}{(b+c)} \quad (4\text{-}15)$$

2. 分析研究因素与疾病的关联强度

$$OR = \frac{c}{b} \quad (N \neq 0) \quad (4\text{-}16)$$

3. 计算 OR 的 95% 可信区间　可使用 Miettinen 法计算：

$$OR\ 95\%\ CI = OR^{(1\pm1.96/\sqrt{\chi^2})}$$

4. 研究实例

【案例 4-5】

以案例 4-3 中分析饮酒与胃癌关系的病例对照研究为例（表 4-10）。

表 4-10　饮酒与胃癌关系的配比病例对照研究资料

对照组	病例组		合计
	饮酒	不饮酒	
饮酒	160	30	190
不饮酒	94	66	160
合计	254	96	350

（1）采用 χ^2 检验分析研究因素与疾病有无关联：本例对子数较少（$b+c > 40$），可按式（4-14）计算得，$\chi^2 = 28.286$，$P < 0.001$。

（2）分析研究因素与疾病的关联强度：$OR = \frac{c}{b} = 3.13$，该结果表明饮酒者患胃癌的危险性是不饮者的 3.13 倍。

（3）计算 OR 的 95% 可信区间：仍用 Miettinen 公式。本例得：

$$OR\ 95\%\ CI = OR^{(1\pm1.96/\sqrt{\chi^2})} = [2.06 \sim 4.77]$$

即 OR 的 95% 可信区间的下限为 2.06，上限为 4.77。

计算所得 OR 值 95% 可信区间不包括 1，且上限和下限均大于 1，说明该项研究所得的 OR 值为 3.13，并非抽样误差所致。因此，有理由认为饮酒是胃癌的危险因素。

（三）分层资料分析

在我们对病例对照研究资料进行分析时，发现某暴露因素和疾病有关联，我们如何判断这种关系是否为真正的联系？在假定资料可靠的基础上，我们仅对资料做一般性分析是不够的，这种粗的 OR 仅仅反映暴露与疾病之间表面的关系，暴露与疾病之间的联系可能由于混杂因素的影响掩盖了二者之间的真正的联系，分层分析提供了控制混杂因素对结果影响的最基本的分析方法。

分层分析是将研究人群按可能的混杂因素分成若干层，如按性别可分为男女两层，按年龄可分为 20 ～ 39 岁、40 ～ 59 岁及 60 岁及以上三层，然后分别分析各层中暴露与疾病的关联。

1. 分层资料的整理　首先根据表 4-11 的形式整理资料。

表 4-11　病例对照研究分层资料整理表

暴露或特征	i 层的疾病情况		合计
	病例	对照	
有	a_i	b_i	n_{1i}
无	c_i	d_i	n_{0i}
合计	m_{1i}	m_{0i}	t_i

2. 计算各层的 OR，分析研究因素与疾病的关联强度

$$OR_i = \frac{a_i d_i}{b_i c_i} \quad (4\text{-}17)$$

若各层间 OR_i 值接近或一致，且与未分层的 OR 值接近，说明混杂作用较小或基本无混杂作用；若各层间 OR 值接近或一致，且与未分层的 OR 值相差较大时，应进一步计算总 χ^2，总 OR，总 OR 95% 可信区间以分析可疑因素是否起混杂作用；若各层 OR 值相差较大时，应进行同质性检验（可用 Woolf 的齐性检验法，具体计算方法请参阅相关书籍），若不属于同质资料，应进一步进行标准化处理或其他处理。

3. 计算总的卡方值 总 χ^2 也称合并 χ^2，使用 Mantel-Haenszel 提出的公式：

$$\chi^2_{MH} = \frac{\left[\sum a_i - \sum E(a_i)\right]^2}{\sum Var(a_i)} \quad (4-18)$$

$$\text{自由度} = \text{处理组} - 1$$

其中，$\sum E(a_i)$ 为 $\sum a_i$ 的理论值：

$$\sum E(a_i) = \sum m_{1i} n_{1i} / t_i \quad (4-19)$$

式中 $\sum Var(a_i)$ 为 $\sum a_i$ 的方差：

$$\sum Var(a_i) = \sum_{i=1}^{I} \frac{m_{1i} m_{0i} n_{1i} n_{0i}}{t_i^2 (t_i - 1)} \quad (4-20)$$

其中，I 为分层的总层数，i 为第几层。

4. 计算总的 OR 用 Mantel-Haenszel 提出的公式：

$$OR_{MH} = \frac{\sum (a_i d_i / t_i)}{\sum (b_i c_i / t_i)} \quad (4-21)$$

5. 估计总 OR 的可信区间 用 Miettinen 法计算：

$$OR_{MH}^{(1 \pm 1.96/\sqrt{\chi^2_{MH}})} \quad (4-22)$$

6. 研究实例

【案例 4-6】

一项关于肥胖与糖尿病关系的病例对照研究中，研究者认为运动量是可疑的混杂因素，因为运动量既与糖尿病有关，又与肥胖有关。因此为了控制运动量对研究结果的影响，按运动量进行了分层，分为运动和不运动两层。表 4-8 显示的是未分层时的研究结果，表 4-12 则为按运动和不运动后的研究结果。

表 4-12　按是否运动分层的结果

分组	不运动			运动		
	肥胖	非肥胖	合计	肥胖	非肥胖	合计
病例	364 (a_1)	190 (b_1)	554 (m_{11})	162 (a_2)	84 (b_2)	246 (m_{12})
对照	108 (c_1)	350 (d_1)	458 (m_{01})	80 (c_2)	262 (d_2)	342 (m_{02})
合计	472 (n_{11})	540 (n_{01})	1012 (t_1)	242 (n_{12})	346 (n_{02})	588 (t_2)

分析步骤：

（1）计算各层资料的 OR

$$OR_1 = \frac{364 \times 350}{108 \times 190} = 6.21$$

$$OR_2 = \frac{162 \times 262}{84 \times 80} = 6.32$$

两层的 OR 值接近，且均与粗 OR 值（未分层时的 OR 值）非常近似，提示饮酒不是影响肥胖与脂肪肝关系的一个混杂因素。

（2）同质资料总 χ^2，总 OR 值及 95% 可信区间计算

本例中，经 Woolf 齐性检验判断该资料为同质，则进一步计算总 χ^2，总 OR 值及 95% 可信区间。

①计算总 χ^2：先计算 $\sum E(a_i)$ 和 $\sum V(a_i)$

$$\sum E(a_i) = \frac{554 \times 472}{1012} + \frac{246 \times 242}{588} = 359.63$$

$$\sum V(a_i) = \frac{554 \times 472 \times 458 \times 540}{1012^2 (1012 - 1)} + \frac{246 \times 242 \times 342 \times 346}{588^2 (588 - 1)} = 97.17$$

代入公式，可得

$$\chi^2_{\text{MH}} = \frac{[364+162-359.63]^2}{97.17} = 284.85$$

自由度 $v = 4 - 1 = 3$，查 χ^2 界值表，得 $P < 0.001$，结果表明糖尿病病例组肥胖率高于对照组的肥胖率，差异具有统计学意义，即肥胖与糖尿病有统计学关联。

② 计算总 OR，并估算总 OR 95% 可信区间：$OR_{\text{MH}} = \dfrac{\sum(a_i d_i / t_i)}{\sum(b_i c_i / t_i)}$

$OR_{\text{MH}} = \dfrac{364 \times 350/1012 + 162 \times 262/588}{190 \times 108/1012 + 84 \times 80/588} = 6.25$，该合并 OR 值与粗 OR 值 6.21 非常近似，再次提示运动不是影响肥胖和糖尿病关系的一个混杂因素。

$$OR_{\text{MH}} \ 95\% \ CI = 6.25^{(1 \pm 1.96/\sqrt{284.85})} = [5.05 \sim 7.73]$$

通过以上分析可以看出，按运动分层后，$OR_1 = 6.21$，$OR_2 = 6.32$ 及调整 $OR = 6.25$ 与粗 OR 值（6.21）非常近似，说明在本次研究中运动不是影响肥胖和糖尿病关系的一个混杂因素。

（3）如 Woolf 齐性检验判断资料为非同质，进一步进行标准化处理或其他处理，具体计算方法请参阅相关书籍。

（四）分级暴露资料

病例对照研究中，在收集暴露有无的同时，经常可以获得某暴露因素不同暴露水平的资料，可将不同暴露水平的资料由小到大（或由大到小）分成多个有序的暴露等级，此时可以分析疾病与暴露的剂量反应关系，以增加因果关系推断的依据。分级暴露资料分析方法如下。

1. 将资料整理归纳成表 4-13 列联表形式 由于在分组资料中，将暴露水平最低或无暴露的那一组作为对照组，因此在整理表中的 a_0 与 b_0 分别对应着前面四格表中的 c 与 d（表 4-13）。

表 4-13　病例对照研究分级资料整理表

分组	暴露分级						合计
	0	1	2	3	4	……	
病例	$a_0 \ (=c)$	a_1	a_2	a_3	a_4	……	n_1
对照	$b_0 \ (=d)$	b_1	b_2	b_3	b_4	……	n_0
合计	m_0	m_1	m_2	m_3	m_4	……	n

2. 进行 χ^2（卡方）检验 进行 χ^2（卡方）检验，目的是检验病例组和对照组暴露水平的分布差异是否存在统计学意义。计算公式为：

$$\chi^2 = n\left(\sum_{i=1}^{2}\sum_{j=1}^{c}\frac{A^2_{ij}}{n_i m_j} - 1\right) \tag{4-23}$$

自由度 =（行数 -1）（列数 -1）

式中 A_{ij} 为列联表中每个格子的实际频数；n_i 为 A_{ij} 所在的第 i 行合计数；m_j 为 A_{ij} 所在的第 j 列合计数。

3. 计算各暴露分级的 OR 通常以不暴露或最低水平的暴露组为参照组，按照公式（4-10）分别计算各级暴露水平的 OR 值。

4. χ^2 趋势检验 自由度为 1 的 χ^2 趋势检验公式为：

$$\chi^2 = \frac{[T_1 - (n_1 T_2 / n)]^2}{Var} \tag{4-24}$$

其中：

$$Var = \frac{n_1 n_2 (nT_3 - T_2^2)}{n^2(n-1)}$$

$$T_1 = \sum_{i=0}^{t} a_i X_i$$

$$T_2 = \sum_{i=0}^{t} m_i X_i$$

$$T_3 = \sum_{i=0}^{t} m_i X_i^2$$

X_i 的取值有两种方法，一是取每个暴露水平的中点值，另一种方法是第 i 暴露水平的 $X_i = i$（参照组为 0）。

查 χ^2 界值表，确定 P 值，如 $P < 0.05$，说明趋势检验有统计学意义，再结合分析结果，可得出暴露因素与研究疾病之间存在剂量反应关系。

5. 研究实例

例 4　现以一项研究妇女妊娠期吸烟与胎儿发生先天畸形的资料为例介绍分级资料的分析步骤。

（1）将资料整理成表 4-14

表 4-14　妊娠吸烟量与胎儿先天畸形的关系

分组	每日吸烟支数					合计
	0	1 ～	11 ～	21 ～	≥ 31	
病例	889（c）	182（a_1）	203（a_2）	55（a_3）	40（a_4）	1369（n_1）
对照	1988（d）	426（b_1）	420（b_2）	86（b_3）	48（b_4）	2968（n_0）
合计	2877（m_0）	608（m_1）	623（m_2）	141（m_3）	88	4337（n）
OR	1.00	0.96	1.08	1.43	1.86	

资料来源：沈福民. 流行病学原理与方法，2001

（2）χ^2 检验：利用公式（4-23）计算

$$\chi^2 = 4337\left(\frac{889^2}{2877 \times 1369} + \frac{182^2}{608 \times 1369} + \frac{203^2}{623 \times 1369} + \frac{55^2}{141 \times 1369} + \frac{40^2}{88 \times 1369} + \frac{1988^2}{2877 \times 2968} + \frac{426^2}{608 \times 2968}\right.$$
$$\left. + \frac{420^2}{623 \times 2968} + \frac{86^2}{141 \times 2968} + \frac{48^2}{88 \times 2968} - 1\right) = 13.11$$

自由度为 4，查 χ^2 界值表，得 $P < 0.05$，说明妊娠期吸烟与胎儿先天畸形之间存在统计学关联。

（3）计算各分级的 OR 值：以不吸烟为参照组，其余各级 OR 值分别为 0.96、1.08、1.43 和 1.86，有一定的剂量反应趋势，但是否存在着剂量反应关系，应该进一步进行趋势检验。

（4）χ^2 趋势检验：X_i 取每个暴露水平的中点值

$$T_1 = 889 \times 0 + 182 \times 5 + 203 \times 15 + 55 \times 25 + 40 \times 35 = 6730$$

$$T_2 = 2877 \times 0 + 608 \times 5 + 623 \times 15 + 141 \times 25 + 88 \times 35 = 18\,990$$

$$T_3 = 2877 \times 0 + 608 \times 5^2 + 623 \times 15^2 + 141 \times 25^2 + 88 \times 35^2 = 351\,300$$

$$Var = \frac{1369 \times 2968 \times (4337 \times 351\,300 - 18990^2)}{4337^2 \times (4337-1)} = 57\,938.47$$

$$\chi^2_{Trend} = \left(6730 - \frac{1369 \times 18\,990}{4337}\right)^2 \bigg/ 57\,938.47 = 9.34$$

查 χ^2 界值表，$P < 0.01$。结果说明趋势检验有统计学意义，再结合以上分析结果表明，随着妊娠妇女吸烟量的增加，胎儿发生先天畸形的风险也增加，即两者之间存在剂量反应关系。

在进行病例对照研究时，涉及的研究因素往往较多，需要从多个因素中筛选出对疾病有重要影响的因素。用上述简单的单因素分析不可能对多个因素与疾病的关系做出判断，也不可能同时对多个混杂因素加以控制。随着计算技术及流行病学理论与方法的发展，出现许多方便快捷、操作简单、结果可靠的多因素分析软件，这些分析方法被广泛应用于病例对照研究中，以探讨多个因素与疾病间的关系以控制混杂因素，提高了研究的质量和效率。目前在病例对照研究中经常使用的有条件和非条件 Logistic 回归分析模型、Cox 回归模型等。

第四节　病例对照研究中常见的偏倚及其控制

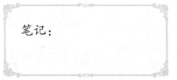

笔记：

偏倚（bias）是指从研究设计、到实施、到数据处理和分析的各个环节中产生的系统误差，以及结果解释、推论中的片面性，导致研究结果与真实值之间出现倾向性的差异，从而错误地描述暴露与疾病之间的联系。病例对照研究是一种回顾性观察研究，比较容易产生偏倚。这些偏倚可以通过严谨的设计和细致的分析加以识别、减少和控制。在病例对照研究中常见的偏倚有选择偏倚、信息偏倚和混杂偏倚。

（一）选择偏倚（selection bias）

在选择研究对象的过程中，由于选取方式不当，导致选入对象与未选入对象之间存在系统误差，由此造成的偏倚称为选择偏倚。病例对照研究中常见的选择偏倚包括入院率偏倚（admission rate bias）、现患病例 - 新发病例偏倚（prevalence-incidence bias）、检出征候偏倚（detection signal bias）和时间效应偏倚。这种选择偏倚常发生于研究的设计阶段，特别易发生于以医院为基础的病例对照研究中。

避免和控制入院率偏倚的方法，主要是在研究设计阶段随机选择研究对象，并尽量在多个医院选择一定时期内符合诊断标准的新发病例，同时在医院多科室中选择多病种对照。

（二）信息偏倚（information bias）

信息偏倚又称观察偏倚或测量偏倚，是测量或资料收集方法有缺陷，从而导致的系统误差。病例对照研究中常见的信息偏倚包括回忆偏倚（recall bias）和调查偏倚（investigation bias）。信息偏倚常发生资料的收集阶段。

避免和控制信息偏倚的方法，主要是重视问卷的提问方式和调查技巧，尽量采用客观指征或不易为人们所忘记的重要指标做调查；检查条件尽量一致，尽量在同一时间内由同一调查员调查病例和对照；使用的检查仪器应精良，使用前应校准，严格掌握试剂的要求；认真做好调查技术培训，采取复查等方法做好质量控制等可望减少此类偏倚。

（三）混杂偏倚（confounding bias）

指暴露与疾病发生的相关程度受到其他因素的歪曲或干扰导致的系统误差。当我们研究某个因素与某种疾病的关联时，由于某个既与疾病有制约关系，又与所研究的暴露因素有联系的外来因素（extraneous factor）的影响，掩盖或夸大了所研究的暴露因素与疾病的联系。这种现象叫混杂（confounding），该外来因素叫混杂因素（confounding factor），造成的偏倚叫混杂偏倚。

在设计时利用限制的方法和配比的方法，资料分析阶段采用分层分析或多因素分析模型处理，可适当控制混杂偏倚。

第五节　病例对照研究的优缺点

（一）病例对照研究的优点

1. 特别适用于罕见病或潜伏期长的疾病研究，有时往往是罕见病病因研究的唯一选择，因为病例对照研究不需要太多的研究对象，此时队列研究常常不实际。

2. 相对更省力、省钱、省时间，并且较易于组织实施。

3. 该方法不仅应用于病因的探讨，而且广泛应用于许多方面，例如疫苗免疫学效果的考核及暴发调查等。

4. 可以同时研究多个因素与某种疾病的联系，特别适合于探索性病因研究。

5. 对研究对象多无损害。

（二）病例对照研究的局限性

1. 不适于研究人群中暴露比例很低的因素，因为需要很大的样本量。

2. 选择研究对象时，难以避免选择偏倚。

3. 获取既往信息时，难以避免回忆偏倚。

4. 由于不能直接计算暴露与无暴露人群的发病率，只能估计相对危险度即计算比值比，而且暴露与疾病的时间先后常难以判断。因此论证因果关系的能力没有队列研究强。

【知识点 4-3】　　　　　　　　　　　**病例对照研究的优缺点**

1. 病例对照研究的优点

（1）特别适用于罕见病的研究。

（2）相对更省力、省钱、省时间，并且较易于组织实施。

（3）该方法不仅应用于病因的探讨，而且广泛应用于许多方面。

（4）可以同时研究多个因素与某种疾病的联系，特别适合于探索性病因研究。

（5）对研究对象多无损害。

2. 病例对照研究的局限性

（1）不适于研究人群中暴露比例很低的因素，因为需要很大的样本量。

（2）选择研究对象时，难以避免选择偏倚。

（3）获取既往信息时，难以避免回忆偏倚。

（4）由于不能直接计算暴露与无暴露人群的发病率，只能估计相对危险度即计算比值比，而且暴露与疾病的时间先后常难以判断。因此论证因果关系的能力没有队列研究强。

思 考 题

一、是非题（是打"+"，非打"-"）

1. 病例对照研究属于回顾性研究。

2. 一次病例对照研究只能研究一个因素与疾病之间的联系。

3. 病例对照研究设立对照组是因为增大了样本量，减小抽样误差。

4. 在病例对照研究中，选择邻居作为对照，可能有助于控制社会经济地位的混杂因素。

5. 病例对照研究中，对照的选择是不患有所研究的疾病，但具有可比性的个体。

二、简答题

1. 简述病例对照研究的概念及其特点。

2. 简述 *OR* 的含义。

3. 试述病例对照研究中常见偏倚及其控制方法。

4. 简述病例对照研究中，病例和对照的来源。

三、应用分析题

表 4-15 是一次非配对的病例对照研究的结果，目的是探讨饮酒与胃癌的关系。

表 4-15　病例组与对照饮酒用情况比较

饮酒	胃癌组	对照组	合计
有	55	19	74
无	128	164	292
合计	183	183	366

（1）请分析口服之间是否存在关联?

（2）如存在关联的话，应选用何种指标来表示关联强度?

（3）对于此例中的流行病学研究，可能存在的混杂因素有哪些?

（许传志　孙艳春）

第 5 章　队列研究

第一节　概　述

CS_2 职业中毒能否导致冠心病的队列研究 CS_2 职业中毒引起的精神病、中枢神经系统疾病及多发性神经炎等，早在 19 世纪末即有报道。20 世纪中叶，研究者发现 CS_2 中毒与脑、肾等器官的动脉粥样硬化有关。然而，CS_2 长期低剂量的暴露与冠心病的关系却一直没有明确结论。20 世纪 60 年代芬兰职业卫生研究所的 Hernberg 和 Tolonen 教授所做的 5 年前瞻性队列研究最后确定了两者之间的因果关系。

笔记：

1. 确定研究因素　本次确定的研究因素是长期低剂量的 CS_2 的暴露。长期低剂量 CS_2 暴露的定义是在有 CS_2 暴露（但不致引起急性中毒）的车间工作至少 5 年以上。

2. 确定研究结局　主要用心肌梗死作为主要研究结局指标具有精确和特异的特点。为了对结局做出全面评价，作者还同时观察了血压、心电图、心脏大小等指标及心绞痛病史。

3. 确定研究现场和研究人群　Hernberg 于 1967 年选择的是 1 个 1942 年建立的粘纤厂的 25～64 岁的工人，在 1942～1967 年间至少有 5 年 CS_2 暴露史的所有工人作为暴露组，以芬兰城市普遍男性人群（由于暴露组对象全为男性）为对照组。结果 CS_2 暴露组的冠心病 SMR = 1.64，$P < 0.002$。在此基础上，Tolonen 以上述 Hernberg 选出的所有存活的暴露组成员（343 人）为暴露组，以年龄相差不超过 3 岁，出生地区相同，工种的体力消耗相当为配比条件，在同一城市的造纸厂随机选择了 343 名男性工人为对照组，开始了为期 5 年的前瞻性队列研究。

4. 资料整理与分析　本研究资料的分析以 CS_2 暴露与心肌梗死发生的关系为中心，首先对可能影响结果的两组的可比性进行分析。虽然在对象选择时已按年龄、出生地及工作的劳动强度进行了配比，在资料分析一开始，又对两组人群每天吸烟量、业余时间体力活动量、体重及用药情况等进行了比较，结果显示两组有良好的可比性。

5. 结果和结论　5 年间，暴露组发生 14 例致死性心肌梗死，11 例发生一次心肌梗死后存活下来，非暴露组总共发生 7 例心肌梗死，有 4 例存活下来。结果提示 CS_2 暴露组发生心肌梗死的相对危险度为 3.57，两组致死性心肌梗死的发生率和总的心肌梗死的发生率差异有统计学意义（表 5-1）。研究结果证实了长期低剂量（20～30ppm）CS_2 暴露与冠心病的关系。

表 5-1　暴露组和对照组的心肌梗死发生率及相对危险度

分组		发病数	5 年累积发病率（%）	RR	RR 95% 可信区间
暴露组	致死性	14	4.08	4.69	1.34～16.47
（343 人）	非致死性	11	3.21	2.74	0.86～8.69
	合计	25	7.29	3.57	1.52～8.37
对照组	致死性	3	0.87		
（343 人）	非致死性	4	1.17		
	合计	7	2.04		

资料来源：根据 Tolonen M, 1975 资料改编

【问题 5-1】

（1）这是一个什么类型的研究？

（2）Tolonen 在研究中是如何选择研究对象的？

笔记：

（3）在研究中收集哪些资料？

（4）可以从这个研究中，计算了哪些指标，需要用到哪些统计学分析方法？

【分析】

（1）是一项前瞻性队列研究。

（2）1967年，Hernberg 选择在 1 个 1942 年建立的粘纤厂的 25～64 岁的工人，在 1942～1967年至少有 5 年 CS₂ 暴露史的的所有存活的暴露组成员（343 人）为暴露组，以年龄相差不超过 3 岁，出生地区相同，工种的体力消耗相当为配比条件，在同一城市的造纸厂随机选择了 343 名男性工人为对照组，开始了为期 5 年的前瞻性队列研究。

（3）在研究中收集的资料有：研究主要因素是长期低剂量的 CS_2 的暴露，长期低剂量 CS_2 暴露的定义是在有 CS_2 暴露（但不致引起急性中毒）的车间工作至少 5 年以上。其他研究因素有人口学特征节工作时间等；研究结局用心肌梗死作为主要研究结局指标。另外，还同时观察了血压、心电图、心脏大小等指标及心绞痛病史。

（4）如果做这样一项研究，可以用到的统计学分析方法有：对于观察结果可以先做统计学描述，计算不同结局的发生率、死亡率，然后进行假设检验，利用 χ^2 检验比较暴露组和非暴露组的发生率或者死亡率有无统计学意义，然后计算关联强度指标，分析 CS_2 与心肌梗死发生的相关性。

【案例 5-2】   **Doll 和 Hill 的吸烟与肺癌的关系的队列研究**

英国的 Doll 和 Hill 以医院病人为研究对象进行了吸烟与肺癌的初步研究，得到肺癌患者比对照者吸烟多、吸烟量大、开始吸烟年龄早、吸烟时间长的初步阳性结果。于 1951～1976 年开展了 20 余年吸烟与肺癌关系的前瞻性队列研究。以英国登记注册的医生为调查对象，采用信访的方式进行调查和随访，调查内容包括姓名、性别、年龄、是否吸烟、吸烟年限、每日吸烟量、吸烟种类、吸入方式、是否戒烟、戒烟年限、死亡原因、死亡时间等。研究以肺癌死亡为结局指标。共得到了 34 494 名男性医生的满意应答，以 1956 年和 1964 年的资料分析小结果为例，数据见表 5-2～表 5-4。1956 年男性 35 岁及以上吸烟者肺癌的死亡率为 0.9‰，不吸烟者肺癌的死亡率为 0.07‰。

表 5-2   35 岁及以上每年每 1000 男性标准死亡率（‰）

死因	死亡数	死亡率		
		不吸烟者	吸烟者	合计
肺癌	84	0.07	0.90	0.81
其他癌	220	2.04	2.02	2.02
其他呼吸道病	126	0.81	1.13	1.10
冠状动脉栓塞	508	4.22	4.87	4.78
其他原因	779	6.11	6.89	6.76
总死因	1717	13.25	15.78	15.48

资料来源：Doll 和 Hill，1956

表 5-3   35 岁及以上各年龄组每年每 1000 男性肺癌死亡率与吸烟量关系（‰）

年龄（岁）	不吸烟	每日吸烟量		
		1～14	15～24	25+
35～44	0.05（1）	0.07（1）	0.00	0.11（1）
45～54	0.00	0.31（3）	0.62（9）	0.75（8）
55～64	0.00	0.48（3）	2.31（20）	3.88（26）

续表

年龄 （岁）	不吸烟	每日吸烟量		
		1～14	15～24	25+
65～74	0.00	2.69（9）	5.16（17）	6.48（14）
75～	1.11（2）	2.68（6）	7.27（8）	16.33（8）
合计	0.07（3）	0.57（22）	1.39（54）	2.27（57）

注：（　）内为死亡数；资料来源：Doll 和 Hill，1964

表 5-4　不同时间 35 岁及以上每年每 1000 男性肺癌死亡率与吸烟量关系（‰）

年份	不吸烟	每日吸烟量		
		1～14	15～24	25+
1956	0.07	0.47	0.86	1.66
1964	0.07	0.57	1.39	2.27

【问题 5-2】

（1）采用什么方法可以确定吸烟与肺癌是否存在因果关联？

（2）该研究是如何选择研究对象？如何分组？

（3）在研究中收集了哪些资料？

（4）此类研究应该以哪些指标分析吸烟与肺癌是否存在关联？该研究可以得出什么结论？

【分析】

（1）参见病因推断章节。

（2）以英国登记注册的医生为调查对象，吸烟者为暴露组，不吸烟者为对照组。

（3）在研究中收集内容有：姓名、性别、年龄、是否吸烟、吸烟年限、每日吸烟量、吸烟种类、吸入方式、是否戒烟、戒烟年限、死亡原因、死亡时间等。

（4）此类研究分析吸烟与肺癌是否存在关联可以计算的指标有：相对危险度 RR、归因危险度 AR、AR%、PAR、PARP。该研究可以得出吸烟与肺癌之间存在因果关联，吸烟是肺癌的危险因素的结论。

一、基本概念

上述研究通过将某一特定人群按是否暴露于某可疑因素或暴露程度分为不同的亚组或队列，随访观察一段时间，追踪观察结局（或疾病）发生的情况，比较各组人群某病的发病率或死亡率，从而判定暴露因子与疾病之间有无因果关联及关联大小的一种观察性研究方法称为队列研究（cohort study），又称为前瞻性研究（prospective study）、发生率研究（incidence study）、随访研究（follow-up study）及纵向研究（longitudinal study）等。队列研究是分析流行病学研究的重要方法。与病例对照研究相比，其检验病因假设的效能优于病例对照研究。因此，队列研究在病因流行病学研究中应用广泛。

暴露（exposure）是指研究对象接触过某种待研究的物质（如粉尘）、具备某种特征（如年龄、性别、职业、遗传基因等）或行为（如饮酒）。在不同的研究中暴露有不同的含意，暴露因素可以是有害因素，也可以是保护因素。

队列（cohort）是指表示一个特定的研究人群组。根据人群进出队列的时间不同，队列可分为两种：一种是固定队列（fixed cohort），指人群都在某一固定时间或一个短时期之内进入队列并对其进行随访观察至观察结束为止；另一种是动态队列（dynamic cohort），指在研究开始后，队列成员可以不断退出或者加入。

二、基本原理

队列研究的基本原理是在一个特定人群中选择所需的研究对象，根据是否暴露于某个待研究的因素或其不同的暴露水平分组，如暴露组和非暴露组，高、中、低剂量暴露组等，随访观察一段时间，定期检查并记录各组人群预期结局的发生情况（如疾病发生、死亡或其他健康状况的变化），比较各组结局的发生率，从而评价暴露因素与结局的关系。如果暴露组某结局的发生率明显高于或者低于非暴露组，则可推测暴露与结局之间可能存在因果关系。其基本原理示意图见图5-1。在队列研究中的研究对象必须是在开始时没有出现研究结局且有可能出现该结局（如疾病）的人群。注意暴露组与非暴露组必须有可比性，非暴露组必须是除了未暴露于某因素之外，其余各方面都尽可能与暴露组相同的一组人群。只有这样才可推断出暴露和结局可能存在因果关系。

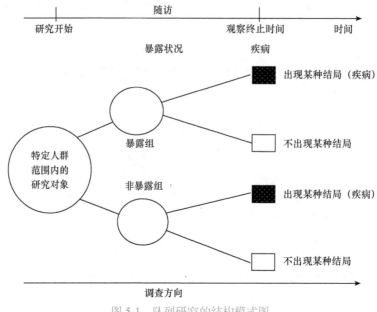

图 5-1 队列研究的结构模式图

三、基本特点

1. 属于观察法 队列研究中的暴露与否是在研究之过程中自然、客观存在的，而不是人为给予的，这是观察法区别于实验法的一个重要特点。

2. 研究要设立对照组 队列研究与病例对照研究相同也必须设立对照组以资比较，但是队列研究是按照暴露与否分组，而不是按是否发病进行分组。

3. 研究是由"因"及"果"的 队列研究属于前瞻性研究，是疾病发生之前开始的，要随访一段时间才能发现病例，在病因推断上合符逻辑顺序，结果可靠性好。

4. 能确证暴露与结局有无因果关联 由于研究能得到研究对象的暴露状况及随后结局的发生情况，能计算出结局的发生率，估计暴露人群发生某结局的危险程度，因而能判断暴露与结局有无因果关联。

四、研究类型

依据研究对象进入队列时间及终止观察时间的不同，队列研究分为前瞻性队列研究（prospective cohort study）、历史性队列研究（historical cohort study）和双向性队列研究（ambispective cohort study）三种。三种队列研究方法示意见图5-2。

1. 前瞻性队列研究 研究对象的分组是根据现时研究对象的暴露状况而定的，研究结局还需要前瞻观察随访一段时间才能得到，这种设计模式称为前瞻性队列研究。前瞻性队列研究由观察者定期随访，所需观察时间往往很长，这是队列研究最常见的形式。在前瞻性队列研究中，由于研究者可以直接获取关于暴露与结局的第一手资料，因而其优点有：偏倚小，结果可信；缺点有：费时，费人力、物力和财力。后面几节介绍的队列研究均为前瞻性队列研究的简称。

2. 历史性队列研究 研究对象的分组是根据研究者根据已掌握的研究对象在过去某个时点的暴露状况做出的；研究资料可从历史资料中获得，研究开始时研究的结局已经出现，不需要前瞻性观察，这种设计模式称为历史性队列研究。在历史性队列研究中，研究对象暴露与结局资料搜集及分析可以在较短时期内完成；尽管研究资料是从历史资料中获得的，但其性质仍属前瞻性观察，仍是从因到果的。因此，该法

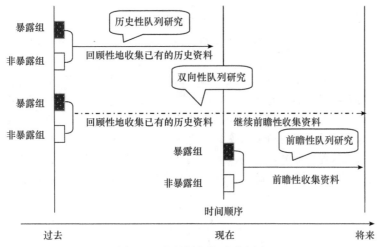

图 5-2　队列研究类型示意图

是一种深受欢迎的快速的队列研究方法，其优点有省时、省力、出结果快；缺点有历史资料可靠性差，不一定符合要求，适用范围较窄。

3. 双向性队列研究　在历史性队列研究之后，继续前瞻性观察一段时间的队列研究模式称为双向性队列研究。这种模式兼有前瞻性队列研究与历史性队列研究的优点，并在一定程度上弥补了两者的不足。

五、队列研究的用途

1. 验证病因或死因假说　由于队列研究检验病因假设的能力较强，因此深入检验病因假设是队列研究的主要用途和目的。一次队列研究可以只检验一种暴露与一种疾病之间的因果关联（如吸烟与肺癌），也可同时检验一种暴露与多种结果之间的关联（如可同时检验吸烟与肺癌、心脏病、慢性支气管炎等的关联）。另外，通过对不同类型/不同治疗方案病人的随访，还可以研究导致患者死亡的危险因素，验证死因假说。

笔记：

2. 评价预防效果　有些暴露有预防某结局发生的效应，如大量的蔬菜、水果摄入可预防肠癌的发生，接种疫苗可以预防传染病的发生等，如果这些预防措施不是人为给予的，而是研究对象的自发行为，因此可以进行队列研究以评价其预防效果。

3. 研究疾病自然史　临床上观察疾病的自然史只能观察到单个病人从发病后到痊愈或死亡的过程；而队列研究可以观察人群从暴露于某因素后，疾病逐渐发生、发展，直至结局的全过程，包括亚临床阶段的变化与表现，队列研究观察疾病的全部自然史，弥补临床观察的不足。

4. 新药上市后的监测　在药物应用于临床一段时间内，进行新药上市后的监测可认为是队列研究，研究对象可以自行选择或不用药物。

5. 研究疾病的发生和发展的长期变动趋势　研究某种疾病的发生和发展的长期变动趋势，为制定新的预防策略和措施及治疗方案等提供依据。

【知识点 5-1】　　　　　　　**队列研究的定义与分类**

1. 队列研究　又称为前瞻性研究、随访研究及纵向研究，是通过将一个范围明确的人群按是否暴露于某可疑因素及其暴露程度分为不同的组或队列，随访观察一段时间，比较各组人群某病的发病率或死亡率，从而判定暴露因子与疾病之间有无因果关联及关联大小的一种观察性研究方法。暴露是指研究对象接触过某种待研究的物质、具备某种特征或行为。队列研究是分析流行病学研究的重要方法。其检验病因假设的效能优于病例对照研究。

2. 队列研究的分类　依据研究对象进入队列时间及终止观察时间的不同，队列研究分为前瞻性队列研究、历史性队列研究和双向性队列研究三种。

【知识点 5-2】 **队列研究的特点与用途**

1. 队列研究的特点 属于观察法、设立对照组、研究是由"因"及"果"的、能确证暴露与结局的因果联系。

2. 队列研究研究的用途 ①验证病因假设：由于队列研究检验病因假设的能力较强，因此深入检验病因假设是队列研究的主要用途和目的。一次队列研究可以只检验一种暴露与一种疾病之间的因果关联，也可同时检验一种暴露与多种结果之间的关联。②评价预防效果：有些暴露有预防某结局发生的效应，这些预防措施不是人为给予的，而是研究对象的自发行为，因此可以进行队列研究以评价其预防效果。③研究疾病自然史：临床只能观察到单个病人从发病后到痊愈或死亡的过程；而队列研究可以观察个体和人群疾病逐渐发生、发展，直至结局的全过程，即疾病的全部自然史，以弥补临床观察的不足。

第二节 队列研究设计

一、确定研究因素

笔记：

由于队列研究是一项费人力、物力和财力的研究，且一次只能研究一个因素，因此，研究因素的确定是至关重要的。研究因素在队列研究中称为暴露因素或暴露变量，通常是在描述性研究和病例对照研究的基础上提出的与疾病相关的危险因素或保护因素。在队列研究中，首先应要考虑如何定义和测量暴露因素。暴露因素应有明确的定义，一般对暴露因素应进行定量，除了暴露水平外，还应考虑暴露的时间暴露是否连续暴露，以及暴露的方式等。暴露因素的测量应尽量采用敏感、精确、简单和可靠的方法。

队列研究除了要确定主要的暴露因素外，还需要收集的其他次要的暴露因素资料，包括各种可疑的混杂因素及研究对象的一般人口学特征信息，以利于对研究结果做深入分析。

二、确定研究结局

研究结局变量（outcome variable）也叫结果变量，简称为结局，是指随访观察中将出现的预期结果，即研究者追踪观察的事件。结局就是队列研究观察的自然终点，与观察期的终点是不同的概念。结局不仅限于发病，还有死亡或者各种生理生化指标、生命质量的变化；结局变量既可是定性的，也可是定量的，如血清抗体的滴度、血糖、尿糖及血脂等。

结局判定，应给出明确统一的标准，并在研究的全过程中严格遵守。考虑疾病的诊断标准时要注意一种疾病往往有轻型和重型，不典型和典型，急型和慢型等多种表现。因此，应尽量按国际或国内统一的标准判断结局，还要记录下其他可疑症状或现象供以后分析。

队列研究的优点之一是一次可以同时收集到多种结局资料，研究一因多果的关系，故在队列研究中除确定主要研究结局外，可考虑同时收集多种可能与暴露有关的结局。

三、确定研究现场与研究人群

（一）研究现场的选择

由于队列研究的随访时间长，因此，队列研究的现场选择需具备以下条件。

1. 能找到足够数量的符合条件的研究对象，且便于随访。

2. 结局的发生率（如发病率）高，一般不低于 5‰。

3. 当地的领导重视，群众理解和支持，愿意合作。

4. 最好是当地的文化教育水平较高，医疗卫生条件较好，交通较便利。

5. 无其他明显的环境污染或者职业危险因素等混杂因素存在。

能选择符合这些条件的研究现场，将使随访调查更加顺利，收集的资料将更加可靠。除此之外，还要考虑现场的代表性。

（二）研究人群

研究人群是未患所研究疾病的人群，根据是否具备待研究的暴露特征分为暴露组和对照组，暴露组中可以有不同暴露水平的亚组。选择研究群组是队列研究的重要环节。

1. 暴露组的选择　根据研究的方便与可能，暴露组通常有下列四种选择。

（1）职业人群：在某些职业环境中，长期存在着职业危险因素，如放射线、粉尘、苯、联苯胺等，职业人群某些特殊疾病的发病率远高于一般人群。如果要研究某种职业暴露因素与某些疾病的关系，则须选择相关职业人群作为暴露组。由于对某些职业暴露和某些特殊暴露的危险作用多半不是一开始就认识到的，一旦认识到了，大多都采取了防护措施以减少暴露，所以一般不采用前瞻性队列研究，而常用历史性队列研究。

（2）特殊暴露人群：特殊暴露人群亦称高危人群，即某种危险因素暴露特别严重的人群，选择某些罕见的特殊暴露人群作为暴露组，容易获得足够的病例，省时省力。如原子弹爆炸地区的受害者，是研究射线与白血病的关系的特殊暴露人群。

（3）有组织的人群团体：有组织的人群团体指医学会会员，工会会员，机关、社会团体、学校或部队成员等，选择这样的人群的主要目的是利用他们的组织系统，便于有效地收集随访资料，可以节约人力物力，提高研究质量，减少失访、无应答偏倚。由于他们的职业和经历往往是相同的，可增加可比性。如英国 Doll 和 Hill 选择英国医师会员作为研究人群，以研究吸烟与肺癌的关系，就是一个很好的例子。

（4）一般人群：一般人群指某行政区域或地理区域范围内的全体人群，选择其中暴露于欲研究因素的人做暴露组。在一般人群中选择暴露组，通常考虑两点：①不打算观察特殊人群的发病情况，而着眼于一般人群及一般人群中的疾病的防治，使研究结果具有普遍意义；②所研究的因素和疾病都是一般人群中常见的，不必要或没有特殊人群可寻，特别是在研究一般人群的生活习惯或环境因素时。美国的 Framingham 心脏病研究就是一个很好的例子。另外医疗保险资料可看作是一般人群资料的特殊形式，其优点是有详细可靠的医疗与保健记录，有利于追踪观察。

2. 非暴露组的选择　非暴露组即为对照组，设立对照是分析流行病学的基本特征之一，其目的是为了更好地比较分析暴露的作用。对照组选择的基本要求是除未暴露于所研究的因素外，其他各种影响因素或人群特征（年龄、性别、民族、职业、文化程度等）都应尽可能地与暴露组相同，即具有可比性。暴露组与对照组要做到有良好的可比性关键在于选择恰当的对照人群。选择对照人群的常用形式有下列四种。

（1）内对照：内对照即先选择一组研究人群，根据是否暴露于所研究的因素将研究对象分为暴露组和非暴露组。也就是说在选定的一群研究对象时，内部就包含了暴露组和对照组，不需到另外的人群中去找。这种选择的优点是，选取对照比较省事，并可以从总体上了解研究对象的发病率情况。若研究的暴露变量不是定性变量，而是定量变量时，可按暴露水平不同分成若干档次，以最低档次暴露的人群作为对照组。例如研究饮用水中的氟含量，或者人的血糖和血压值等与某种疾病的相关性时。

（2）外对照：当选择职业人群或特殊暴露人群作为暴露人群时，往往不能从这些人群中找出对照，而常需在该人群之外去寻找对照组，故名外对照。如研究射线与白血病的关系的研究中，必须在原子弹爆炸地区以外的其他地区去确定对照组。选用外对照的优点是随访观察时可免受暴露组的影响，缺点是需费力气去另外组织一项人群工作。

（3）一般人群对照：一般人群对照也叫不设对照组，或者总人口对照，它是将研究结果与一般人群的发病率或死亡率做比较。如利用全国的或某省（区）、市、县的统计资料做比较。它的优点是对比资料容易获得且比较稳定，可节约人力、物力和财力；缺点是资料比较粗糙，可能缺乏欲比较的项目，人群可比性差，对照中含有暴露人群。

（4）多重对照：多重对照也叫多种对照，即用上述两种或两种以上的对照形式选择的人群同时作对照，以减少只用一种对照带来的偏倚，增强结果的可靠性。

四、确定样本量

（一）计算样本量时首先要考虑的几个问题

1. 抽样方法　队列研究往往需要从研究的总体人群中抽取一定数量的样本，而很少将符合条件的对象全部都包括进来。在队列研究中抽取样本的方法与现况研究相同，选择不同的抽样方法，将有不同的方法估计样本含量。

2. 暴露组与非暴露组的比例 一般说来，非暴露组的样本量不宜少于暴露组的样本含量。

3. 失访率 队列研究通常要追踪观察相当长一段时间，其中研究对象的失访几乎是难免的。因此，在计算样本量时，需预先估计失访率，适当扩大样本量，防止因数量不足而影响结果的分析。通常要求失访率不超过 10%，则计算出来的样本量应再加 10% 作为实际样本量。

（二）影响样本含量的几个因素

1. 非暴露组的发病率 p_0 可通过查阅文献获得。

2. 暴露组的发病率 p_1 可通过查阅文献获得，如果暴露组人群发病率 p_1 不能获得，可设法取得其相对危险度（RR）的值，由式 $p_1 = RR \cdot p_0$ 可求得 p_1。

3. 检验水准 即检验假设时的第 I 类错误（假阳性错误出现的概率）α 值。α 越小，所需样本量越大。通常取 $\alpha = 0.05$ 或 0.01。

4. 检验效能 检验效能（power）又称把握度（$1-\beta$），若要求效力（$1-\beta$）越大，即 β 值越小，则所需样本量越大。通常取 β 为 0.10，有时用 0.20。

（三）样本量的计算

笔记：

1. 公式法 在暴露组与对照组样本等量的情况下，可用下式计算出各组所需的样本量。

$$n = \frac{(Z_\alpha \sqrt{2\overline{pq}} + Z_\beta \sqrt{p_0 q_0 + p_1 q_1})^2}{(p_1 - p_0)^2} \qquad (5-1)$$

式中 p_1 与 p_0 分别代表暴露组与对照组的发病率，$p = \dfrac{p_0 + p_1}{2}$ 为两个发病率的平均值，$q = 1 - p$，Z_α 和 Z_β 分别为标准正态分布曲线上 α、β 对应的 Z 值，可通过查表获得。

2. 查表法 另一种获得样本数量的便捷方法是查表法，只要已知 α、β、p_0 和 RR 四个基本数据，即可从某些参考书的相应附表上查出。

五、收 集 资 料

（一）基线调查

在研究对象选定之后，必需详细收集每个研究对象在研究开始时的基本情况，包括暴露的资料及个体的其他信息，作为判断研究终点和分析比较的基础，这些资料称为基线资料或基线信息（baseline information）。这些信息一方面可作为判定暴露组与非暴露组的依据，也为今后仔细分析影响研究结局的因素提供依据。

基线资料内容一般包括：对待研究的暴露因素的暴露状况；疾病与健康状况；年龄、性别、职业、文化、婚姻等个人状况，家庭环境、个人行为生活习惯及家族疾病史等混杂因子。

获取基线资料的方式一般有下列四种：①查阅各种记录，包括：医院医疗记录、工厂、单位工作档案和日志，个人健康保险的记录或档案；②调查询问，可以以各种方式访问研究对象或其他能够提供信息的人；③医学检查，对研究对象进行体格检查和实验室检查已获得研究对象也不清楚的信息，剔除已经患了结局疾病的不合格对象；④环境调查与检测，以获得环境暴露因素及其水平信息。

（二）随访

随访（follow-up）实际上就是基线调查后，每隔一段时间对研究对象进行观察测量，收集疾病结局资料的过程。

1. 随访的目的与方法 随访的目的主要有：确定所有被选定的研究对象仍处于观察中，对观察对象的结局事件发生情况进行确定，收集暴露和混杂因素的变化情况。随访中应注意：不论是暴露组或对照组都应采用相同的方法同等地进行随访，且在整个随访过程中，随访方法应保持不变；有时还须对失访者进行补访，未能追访到的，应尽量了解其原因，以便进行失访原因分析。同时可比较失访者与继续观察者的基线资料，以估计有无产生偏差。

随访的方法包括：对研究对象的直接面对面访问、电话访问、自填问卷、定期体检、环境与疾病的监测、医院医疗与工作单位的出勤记录的收集等。随访方法的确定应根据随访内容、随访对象及投入研究的人力、物力、财力等条件来考虑。

2. 随访内容　一般与基线资料内容一致，但重点是结局变量，其具体项目视研究目的与设计而不同。应将各种随访内容编制成调查表在随访中使用，并贯彻始终。

3. 观察终点　观察终点（end-point）就是指研究对象出现了预期的结果。达到了观察终点，就不再对该研究对象继续随访。这里强调的是出现预期结果，如观察的预期结果是冠心病，但某对象患了糖尿病，不应视为该对象已达观察终点，而应继续当作对象进行追踪。如果某对象猝死于其他疾病或意外伤害，尽管已不能对其继续随访，但仍不作为到达观察终点，而应当看作是一种失访来处理。观察终点一般情况下指疾病的发生或死亡，但也可是某些指标的变化，如某种血清抗体的出现，尿糖转阳及血脂升高等，根据研究的目的和要求不同而不同。

对观察终点的判断应在设计中订出明确的标准，规定明确的判断方法，并且自始至终不能改变，即使是实际医疗工作中已有所改变，但在本研究中也不能改变，以免造成疾病错分的误差。发现终点的方法要敏感、可靠、简单、易被接受。

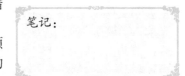

笔记：

4. 观察的终止时间　观察终止时间是指整个研究工作截止的时间，也即预期可以得到结果的时间，观察期长短是以暴露因素作用于人体至产生疾病结局的一般潜伏期为依据的。

5. 随访的时间间隔　如果观察时间较短，在观察终止时一次搜集资料即可。但如果观察时间较长，则需多次随访，其随访间隔与次数将视研究结局的变化速度、研究的人力、物力等条件而定。一般随访间隔期可定为 1 ～ 2 年一次。如 Framingham 地区心血管病的随访研究历时 24 年，每两年随访一次。

6. 随访者　根据随访内容的不同，调查员可以是普通的询问调查者，也可以是实验室的技术人员，临床医生等，但调查员必须进行调查前的培训。研究者可以参加随访，但最好不亲自参与，最好采用单盲或双盲法进行随访。

六、质 量 控 制

队列研究费时、费力，加强实施过程特别是资料收集过程中的质量控制显得特别重要，一般的质量控制措施包括以下几点。

1. 调查员的选择　调查员应诚实可靠，具有严谨的工作作风和科学态度。一般认为，具有高中或大学毕业文化程度的 30 ～ 40 岁的女性是较好的人选。另外，调查员的年龄、性别、种族、语言、社会经济地位等最好与研究对象相匹配，应具有调查所需的专业知识。

2. 调查员培训　调查员的工作作风、科学态度、调查技巧与技术，临床医生和实验技术人员的经验等都将直接影响调查结果的真实性和可靠性。因此，在资料收集前，应对所有参加调查者进行严格的培训，掌握统一的调查方法和技巧，考核合格后方能参与调查。

3. 制定调查员手册　由于队列研究所涉及的调查员多，跨时长，因此编一本调查员手册。手册内容包括全部操作程序，注意事项及调查问卷的完整说明等。

4. 监督　常规的监督措施包括：①由另一名调查员作抽样重复调查；②人工或用计算机及时进行数值检查或逻辑检错；③定期观察每个调查员的工作；④对不同调查员所收集的变量分布进行比较；⑤对变量的时间趋势进行分析；⑥在访谈时使用录音机录音等。应注意将监督结果及时反馈给调查员。

【知识点 5-3】　**队列研究研究因素和研究结局的确定**

1. 研究因素的确定　研究因素即暴露因素，是与疾病相关的危险因素或保护因素。暴露因素的定义应包括暴露水平、暴露的时间、暴露的连续性，以及暴露的方式等。队列研究除暴露因素外，还需要收集的其他次要的混杂因素资料。

2. 研究结局的确定　研究结局变量（outcome variable）也叫结果变量，简称为结局，是指随访观察中将出现的预期结果，即研究者追踪观察的事件。结局不仅限于发病，还有死亡或者各种生理生化指标、生命质量的变化；结局变量既可是定性的，也可是定量的，一次研究可以收集到一种或多种结局。应尽量按国际或国内统一的标准判断结局。

【知识点 5-4】　　　队列研究研究对象和样本量的确定

1. 暴露组的选择　暴露组通常有下列四种选择：①职业人群；②特殊暴露人群；③有组织的人群团体；④一般人群。

2. 非暴露组的选择　选择对照人群的常用形式有下列四种：①内对照；②外对照；③一般人群对照；④多重对照。

3. 样本含量的影响因素　①非暴露组的发病率 p_0；②暴露组的发病率 p_1；③检验水准；④效力或把握度。

【知识点 5-5】　　　队列研究资料的收集

1. 基线调查的基本内容和方法　基线调查的基本内容有：研究的暴露因素；疾病与健康状况；年龄、性别等个人状况，家庭环境、行为生活习惯及家族史等混杂因子。收集资料的方法主要有：①查阅各种记录；②调查询问；③医学检查；④环境调查与检测。

2. 随访　随访实际上就是基线调查后，每隔一段时间对研究对象进行观察测量，收集疾病结局资料的过程。

（1）随访的目的：随访的目的主要有：确定所有被选定的研究对象仍处于观察中，对观察对象的结局事件发生情况进行确定，收集暴露和混杂因素的变化情况。

（2）观察终点、观察终止时间和随访的时间间隔：①观察终点（end-point）就是指研究对象出现了预期的结果。②观察终止时间是指整个研究工作截止的时间，也即预期可以得到结果的时间。③随访的时间间隔　随访间隔与次数将视研究结局的变化速度、研究的人力、物力等条件而定。一般随访间隔期可定为 1～2 年一次。

第三节　队列研究资料分析

随访结束后，首先应对资料进行审查，查漏补缺，剔除不合格资料，然后再对资料进行统计学分析。资料的分析先描述性分析，即描述研究对象的组成及人口学特征、随访时间及失访情况等，分析两组的可比性及资料的可靠性；然后再做推断性分析，分析两组率的差异有无统计学意义，暴露与疾病有无关联及关联强度的大小。

一、基本整理模式

根据统计学分析的要求，队列研究的资料一般整理成表 5-5 的模式。

表 5-5　队列研究资料归纳整理表

分组	病例	非病例	合计	发病率
暴露组	a	b	$a+b=n_1$	a/n_1
非暴露组	c	d	$c+d=n_0$	c/n_0
合计	$a+c=m_1$	$b+d=m_0$	$a+b+c+d=n$	

式中 a/n_1 和 c/n_0 分别为暴露组的发病率和非暴露组的发病率，是统计学分析的关键指标。

二、率 的 计 算

结局事件的发生率的计算是队列研究资料分析的关键，根据观察资料的特点，可选择计算不同的指标。

常用指标如下。

（一）累积发病率

累积发病率（cumulative incidence）：指在一定时期内固定队列中某病新发病例数与观察开始时总人数之比。累积发病率的量值变化范围是 0 ～ 1。

（1）适用条件：研究样本量大，人口比较稳定，资料比较整齐。

（2）计算公式：设观察时间为 n 年。

$$n\text{年内某病的累计发病率} = \frac{n\text{年内的新发病例数}}{\text{观察开始时的人口数}} \times k \tag{5-2}$$

$k = 100\%$，$1000‰$，$10\ 000/1$ 万，$100\ 000/10$ 万（下同）

（二）发病密度

发病密度（incidence density）是指一定时间内的平均发病率，是以观察人时为分母计算发病率，这时的率带有瞬时频率性质称为发病密度。发病密度的量值变化范围是 0 ～ ∞。

（1）适用条件：没有限制，任何队列研究均可用，但其计算比较复杂，一般多用于人口波动较大，样本量小的队列研究中。

（2）计算公式

$$\text{某病的发病密度} = \frac{\text{某人群}n\text{年内的新发病例数}}{\text{观察期内的总人时数}} \times k \tag{5-3}$$

（3）人时的概念和计算方法：人时（person time，PT）是将随访人数乘以观察时间的积和，常以人年作为单位，故又称为人年数。暴露人年数的计算方法有下面三种：精确法、近似法、寿命表法。

（三）标化死亡比和标化比例死亡比

以全人口发病（死亡）率作为标准，算出该观察人群的理论发病（死亡）人数，即预期发病（死亡）人数，再计算观察人群中实际发病（死亡）人数与此预期发病人数之比即得标化发病（死亡）比。最常用的指标为标化死亡比（standardized mortality ratio，SMR），这一指标在职业病流行病学研究中常用。

（1）适用条件：研究对象数目较少，结局事件的发生率比较低。

（2）计算公式

$$SMR = \frac{\text{研究人群中观察死亡数}}{\text{标准人口（全人口）预期死亡数}} \tag{5-4}$$

例 1　某粘胶厂 40 ～ 50 岁年龄组工人有 2000 名，某年内有 6 人死于白血病，已知该年全人口 40 ～ 50 岁年龄组白血病的死亡率 1‰，求其 SMR。

$$\text{标准死亡数} = 2000 \times 1‰ = 2$$

$$SMR = \frac{\text{研究人群中观察死亡数}}{\text{标准人口（全人口）预期死亡数}} = \frac{6}{2} = 3$$

即该厂 40 ～ 50 岁年龄组工人死于肺癌的危险是相应一般人群的 3 倍。

如果某单位的历年人口资料不能得到，而仅有死亡人数、原因、日期和年龄，则可改算标化比例死亡比（standardized proportional mortality ratio，$SPMR$）。其计算方法是以全人口中某病因死亡占全部死亡之比例乘以某单位实际全部死亡数而得出某病因的预期死亡数，然后计算实际死亡数与预期死亡数之比。

例 2　某粘胶厂 40 ～ 50 岁年龄组工人死亡总数为 100 人，其中因白血病死亡 5 人，全人口中该年 40 ～ 50 岁年龄组白血病死亡占全死因死亡的比例为 2.5%，则

$$SPMR = \frac{5}{100 \times 2.5\%} = \frac{5}{2.5} = 2$$

即某粘胶厂 40 ～ 50 岁年龄组白血病死亡的危险为一般人群的 2 倍。

三、统计学检验

由于队列研究多为抽样研究，当发现暴露组和非暴露组率有差异时，要考虑抽样误差的可能，进行统

计学假设检验来检验差异有无统计学意义。常用的假设检验方法有：u 检验和 χ^2 检验。

（一）z 检验

应用条件：当研究样本量较大，p 和 $1-p$ 都不太小，如 np 和 $n(1-p)$ 均大于 5 时。计算公式如下：

$$z = \frac{p_1 - p_2}{\sqrt{p_c(1 - p_c)(1/n_1 + 1/n_0)}}$$

(5-5)

式中 p_1 为暴露组的率，p_0 为对照组的率，n_1 为暴露组观察人数，n_0 为对照组的观察人数，p_c 为合并样本率，$p_c = \dfrac{n_1 p_1 + n_0 p_0}{n_1 + n_0}$。

求出 z 值后，查 z 界值表得 P 值，按所取的检验水准即可做出判断。

（二）其他检验方法

如果率比较低，样本较小时，可改用直接概率法或 χ^2 检验等方法。如为普通四格表资料，其 χ^2 检验计算公式如下：

$$\chi^2 = \frac{(ad - bc)^2 n}{m_1 m_0 n_1 n_0}$$

(5-6)

求 χ^2 出值后，查 χ^2 界值表得 P 值，按所取的检验水准即可做出判断，详细可参阅有关统计书籍。

四、暴露和疾病关联性的分析

队列研究可以评价疾病发病或死亡与暴露的联系即暴露和疾病关联性分析，常用的评价指标有：相当危险度（RR）、归因危险度（AR）、归因危险度百分比（$AR\%$）、人群归因危险度（PAR）、人群归因危险度百分比（$PAR\%$）。

（一）相对危险度

相对危险度（relative risk，RR）是暴露组的发病率除以非暴露组的发病率，是反映暴露与发病（死亡）关联强度的最有用的指标，也叫危险比（risk ratio）或率比（rate ratio）。

$$RR = \frac{I_e}{I_o} = \frac{a / n_1}{c / n_0}$$

(5-7)

式中，I_e 和 I_o 分别代表暴露组和非暴露组的率。

RR 表示暴露组发病或死亡的危险是非暴露组的多少倍。RR 值越大，表明暴露的效应越大，暴露与结局的关联强度越大，见表 5-6。

表 5-6　相对危险度与关联的强度

RR		关联的强度
0.9 ~ 1.0	1.0 ~ 1.1	无
0.7 ~ 0.8	1.2 ~ 1.4	弱
0.4 ~ 0.6	1.5 ~ 2.9	中
0.1 ~ 0.3	3.0 ~ 9.9	强
< 0.1	10 ~	很强

资料来源：Monson RA，1980

式（5-7）算出的相对危险度是 RR 的一个点估计值，是一个样本值，应考虑到抽样误差的存在，需计算其 RR 的可信区间，通常用 95% 可信区间。相对危险度 95% 可信区间的方法很多，Woolf 法计算公式如下：

$$\text{Var}(\ln RR) = \frac{1}{a} + \frac{1}{b} + \frac{1}{c} + \frac{1}{d}$$

(5-8)

$\ln RR$ 的 95% 可信区间 $= \ln RR \pm 1.96\sqrt{\text{Var}(\ln RR)}$，其反自然对数即为 RR 的 95% 可信区间。

（二）归因危险度

归因危险度（attributable risk，AR）又叫特异危险度或率差（rate difference，RD），是暴露组发病率与对照组发病率相差的绝对值，它表示发病归因于暴露因素的程度。

$$AR = I_e - I_o = \frac{a}{n_1} - \frac{c}{n_0} = I_o(RR - 1) \tag{5-9}$$

RR 与 AR 都是表示关联强度的重要指标，彼此密切相关，但其意义却不同。RR 说明暴露者与非暴露者比较增加相应疾病危险的倍数；AR 则暴露人群与非暴露人群比较，暴露所增加的疾病发生数量，如果消除暴露因素，就可减少这个数量的疾病发生。前者具有病因学的意义，后者更具有疾病预防和公共卫生学上的意义。以表 5-7 为例说明两者的区别。

表 5-7　吸烟者与非吸烟者死于不同疾病的 RR 与 AR

疾病	吸烟者（/10 万人年）	非吸烟者（/10 万人年）	RR	AR（/10 万人年）
肺癌	48.33	4.49	10.8	43.84
心血管疾病	294.67	169.54	1.7	125.13

资料来源：Lee，1982

从 RR 看，吸烟对肺癌的作用较大，病因联系较强；从 AR 看，吸烟对心血管疾病的作用较大，预防可能取得的社会效益更大。

（三）归因危险度百分比

归因危险度百分比（AR%）又称为病因分值（etiologic fraction，EF），是指暴露人群中的发病或死亡归因于暴露的部分占全部发病或死亡的百分比。

$$AR\% = \frac{I_e - I_o}{I_e} \times 100\% \tag{5-10}$$

$$或\ AR\% = \frac{RR - 1}{RR} \times 100\% \tag{5-11}$$

以表 5-7 为例计算肺癌的 AR%：$AR\% = \frac{48.33 - 4.49}{48.33} \times 100\% = 90.7\%$。

说明吸烟者中发生的肺癌有 90.7% 归因于吸烟。

（四）人群归因危险度与人群归因危险度百分比

人群归因危险度（population attributable risk，PAR）与人群归因危险度百分比（PAR%）人群归因危险度百分比也叫人群病因分值（population etiologic fraction，PEF）。PAR 是指总人群发病率中归因于暴露的部分，而 PAR% 是指人群中的发病或死亡归因于暴露的部分占总人群全部发病（或死亡）的百分比。

PAR 和 PAR% 的计算式如下：

$$PAR = I_t - I_0 \tag{5-12}$$

I_t 代表全人群的率，I_0 为非暴露组的率

$$PAR\% = \frac{I_t - I_0}{I_t} \times 100\% \tag{5-13}$$

另外，PAR% 亦可由下式计算：

$$PAR\% = \frac{P_e(RR - 1)}{P_e(RR - 1) + 1} \times 100\% \tag{5-14}$$

式中 P_e 表示人群中有某种暴露者的比例，从该式可看出 PAR% 与相对危险度及人群中暴露者的比例的关系。

例 3　已知队列研究结果吸烟者的肺癌年死亡率为 0.90‰（I_0），非吸烟者的肺癌年死亡率为 0.07‰（I_0），全人群的肺癌年死亡率为 0.61‰（I_t），则

①$RR = \dfrac{I_e}{I_0} = \dfrac{0.90}{0.07} = 12.86$，表示吸烟组肺癌的死亡风险是不吸烟的 12.86 倍；

② $AR = I_e - I_0 = 0.90‰ - 0.07‰ = 0.83‰$，表示吸烟者如果不吸烟肺癌死亡率将减少 0.83‰。

③$AR\% = \dfrac{I_e - I_0}{I_e} \times 100\% = \dfrac{0.83}{0.90} \times 100\% = 92.22\%$，表示吸烟者中由于吸烟引起的肺癌死亡占所有肺癌死亡的百分比为 92.22%。

④ $PAR = I_t - I_0 = 0.61‰ - 0.07‰ = 0.54‰$，表示如果去除吸烟，可使全人群中肺癌死亡率减少 0.54‰。

⑤$PAR\% = \dfrac{I_t - I_0}{I_t} \times 100\% = \dfrac{0.54}{0.61} \times 100\% = 88.52\%$，表示全人群中由于吸烟引起的肺癌死亡占所有肺癌死亡的百分比为 88.52%。

【知识点 5-6】　　　　队列研究资料的分析

1. 率的计算　①累积发病率：累积发病率（cumulative incidence，CI）指在一定时期内固定队列中某病新发病例数与观察开始时总人数之比。适用条件：研究样本量大，人口比较稳定，资料比较整齐。
②发病密度：发病密度（incidence density，ID）是指一定时间内的平均发病率，是以观察人时为分母计算发病率，这时的率带有瞬时频率性质称为发病密度。适用于人口波动较大，样本量小的队列研究中。人时（person time，PT）：就是将随访人数乘以观察时间的积和，常以人年作为单位，故又称为人年数。
③标化比：以全人口发病（死亡）率做标准，算出该观察人群的理论发病（死亡）人数，即预期发病（死亡）人数，再计算观察人群中实际发病（死亡）人数与此预期发病人数之比即得标化发病（死亡）比。最常用的指标为标化死亡比（standardized mortality ratio，SMR）。适用条件：研究对象数目较少，结局事件的发生率比较低。

2. 假设检验　常用的假设检验方法有：$z(u)$检验和χ^2检验。

3. 关联性分析常用的评价指标　主要有相对危险度、归因危险度、归因危险度百分比、人群归因危险度、人群归因危险度百分比。

（1）相对危险度（RR）：是暴露组的发病率除以非暴露组的发病率，是反映暴露与发病（死亡）关联强度的最有用的指标，也叫危险比（risk ratio）或率比（rate ratio）。

（2）归因危险度（AR）：是暴露组发病率与对照组发病率相差的绝对值。

笔记：

第四节　偏倚及其控制

队列研究常见的偏倚有选择偏倚、失访偏倚、信息偏倚、混杂偏倚。

一、选择偏倚

（一）选择偏倚的发生

如果研究人群在一些重要因素方面与一般人群或待研究的总体人群存在差异，即样本不是总体的一个无偏的代表，则会引起选择偏倚（selection bias）。队列研究中选择偏倚常见于：最初选定的研究对象中有部分人拒绝参加；在进行历史性队列研究时，有些人的档案丢失了或记录不全；研究对象由志愿者组成，他们往往或是较健康的，或是有某种特殊倾向或习惯；某些研究对象在暴露和非暴露分组时发生错误，可造成研究对象的选择偏倚，这种偏倚又可称为错误分类偏倚。另外，如果抽样方法不正确，或者执行不严格，则将导致严重的选择偏倚。

（二）选择偏倚的控制措施

选择性偏倚一旦产生，往往很难消除，因此应采取预防为主的方针。首先要有一个正确的抽样方法，严格遵守随机化的原则；严格按规定的标准选择对象；对象一旦选定，应尽量坚持随访到底；如果有志愿者加入或有选定的研究对象拒绝参加，则应把他们的基本情况与正常选择参加的人群进行比较，如果两者之间在一些基本特征上没有差异，则可认为导致的选择偏倚很小，否则，将引起的选择偏倚不能忽视。

二、失访偏倚

（一）失访偏倚的概念

队列研究有一个较长的追踪观察期，总会有对象迁移、外出、死于非终点疾病或拒绝继续参加观察而退出队列而引起的偏倚即为失访偏倚（lost to follow-up）。失访偏倚是队列研究中最常见不可避免的且最不易控制的偏倚。一项研究的失访率最好不超过 10%，否则应慎重考虑结果的解释和推论，如果失访率达到 20% 以上，则本次研究的真实性值得怀疑。是无应答偏倚的一种形式，也属于选择偏倚。

（二）失访偏倚的控制

主要靠尽可能提高研究对象的依从性。在研究现场和研究对象的选择过程中应做好宣传解释工作。对失访者和已随访者的特征做比较分析，从各种途径了解失访者最后的结局，并与已随访者的最后观察结果做比较，以推测失访可能导致的影响。

笔记：

三、信息偏倚

（一）信息偏倚

在获取暴露、结局或其他信息时所出现的系统误差叫信息偏倚（information bias）。队列研究中信息偏倚只要有错分偏倚（misclassification bias）和报告偏倚（reporting bias）。错分偏倚主要是指判断有病为无病，或者判断有暴露为无暴露等。报告偏倚主要是研究对象未如实回答某些信息二导致的偏倚。信息偏倚还常发生于使用的仪器不精确、询问技巧不佳、检验技术不熟练、医生诊断水平不高或标准不明确等情况下。另外，信息偏倚也可来源于记录错误，甚至造假等。

（二）信息偏倚的控制

信息偏倚的控制方法只要有：应认真做好调查员培训，提高询问调查技巧，统一标准，并进行有关责任心和诚信度的教育；选择精确稳定的测量方法、调准仪器、严格实验操作规程、同等地对待每个研究对象、提高临床诊断技术、明确各项标准、严格按规定执行等。

四、混杂偏倚

（一）混杂偏倚的概念

混杂是指所研究因素与结果的联系被其他外部因素所混淆，这个外部因素就叫混杂变量，它导致的偏倚即为混杂偏倚（confounding bias）。它既是疾病的一个危险因子，又与所研究的因素有联系，它往往在暴露组与对照组的分布是不均衡的。在流行病学研究中，性别、年龄是最常见的混杂因素。

笔记：

（二）混杂偏倚的控制

在研究设计阶段，可利用对研究对象做某些限制，以便获得同质的研究样本；在选择对照时采用匹配的办法，以保证两组在一些重要变量上的可比性；在研究对象抽样过程中，严格遵守随机化的原则等措施，来防止混杂偏倚的产生；在资料分析阶段，可以计算标准化率，进行分层分析或多因素分析等方法控制混杂偏倚。

【知识点 5-7】　　　　　　　　　队列研究的偏倚及其控制

1. 选择偏倚　由于各种原因导致样本不是总体的一个无偏的代表，则会引起选择偏倚（selection bias）。控制方法：选择正确的抽样方法，遵守随机化的原则；按规定的标准选择对象；坚持随访到底。

2. 失访偏倚　队列研究的观察随访中，部分对象迁移、外出、死于非终点疾病或拒绝继续参加观察而退出队列而引起的偏倚即为失访偏倚（lost to follow-up）。失访偏倚是队列研究中最常见不可避免的且最不易控制的偏倚。失访偏倚的控制措施主要靠尽可能提高研究对象的依从性，做好宣传解释工作。

3. 信息偏倚   在获取暴露、结局或其他信息时所出现的系统误差叫信息偏倚（information bias）。队列研究中信息偏倚主要有错分偏倚（misclassification bias）和报告偏倚（reporting bias）。信息偏倚的控制方法只要有：做好调查员培训；选择精确稳定的测量方法、调准仪器、严格实验操作规程、同等地对待每个研究对象、提高临床诊断技术、明确各项标准、严格按规定执行等。

4. 混杂偏倚   研究因素与结果的联系被其他外部因素所混淆导致的偏倚即为混杂偏倚（confounding bias）。在流行病学研究中，性别、年龄是最常见的混杂因素。混杂偏倚的防止：限制、匹配、随机化；资料分析时计算标准化率，进行分层分析或多因素分析等方法控制混杂偏倚。

第五节   队列研究的优缺点

一、优   点

1. 选择偏倚较小，一般不存在回忆偏倚。
2. 样本量大，结果比较稳定。
3. 由于病因发生在前，疾病发生在后，因果现象发生的时间顺序上合理，可证实暴露和疾病之间有无病因联系。
4. 可以获得暴露组和对照组人群的发病或死亡率，计算出 RR 和 AR 等反映暴露与疾病关联的指标。
5. 有助于了解人群疾病的自然史。
6. 有时还可收集预期结局以外的其他疾病资料，分析一种暴露因素与多种疾病的关系。

二、缺   点

1. 研究耗费的人力、物力、财力和时间较多，其组织与后勤工作亦相当艰巨。
2. 研究随访时间长，对象不易保持依从性，容易产生失访偏倚。同时由于随访时间长，研究对象也容易中途了解到研究目的而改变他们的态度或者行为。
3. 不适于发病率很低的疾病的病因研究。
4. 研究设计的要求严密。
5. 资料的收集和分析有一定的难度。

[知识点 5-8]   **队列研究的优缺点**

1. 优点   选择偏倚较小，一般不存在回忆偏倚。样本量大，结果比较稳定。因果推断时间顺序上合理，可证实暴露和疾病之间有无病因联系。可以获得人群的发病或死亡率。计算出 RR 和 AR 等反映暴露与疾病关联的指标。有助于了解人群疾病的自然史。有时还可收集预期结局以外的其他疾病资料，分析一种暴露因素与多种疾病的关系。

2. 缺点   耗费的人力、物力、财力和时间较多。容易产生失访偏倚。不适于发病率很低的疾病的病因研究。研究设计的要求严密。资料的收集和分析有一定的难度。

思 考 题

一、名词解释

1. 队列研究（conhort study）   2. 暴露（exposure）
3. 随访（follow-up）   4. 人时（person time，PT）
5. 相对危险度（relative risk，RR）   6. 失访偏倚（lost to follow-up）

二、是非题（是打"+"，非打"-"）

1. 队列研究的对象可以只选具有某种暴露特征的人群。

2. 队列研究适合于罕见病的病因研究。

3. 具有人群病因意义分析指标为 AR、$AR\%$。

4. 报告偏倚是队列研究中最常出现的偏倚。

5. 暴露因素是在任何队列研究中都不是混杂因子的因素。

三、选择题（从 a～e 中选择一个最佳答案）

1. 在进行某病的队列研究中，最初选择队列组成是_____。

a. 具有该病职业史的人　　　　　　b. 未患该病的人　　　　c. 患该病的人

d. 具有所要调查该因素的人　　　e. 以上都不对

2. 前瞻性对列研究和回顾性队列研究的主要区别在于_____。

a. 样本含量不同　　　　　　　　b. 观察的起止时间不同　　　c. 研究目的不同

d. 研究的疾病种类不同　　　　　e. 以上都不对

3. 某研究者进行了一项关于脂肪摄入与女性乳腺癌关系的队列研究，选择高脂肪和低脂肪摄入者各 500 名，从 30 岁对他们随访 20 年。在随访期间，队列为固定队列，高脂肪摄入组中有 30 人、低脂肪摄入组中有 15 人被诊断患有乳腺癌。请问患乳腺癌的危险比（高脂摄入组比低脂摄入组）是_____。

a. 0.05　　　　b. 0.75　　　　c. 1.0　　　　d. 1.5　　　　e. 2.0

4. 队列研究最大的优点是_____。

a. 较直接地验证病因与疾病的因果关系　　　　　b. 发生偏倚的机会多

c. 对较多的人进行较长时间的随访　　　　　　　d. 研究要设立对照组

e. 研究的结果常能代表全人群

5. 下列哪项论述不正确_____。

a. 队列研究不易发生信息偏倚　　　　　　　　　b. 队列研究可直接计算发病率

c. 病例对照研究收集的材料可信度高　　　　　　d. 队列研究可用于验证病因假设

e. 病例对照研究可在较短时间内获得结果

四、简答题

1. 试述队列研究的基本设计原理。

2. 分析队列研究资料时，可采用哪些率的指标？

3. 队列研究的基本特征是什么？

4. 简述队列研究中常见的偏倚有哪些？

5. 简述队列研究的优缺点。

五、应用分析题

某项石棉与肝癌发病关系的 30 年队列研究结果见表 5-8，石棉厂工人 3992 例中有 14 例因肝癌死亡，对照组食品厂工人 6334 例中有 4 例因肝癌死亡，该市居民的肝癌死亡率为 I_t = 8.50/万，试计算 RR 值、AR 值、$AR\%$、PAR、$PAR\%$，并分析各指标的流行病学意义。

表 5-8　接触石棉不同年限的工人数与肝癌的死亡关系

接触年限	观察人数	肝癌死亡数	肝癌死亡率（‰）
0	6334	4	0.63
1～	1007	1	0.99
5～	885	1	1.13
10～	703	1	1.42
15～	572	4	6.99
20～	504	4	7.94
25～30	321	3	9.35

第 6 章　实验性研究

第一节　概　述

【案例 6-1】

　　膝关节骨性关节炎（OA）是一种退行性关节疾病，2004 年造成全球 4340 万人中、重度残疾。目前的治疗以减轻患者疼痛和改善功能为重点。关节内注射透明质酸（HA）与全膝关节置换术相比损伤小、价格低廉、仅引起一般性不良事件而且行之有效，因此，已经成为现阶段广泛使用的治疗 OA 的方法。然而最近的一项 Meta 分析结论，OA 患者关节内注射 HA，减轻疼痛的效果甚微还会使严重不良事件的风险增加。本研究采用随机对照临床试验对 HA 的临床意义进行评价。

　　本研究为多中心、随机、双盲、为期 26 周的临床试验，每项研究均经伦理委员会按照国际标准审查并批准。试验前病人签署知情同意书。受试者来自 2011 年 7 月～ 2012 年 2 月 7 所医院（北京 4 所医院；上海 2 所医院；杭州市 1 所医院）的病人。病人纳入标准和排除标准：40 ～ 80 岁；医生依据美国风湿病学会标准诊断为 OA；达到射线评分和 Likert 量表评分标准等。合格的受试者被随机分配到实验组或对照组，两组处理程序完全相同。受试者经过 2 周止痛药或乙酰氨基酚药物洗脱期，采用 1 ：1 区组随机化方法（4 人为一个区组）随机分配到实验组或对照组，实验组连续 4 周手臂注射试验药物，而对照组使用皮下假注射，假注针没有进入关节间隙。对患者采用遮挡其视线实施盲法，注射医生无法实施盲法，但是对注射效果评估医生实施盲法。唯一允许救援药物乙酰氨基酚治疗疼痛，每日剂量可达 4 克。随访时间点为 6、10、14、18 和 26 周，在随访期间不断收集受试者检查报告，在 0 和 26 周评估受试者身体和生命体征，0 和 10 周评估心电图、血液、尿液的实验室指标。资料分析实验组或对照组身体功能、自我评估，膝关节僵硬，两种治疗均安全有效并且耐受性良好。

【问题 6-1】

　　（1）本研究目的是什么？

　　（2）采用何种研究设计达到此目的？

　　（3）试验设计中发现哪些有别于观察性研究的特点？

【分析】

　　（1）该研究目的是评价关节内注射透明质酸的临床有效性和安全性。

　　（2）可采用临床试验来实现此目的。本研究采用的是多中心随机对照临床试验。

　　（3）随机分组；盲法；干预措施；多中心；医学伦理；应用纳入和排除标准限制研究对象的选择。

　　资料来源：Heng Zhang, Ke Zhang, Xianlong Zhang, et al. Comparison of two yaluronic acid formulations for safety and efficacy（CHASE）study in knee osteoarthritis: a multicenter, randomized, double-blind, 26-week non-inferiority trial comparing Durolane to Artz. Arthritis Research & Therapy, 2015, 17（51）: 1-10. 有删减

　　实验性研究（experimental study）又称实验流行病学（experimental epidemiology）、流行病学实验（epidemiological experiment）研究、干预研究（intervention study）等，是流行病学研究方法之一。实验性研究与观察性研究不同之处在于前者是实验法，有人为干预措施，而后者是观察法，没有人为干预。

一、定　义

　　实验性研究是指将研究人群随机分为实验组和对照组，研究者对实验组人群施加某种干预措施，而不给对照组人群施加该措施，随访并比较两组人群的发病（死亡）情况或健康状况有无差异，从而判断干预措施效果的一种前瞻性研究方法。因此，实验性研究具有以下基本特点。

　　1. 随机分组　对研究对象分组时，应严格遵循随机分配原则，以平衡实验组和对照组已知和未知的混杂因素，提高两组的可比性。

笔记：

2. 设置平行的对照组　研究对象均来自同一总体的样本人群，对照组与实验组的基本特征、自然暴露因素等应相似。也就是说，两组除了干预措施外其他因素在两组是均衡的。

3. 有干预措施　这是与观察性研究的一个根本的不同点，实验性研究的目的是评价干预措施的效果。所施加的干预措施，可以是预防或治疗某种疾病的疫苗、药物或方法等。

4. 属于前瞻性研究　施加人为干预措施在前，出现实验效应在后，是由因到果的研究。

如果一项实验研究缺少其中一个或几个特征，这种实验就称为类试验（quasi-experiment）又称半试验（semi-experiment）。

二、分　　类

目前实验性研究的分类尚无统一方法，一般按照不同的研究目的和研究对象特征分为临床试验、现场试验和社区试验三类。

1. 临床试验（clinical trial）　是以病人为研究对象的实验研究，常用于评价药物或治疗方法的疗效。

2. 现场试验（field trial）　现场试验的研究对象为尚未患病者，并随机化分组，接受处理或某种预防措施的基本单位是个人。常需到"现场"（工作场所、家庭、部队、学校等）进行调查或建立研究中心。为了提高试验的效率，通常在高危人群中进行研究，如用乙型肝炎疫苗在母亲 HBsAg 阳性者的婴儿中进行预防乙型肝炎感染的现场试验效率就较高，因为这种婴儿比母亲 HBsAg 阴性的婴儿感染乙型肝炎的机会高得多。常用于评价在健康人群中推行预防接种、药物预防等措施的效果。

3. 社区试验（community trial）　又称为社区干预项目（community intervention program CIP）、生活方式干预试验（lifestyle intervention trial）、以社区为基础的公共卫生试验（community-based public health trial）等，是以尚未患所研究疾病的人群作为总体进行试验观察，常用于对某种预防措施或方法进行考核或评价。社区试验可以看作是现场试验的一种扩展，二者的主要区别在于，现场试验接受干预的基本单位是个人，而社区试验接受干预的基本单位是整个社区，或者是某一人群的各个亚人群。

【知识点 6-1】　　　　　实验性研究的概念、特点与分类

（1）实验性研究（experimental study）：又称实验流行病学（experimental epidemiology）、流行病学实验（epidemiological experiment）研究、干预研究（intervention study）等，是流行病学研究方法之一。实验性研究是指将研究人群随机分为实验组和对照组，研究者对实验组人群施加某种干预措施，而不给对照组人群该措施，随访并比较两组人群的发病（死亡）情况或健康状况有无差异，从而判断干预措施效果的一种前瞻性研究方法。

（2）实验性研究的基本特点：①随机分组；②设置平行的对照组；③有干预措施；④属于前瞻性研究。

（3）实验性研究的分类：目前实验性研究的分类尚无统一方法，一般按照不同的研究目的和研究对象特征分为临床试验、现场试验和社区试验三类。

三、优点与局限性

实验性研究所施加的干预措施是由研究者人为控制，研究对象随机分组，能较好地排除那些外部因素的干扰作用。因而检验效应能力很强。

（一）优点

（1）研究者根据试验目的，预先制订试验设计，能够对选择的研究对象、干预因素和结果的分析判断进行标准化。

（2）按照随机化的方法，将研究对象分为试验组和对照组，两组具有相似的基本特征，提高了可比性，减少了偏倚。

（3）实验性研究为前瞻性研究。在整个试验过程中，研究者需亲自追踪观察结局变量，试验组和对照组同步进行比较，最终能做出肯定性的结论。

（二）局限性

（1）整个实验设计和实施条件要求高、控制严、难度较大，在实际工作中有时难以做到。

（2）研究费时间、费人力、花费高。

（3）受干预措施适用范围的约束，所选择的研究对象代表性不够，以致会不同程度的影响实验结果推论到总体。

（4）研究人群数量较大，随访时间长，失访难以避免。

（5）有时会涉及伦理问题。

第二节　临床试验

【案例 6-2】　　　　　　　　　**维药阿萨润霜治疗膝骨关节炎的临床试验**

维药阿萨润霜在新疆应用已有悠久的历史，为进一步验证该药治疗膝骨关节炎（knee osteoart-hritis，KOA）的临床疗效，为新药开发打下基础，由上海市多家医院参与，上海市静安区中心医院（复旦大学附属华山医院静安分院）负责临床试验，开展了维药阿萨润霜治疗 KOA 的多中心随机对照临床试验。

试验研究对象为 2012 年 1 月～2014 年 12 月就诊的 KOA 患者 300 例。纳入标准：①诊断标准参照中华医学会骨科学分会骨关节炎诊治指南（2007 年版）中的 KOA 诊断标准。②治疗前半年内没有口服影响疗效的药物；③同意治疗前 1 周及治疗过程中放弃理疗、手法等外治措施，保证依从性良好；④签署知情同意书。排除标准①合并有精神病史等患者；②有皮肤过敏者；③已接受其他有关治疗，影响本研究效应指标观察者。

按随机数字表法随机分为维药阿萨润霜组（治疗组）和青鹏软膏组（对照组），每组 150 例。两组药物均为外敷，采用国际公认的 WOMAC 骨关节炎指数在治疗前后进行评定，获得膝关节疼痛、僵硬和日常活动功能受限 3 个方面评分。全部受试者均未出现明显全身不良反应。

结果表明，维药阿萨润霜在减缓膝关节疼痛、僵硬，改善膝关节活动功能受限方面疗效显著，无明显毒副作用，是一种治疗 KOA 安全、有效的药物，值得进一步开发研究。

资料来源：顾峥嵘，程少丹，徐菁，等 . 维药阿萨润霜治疗膝骨关节炎的多中心随机对照临床试验 . 风湿病与关节炎，2015，4（7）：15-17. 上海市科委西部开发项目有删减

一、定　义

临床试验（clinical trial）又称治疗试验（therapeutic trial）是以病人为研究对象。是按照随机分配的原则将研究对象分为实验组和对照组，实验组给予某种治疗措施，对照组不给该措施或给予安慰剂，经过随访观察后评价该措施产生的效应。临床试验是判定某新药或新疗法是否安全和有效的最佳途径。经典案例 6-1 是公认的随机对照试验证实了维药阿萨润霜治疗膝骨关节炎的疗效。

二、临床试验的适用范围

（一）治疗研究

通过严密设计的临床试验，能够得出哪种药物或疗法的实际效果好，找出影响疗效的因素，还可以观察药物不良反应或并发症的情况。只有通过严格的临床试验，才能对新药做出客观真实的评价，确定其是否安全有效，值得推广。

（二）诊断研究

评价某种诊断性试验的真实性、可靠性和临床应用价值。

（三）筛检研究

评价某种检查方法大规模的人群中某疾病的筛检评价该方法的真实性、可靠性和实用性。

（四）预后研究

针对病人的干预措施可使疾病的发展过程及结局发生改变，因而评价影响疾病预后的因素。

（五）病因的研究

临床试验是病因研究的重要手段。主要是针对疾病危险因素干预研究。

> **【知识点 6-2】**　　　　　　　　**临床试验的定义及适用范围**
>
> （1）临床试验的定义：临床试验（clinical trial）又称治疗试验（therapeutic trial）是以病人为研究对象。是按照随机分配的原则将研究对象分为实验组和对照组，实验组给予某种治疗措施，对照组不给该措施或给予安慰剂，经过随访观察后评价该措施产生的效应。
>
> （2）临床试验的适用范围：①治疗研究；②诊断研究；③筛检研究；④预后研究；⑤病因的研究。

三、临床试验设计的三要素

（一）研究因素（study factor）

研究因素也称受试因素或处理因素，是研究者根据研究目的施加给研究对象的各种干预措施。临床试验中的研究因素是在试验设计中所研究的各种治疗手段，如药物、手术方法等。在临床试验研究的实施过程中，应保持研究因素的标准化。研究因素标准化是指构成研究因素的各组分均应有明确的规定。如进行某治疗方案的评价，构成该方案的药物及其种类、服药方法、剂量、疗程等，均应做出明确、具体的规定，并且在整个试验的过程中保持不变。

笔记：

（二）研究对象（study subjects）

研究对象又称受试对象，是由研究目的所决定的具有某种特征的个体所组成的研究人群。临床试验的目的是将研究结果推论到总体人群中去，这就要求所选择的研究对象具有代表性和足够的样本量。

1. 研究对象的选择一般要考虑以下原则

（1）确定诊断标准：应根据国际疾病分类标准和全国性学术会议规定的标准确定研究对象。若研究的疾病尚无公认的诊断标准，研究人员可自行拟订。此时应尽量采用客观指标并对该诊断标准进行灵敏度和特异度分析。

（2）有明确的纳入标准和排除标准：符合诊断标准的病人不一定都能入选为研究对象，应根据研究目的和具体条件规定纳入标准和排除标准。入选条件基本一致，分组后两组具有较好的可比性。排除标准也应明确规定，对具有影响预后的干扰因素的研究对象，如研究对象病情险恶或同时患有其他重病、有可能中途死亡或退出者，应予以排除。

（3）被选择的对象应能从研究中受益：研究因素是药物，则该药物应当经过严格的动物试验，证实药物作用机制清楚、治疗效果明显、安全可靠，才能用于研究对象。

（4）选择症状明显的研究对象：如观察抗心律不齐的药物效果时，研究对象应是近期频繁发作的病人，而不是偶尔发作一次的病人。

（5）选择依从性好的研究对象：选择能够服从试验的设计安排，并坚持合作到底的研究对象。如不依从者数量较大，就会影响试验结果的真实性。

（6）不选择对研究因素易出现不良反应者为研究对象：在新药临床试验时，常常将老年人、儿童、孕妇从研究对象中排除。

笔记：

2. 研究对象的样本量　估计样本含量的决定因素：①研究因素的有效率，即实验组和对照组结局比较，数值差异越大，样本量就可以越少。②预期结局（如疾病）的发生率，预期结局发生率越高，样本量就可以越少。③检验水准（α），α 越小，所需要的样本量越大。④把握度（$1-\beta$），$1-\beta$ 越小，所需要的样本量越大。

（三）效应指标（effect）

效应是研究因素作用于研究对象所呈现的结局。效应的大小是通过具体指标来反映。常用的效应指标有发病率、死亡率、治愈率、缓解率、症状体征的改变、检验结果的改变、影像改变等。通过指标分析便可对处理因素所产生的效果做出客观的评价。选择效应指标时一般要考虑以下几个因素。

1. 选择定量或客观的指标　试验指标可分为主观指标和客观指标两种。患者的主观症状变化，如疼痛、乏力等没有客观尺度属于主观指标。客观指标是通过测量和化验得到的结果，如病理、心电图、血管造影、化验数据和微生物培养等。疗效观察应尽量使用能定量的客观指标。

2. 选择灵敏度高的指标　如果受试对象体内出现微小的变化，试验指标就能反映出来，即灵敏度高，显示处理因素的效应好。例如，检测某研究对象是否受到乙肝病毒感染时，可以应用 PCR 法检测乙肝病毒 DNA，也可以应用 ELISA 法检测 HBsAg，前者的灵敏度较后者高。

3. 选择特异性高的指标　效应指标应揭示事物的本质，同时不受其他因素干扰。根据不同的研究目的选择不同的效应指标。例如抗高血压药物的疗效观察，其特异指标是动脉压，比舒张压明显；评价治疗急性肾炎的药物时，动脉压升高是肾炎的常见症状，但只有 70% ~ 80% 急性肾炎病人有血压升高，因此动脉压的特异性就不如尿常规和肾功能的检测指标。

4. 选择经济可行的指标　在保证一定的灵敏度和特异性的基础上，尽量选用操作方便、价格低廉的效应指标。

> 【知识点 6-3】　　　　　　　　　**临床试验设计的三要素**
>
> 　　临床试验设计的三要素：①研究因素，研究因素也称受试因素或处理因素，是研究者根据研究目的施加给研究对象的各种干预措施。②研究对象，研究对象又称受试对象，是由研究目的所决定的具有某种特征的个体所组成的研究人群。③效应指标，效应是研究因素作用于研究对象所呈现的结局。效应的大小是通过具体指标来反映。

> 【知识点 6-4】　　　　　　　**临床试验选择研究对象时需要考虑的问题**
>
> 　　需要考虑如下问题：①确定诊断标准；②有明确的纳入标准和排除标准；③被选择的对象应能从研究中受益；④选择症状明显的研究对象；⑤选择依从性好的研究对象；⑥不选择对研究因素易出现不良反应者为研究对象。

四、临床试验设计的基本原则

（一）随机化原则

1. 随机化的意义　随机化是研究设计中的一项重要的原则，包括随机抽样和随机分组。随机抽样是保证总体中的每一个研究对象均有同等机会被抽出来作为样本；随机分组是保证样本中的每一个研究对象均有同等机会被分到试验组或对照组。试验组和对照组之间除了处理因素以外，其他非处理因素基本一致即均衡性原则，同时可以避免研究对象和研究者主观意愿的干扰，减少了偏倚的影响，增强组间的可比性。在临床试验中，对照组与实验组除研究因素（如服用药物）不同外，病人的年龄、性别、病情轻重及疾病分期等其他非研究因素应该均衡可比。

2. 随机分组方法　临床试验常用的随机分组方法有以下三种。

（1）简单随机分组（simple randomization）：可以通过掷币法、抽签、摸球、查随机数字表或利用计数器的随机数字键来完成。单纯随机的优点是简便、可行，但很难将小数量的对象均等地分成两组。可以应用区组随机分配的方法来避免。

（2）区组随机分组（block randomization）：根据研究对象进入临床试验时间顺序，将全部研究对象分为例数相同的若干区组，对每个区组内的研究对象再进行简单随机分组。此方法既保证两组人数相同，又保证了随机化。采用区组随机化较为方便，适合临床患者分散就诊的特点。

（3）分层随机分组（stratified randomization）：当研究对象的个体间某些特征相差较大时，采用完全随机的方式分组也很难保证两组的可比性。此时按照研究对象的某一特征即分层因素来分层后再随机地把研究对象分配到实验组和对照组，这样的分组方式能更好地保证两组的可比性。分层因素可以是研究对象的特征、疾病特点或预后因素，如年龄、性别、病程、病情、有无合并症等。

（二）对照原则

设置对照是临床试验设计的最重要原则，是临床试验比较的基础。设置对照就是为了减少或消除非处理因素对实验结果的干扰。这就要求实验组和对照组在某些可能影响实验效应的非处理因素上保持一致。合理的对照能成功地将干预措施的真实效应客观地、充分地显示出来，使研究人员做出正确评价。

1. 影响临床试验效应的主要因素

（1）不能预知的结局（unpredicable outcome）：由于研究对象个体生物学差异，往往导致临床上患相同疾病的不同个体，表现出的疾病临床特征诸如临床表现、病情轻重、预后等差异较大，也就是疾病的发生发展及结局的自然史不完全一致。不同的研究对象，对临床干预的反应可能也不同。对于一些疾病自然史不清楚的疾病，其疗效也许是疾病发展的自然结果，如果不设立均衡可比的对照组，则很难将其与治疗措施的真实疗效区分开来。

（2）霍桑效应（Hawthorne effect）：指正在进行的研究对受试对象的影响而产生的一种正向心理、生理效应，如某些研究对象因迷信有名望的医生或医疗机构，而对干预措施产生正面效应。但有时也可能因为厌恶或不信任某医生而产生负面效应。霍桑效应与其接受的干预措施的特异性作用无关。

（3）安慰剂效应（placebo effect）：某些疾病的患者，由于依赖医药而表现的一种正向心理效应，因此，当以主观症状的改善情况作为疗效评价指标时，其"效应"中可能包括有安慰剂效应在内。

（4）潜在的未知因素的影响：人类的知识总是有局限性的，很可能还有一些影响干预效应的因素，但目前尚未被我们所认识。

设置对照可以最大可能地避免上述情况对临床试验研究结果的影响。

2. 设立对照的方式

（1）标准对照：又称有效对照或阳性对照，它是临床试验中最常用的一种对照方式，标准对照是以公认有效的药物或疗法作对照。适用于已知有肯定疗效的治疗方法的疾病。

（2）安慰剂对照：安慰剂（placebo）是一种没有任何药理作用的假药，其外形、颜色、大小、气味等与试验药物极为相近，只是不含试验药物的有效成分。安慰剂对照应在所研究的疾病尚无有效的药物治疗或使用安慰剂后对病情无影响时才使用。并注意其在医疗道德上的可行性。

（3）自身对照：用药前后的自身对比观察，或是对照与实验在同一研究对象身上进行。例如比较用药前后体内某些指标的变化情况，或身体对称部位的比较观察不同疗法分析药物疗效。

（4）交叉对照：即按随机方法将研究对象分为两组，在第一阶段，一组给予试验药物，另一组为对照组给予对照药物，进行随访观察药物疗效；在第二阶段，两组对换试验。这样，每个研究对象均兼作实验组和对照组成员，既能自身前后对比，又可消除试验顺序带来的偏倚。在第二阶段开始前需要间隔一段时间以消除治疗药物的滞留影响。应用前提是第一阶段的干预不能对第二阶段的干预效应有影响。

此外，尚有历史对照、空白对照等对照形式，由于这类对照缺乏可比性，除某种特殊情况外，一般不宜采用。

（三）盲法原则

在临床试验中，研究对象和研究人员的主观因素常常会对实验效应的判断产生影响而容易出现偏倚（bias），这种偏倚可以来自研究对象和研究者，发生于资料收集、分析的过程中。为减少这种由于主观因素导致的信息偏倚，可采用盲法（blinding 或 masking）收集资料，特别是在以主观或半客观指标作为效应指标时有必要采用盲法。根据盲法程度可分为以下三种。

1. 单盲（single blind）
单盲是指研究者知道研究对象的分组情况，而研究对象不了解分组情况及用药情况。优点是研究者可以更好地观察、掌握病情，在必要时能够及时恰当地处理研究对象可能发生的意外问题，使研究对象的安全得到保障；缺点是不能控制来自于研究者的主观因素的影响。

2. 双盲（double blind）
双盲是指研究者和研究对象双方都不知道分组情况及用药情况，而是由研究设计者来安排和控制全部试验。双盲试验是临床试验最常采用的一种盲法形式。优点是可以避免研究对象和研究者的主观因素所带来的偏倚，缺点是方法复杂，较难实行，且一旦出现意外，较难及时处理，因此，在实验设计阶段就应慎重考虑该方法是否可行。

3. 三盲（triple blind）   三盲是指研究对象、研究者和资料整理分析者均不知道研究对象的分组情况。优点是可以避免研究者、研究对象和资料分析者的主观偏倚。但在实际工作中要真正落实非常困难。

不采用盲法的试验称为非盲试验或开放试验（open trial），即研究对象和研究者均知道试验组和对照组的分组情况，试验公开进行。其优点是易于实施，发现问题及时处理。主要缺点是容易产生偏倚。但有些临床研究只能是开放的，例如比较手术治疗和保守治疗对某种疾病的疗效，评定生活习惯的改变对发生冠心病的影响等。

由于临床试验的研究对象是病人，开展临床试验基本前提是要符合伦理道德。

研究对象的生物学差异普遍存在，在设计中必须根据所研究现象在个体间的变异大小、预期试验组和对照组的效应差异以及研究者对研究结果准确性、可靠性的要求等科学地估计样本量，即要遵循重复原则。

多中心临床试验是指有多名研究者在 2 个以上的研究机构内参加并按统一的试验方案、相同的方法、同步进行的临床试验。多中心临床试验能在较短时间内收集较多的研究对象，可以避免单一研究机构的局限性，是一种更加有效地评价药物疗效的方法。

> 【知识点 6-5】　　　　　　临床试验设计基本原则、设置对照的主要方式
> （1）临床试验设计的基本原则：设置对照、随机化、重复、均衡性、盲法。
> （2）设置对照的主要形式包括：①标准对照。②安慰剂对照。③自身对照。④交叉对照。⑤尚有历史对照、空白对照等对照形式。

> 【知识点 6-6】　　　　　　　　单盲、双盲、三盲、安慰剂的概念
> （1）单盲（single blind）：是指研究者知道研究对象的分组情况，而研究对象不了解分组情况。控制来自于研究对象的主观因素的影响。
> （2）双盲（double blind）：是指研究者和研究对象双方都不知道分组情况，而是由研究设计者来安排和控制全部试验。以避免研究对象和研究者的主观因素所带来的偏倚。
> （3）三盲（triple blind）：是指研究对象、研究者和资料整理分析者均不知道研究对象的分组情况。以避免研究者、研究对象和资料分析者的主观偏倚。
> （4）安慰剂（placebo）：是一种没有任何药理作用的假药，其外形、颜色、大小、气味等与试验药物极为相近，但不含试验药物的有效成分。

五、临床试验的基本类型

（一）随机对照试验（randomized controlled trial，RCT）

研究对象被随机原则分为试验组和对照组，然后采用相应的干预措施，在一致的条件或环境下同步地进行研究以利于观察试验的效应，并用客观的效应指标，对试验结果进行测量和评价的一种设计方法。RCT 是应用最广泛的一种类型。

（二）非随机对照试验（no-randomized controlled trial，NRCT）

研究对象接受何种治疗由研究者决定，或根据病人或家属是否愿意接受某种治疗而分组的临床试验为非随机临床试验。优点是方便、简单，容易被医生和病人接受，依从性较高。缺点是难以保证两组研究对象均衡可比性。

（三）交叉对照设计试验（cross over design，COD）

将研究对象随机分为两组，两组分别接受不同的干预措施，然后互换干预措施，最后将结果进行对比分析的设计方法。该设计所需样本少，提高了研究效率。但本设计要求必须保证第一阶段的干预效应不能对第二阶段的干预效应有影响或产生其他交互作用。因此限制了这种研究设计应用。该试验方法比较适用于短效药物的疗效评价。

（四）序贯设计试验（sequential design）

序贯试验，又称序贯分析。序贯设计试验在试验前不规定样本量，病人按照进入的先后随机分入试验组或对照组，每试验一个或一对受试者后即可分析结果，一旦出现规定的结果，就可结束试验。序贯设计的最大特点是省时、省力、省样本，克服了组间比较的盲目性。同时符合临床病人陆续就医的情况，适合临床研究的组织实施。但该试验不适用于慢性病治疗效果的观察以及多变量研究和远期随访研究。

【知识点 6-7】　　临床试验的基本类型及其定义

（1）随机对照试验：研究对象被随机原则分为试验组和对照组，然后采用相应的干预措施，在一致的条件或环境下同步地进行研究好观察试验的效应，并用客观的效应指标，对试验结果进行测量和评价的一种设计方法。

（2）非随机对照试验：研究对象接受何种治疗由研究者决定，或根据病人或家属是否愿意接受某种治疗而分组的临床试验为非随机临床试验。

（3）交叉对照设计试验：将研究对象随机分为两组，两组分别接受不同的干预措施，然后互换干预措施，最后将结果进行对比分析的设计方法。

（4）序贯设计试验：序贯试验，又称序贯分析。序贯设计试验在试验前不规定样本量，病人按照进入的先后随机分入试验组或对照组，每试验一个或一对受试者后即可分析结果，一旦出现规定的结果，就可结束试验。

六、资料的收集与分析

笔记：

实验资料的收集与分析和其他研究资料的处理一样，首先对研究资料进行核对、整理，然后对资料的基本情况进行描述和分析。为了保证达到实验研究的预期目的，在资料的收集和分析过程中还要注意防止偏倚的产生。

（一）偏倚的防止

1. 排除（exclusions）　　在随机分配前对研究对象进行筛查，凡对干预措施有禁忌者、无法追踪者、可能失访者、拒绝参加实验者，以及不符合标准的研究对象，都应排除。经过排除后，其结果可减少偏倚，但可能影响研究结果的外推。

2. 退出（withdrawal）　　指研究对象在随机分配后从实验组或对照组退出。这不仅会造成原定的样本量不足，使研究工作效率降低，且易产生偏倚。退出的原因如下。

（1）不合格（ineligibility）：一般情况下，研究者对试验组往往观察仔细，因此试验组中的不合格者比较容易发现，结果造成不合格而被退出的人数多于对照组。有时，研究者对某些研究对象的反应的观察与判断可能有倾向性，对效果差的可能特别注意，因此，更易于从中发现其不符合标准并将其退出，而留在组内的往往是效果较好的研究对象，由此而得出的结论往往比实际的效果要好。鉴于上述情况，有的学者主张在随机分配后发现不符合标准者，可根据入选标准将研究对象分为"合格者"和"不合格者"两个亚组分别进行分析，如果两者结果不一致，则在下结论时应慎重。

（2）不依从（noncompliance）：是指研究对象在随机分组后，不遵守实验所规定的要求。原因有：①实验或对照措施有副作用。②研究对象对实验不感兴趣。③研究对象的情况发生改变，如病情加重等。为了防止和减少不依从者的出现，要注意设计的合理性，研究期限不宜过长；要简化干预措施等，以便取得研究对象的支持与合作。

（3）失访（loss to follow-up）：是指研究对象因迁移或与本病无关的其他疾病死亡及退出试验等而造成失访。在研究中应尽量设法减少失访，在随机分配前对研究对象进行筛查，凡对干预措施有禁忌者、无法追踪者、可能失访者、拒绝参加者，以及不符合标准的研究对象，则应排除。在实验过程中出现失访时，尽量用电话、通讯或专门访视进行调查。一般要求失访率不超过 10%。

资料分析时，应考虑两组失访率的差异，若失访率不同，则资料分析结果可能产生偏倚，即使两组失访率相同，但失访原因或失访者的特征不同，则两组预后也可能不同。

总之，退出对资料的分析很有影响，会使原定的样本量不足、破坏原来的随机化分组，使研究工作效力降低。如退出在试验组和对照组分配不均衡，更会对研究结果的真实性产生影响。

现仅对不依从在分析过程中应思考的问题讨论如下。一项随机对照干预试验有以下四种结果（表6-1），可进行以下三种结局分析。

表 6-1　随机对照干预试验实际依从和分组

结果	干预组（A 处理组）		对照组（B 处理组）	
实际依从情况	完成 A	未完成 A 或改为 B	完成 B	未完成 B 或改为 A
分组	①	②	③	④

（1）意向随机对照试验效应分析：是比较①组＋②组和③组＋④组。它反映了原来试验意向干预措施的效果。如 A 干预措施确实有效，该种分析往往会低估其效果。

（2）依从性分析：是比较①组和③组，而不计②组和④组。它只对试验依从的人进行分析。

（3）接受干预措施分析：是比较①组＋④组和②组＋③组。它只对接受了干预措施者进行分析。

第 2、第 3 二种分析并未完全遵循最初的随机分组，就可能造成高估和低估干预措施的效果。因此在评价随机对照干预试验的效应时，结果分析均存在一定的局限性。建议使用上述三种分析方法，以获得更全面的信息，使结果的解释更为合理。

（二）评价试验效应的主要指标

1. 有效率（effective rate）

$$有效率 = \frac{有效例率}{治疗总例数} \times 100\%　　　　（6-1）$$

2. 治愈率（cure rate）

$$治愈率 = \frac{治愈例数}{治疗总例数} \times 100\%　　　　（6-2）$$

3. 病死率（fatality rate）

$$病死率 = \frac{死亡例数}{治疗总例数} \times 100\%　　　　（6-3）$$

4. 生存率（survival rate）

$$n年生存率 = \frac{n年存活的病例数}{随访满n年的病例数} \times 100\%　　　　（6-4）$$

5. 不良事件发生率（adverse event rate）

$$不良事件发生率 = \frac{发生不良事件病例数}{可供评价不良事件的总病例数} \times 100\%　　　　（6-5）$$

6. 绝对危险降低（absolute risk reduction，ARR）　绝对危险降低率是指对照组事件发生率（CER）与试验组事件发生率（ERR）的绝对差值。该值越大，说明治疗产生的临床效果越大。

$$ARR = |CER - ERR|　　　　（6-6）$$

7. 相对危险降低（relative risk reduction，RRR）　相对危险降低率是指绝对危险降低率占对照组事件发生率的比例。此值的大小表示试验组比对照组治疗后有关临床事件发生的相对危险度下降的水平，通常 RRR 在 25% ～ 50% 或以上才有临床意义。

$$RRR = \frac{|CER - ERR|}{CER} = \frac{ARR}{CER}　　　　（6-7）$$

8. 需治疗人数（number needed to treat，NNT）　需治疗人数是指避免发生 1 例临床事件所需治疗的病人例数。NNT 是治疗性试验效果的良好量化指标，有重要的临床价值及经济价值。

$$NNT = \frac{1}{ARR}　　　　（6-8）$$

（三）评价临床试验的标准

1. 结论是否从随机对照临床试验中获得，随机对照临床试验是评价临床试验疗效的首选方法。

2. 是否报道了全部的临床结果，既要报道疗效，还要如实地报道用药后的毒、副作用。

3. 是否详细介绍了研究对象的情况，这样的目的有利于他人评价疗效和推广。

4. 是否同时考虑临床意义和统计学意义。实验组和对照组疗效差异有统计学意义时，并不意味着有临床意义。而有时疗效已经显示具有临床意义，但尚无统计学意义。

5. 治疗措施的实用性如何。要求作者较为具体地介绍防治方法，用药指征和禁忌证、增加或减少剂量或中止治疗的指征、毒副作用等。

6. 研究结论中是否包括了全部研究对象。要求分析全部研究对象的资料。遇有失访和不依从时要具体说明，因为这种情况将影响试验结果真实性。

> **【知识点 6-8】**　　　　　　　　　　　**评价临床试验的标准**
>
> 　　评价临床试验的标准：①结论是否从随机对照临床试验中获得；②是否报道了全部的临床结果；③是否详细介绍了研究对象的情况；④是否同时考虑临床意义和统计学意义；⑤治疗措施的实用性如何；⑥研究结论中是否包括了全部研究对象。

七、临床试验实施过程中应注意的问题

（一）伦理问题

伦理问题（problems of ethics）是一个必须严肃认真对待的实际问题。赫尔辛基宣言要求凡是以人体为研究对象的临床研究，所使用的试验药品或措施，都必须具有充分的科学依据，要安全、有效，保证无损于病人的利益。对于受试者，要明确地解释接受治疗或试验措施的目的、意义、可能发生的副作用。坚持自愿的原则，要尊重病人的人格，不能欺骗研究对象。如果接受试验，要签署知情同意书，以防日后发生争议。即使在试验进程中，患者亦有退出的权利。因此，任何涉及以病人为对象的临床试验、研究课题，必须首先向有关伦理委员会申请，接受伦理委员会的审查，通过后方可进行研究。

临床试验的目的是解除病人的痛苦、科学评价药物疗效。如果某药物的效果还不十分清楚或对其安全性、不良反应仍有不解之处就应用于临床试验，可能会对使病人治疗无效、延误治疗时机甚至产生有害后果。临床试验设计实施中需要设置对照、使用安慰剂等，有时会存在对病人没有进行有效治疗问题。因此，在评价一项新的干预措施一般应当同目前通常采取的（标准）措施比较，在不存在确实有效的干预措施时，或者在不采取措施情况下不存在延误的问题，可以考虑安慰剂或空白对照。研究人员在临床试验中必须遵循人体试验伦理原则，在临床研究的各个环节中真诚对待研究对象，尊重他们的意愿，维护他们的权利，保障他们的生命安全和身心健康。

（二）临床依从性

依从性（compliance）是指研究对象按照设计要求执行医嘱的程度。全面认真地执行医嘱，按规定的药物剂量和疗程接受治疗，称为依从性好；反则为依从性不好或不依从。依从性直接影响试验疗效和预后改善程度的真实性。为了保证研究质量，应提高研究对象的依从率，不依从率应控制在 10% 以内。

在临床试验设计时，要充分考虑依从性问题，针对影响依从性的因素，提出改善病人依从性的措施。解决依从性问题可以从以下几方面入手。

（1）加强宣传教育，提高病人对疾病的正确认识并了解遵从医嘱的意义。

（2）增强研究人员的责任感及与病人的沟通能力。

（3）提高医疗管理水平，改善服务质量，取得病人的信任而愿意合作。

（4）治疗措施力求简便、高效和副作用低。

（5）将服药习惯的养成与日常生活行为结合，使病人不易遗忘服药。

（6）动员社会、家庭的支持与关怀。

（三）临床不一致性

临床医生在工作中经常发生临床意见分歧即同一医生对同一病人连续几次检查结果，或者不同医生对同一病人的检查结果不相符，称为临床不一致性（clinical disagreement）。

临床不一致性的发生情况：①采集病史中的不一致性，某些疾病的诊断治疗常依靠病人的主观描述，不同病人可能对同一种症状有不同的描述，不同的医生也可能对同种疾病或症状询问出不同的病史。②体格检查中的不一致性，不同医生检查同一病人，或同一医生先后两次检查同一病人，有时结果就不一致。③实验室检查中的不一致性，由于被检查对象的变异，检查者自身的变异，以及仪器、设备、试剂、条件等的变异均可造成结果不一致性。④诊断和治疗中的不一致性，根据临床表现或症状确定诊断的疾病及对非典型病例的治疗发生意见分歧。

临床不一致性产生的原因：①被检查者的生理、心理反应差异，如血压、脉搏等常受多种因素的影响而发生改变；②检查者的感觉的生理变异，不同医生的经验不同，视力、听力等亦有差异；③检查的仪器、方法、试剂方面的问题，以及检查环境中的干扰因素等。

减少临床不一致性的措施：①创造良好的诊断环境，保持整洁、安静、光线充足，不受任何干扰。②加强责任心，建立良好的医患关系。③加强人员训练，熟练掌握操作技术。④统一检查、诊断和治疗标准。⑤复查病史，引用旁证资料。⑥邀请专家会诊，邀请不了解病情的医生会诊，以核实临床资料的准确性。⑦应用适当的辅助检查技术。⑧在可能的条件下进行复查。

（四）向均数回归（regression to the mean）

这是临床上经常见到的一种现象，即一些极端的临床症状或体征，有向均数回归的现象。例如血压水平处于特别高的5%的人，即使不治疗，过一段时间再测量血压时，也可能会降低一些。

（五）沾染和干扰问题

沾染（contamination）是指对照组的研究对象额外地接受了试验组的药物，使对照组疗效提高，人为地夸大了对照组疗效的现象，导致试验组与对照组的差异缩小。干扰（co-intervention）是指试验组的对象额外地接受了与试验药物类似的其他治疗措施，导致引起试验组与对照组疗效差异的增大，从而人为地夸大了试验疗效。沾染和干扰都可影响研究结果的真实性。

【知识点6-9】　　　　临床依从性、临床不一致性、向均数回归、沾染、干扰的概念

（1）临床依从性：是指研究对象按照设计要求执行医嘱的程度。

（2）临床不一致性：临床医生在工作中经常发生临床意见分歧即同一医生对同一病人连续几次检查结果，或者不同医生对同一病人的检查结果不相符。

（3）向均数回归：这是临床上经常见到的一种现象，即一些极端的临床症状或体征，有向均数回归的现象。

（4）沾染：是指对照组的研究对象额外地接受了试验组的药物，使对照组疗效提高，人为地夸大了对照组疗效的现象，导致试验组与对照组的差异缩小。

（5）干扰：是指试验组的对象额外地接受了与试验药物类似的其他治疗措施，导致引起试验组与对照组疗效差异的增大，从而人为地夸大了试验疗效。沾染和干扰都可影响研究结果的真实性。

第三节　社区干预

【案例6-3】　　　　　　　　　慢性病社区综合干预效果分析

1. 研究目的　　本研究从提高社区医护人员管理患者的水平和慢性病患者自我管理能力两方面进行干预，对干预的效果进行评价，进而探索安全、有效、可行的社区慢性病干预模式，为完善社区慢性病防制模式提供理论依据。

2.研究对象 2010年4月先从无锡市9个市（县）、区中随机抽取1个区，从该区中随机抽取2个街道，再从中随机抽取1个街道为模式社区，另1个街道即为对照社区。以街道社区卫生服务中心登记管理满1年、年龄30～70岁的高血压病患者、2型糖尿病患者、慢性病高危个体作为研究对象。所有研究对象均在知情同意的基础上自愿参加。

3.干预措施和随访 模式社区和对照社区中的高血压患者、2型糖尿病患者、慢性病高危个体进行基线调查。2010年9月～2012年9月对完成基线调查的模式社区研究对象进行综合干预，对照社区高血压患者、2型糖尿病患者进行定期随访管理。干预内容包括：①引进美国斯坦福大学的慢性病患者自我管理课程（CDSMP）对慢性病患者进行自我管理技能培训，使干预对象提高健康相关行为、改善其健康状况、提高自我管理效能；②发放高血压、糖尿病防治知识宣传手册和自我管理手册。2012年10～11月对研究对象进行随访调查，调查内容包括生活饮食习惯、自基线调查至随访时新发并发症、体格检查、血生化检查。

4.结果 在社区实施的干预模式，降低了2型糖尿病患者新发生高血压的比例；降低了2型糖尿病合并高血压患者新发生脑卒中的比例，社区人群脑卒中的发病率、死亡率和心肌梗死的发病率均明显下降。

5.结论 在国家基本公共卫生服务框架下，从提高社区医护人员干预管理高血压患者、2型糖尿病患者水平和提高慢性病患者自我管理能力的社区强化干预模式，可显著提高慢性病的社区干预效果，值得在其他社区进一步推广。

【问题 6-2】
（1）社区试验的特点是什么？
（2）社区试验中收集资料的方法有哪些？

【分析】
（1）研究现场为社区；整群随机分组、采取干预措施；设置对照；前瞻性研究，实施干预措施后对研究人群进行随访观察。
（2）基线调查和随访调查。

【案例 6-4】 **芬兰北卡地区心脑血管病防治研究（the North Karelia Project）**

1.研究背景 20世纪60年代，芬兰的冠心病、脑卒中死亡率很高，其危害受到国内公众的极大关注并强烈要求政府采取措施以减少心脑血管病的发病和死亡。在WHO的支持和帮助下，芬兰考比欧（Kuopio）大学设计了一项社区心脑血管病防治计划，称为"北卡研究方案"。此计划于1972年开始实施，原订为期5年完成。

2.研究目标 通过降低危险因素水平，改善生活方式和环境，最终使心脑血管病发病率和死亡率下降。

3.干预措施与方法 在社区人群，重点是在中年男性中开展对吸烟、高胆固醇血症和高血压等危险因素进行加强干预，并强调社区全人群的积极参与，并在Kuopio县设一对照社区以进行比较。

4.研究结果 经干预后危险因素水平有明显改变，男性居民吸烟率从起始时的1972年的52%下降到1997年的32%；人群平均血清胆固醇净下降17%；平均血压从19.6/12.5kPa（147/94mmHg）降到19.5/11.2kPa（143/84 mmHg）；人群中食用黄油的比例由90%下降到22%，人们普遍改食用一些对心脑血管系统无害的油类。在危险因素下降的同时，心脑血管病的发病率、死亡率明显下降。1983～1997年芬兰库比奥和特库两个地区，男性和女性脑卒中年龄调整发病率平均每年分别下降2.0%和1.7%，总脑卒中死亡率平均每年分别下降3.7%和4.1%。

5.结论 通过社区干预，降低危险因素水平，改善生活方式和环境，可使心脑血管病发病率和死亡率下降。芬兰开展的北卡勒里研究就是将政策支持和环境改变方法很好运用于社区干预研究的典型例子。

资料来源：茹小娟，王文志.中国慢性病预防与控制，2006，14（2）：133-135.

一、定　义

社区试验（community trial）是指研究者在严格控制的条件下，以人群作为整体，针对疾病发生的病因采取的某种干预措施进行效果评价的一种前瞻性、实验性研究方法。

社区试验是以社区中的整个人群作为研究对象，接受干预的基本单位是整个社区，或某一人群的各个亚人群，如某学校的班级、某城市的街道等。干预措施包括预防措施，健康教育和行为生活方式改变措施，以及生物或社会环境改变措施等。社区试验目的在于通过改变人群中某种（些）因素暴露情况，是否可以导致某一（些）疾病发病率和死亡率的相应改变，确定影响疾病发病或死亡的因素。

尽管社区试验是现场试验的一种扩展，但有些干预措施则不适合于现场试验。如食盐中加碘预防甲状腺肿，由于这一干预措施是将碘统一加入食盐中使整个人群食用，而不是分别给予每一个体，故只能进行社区试验。社区试验中的干预措施在许多情况下是全人群中施行的某种预防措施，难以随机分组，因此，常属于类试验。现场试验与社区试验的实施过程基本相似，因此，本章以社区试验为代表介绍有关内容。

二、社区干预试验的特点

1. 研究现场为社区　以社区人群或某类人群组 / 亚组为观察单位。

2. 干预措施　常常是某种预防措施或方法。

3. 设置对照　往往设非随机对照组，比较干预社区与对照社区的效果，要求组间基线特征具有可比性。

4. 前瞻性研究，实施干预措施后对研究人群进行随访观察　一个完全的流行病学实验必须有对照、随机分组、干预措施、随访观察结局这四个基本特征，如果一项实验研究缺少其中一个或几个特征，这种实验就称为类实验。类实验虽然有对照组，但没有随机分配，或完全没有对照组，做自身前后对照或与已知的结果做比较。社区试验通常是类实验。

社区试验时所选择的两个社区，在各个方面应尽量相似。除应取得社区的行政和其他方面领导的同意和大力支持外，在试验前对每个社区要进行摸底调查，了解所研究疾病的发病率和患病率及其可疑危险因子的暴露率，以取得基线资料，然后针对可疑危险因子设计干预措施，可能的干预包括行为改变（如健康教育）或食用拮抗药（如缺碘地区食用碘盐）。按随机原则选择一个社区作为实验组进行干预，另一个社区为对照组，不进行干预。干预停止后，对两个社区进行随访调查，监测疾病的发病率和可疑危险因子的暴露情况。最终两个社区疾病和可疑危险因子暴露水平的净差异就是进行干预的结果。

> **【知识点 6-10】　社区试验的定义、目的与特点**
>
> （1）社区试验（community trial）是指研究者在严格控制的条件下，以人群作为整体，针对疾病发生的病因采取的某种干预措施进行效果评价的一种前瞻性、实验性研究方法。
>
> （2）社区试验目的：在于通过改变人群中某种（些）因素暴露情况，是否可以导致某一（些）疾病发病率和死亡率的相应改变，确定影响疾病发病或死亡的因素。
>
> （3）社区干预试验的特点：①研究现场为社区，以社区人群或某类人群组 / 亚组为观察单位；②干预措施，常常是某种预防措施或方法；③设置对照，往往设非随机对照组；④前瞻性研究，实施干预措施后对研究人群进行随访观察。

三、社区干预试验的设计原则

（一）明确研究目标和目标人群

社区干预项目的目标是指通过改变人群中某一（些）因素暴露情况，达到某种（些）疾病发病率和死亡率的相应降低，使社区人群整体健康水平好转的程度。

社区干预项目的目标人群是指试验结果要推广的人群。

慢性病的发生是由多种原因引起的，自暴露于致病因素到引起发病一般需要几年、十几年甚至是几十年，因此，社区干预项目很难在数年得到所干预的疾病发生和死亡率的改变。但是通过干预人们知识、态度、行为会有所改变，案例 6-2 中芬兰的北卡已经取得了成功的经验。

流行病学专家建议不同项目要根据实验项目的经费及可持续发展确定不同的目标，一般有两类目标：一是近期目标，即环境、政策的改善，生活方式的改变，知识、态度、行为的转变等。另一类是远期目标，即改变干预社区人群的健康、疾病状况等。

心脑血管疾病的社区干预试验评价指标可以有：社区人群对中风危险因素的（如高血压）知晓率；高血压病服降压药率；人群中限制食盐摄入量的比例等。目标人群可以包括一般人群、35 岁以上人群、高血压病人等。

（二）确定研究的结局变量

社区干预试验的结局变量可以包括干预措施的急、慢性效应，或对健康危害的减少。社区试验的主要结局变量是发病率或死亡率的下降，也可以是中间结局变量，如危险行为改变等。一般需要考虑结局是否具有公共卫生意义，能否达到满意程度，以及能否得到有效记录。由于社区试验样本量较大，因此，常不能像临床试验那样做精确的随访记录，而需要建立社区登记系统来收集结局资料，如发病率或死亡率资料。在健康行为的干预试验中，还要注意健康效应的滞后性，因此，评价不良行为改变情况也是非常重要的。

（三）确定研究对象

社区试验中，研究人群选择主要取决于干预措施针对的条件和社区试验拟实现的目标。研究目标人群是未患有研究疾病的人群，研究开始时进行基线调查确定是否患病。制订研究对象的纳入标准和排除标准。如果社区试验是以人群中某个亚群进行研究，也要做好严格规定。选择研究对象有如下原则。

（1）人群的基本特征应与目标人群一致，即研究样本具有代表性。

（2）选择能从干预措施中获利最大的人群：这种人群代表了公共卫生规划实施干预措施的目标人群。例如地方性甲状腺肿高度流行地区，实施食盐加碘的干预研究预防地方性甲状腺肿。

（3）应排除对干预措施有较大风险的人群：通常从试验排除的人群包括患严重疾病者、老年人、幼儿和孕妇，除非这些人群是干预措施的目标人群。

（4）选择基础条件较好的人群。基础条件包括试验社区医疗卫生设施和人员情况，社区领导的支持与合作及社区人群的依从性等。

（四）确定实验现场

社区干预试验中所选择的社区包括干预社区和对照社区，要求两者之间除了干预措施不同外，其他特征如人口特征、暴露机会等应当具有可比性，以避免混杂因素的干扰。在选择社区干预试验现场时通常应考虑以下几个方面。

（1）社区人口相对稳定，流动性小，并要有足够的数量。

（2）实验所研究的疾病或危险因素在该地区有较高而稳定的水平。

（3）实验地区有较好的医疗卫生条件，卫生防疫保健机构比较健全，登记报告制度较完善，医疗机构及诊断水平较好等。

（4）实验地区（单位）领导重视，群众愿意接受，有较好的协作条件等。

（五）样本大小的确定

为保证实验质量，在设计时就应对研究所需的样本量加以适当估计，因为，样本量过小会降低实验研究的把握度（power），影响到对总体推断的精度；样本量过大，不仅导致人力、物力、财力和时间的浪费，而且给实验的质量控制带来更多的困难。社区试验的样本量估计，不仅要考虑研究人数，也要考虑需要入选的社区数。

1. 影响样本大小的主要因素

（1）干预措施实施前、后研究人群中研究事件的发生率：干预前人群事件发生率越高，所需样本量越少；反之；就要大些。

（2）第 I 型错误出现的概率（α）：即出现假阳性错误的概率。α 水平由研究者自定。假阳性错误的概率越小，所需样本量越大。通常 α 取 0.05 或 0.01

（3）第Ⅱ型错误出现的概率（β）：即出现假阴性错误的概率。$1-\beta$ 称为把握度，又叫效力（power）。要求把握度越高，所需样本量越大。β 水平也由研究者自定。通常 β 取 0.1 或 0.2。

（4）单侧检验或双侧检验：单侧检验比双侧检验所需样本量小。如果可以肯定干预组的效应比对照组好，就用单侧检验。反之，用双侧检验。

（5）研究对象分组数量：分组数量越多，所需样本量越大。

2. 样本大小的计算 当研究对象是以社区为单位分组时，拟进行两组间发病率的比较，则所需要的社区数可按如下公式计算。

$$C = 1 + (Z_\alpha + Z_\beta)^2 \left[\frac{\frac{(p_1 + p_2)}{n} + k^2(p_1^2 + p_2^2)}{(p_1 - p_2)^2} \right] \tag{6-9}$$

式中，C：各组所需社区数；

Z_α：α 水平相应的标准正态差，如检验水准为 0.05 时 $Z_{0.05} = 1.96$；

Z_β：β 水平相应的标准正态差，如把握度为 80% 时 $Z_{0.2} = 0.84$；

p_1：对照组发病率，假定为 $p_0 = 1.0\%$；

p_2：试验组发病率，假定干预措施效果为 50%，$p_1 = 0.5\%$；

n：社区内的人数，假定均为 2000 人；

k：各组社区间的内部变异系数。

$$k = \frac{\sigma}{p_0} \tag{6-10}$$

σ 为标准差，可用各群（对照组）发病率全距 $\div$ 4 来估计。设对照社区发病率在 0.5% ~ 1.5%，$p_0 = 1\%$，则：

$$k = \frac{(1.5\% - 0.5\%)/4}{1\%} = 0.25$$

$$C = 1 + (1.96 + 0.84)^2 \left[\frac{\frac{(0.01 + 0.005)}{n} + 0.25^2(0.01^2 + 0.005^2)}{(0.01 - 0.005)^2} \right] = 5.8$$

得出对照组与试验组各需 6 个社区，即 2000×6=12 000 人。

式中 k 值估计的依据是该社区以往的研究或在预试验中获得，若无资料可查，可自行确定一个较为适当的假定 k 值，通常不超过 0.5。上述样本量估计只适用于以社区为单位分组的社区干预试验。

（六）随机化分组

社区试验一般采用整群随机分组方法，指以群体为干预单位进行随机分组试验。干预是以社区单位，也可以是某一人群的亚群，如街道、村庄、学校、工厂、家庭等。常用于一些行为、生活方式和环境因素暴露的干预。这种方法比较方便，但必须保证两组资料的可比性。如评价食盐加碘预防地方性甲状腺肿的效果，评价健康教育和改善饮食预防冠心病的效果等。

（七）设立对照

在社区干预试验中，要正确评价干预措施的效应，必须比较试验组和对照组的发病结局是否有差异。还应注意影响干预措施效应的因素，采用严密、合理的对照设计来控制抽样误差和消除人为的偏倚，使研究者尽可能做出正确评价。在社区试验中，随机选择具有可比性的另一个社区作为对照组。方法简便，但需要保证资料的均衡可比，也就是说在开始试验时两个对比的社区在各个方面应当相似，试验效应的组间差异才能归于干预措施。

由于受到伦理、费用或便利等问题限制，社区试验常难以做到随机分组或设置平行的对照组，这类试验为类实验。类实验虽然无法设立平行的对照组，但不等于没有对比，可以以实验的自身前后为对照，即干预试验前和干预试验后进行比较。例如在饮水中加氟预防龋齿的研究。干预前了解龋齿患病情况的基线水平，饮水加氟干预若干年后该人群龋齿的患病情况与基线水平相比较。自身前后对照简单易行，但因不是同一时间的对照，主客观条件都会有变化，容易造成偏性。

【知识点6-11】　　　社区试验中选择研究对象、试验现场的原则

（1）社区试验中选择研究对象的原则包括：①人群的基本特征应与目标人群一致，即研究样本具有代表性；②选择能从干预措施中获利最大的人群；③应排除对干预措施有较大风险的人群；④选择基础条件较好的人群，包括试验社区医疗卫生设施和人员情况，社区领导的支持与合作以及社区人群的依从性等。

（2）选择社区干预试验现场时通常应考虑以下原则：①社区人口相对稳定，流动性小，并要有足够的数量；②实验所研究的疾病或危险因素在该地区有较高而稳定的水平；③实验地区有较好的医疗卫生条件；④实验地区（单位）领导重视，群众愿意接受，有较好的协作条件等。

四、资料的收集与分析

（一）基线资料的收集

研究者一旦确定研究社区与内容，必须详细收集入选社区在实施干预措施之前的基本情况，包括社区的人群人口学特征、人文环境、影响健康的行为因素以及疾病与健康的状况等信息，一般将这些资料称为基线资料或基线信息。确定与研究内容有关的基线，建立社区监测系统来收集资料。

笔记：

（二）社区随访监测

1. 开展社区随访监测有关的问题

（1）必须明确监测社区的范围，建立明确的诊断标准，确定病例及有关资料的管理程序。

（2）试验计划一旦确定，研究者应当取得社区的认可与支持。

（3）监测期间有保证获得全部资料的系统与措施。

2. 监测内容　应根据实际工作的需要和条件而定。如天津市开展肿瘤、冠心病、脑卒中、高血压的"四病"监测。对于慢性病的监测内容一般包括以下三方面。

（1）行为危险因素监测：了解干预人群主要的行为危险因素的知识、态度、行为的改变。

（2）人文环境监测：了解干预过程中社区人文环境变化情况。有关政策、法规的出台与执行情况，健康教育开展状况、社区卫生服务与管理情况以及大众媒介支持参与情况等。

（3）疾病发生与死亡情况：掌握社区人群某疾病的发病率、死亡率等。

社区干预试验属前瞻性研究，需要随访的时间较长。资料的收集也可以根据干预的目的和条件，在试验的不同阶段进行横断面调查，可采取普查或抽样调查的形式。案例6-3中无锡开展社区人群综合干预项目，在1997年和2000年5～6月先后对干预、对照社区各整群随机抽取800人左右进行基线和干预后进行血压、身高、体重的测量及相关知识、态度、行为（KAB）调查，就是采用干预前后的抽样调查获取资料。

（三）主要评价指标

实施干预项目以创造有利于健康的环境，改变人群的行为和生活方式，降低危险因子水平，预防疾病，促进健康，提高生活质量。

社区试验常用于评价在健康人群中推行预防接种、药物预防以及通过健康教育改变不良行为等措施的效果，效果考核是预防疾病的发生。社区试验评价通常是分析干预后不同组间疾病的死亡率、患病率及发病率以及计算干预措施的保护率、效果指数和净效应值等。

1. 保护率（protective rate，PR）

$$PR = \frac{\text{对照组发病（或死亡）率} - \text{试验组发病（或死亡）率}}{\text{对照组发病（或死亡）率}} \times 100\% \quad (6-11)$$

$$PR\ 95\%可信限 = PR \pm 1.96\sqrt{\frac{1}{p_1^2} \times \frac{p_2 q_2}{n_2} + \frac{p_2^2}{p_1^4} \times \frac{p_1 q_1}{n_1}} \times 100\% \quad (6-12)$$

n_1、n_2分别为对照组、试验组人数

p_1、p_2分别为对照组、试验组发病率；$q_1 = 1 - p_1$，$q_2 = 1 - p_2$。

2. 效果指数（index of effectiveness，IE）

$$IE = \frac{\text{对照组发病（或死亡）率}}{\text{试验组发病（或死亡）率}} \qquad (6\text{-}13)$$

3. 净效应值又叫净变化

$$\text{净效应值} = (X_1 - X_0) - (d_1 - d_0) \qquad (6\text{-}14)$$

式中X_0、X_1分别为干预前、后某事件的平均水平，如血压的平均值。$X_1 - X_0$是指干预组实施干预措施前后某指标的变化。d_0、d_1分别指与干预组同期观察得到的对照组某事件的平均水平。干预前后的均值和率的净变化要经过统计学假设检验。

4. 慢性非传染性疾病还可用以下中间变量作为评价指标

（1）人群知识、态度、行为的改变。

（2）行为危险因素的变化：如控烟、合理膳食、体育运动等。

（3）生存质量的变化：包括生理（身体）功能、心理功能、社会功能。疾病的症状体征、对健康总的感受和满意程度等主要方面。

（4）干预投入、产出效果评价。

（5）卫生服务和相关措施的建立、健全等。

（四）可能出现的问题

（1）随机分组不成功，两组间的特征可能差异很大。控制的方法包括在设计时尽可能做到平衡两组人群的基本特征，对自身前后对照的类实验资料要注意可能存在的时间效应偏倚。

（2）对照社区的人群中也采用了与试验社区相同的干预措施。例如，在高血压的行为干预试验中，对照组个体知道自己血压高时，可能主动寻求医疗保健知识和服务。另外，对照组个体还可以通过其他各种途径（大众传媒或社会网络等）得到有关信息，从而自发地改变行为。社区干预试验也容易发生"沾染"的问题，导致干预效果降低。

（3）在对照社区与试验社区监测事件（疾病）发生的方法、态度不一致，造成结果偏离真实情况，出现偏倚。

（4）失访人数多，人口流动频繁，影响干预效果的评价。

> 【知识点 6-12】　　　　　　　**社区试验中资料的收集**
>
> （1）基线资料收集：就是进行本底调查，在实施干预措施之前的基本情况，包括社区的人群人口学特征、人文环境、影响健康的行为因素以及疾病与健康的状况等。
>
> （2）随访监测：监测内容应根据实际工作的需要和条件而定。对于慢性病的监测内容一般包括以下三方面：①行为危险因素监测，了解干预人群主要的行为危险因素的知识、态度、行为的改变；②人文环境监测，了解有关政策、法规的执行情况，健康教育开展状况、社区卫生服务与管理情况及大众媒介支持参与情况等；③社区人群某种（些）疾病发生与死亡情况。
>
> （3）横断面调查：在社区干预试验的不同阶段进行横断面调查，可采取普查或抽样调查的形式。

五、社区试验的伦理问题

社区试验虽然不像临床试验要经过严格审批，但是研究者从伦理上考虑，必须要保证干预措施有充分的科学依据，保证涉及人群的实验能获得有科学价值的结果。社区试验一般比临床试验风险小，但由于参与的受试者众多，涉及面较广，影响较大，仍需谨慎行事。

研究对象有权选择，并有权了解该研究对健康的危害性及可获得的结果，这就是知情同意（informed consent）。但是，由于社区试验的受试者多，不可能像临床试验对每个受试者说明并获得知情同意。因此，首先以信任度较高的文件或公告等形式向社会公众宣传，以最理解的形式做出有关解释，包括试验的目的、可能的益处和风险、试验的程序、保密措施等。获得社区知情同意，也能提高社区的参与率、依从率和随访率，从而提高社区试验的研究质量。

社区试验更多的是从公共卫生角度考虑问题，即用有限的卫生资源获得尽可能大的人群健康目标。因此，要充分考虑经济上贫困的人群，使他们尽可能的获得健康效益。

任何新的预防或干预措施一般应当同目前通常进行（标准）的措施比较；仅仅为了试验的目的而撤除已经存在的有效干预措施，常常是不符合伦理的。在不存在确实有效的预防或干预措施时，或者不采取措施而不存在"延误"的问题，可以考虑安慰剂或空白（自然状态）对照。如果预防或干预措施被证实有效，则应当对安慰剂或空白对照组参与者给予"善后"处理，即给予同样有效的预防或干预措施，这样还可以进一步验证措施的有效性。

社区试验的期限一般比较长，少则半年，多则几年甚或十几年，容易产生"延误"的问题。因此，要估计"延误"所造成的健康损害风险，如果风险较大，该长期试验在伦理上就不能接受。

思 考 题

一、名词解释

1. 实验性研究　　　　　2. 双盲　　　　　3. 沾染

二、是非题（是打"+"，非打"-"）

1. 实验性研究评价干预措施效果，因此不能验证危险因素对疾病的影响。

2. 在临床试验设计过程中充分应用"随机化原则"，既考虑到随机化抽样又应用随机化分组保证比较组之间可比性。

3. 临床试验资料分析时不考虑"不依从"者对结果影响，不予分析。

三、简答题

1. 临床试验设计的基本原则。

2. 临床试验选择研究对象时应考虑哪些问题？

3. 社区试验的定义、目的与特点。

4. 社区试验可能出现的问题。

四、应用分析题

1. 某研究人员拟进行药物疗效观察，其设计要点如下。（1）目的：评价精制冠心片治疗冠心病心绞痛112例疗效分析。（2）入选标准：①男40岁，女45岁；②心绞痛发作3次/周；③符合下列条件：心绞痛典型：平时或疼痛发作时心电图呈心肌缺血改变或运动实验阳性；心绞痛症状不典型，心电图诊断明确者。（3）分组：符合条件112例随机分为甲61例，乙51例，自身交叉对照双盲法。（4）诊断和疗效判定分级标准：全国冠心病与高血压病普查标准。（5）病情分级：轻40例，中65例，重7例。（6）方法：服药前后均检查，2疗程后心电图、肝功能、血、尿常规。（7）观察药：精制冠心片（1号），安慰剂（2号）外形剂量相同。用法：6片/次，3次/日，4周一疗程。第一阶段：甲用1号，乙服用2号，第二阶段：乙服1号，甲服用2号。限制：观察期一律停用其他抗心绞痛药，允许心绞痛发作时含服速效含服片。请回答：（1）本研究属于何种研究方法。（2）研究过程中遵循了何种原则。（3）对照组类型。

2. 卡托普利（ACEI）对降低急性心肌梗死患者早期病死率和减少并发症的随机对照试验。研究对象：试验组7468例，安慰剂组7492例。结果：试验组病死率9.1%，心力衰竭发生率17.0%；安慰剂组病死率9.7%，心力衰竭发生率18.1%。两组病死率和发生率之间差异均无统计学意义。请计算 RRR、ARR、NNT，并根据指标意义评价 ACEI 对急性心肌梗死病死率和并发症的影响。

（梁多宏　史新竹）

第 7 章 筛检与诊断试验的设计与评价

第一节 概　述

【案例7-1】

　　某医师用直接荧光抗体法（DFA）（金标准）和连接酶联反应（LCR）同时检查365例临床诊断的沙眼患者，直接荧光抗体法（DFA）诊断沙眼衣原体阳性率为90.0%，连接酶联反应（LCR）诊断沙眼衣原体阳性率为96.0%，两法一致阳性率为89.0%。

【问题7-1】

　　（1）连接酶联反应（LCR）试验对诊断沙眼衣原体有何意义？

　　（2）连接酶联反应（LCR）试验的真实性如何？

　　（3）连接酶联反应（LCR）试验的可靠性如何？

　　（4）连接酶联反应（LCR）试验的预测值如何？

【分析】

　　（1）连接酶联反应（LCR）试验对筛检冠状动脉狭窄具有重要意义，该方法简单易行，灵敏价廉，安全有效，易被群众所接受，可较早地发现冠状动脉狭窄的危险因素，达到早期预防的目的。

　　（2）连接酶联反应（LCR）试验的真实性。

　　根据案例7-1已知数据，列出表7-1，计算筛检与诊断试验评价的各个指标。

表7-1　直接荧光抗体法和连接酶联反应检查沙眼衣原体结果

连接酶联反应（LCR）	直接荧光抗体法（DFA）（金标准）		合计
	+	－	
+	325（365×89.0%）	25	350（365×96.0%）
－	4	11	15
合计	329（365×90.0%）	36	365

$$灵敏度 = （325/329）×100\% = 98.8\%$$
$$特异度 = （11/36）×100\% = 30.6\%$$
$$假阴性率 = （4/15）×100\% = 26.7\%$$
$$假阳性率 = （25/36）×100\% = 69.4\%$$
$$约登指数 = 0.988 + 0.306 - 1 = 0.294$$
$$阳性似然比 = 0.988/0.694 = 1.424$$
$$阴性似然比 = 0.267/0.306 = 0.0.973$$

　　（3）连接酶联反应（LCR）试验的可靠性。

$$符合率 = （336/365）×100\% = 92.1\%$$

　　（4）连接酶联反应（LCR）试验的预测值。

$$阳性预测值 = （325/350）×100\% = 92.9\%$$
$$阴性预测值 = （11/15）×100\% = 73.3\%$$

　　筛检是早期发现疾病的有效手段；诊断试验是正确判断疾病的手段，是医疗服务的基础。随着科学技术的进步，尤其是高新技术的发展，新的临床筛检和诊断试验层出不穷。诊断试验评价也是临床流行病学中重要组成内容之一，应用临床流行病学的方法对新的诊断试验进行评价研究，将有助于临床医师正确选用各种诊断试验，科学解释诊断试验的各种结果，从而提高诊断水平。筛检试验和诊断试验在试验方法、判断和评价标准等方面有共同之处，在应用方面既有联系又有区别，可以单独应用，也可联合应用，尤其是在流行病学研究过程中，两者相互联系共同组成一个从筛检到诊断的完整过程。

一、筛 检

（一）筛检的概念

筛检（screening）是运用快速简便的试验或其他手段，从表面健康的人群中去发现那些未被识别的可疑病人或有缺陷者。筛检试验不是诊断试验，仅是一个初步检查，对筛检试验阳性和可疑阳性的人必须进行确诊检查，再对确诊后的病人进行治疗（图7-1）。

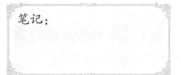

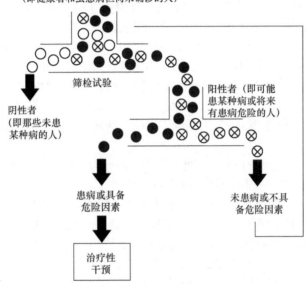

图 7-1 筛检与诊断试验示意图

○表示筛检试验阴性；⊗表示筛检试验阳性但未患病；●表示筛检试验阳性目前已病

筛检的方法应简单易行，灵敏价廉，安全有效。筛检的形式可因研究目的而异，根据筛检对象的范围，可分为整群筛检（mass screening）和选择筛检（selective screening）。整群筛检是指当疾病的患病率较高时，需要从该范围内的整个人群中将患该病可能性较大的人筛检出来的一种方法。选择筛检是指在某范围内重点选择高危人群进行筛检，最大限度地发现那些无临床症状的病例，以取得最大的筛检效益。

筛检又可根据所用筛检方法的数量分为单项筛检和多项筛检，后者是指采用几种方法筛检同一疾病。

（二）筛检的目的

1. 早期发现病人 筛检可提高治愈率，降低死亡率。如子宫颈癌，若经筛检能发现0～Ⅰ期的病例，则手术治疗的5年生存率可高达75%～100%，而如果待出现临床症状后才就诊，至少已是Ⅱ期了，此时手术治疗5年生存率明显下降。Ⅱ、Ⅲ、Ⅳ期的5年生存率分别为64%、35%、0～14%。

2. 筛检高危人群 这是一级预防的重要措施，如对孕妇的乙肝表面抗原进行筛检，阳性者所生的婴儿即为肝炎病毒感染的高危人群，因而产后应迅速对这些婴儿进行乙肝的被动和主动免疫，以阻止乙肝病毒的传播。

3. 研究疾病的自然史 疾病的自然史应包括临床前期，临床期及临床后期各阶段的疾病发展过程，临床所见仅是后者，疾病的筛检，可观察到疾病各阶段症状和体征，了解疾病的自然史。

4. 开展流行病学监测 人群疾病的监测，还包括隐性感染及病原学监测等，定期对人群进行筛检可发现隐性感染者。

二、诊 断

（一）诊断的概念

诊断（diagnosis）不同于筛检，筛检是将病人或可疑病人与无病者区别开来，而诊断是进一步将病人和可疑有病而实际无病者区别开来，因此，诊断对指导治疗有决定性意义。用于诊断的试验方法称为诊断试验。

（二）对诊断试验进行评价的重要性

1.对诊断试验的科学评价是正确认识被诊断试验的临床应用价值的前提 复习文献报道我们可以发现，不少新的诊断试验在刚开始应用于临床时，作者往往过于夸大其临床价值，但随着经验的累积，逐渐获得了比较正确的认识，发现有些诊断试验并不理想。如癌胚抗原（CEA）早期应用于临床时被认为对结肠癌的诊断有很高的价值，但以后发现其他恶性肿瘤也有这种抗原，并且在非肿瘤的吸烟者中也有近20%的阳性。中性粒细胞的四唑氨蓝试验（NBT）在开始应用于临床时也认为对鉴别细菌性败血症、非感染性疾病和病毒性疾病有很大的临床价值，但以后也发现该试验并不理想。这种诊断试验的临床价值在开始报道时并非是作者故意夸大的，而主要是缺乏科学的评价方法。临床流行病学对诊断试验的评价原理和方法是一种科学的方法，而目前国内医学杂志所报道的诊断试验很少采用这种科学的评价方法。

2.科学地评价诊断试验是临床医师选择诊断试验的基础 过去临床医师选择诊断试验多数是凭经验，很少采用临床流行病学的原理和方法。一般可依据不同的目的选用诊断试验。临床上诊断试验主要用于七个方面。

（1）诊断疾病。当诊断假设建立以后，可能有几个诊断，为了排除某病的可能性，需要选择灵敏度高的试验；然后要肯定该病的存在，需要选择特异度高的试验。

（2）筛检无症状的病人。在全人群中进行筛检即称普查，是否值得进行普查需取决于下列原则。首先被筛检的疾病是重大公共卫生问题，早期发现能显著改善其预后，同时需要有足够的领先时间（lead time）。领先时间指从筛检发现疾病到疾病出现症状而被常规方法诊断这段时间。其次筛检效益要高于成本，用于筛检的诊断试验应灵敏和特异，试验方法必须简便、价廉和安全，易为受检者所接受。

（3）疾病的随访。考核治疗效果以及监测药物不良反应，要求诊断试验的重复性要好，即精密度要高。

（4）判断疾病的严重性。如对一例怀疑心肌梗死患者，测定其有无心力衰竭，不仅可帮助病因诊断，还可估计心脏损害的程度。

（5）估计疾病的临床过程及其预后。例如对一例新诊断为原发性恶性肿瘤的患者，检查其有无局部扩散和远处转移，有利于其预后评估。

（6）估计对治疗的反应。如对新诊断为乳腺癌的患者测定其雌激素受体。

（7）测定目前对治疗的实际反应。如对甲状腺功能亢进患者重复进行甲状腺功能测定，可判断目前的治疗是否恰当。

对诊断试验的选择应考虑到该试验的诊断效力（灵敏度、特异度）、安全性、费用、可行性、结果的重复性、病人是否方便和舒适以及是否能改善患者最后的结局。当然在临床应用中还要考虑进行此试验所需的时间长短、申请做这项试验病人需要等待的时间及获得试验报告时间长短。

三、筛检的应用原则

（一）筛检试验的应用条件

（1）有较高的特异度和灵敏度，能有效地区别病人和非病人。

（2）试验方法要快速、简单、易行、廉价，易被群众所接受。

（3）试验方法要求安全、可靠，尽量减少痛苦。对被试者有创伤、有痛苦的试验一般不用于筛检，用于诊断时也要慎重。

（二）筛检的应用原则

筛检是一项预防性的医疗活动，服务对象是表面健康的人群，因而，不易取得研究对象的合作，为了不给病人和社会带来压力，必须制订好筛检计划，明确目的，估计效果，权衡利弊。因此应用筛检时要考虑下列几项原则。

（1）该疾病已成为当地一个重大的公共卫生问题。即该病患病率高，影响面广，不控制将会造成严重的后果。

（2）对筛检的疾病应有进一步确诊的方法与条件。由于筛检不是诊断试验，只能提示某病或某缺陷的可疑患者需要进一步确诊后才能进行处理和治疗。如无进一步确诊的方法或条件，则不宜进行筛检。

（3）有效的治疗方法。如果对筛检出来的疾病或缺陷毫无治疗办法和措施，则筛检无意义。

（4）明确该病的自然史，能准确预测筛检可能取得的效益，盲目筛检是不可取的。

（5）有较长的潜伏期或临床前期，便于筛检出更多的病例。

（6）有适当的筛检技术。

（7）应考虑整个筛检、诊断、治疗的成本与收益问题。

【知识点 7-1】　　　筛检的定义、目的和应用原则，诊断试验的用途

（1）筛检（screening）：是运用快速简便的试验或其他手段，从表面健康的人群中去发现那些未被识别的可疑病人或有缺陷者。

（2）筛检的目的：①早期发现病人；②筛检高危人群；③研究疾病的自然史；④开展流行病学监测。

（3）诊断试验的用途：①诊断疾病；②筛检无症状的病人；③疾病的随访；④判断疾病的严重性；⑤估计疾病的临床过程及其预后；⑥估计对治疗的反应；⑦测定对治疗的实际反应。

（4）筛检的应用原则：①疾病已成为当地一个重大的公共卫生问题；②对筛检的疾病有进一步确诊的方法与条件；③有效的治疗方法；④明确该病的自然史；⑤有较长的潜伏期；⑥适当的筛检技术；⑦应考虑筛检成本与收益问题。

第二节　试验方法的建立

研究新的筛检或诊断试验，最基本的方法是将这个新的试验同诊断该病的标准诊断方法进行盲法和同步的比较，以评价其对疾病诊断的真实性和价值。因此其研究设计，首先必须确立标准诊断方法；其次是选择研究对象，根据标准诊断将这些对象划分为"有病‐病例组"与"无病‐对照组"；第三，用被研究的诊断试验同步地测试这些研究对象，将获得的结果与标准诊断方法比较，应用某些指标来评价该试验的诊断价值。为了减少偏倚，在评价时应实行盲法的原则。

一、选择"金标准"

"金标准"（gold standard）即标准方法，是指公认的诊断某病最可靠的标准，能正确地将有病和无病者明确区分开来的一种试验方法，是待研究方法的参照标准。不同的疾病有不同的"金标准"，如冠状动脉造影诊断冠心病，病理学检查诊断肿瘤，外科手术所见诊断胆结石。但是，实际工作中，并不是都能采用"金标准"进行筛检和诊断，有时因费用高，试验复杂或医德等问题使用应可能受到限制。此时，可采用其他方法代替。新方法的判断价值到底有多大，必须要对其进行评价。因此在研究新的筛检试验和诊断试验时，首先选择合适的"金标准"，将研究人群准确无误的分成有病和无病两组，然后应用待研究的筛检或诊断试验，用盲法对该人群重复检查，将两次检查结果进行分析比较后，就能对所研究的诊断或筛检试验进行评价。但是有些诊断困难的疾病，可能暂时没有真正意义上的"金标准"，此时只能选择一个相对公认的方法作为"金标准"，并在同时间同等条件下，对病例和对照进行试验，选择检查结果最接近金标准判断结果的标准作为正常值的试行标准。

因此，在与"金标准"参比的过程中，所选择的病例和对照除要求用"金标准"正确判断外，同时要求所选的病例应有代表性，应包括临床各型（轻、中、重）和各期（早、中、晚）及有或无并发症的病例。对照则应在年龄、性别及某些重要特征等方面与病例具有可比性，对照不仅包括健康人，还应包括一些确实未患该病但患有其他疾病的病例。这些均直接关系到试验的评价结果的普遍性和应用价值。

二、确定试验指标

筛检或诊断试验的建立，首先需根据疾病的临床和病例特征选择试验指标。

（一）主观指标

主观指标是指由被诊断者的主诉而确定的指标，如不舒服、头晕、头痛、食欲不振、失眠等等。这些指标最容易受被诊断者的主观影响而改变。如病人确信某医生给他服用了好的安眠药（可能根本不是安眠药），他可能就认为自己睡得好（实际上也许和往常一样）。因此，仅凭被诊断者主观感觉的指标作为诊断指标常常很难反映真实情况。

（二）半客观（或半主观）指标

半客观（或半主观）指标是指根据诊断者的感觉而加以判断的指标，如肿物的硬度，不同诊断者常易出现不同的主观判断。应用时，必须严格规定标准。

（三）客观指标

笔记：

客观指标是指能用客观仪器加以测量的指标。这类指标很少依赖诊断者及被诊断者的主观意识判断，所以是比较可靠的。其中被观察者的死亡结果是一个绝对客观的指标，是不易弄错的。用仪器测定的结果，如体温计测得体温，胸部 X 线片观察肺部及胸骨病变，用血压计测定血压等，这些都是客观记录下来的，但其结果是由观察者去判断的，虽然各观察者之间的差异不应该太大，但也存在不一致的机会。因此在应用一般客观指标时，也应该严格规定其详细的标准，以便得到可靠的结果。此外，用自动记录仪器，也可得到可靠的读数。

三、样本大小的估计

（一）影响样本量大小的因素

筛检或诊断试验研究对象的样本量大小与下列因素有关。

（1）试验的灵敏度和特异度。即假阴性率、假阳性率要控制在什么水平，一般用于疾病筛选都要求灵敏度高的试验；而用于临床诊断疾病都要求特异度高的试验。

（2）允许误差 δ。一般定在 $0.05 \sim 0.10$。

（3）检验水准 α 值。一般定在 0.05。

（二）样本量大小的计算

样本量的估计，可按照对率做抽样调查时的样本量的估计公式。

$$n = \frac{z_\alpha^2 p(1-p)}{\delta^2} \tag{7-1}$$

式中，n 为所需样本大小；z_α 为正态分布中累积概率为 α 的 z 值（如 $z_{0.05} = 1.960$）δ 为允许误差；p 为灵敏度或特异度，可采用该试验灵敏度的估计值来计算病例组所需样本量，用特异度的估计值来计算对照组的样本量。

假设 B 型超声对胆石症诊断的估计灵敏度为 80%，估计特异度为 60%，试问要做多少样本才能具有统计学意义（$\delta = 0.08$，$\alpha = 0.05$）？

$$n_1 = \frac{(1.96)^2 \times (0.80) \times (1-0.80)}{(0.08)^2} = 96.1 \approx 97$$

$$n_2 = \frac{(1.96)^2 \times (0.60) \times (1-0.60)}{(0.08)^2} = 144.1 \approx 145$$

故作为诊断试验研究病例组应有 97 例，对照组应有 145 例。

临床上研究诊断试验，都是在样本中进行研究，所以在推论总体时应考虑样本例数的影响，因此在诊断试验评价研究时进行数据统计学分析，还要计算灵敏度和特异度的95%可信区间。公式如下：

$$p \pm 1.96\sqrt{\frac{p(1-p)}{n}}$$ （7-2）

式中：p 为灵敏度或特异度；$n = a + c$ 即用"金标准"诊断为病例的总数（用于灵敏度可信区间计算），$n = b + d$ 即用"金标准"诊断为无病的例数（用于特异度可信区间计算）。使用上述公式计算灵敏度或特异度的可信区间时，必须具备的条件是 $np \geqslant 5$，同时，$n(1-p) \geqslant 5$。

【知识点 7-2】 **金标准的定义，试验指标包括内容，影响样本量大小的因素**
（1）金标准（gold standard）即标准方法，是指公认的诊断某病最可靠的标准。
（2）试验指标包括：主观指标；半客观（或半主观）指标；客观指标。
（3）影响样本量大小的因素：①试验的灵敏度和特异度；②允许误差 δ；③检验水准 α 值。

第三节 筛检和诊断试验的评价指标

对诊断试验和筛检试验的评价，除考虑安全可靠、简单快速及方便价廉外，主要从试验的真实性、可靠性及效益三个方面进行评价。评价时是将已明确诊断为病人和非病人的两组人群，用新方法重新确定，从而比较新方法正确判断的能力。

一、真 实 性

真实性（validity）又称准确性（accuracy）或效度，指测定值与实际值符合的程度，是指将病人和正常人正确区分开的能力。

评价指标是指在实施一项筛检或诊断试验时，受检人群将出现如表 7-2 所示的真阳性、假阳性、真阴性、假阴性 4 种情况，据此可计算评价真实性的指标。

表 7-2 试验检查结果真实性评价表

试验	金标准		合计
	有病	无病	
阳性	真阳性（a）	假阳性（b）	$a+b$
阴性	假阴性（c）	真阴性（d）	$c+d$
合计	$a+c$	$b+d$	$a+b+c+d$

（一）灵敏度

灵敏度（sensitivity，SE）又称真阳性率，是指将实际有病的人正确地判断为患者的能力。理想的试验应为 100%。

$$灵敏度(\%) = \frac{a}{a+c} \times 100\%$$ （7-3）

（二）特异度

特异度（specificity，SP）又称真阴性率，是指将实际未患某病的人正确地判断为非患者的能力。理想的试验应为 100%。

$$特异度(\%) = \frac{d}{b+d} \times 100\%$$ （7-4）

（三）假阴性率

假阴性率（false negative rate，FNR）又称漏诊率，是指实际有病者而被判定为非病者的百分率。理想的试验应为 0。

$$假阴性率(\%) = \frac{c}{a+c} \times 100\% = 1 - 灵敏度$$ （7-5）

（四）假阳性率

假阳性率（false positive rate，FPR）又称误诊率，是指实际无病者而被判定为有病者的百分率。理想的试验应为 0。

$$假阳性率(\%) = \frac{b}{b+d} \times 100\% = 1 - 特异度 \qquad (7-6)$$

（五）约登指数

约登指数（Youden's index）又称正确诊断指数，是指灵敏度和特异度之和减去 1，是综合评价真实性的指标。理想的试验应为 1。

（六）似然比

似然比（likelihood ratio，LR）分为阳性似然比（positive likelihood ratio，LR+）与阴性似然比（negative likelihood ratio，LR-）。

在筛检试验中，阳性似然比为经金标准确诊的患某病组中试验阳性者所占的比率（真阳性率）与经金标准确诊未患某病者中试验阳性者所占的比率（假阳性率）的比值。简单地讲，就是真阳性率与假阳性率的比值，这个比值越大，说明该诊断方法越好。其计算公式为：

$$LR+ = \frac{a}{a+c} \bigg/ \frac{b}{b+d} \qquad (7-7)$$

在筛检试验中，阴性似然比为经金标准确诊的患某病者中试验阴性者所占的比率（假阴性率）与经金标准确诊的未患某病者中试验阴性者所占的比率（真阴性率）的比值。简言之，阴性似然比即为假阴性率率与真阴性率的比值，这个比值越小，说明该诊断方法越好。其计算公式为：

$$LR- = \frac{c}{a+c} \bigg/ \frac{d}{b+d} \qquad (7-8)$$

例如：某医生采用尿糖试验开展一次糖尿病的筛检，共检查 1000 例。其中糖尿病患者 20 例，非糖尿病患者 980 例，检查结果真阳性 18 例，假阳性 49 例，假阴性 2 例，真阴性 931 例。对尿糖试验真实性评价结果如下：

灵敏度 =（18/20）×100% = 90%
特异度 =（931/980）×100% = 95%
假阴性率 =（2/20）×100% = 10%，或 1 - 90% = 10%
假阳性率 =（49/980）×100% = 5%，或 1 - 95% = 5%
约登指数 = 0.90 + 0.95 - 1 = 0.85
阳性似然比 = 0.90/0.05 = 18.00
阴性似然比 = 0.10/0.95 = 0.11

【知识点 7-3】　　　　　**真实性的概念、评价真实性的指标**
（1）真实性（validity）又称准确性（accuracy）或效度，指测定值与实际值符合的程度，是指将病人和正常人正确区分开的能力。
（2）评价真实性的指标有：①灵敏度；②特异度；③假阴性率；④假阳性率；⑤约登指数；⑥似然比。

二、可　靠　性

可靠性（reliability）又称重复性（repeatability）或信度，是指在完全相同的条件下，重复进行某项试验时获得相同结果的稳定程度。

（一）可靠性常用的评价指标

1. 变异系数（coefficient of variation，CV）　　如果试验测量的是诸如血压、血糖等计量指标，则可用变异系数来表示可靠性。变异系数越小，可靠性越好。

$$变异系数 = \frac{测定值均数的标准差}{测定值均数} \times 100\% \qquad (7-9)$$

2. 符合率（agreement rate）　　如果试验测量的是诸如阳性和阴性、正常与异常这样的定性指标时，则可用符合率来表示可靠性，符合率越高，可靠性越好。

$$符合率 = \frac{a+d}{a+b+c+d} \times 100\% \tag{7-10}$$

3. Kappa 值 观察者对研究结果判断的一致性既可用符合率表示，也可用 Kappa 值来描述。与符合率相比，因 Kappa 值考虑了机遇因素对一致性的影响并加以校正，从而提高了判断的有效性。

例如：某医生评价一种快速检验大肠菌群的新方法（纸片法）的可靠性，以"发酵法"作为金标准，检验指标为检测标本的大肠菌群是否阳性，结果见表7-3。

依据表7-2计算 Kappa 值的步骤如下：

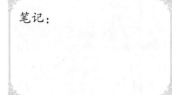

（1）计算两种试验方法结果的一致率（符合率，P_0）
$$P_0 = (a+d)/n = (85+34)/130 = 0.9154$$
（2）计算两种测试方法的机遇一致率（P_e）
$$P_e = [(a+c)(a+b)+(b+d)(c+d)]/n^2$$
$$= (90 \times 91 + 40 \times 39)/130^2 = 0.5769$$
（3）计算 Kappa 值
$$Kappa 值 = (P_0 - P_e)/(1 - P_e) = (0.9154 - 0.5769)/$$
$$(1 - 0.5769) = 0.80$$

表7-3 纸片法与发酵法大肠菌群检出率比较

纸片法	发酵法		合计
	+	-	
+	85	6	91
-	5	34	39
合计	90	40	130

Kappa 值 > 0.75 一致性好；0.75 ≥ Kappa 值 ≥ 0.4 一致性较好；Kappa 值 < 0.4 一致性差。

（二）影响试验可靠性的因素与控制措施

影响一项诊断或筛检试验的可靠性的因素包括试验条件、观察者及被观察者三方面的变异。

1. 试验条件的影响 包括试验的环境条件，如温度、湿度等；试剂与药品的质量及配制方法；仪器是否校准等。因此，必须严格规定试验的环境条件，试剂与药品的级别，仪器必须先校准，才能保证试验的可靠性。

2. 观察者的变异 包括不同观察者之间的变异和同一观察者在不同时间、条件下重复检查同一样本时所得结果的不一致性。如由几名观察者同时测量同一人的血压值，即使观察者训练有素，差异在 2mmHg 以内当属允许范围。为此，观察者必须经过严格的培训，增强责任心，统一判断标准，使观察者的变异降低到允许范围以内。

3. 被观察者的个体生物学变异 生物个体的各种生理、生化测量值均随测量时间、条件等变化而不断变化。如血压值在上、下午，冬、夏季不同，并随测量体位和部位的不同而变化；血糖值在饭前、饭后不同时间有明显差异。因此，要严格规定统一的测量时间、条件等，以使被观察者在相同条件下进行比较。同时，临床医师应对个体的生物学变异给予足够的重视。

【知识点7-4】 **可靠性的概念、评价可靠性的指标和影响可靠性的因素**
（1）可靠性（reliability）又称重复性（repeatability）或信度，是指在完全相同的条件下，重复进行某项试验时获得相同结果的稳定程度。
（2）评价可靠性的指标有：①变异系数；②符合率；③ Kappa 值。
（3）影响可靠性的因素有：①试验条件的影响；②观察者的变异；③被观察者的个体生物学变异。

三、效　益

诊断试验或筛检试验是否切实可行，必须事先考虑其应用效益，特别是筛检试验更应注重效益。可从以下几个方面进行评价。

（一）预测值

预测值（predictive value，PV）又称诊断价值，它是表示试验能做出正确判断的概率，也表示试验结果的实际临床意义。它是从临床实用价值的角度来反应试验的效益。根据试验结果的不同，预测值可分为

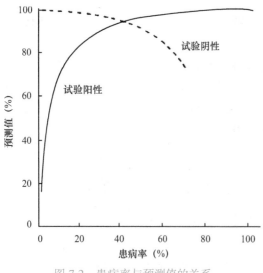

图 7-2　患病率与预测值的关系

阳性预测值和阴性预测值。

1. 阳性预测值（positive predictive value，PPV）　阳性预测值是指试验为阳性者真正患有该病的可能性。

$$阳性预测值(\%) = \frac{a}{a+b} \times 100\% \qquad (7\text{-}11)$$

2. 阴性预测值（negative predictive value，NPV）　阴性预测值是指试验为阴性者真正没有患该病的可能性。

$$阴性预测值(\%) = \frac{d}{c+d} \times 100\% \qquad (7\text{-}12)$$

（二）影响预测值的因素

预测值的大小与研究疾病的患病率（图 7-2）及试验本身的灵敏度和特异度有关，其关系可用下式表示：

$$阳性预测值(\%) = \frac{患病率 \times 灵敏度}{患病率 \times 灵敏度 + (1-患病率)(1-特异度)} \times 100\% \qquad (7\text{-}13)$$

$$阴性预测值(\%) = \frac{(1-患病率) \times 特异度}{(1-患病率) \times 特异度 + 患病率 \times (1-灵敏度)} \times 100\% \qquad (7\text{-}14)$$

表 7-4 说明了人群在不同患病率、灵敏度与特异度的情况下，阳性预测值与阴性预测值的变化。当灵敏度与特异度一定，疾病患病率降低时，阳性预测值降低，阴性预测值升高；当患病率不变，降低灵敏度，特异度将提高，此时阳性预测值将升高，阴性预测值将下降。

表 7-4　在灵敏度、特异度和患病率不同水平时某人群糖尿病筛检的结果

患病率（%）	灵敏度（%）	特异度（%）	筛检结果	金标准		合计	阳性预测值（%）	阴性预测值（%）
				患者	非患者			
50	50	50	+	250	250	500	50	50
			−	250	250	500		
			合计	500	500	1000		
20	50	50	+	100	400	500	20	80
			−	100	400	500		
			合计	200	800	1000		
20	90	50	+	180	400	580	31	95
			−	20	400	420		
			合计	200	800	1000		
20	50	90	+	100	80	180	56	88
			−	100	720	820		
			合计	200	800	1000		

（三）社会经济效益

筛检试验和诊断试验都需要一定的费用，从经济效益的角度考虑，要求试验方法发现和确诊病人的数量要多，而投入的卫生资源少，花费少，特别是筛检试验更应注重效益评价。试验效益的定量评价最终有赖于成本效果分析、成本效益分析和成本效用分析。

　　成本包括试验所花费的全部费用，狭义的成本只包括用于试验的直接或间接费用，而广义的成本包括参加试验而造成的工作损失，检查时的不适以及筛检阳性时所致的焦躁不安。效益是指通过筛检或诊断试验所取得的经济效益，如经过筛检早期发现病人所节约的医疗费用，正确诊断后因避免误治而节约的医疗费用等。效果是指通过筛检或诊断试验所取得的社会效益，如延长了寿命，提高了生命质量等。只有当能取得大于试验成本的效益或显著的社会效果时，试验才是值得的。效益评价方法可参考相关专著。

> **【知识点 7-5】**　　　　　　　　　　预测值的概念、种类和影响因素
>
> 　　（1）预测值（predictive value，PV）又称诊断价值，它是表示试验能做出正确判断的概率，也表示试验结果的实际临床意义。
>
> 　　（2）预测值的种类：①阳性预测值；②阴性预测值。
>
> 　　（3）影响预测值的因素有：①灵敏度；②特异度；③患病率。

四、估计验后概率及其临床应用的价值

> **【案例 7-2】**
>
> 　　某患者，女，50 岁，有间歇性的胸前绞痛，被当地医生怀疑心肌梗死，根据该医院的病例统计，该年龄段有此症状的妇女患心肌梗死的可能性为 64%（验前概率）。在实验室进行血清肌酸激酶检查，结果为 120U/L。该医院曾以冠脉造影检查做金标准，用血清肌酸激酶诊断心肌梗死的阈值为 80U/L，血清肌酸激酶水平大于这个值为急性心肌梗死，其敏感度为 90%，特异度为 83%。
>
> **【问题 7-2】**
>
> 　　判断该患者患急性心肌梗死的概率是多少？
>
> **【分析】**
>
> 　　依据案例 7-2 计算的结果如下：
>
> 　　验前概率 = 0.64
>
> 　　验前比 = 0.64 /（1 - 0.64）= 1.8
>
> 　　阳性似然比 = SE /（1 - SP）= 0.9 /（1 - 0.83）= 5.3
>
> 　　验后比 = 验前比 × 似然比 = 1.8 × 5.3 = 9.54
>
> 　　验后概率 = 验后比 /（1 + 验后比）= 9.54 /（1 + 9.54）= 0.91
>
> 　　该患者在血清肌酸激酶试验阳性后，患急性心肌梗死率比验前概率明显升高，为 91%，因此，对该患者急性心肌梗死的诊断有 91% 的把握。

　　临床医生对疾病进行诊断试验的目的是提高对疾病诊断的准确性，及时进行合理的有针对性的治疗。因此，应善于估计就诊个体患病的验后概率，即诊断试验为阳性（或阴性）时受试对象患某病（或未患该病）的概率。

（一）验前比

　　在计算时，首先应将患病率（即验前概率）转换为验前比（pre-test odds）：

$$验前比 = 验前概率 /（1 - 验前概率） \qquad (7\text{-}15)$$

（二）验后比

　　然后可通过诊断试验的似然比计算验后比：

$$验后比 = 验前比 × 似然比 \qquad (7\text{-}16)$$

（三）验后概率

　　最后，将验后比转换为验后概率：

$$验后概率 = 验后比 /（1 + 验后比） \qquad (7\text{-}17)$$

诊断试验的似然比综合了敏感度、特异度的信息，在已知患病率与似然比的情况下，可以根据诊断试验特定测量值相应的似然比计算验后比，从而准确地估计单个病人的患病概率，以帮助临床医生的诊断决策。

第四节　筛检和诊断试验判断标准的确定

（一）灵敏度和特异度的关系

表 7-5　不同血糖水平区分糖尿病标准的灵敏度与特异度

血糖水平（mg/10ml）	灵敏度（%）	特异度（%）
80	100.0	1.2
90	98.6	7.3
100	97.1	25.3
110	92.9	48.4
120	88.6	68.2
130	81.4	82.4
140	74.3	91.2
150	64.3	96.1
160	55.7	98.6
170	52.9	99.6
180	50.0	99.8
190	44.3	99.8
200	37.1	100.0

笔记：

判断指标是指区分有病和无病的分界点。一个合理的判断标准就是要使试验的真实性最好，使试验的灵敏度和特异度都达到 100%。只有当正常者与异常者的测定值完全没有重叠时，才能得到这种理想的结果。此时，判断标准很容易确定。然而通常的情况是正常者与异常测定值总有部分重叠。以 70 例糖尿病患者及 510 例正常人在口服葡萄糖 2 小时后的血糖试验为例，如以不同的血糖水平判定为糖尿病，可有不同的敏感度与特异度（表 7-5）。因为正常人与糖尿病患者的血糖水平不是决然分开，而是有所重叠（图 7-3）。如果本例以血糖大于及等于 110mg/100ml 为阳性标准，则检查结果如表 7-6。从表可以看到如果将判定糖尿病标准的血糖水平划得低些，灵敏度可上升，但这样会使更多的正常人划入糖尿病可疑对象。如果把标准定得高些，特异度可以升高，但很多糖尿病患者将被错误地归入正常组。临床诊断指标往往选择假阳性和假阴性最低点作为分界线。而筛检试验的分界线则根据研究目的而确定。

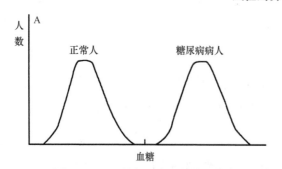 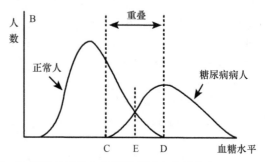

图 7-3　A. 理想的正常人与糖尿病病人血糖分布，B. 现实的正常人与糖尿病病人血糖分布

表 7-6　糖尿病的筛检试验

筛检试验（血糖测定）	糖尿病人		非糖尿病人		合计
	人数	%	人数	%	
阳性（≥110mg/100ml）	65（真阳性）	（92.9）	263（假阳性）	（51.6）	328
阴性（<110mg/100ml）	5（假阴性）	（7.1）	247（真阴性）	（48.4）	252
合计	70	（100.0）	510	（100.0）	580

（二）确定判断标准的原则

下列原则可供参考，并以图 7-3 为例。

（1）假阳性与假阴性错误的严重程度。当假阳性与假阴性的重要性相等时，可选择灵敏度与特异度相等，或使正确指数最大的分界值作为判断标准（如 E 处）。

（2）进一步确诊试验的繁简程度。对筛检试验阳性者必须做进一步确诊，即使是诊断试验，如果其阳性预测值较低，亦需做进一步的试验进行确诊。如果确诊试验较繁，费用高，则以提高特异度为主，判断标准向 D 处移动；否则可考虑以提高灵敏度为主，判断标准向 C 处移动。

（3）漏掉一个可能病例的后果。如果该病早期诊断和早期治疗可获得很好的治疗效果，否则后果严重，如宫颈癌、肺结核等，此时应选择灵敏度高的判定标准，尽可能把所有的可疑病人都诊断出来，判断标准向 C 处移动。

（4）如果预后不好，又无治疗办法或会引起心理负担，如肿瘤、艾滋病等，此时应选择特异度高的判断标准，向 D 处移动，尽量减少误诊率。

（5）一定间隔期后再次检查的可能性。若试验对象在一定间隔期后有机会做第二次检查，则本次漏诊不会造成严重后果，此时应考虑以提高特异度为主，判断标准向 D 移；否则判断标准向 C 移。

判断标准向 C 移时，灵敏度增加，特异度下降，假阳性增加，将使诊断成本增加。相反，当判断标准向 D 移时，特异度增加，灵敏度下降，假阴性增加，将使漏诊率增加。

（三）确定判断标准的方法

1. 均数加减标准差法　均数加减标准差法是目前较为常用的方法。该法一般采用"均数 ±2 倍标准差"作为正常值范围，凡超过该范围则视为异常。该法的优点是计算简单、应用方便。但只适用于生物学测量值呈正态分布的资料。

2. 百分位数法　百分位数法最为简单，而且适用于任何分布类型的资料。对于某些试验测定值的频数分布不呈正态分布的指标，不能应用均数加减标准差确定正常值范围时，则可应用百分位数法。

上述两种确定判断标准的方法都是从正常人群的测定值计算出来的，没有同时考虑病人的测定值；另外，这两种方法都属于统计学方法，异常率是人为规定的，没有生物学基础。据此制定出的判断标准往往难以满足临床的需要，且不能最大限度地提高试验的真实性。

3. 根据实际情况人为确定判断标准　人为确定判断标准是以正常人群和病例的测量值的分布资料为基础，平衡漏诊、误诊的比例和利弊，由专家讨论后制定的。如此制定的标准一般比较符合临床实际。

4. 受试者工作曲线　由于确定正常值标准的最大愿望就是使试验的灵敏度和特异度达到最高，为此，有人以不同假定判断标准条件下获得一系列的灵敏度和特异度的值，设计以试验的灵敏度（真阳性率）为纵坐标、以（1- 特异度）（或假阳性率）为横坐标作图，所获得不同曲线能较清晰地表示灵敏度和特异度之间的相互关系，从而能为正常值的确定迅速提供直观的印象，这种曲线即称为"受试者工作曲线"，简称 ROC 曲线（receiver operator characteristic curve，ROC）。曲线 A 是无意义的试验；曲线 B、C 和 D 为临床应用价值逐步提高的试验；曲线 E 为最好的试验，灵敏度和特异度均接近 100%，见图 7-4 所示。

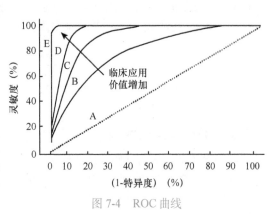

图 7-4　ROC 曲线

【知识点 7-6】　**确定判断标准的方法、受试者工作曲线的概念**
（1）确定判断标准的方法：①均数加减标准差法；②百分位数法；③根据实际情况人为确定判断标准；④受试者工作曲线。
（2）受试者工作曲线（receiver operator characteristic curve，ROC）概念：以试验的灵敏度（真阳性率）为纵坐标、以（1 - 特异度）（或假阳性率）为横坐标作图，表达灵敏度和特异度之间的相互关系，从而能为正常值的确定迅速提供直观的印象，这种曲线即称为受试者工作曲线。

第五节　提高试验效率的方法

【案例 7-3】
某医生采用尿糖和血糖试验在人群中筛检糖尿病的资料见表 7-7。

表 7-7　尿糖和血糖试验筛检糖尿病的结果

尿糖试验	血糖试验	糖尿病人	非糖尿病人
+	-	22	55
-	+	37	153
+	+	36	20
-	-	105	9572
合计		200	9800

【问题 7-3】

（1）单独尿糖试验、单独血糖试验的灵敏度、特异度和预测值是多少？

（2）采用联合试验后，灵敏度、特异度和预测值是多少？

（3）联合试验对灵敏度、特异度和预测值有何影响？

【分析】

（1）依据案例 7-3 计算的结果如表 7-8。

表 7-8　尿糖、血糖试验联合筛检糖尿病的计算结果（案例 7-3）

试验方法	灵敏度（%）	特异度（%）	阳性预测值（%）	阴性预测值（%）
尿糖	29.00（58/200）	99.23（9725/9800）	43.61（58/133）	98.56（9725/9867）
血糖	36.50（73/200）	98.23（9627/9800）	29.67（73/246）	98.70（9627/9754）
并联	47.50（95/200）	97.67（9572/9800）	29.41（95/323）	98.91（9572/9677）
串联	18.00（36/200）	99.80（9780/9800）	64.29（36/56）	98.35（9780/9944）

（2）并联试验可提高试验的灵敏度，减少漏诊率，阴性预测值升高，但特异度下降，误诊增加，阳性预测值下降。一般在几个试验都不灵敏时使用并联的方法。串联试验可提高试验的特异度，减少误诊率，阳性预测值升高，但灵敏度下降，漏诊增加，阴性预测值下降。一般在几个试验都不特异时使用串联的方法。

前面是阐明试验方法本身的评价指标和方法的建立，本节主要阐述在实际工作中如何应用和提高试验方法的效率。

（一）优化试验方法

试验效率的高低与试验方法的好坏密切相关，选择正确的、合适的、客观的指标，并考虑合适的分界值，使其具有尽可能高的灵敏度和特异度，同时还应使试验方法和步骤及条件等都要标准化，减少由于各种偏倚引起的误差，是提高试验效率的重要因素。

（二）选择患病率高的人群

当试验方法确定之后，试验的灵敏度和特异度就已经固定。此时，选择患病率高的人群进行试验，是提高效率的有效手段。选择患病率高的人群，一方面可使新发现的病例数量增加。另一方面可使阳性预测值升高，试验成本下降，其结果使试验的效率提高。临床上实行的逐级转诊制度，建立专科门诊及专科医院等，其结果都提高了就诊群体的疾病阳性率，因而提高了试验效率。

（三）联合试验

实际工作中，同时具有很高的灵敏度和特异度的试验是很少的，即便有，也可能因为昂贵，操作烦琐或医德等问题而不能普遍或常规应用，因此常将其他灵敏度和特异度不太高的试验联合起来应用也能达到提高试验判断效率的目的，此方法有以下两种形式，见表 7-9、表 7-10。

1. 并联试验（parallel test）　并联试验是指同时做几个试验时，只要其中有一个阳性，即判为阳性的试验方法。并联可提高试验的灵敏度，减少漏诊率，阴性预测值升高，但特异度下降，误诊增加，阳性预测值下降。

$$联合灵敏度（并）＝A 灵敏度＋[（1－A 灵敏度）×B 灵敏度] \qquad (7-18)$$
$$联合特异度（并）＝A 特异度×B 特异度 \qquad (7-19)$$

2. 串联试验（serial test）　串联试验是指依次顺序地做几项试验，只有全部试验均呈阳性时才能判为阳性。临床上一般先做较简单、安全的试验，当出现阳性结果时，再做比较复杂和有一定危险的试验，如出现阴性，则停止试验。该法可提高试验的特异度和阳性预测值，但却降低了试验的灵敏度，增加了漏诊。

$$联合灵敏度（串）＝A 灵敏度×B 灵敏度 \qquad (7-20)$$
$$联合特异度（串）＝A 特异度＋[（1－A 特异度）×B 特异度] \qquad (7-21)$$

表 7-9　联合试验

方式	试验 A	试验 B	结果
	+	+	+
	+	－	+
并联	－	+	+
	－	－	－
	+	+	+
串联	+	－	－
	－	+（实际不必做）	－
	－	－（实际不必做）	－

表 7-10　联合试验举例

试验方法	灵敏度（%）	特异度（%）	阳性预测值（%）	阴性预测值（%）
A	80	60	33	92
B	90	90	69	97
AB 并联	98	54	35	99
AB 串联	72	96	82	93

【知识点 7-7】　提高试验效率的方法、并联试验和串联试验的定义

（1）提高试验效率的方法：①优化试验方法；②选择高患病率人群；③采取联合试验。

（2）并联试验是指同时做几个试验时，只要其中有一个阳性，即判为阳性的试验方法。

（3）串联试验是指依次顺序地做几项试验，只有全部试验均呈阳性时才能判为阳性。

思 考 题

一、名词解释

1. 筛检	2. 诊断试验	3. 金标准	4. 真实性
5. 灵敏度	6. 特异度	7. 假阴性率	8. 假阳性率
9. 约登指数	10. 阳性似然比	11. 阴性似然比	12. 符合率
13. 可靠性	14. 阳性预测值	15. 阴性预测值	16. ROC 工作曲线
17. 并列试验	18. 串联试验		

二、是非题（是打"＋"，非打"－"）

1. 筛检的目的是将病人与可疑有病但实际无病的人区分开来。

2. 似然比是同时反映灵敏度和特异度的复杂指标。

3. 灵敏度和特异度是评价诊断试验可靠性的指标。

4. ROC 曲线上敏感度最高的点或邻近点是确定参考值的最佳临界点。

5. 对于一些严重疾病，如能早期诊断可获得较好治疗效果的，则要求试验具有灵敏度高的判定标准。

三、选择题（从 a ～ e 中选择一个最佳答案）

1. 所谓筛检就是_____。

a. 对某一特定人群的健康状况进行全面检查评估

b. 在疾病暴发后，在人群中发现引起暴发的可能原因

c. 在表面健康的人群中发现可能的疾病患者

d. 在疾病流行时，对病例发病前所接触的人进行调查，以找出传染源

e. 在人群中查找疾病的致病原因

2. 对于某些危险、高度传染的疾病（甲型 H1N1 流感），选择的诊断试验应具有_____。

a. 特异度高 b. 灵敏度高　　c. 准确度高　　d. 阳性预测值高 e. 阴性预测值高

3. 恶性肿瘤的治疗常采用手术切除、化疗或放疗等方法，因此对其诊断所采用的试验应具备下列哪一个特点_____。

a. 敏感度较高　　b. 特异度较高　c. 阳性预测值较高　　d. 阴性预测值较高　　e. 专家推荐

4. 诊断试验的真实性是指_____。

a. 被试验的测定值与实际值的符合程度　　　　　b. 是重复试验获得相同结果的稳定程度

c. 是观察者对测量结果判断的一致程度　　　　d. 是试验结果表明有无疾病的概率

e. 指病例被试验判为阳性的百分比

5. 下列对似然比的说明哪项正确_____。

a. 提供诊断试验特性的信息　　　　　b. 稳定性较之敏感度和特异度更好

c. 根据结果可以计算患病概率　　　　d. 似然比的比值大小代表了诊断试验区分疾病的能力

e. 以上都正确

6. 反映诊断试验可靠性的指标是_____。

a. 灵敏度　　　　b. 特异度　　　c. 约登指数　　　　d. 阳性似然比　　　　e. 符合率

7. 为了提高某筛检试验的阳性预测值，可采取_____。

a. 增加筛检的次数　　　　　　b. 增加筛检的人数　　　　　c. 选择高危人群

d. 对筛检阳性者进行更仔细的诊断　　　e. 与其他试验方法联合使用

8. 所谓金标准指的是_____。

a. 当前临床医学界公认的诊断疾病的最快速的方法

b. 当前临床医学界公认的诊断疾病的最贵的方法

c. 当前临床医学界公认的诊断疾病的最先进的方法

d. 当前临床医学界公认的诊断疾病的最便宜的方法

e. 当前临床医学界公认的诊断疾病的最可靠方法

9. 为提高诊断试验的灵敏度，对几个独立试验可_____。

a. 串联使用　　　　　　　b. 并联使用　　　　　　　c. 先串联后并联使用

d. 要求每个试验假阳性率低　　e. 要求每个试验特异度低

四、简答题

1. 简述筛检的概念、目的和应用的原则。

2. 筛检试验的评价指标有哪些？

3. 影响预测值的因素有哪些？

4. 提高试验效率的方法有哪些？

5. 简述串联和并联试验对灵敏度、特异度和预测值有何影响？

五、应用分析题

1. 一种新的血清学检验方法将被用于筛检某一慢性病，在此之前必须对它的真实性和可靠性做出评价，因此先在 300 名受试者进行预调查，其中有患者 100 例，结果有 200 例试验呈阳性反应，其中 1/4 为真阳性。请计算该试验方法的灵敏度、特异度、阳性预测值、阴性预测值和一致率。

表 7-11　某项筛检试验在人群中筛检的结果

筛检试验	金标准		合计
	患者	非患者	
阳性	80	30	110
阴性	20	150	170
合计	100	180	280

2. 表 7-11 中的数据为某项筛检试验在人群中筛检的结果。请问：该项筛检试验的灵敏度、特异度、假阳性率、假阴性率、阳性预测值、阴性预测值。

3. AFP 是临床上常用来诊断肝癌的主要指标之一，其灵敏度和特异度均为 99%。如用这种方法来筛查 10 万人群中的肝癌病人，假定该人群肝癌的患病率为 10/10 万，试根据该方法的假阳性人数和阳性预测值来考虑能否在该人群开展肝癌的筛查？为什么？

（姚应水　王金权　金岳龙）

第 8 章 病因与病因推断

第一节 概 述

【案例 8-1】

低出生体重（low birth weight，LBW）是指新生儿出生 1 小时内体重 < 2500 g。它不仅是影响新生儿和婴儿死亡率的重要因素，也与儿童早期患病及成年期疾病有密切的关系。为了了解陕西省活产单胎新生儿 LBW 的发生现况及其影响因素，某课题组对该省的 28 000 多名育龄妇女及其子女进行了问卷调查，结果如下：①该省的活产单胎新生儿 LBW 发生率为 3.4%。其中 2010 ～ 2013 年 LBW 发生率分别为 4.1%、4.4%、3.1% 和 2.6%，城乡 LBW 发生率分别为 2.5% 和 3.6%，早产儿和足月产儿中 LBW 发生率分别为 32.0% 和 2.6%，差异均有统计学意义。②经 Logistic 回归分析显示：女婴（$OR = 1.57$，95% CI：1.36 ～ 1.81）、早产（$OR = 18.28$，95% CI：15.23 ～ 21.96）、产检次数 < 4 次（与产检 4 ～ 7 次比较，$OR = 1.36$，95% CI：1.14 ～ 1.63）、产检次数 ≥ 8 次（与产检 4 ～ 7 次比较，$OR = 1.84$，95% CI：1.48 ～ 2.29）、母亲文化程度低（$OR = 1.27$，95% CI：1.06 ～ 1.52）、经产妇（$OR = 1.21$，95% CI：1.03 ～ 1.41）、妊娠高血压综合征（$OR = 3.07$，95% CI：2.12 ～ 4.43）、围孕期未服用叶酸（$OR = 1.30$，95% CI：1.12 ～ 1.52）是发生 LBW 的危险因素，有可能增加 LBW 罹患风险。

资料来源：中华流行病学杂志，2015

【问题 8-1】

（1）总结该项研究提供的信息和事件特征？

（2）根据本研究结果，结合现代流行病学的病因定义，可以认为女婴、早产、母亲文化程度低、产检次数不规范、妊娠高血压综合征、经产妇、围孕期未服用叶酸等可能是新生儿低出生体重的病因吗？

（3）结合本研究思考：病因与疾病之果的因果连接方式是以下哪一种：单因单果、单因多果、多因单果、多因多果？请具体分析。

（4）本研究采用的是哪一种流行病学研究方法，它在病因研究中的作用是什么？如果需进一步确证早产和妊娠期高血压是否为新生儿低出生体重的病因，还需进行哪些研究，它们分别在流行病学病因研究起到了如何的作用？

【分析】

（1）主要从以下三个方面进行分析

①研究对象：陕西省 2010 ～ 2013 年的育龄妇女及其子女。

②研究疾病：低出生体重。

③三间分布情况：时间分布：2010 ～ 2013 年 LBW 发生率呈下降趋势；地区分布：农村地区的 LBW 发生率高于城市；人群分布：女婴、早产、产检次数不规范、母亲文化程度低、经产妇、妊娠高血压综合征、围孕期未服用叶酸人群的 LBW 发生率较高。

总之，新生儿 LBW 在不同时间、不同地区、不同人群中的发生率不同。

（2）现代流行病学认为，凡是能使人群发病概率升高的因素，皆可认为是病因。在本研究中，女婴、早产、产检次数不规范、母亲文化程度低、经产妇、妊娠高血压综合征、围孕期未服用叶酸等有可能增加 LBW 罹患风险，因此，可以认为它们可能是新生儿 LBW 的病因。

（3）多因多果，即多个病因引起多种疾病。在本研究中，女婴、早产、产检次数不规范、母亲文化程度低、经产妇、妊娠高血压综合征、围孕期未服用叶酸等多个可能病因可引起新生儿低出生体重这一种疾病；同时，早产、妊娠高血压综合征等病因亦可引起其他多种疾病，如妊高征也可以成为早产的病因。综上所述，病因与疾病之果的因果连接方式是多因多果。

（4）①本研究应用的是描述流行病学的研究方法，它通过对疾病三间分布的研究，形成病因假设，可以为后续进一步的流行病学病因研究提供线索。②还可以进行分析流行病学研究、实验流行病学研究、基础医学实验研究及临床研究。其中，分析流行病学研究可检验假设，实验性研究可验证假设，基础医学实验研究对于阐明致病机制十分重要，临床研究亦在病因研究中具有其独特作用。在实际工作中，可以结合本研究领域的研究现状选用上述不同层次的研究方法。

【经典案例 8-1】　　　　　　　　　**反应停事件**

1959～1961 年，在欧洲 17 个国家及部分亚洲、非洲、美洲国家异乎寻常地出现了万余海豹样短肢畸形婴儿。流行病学调查发现，用来减轻妊娠反应的反应停（沙利度胺），在其销售的时间分布和地区分布上与此种原本罕见的海豹样短肢畸形相符。经病例对照研究法调查 50 例海豹样短肢畸形婴儿，其中 34 例婴儿的母亲服用了反应停；与医院同期出生 90 例无畸形婴儿对照，其中仅 2 例婴儿的母亲服用了反应停。经统计学分析，病例组母亲的反应停服用率高于对照组（$\chi^2 = 69.40$，$P < 0.001$；$OR = 93.5$）。有学者用队列研究法，观察了服用反应停孕妇和未服用反应停孕妇所产婴儿海豹样畸形的发生率，计得 RR=175。1962 年 1 月全面禁止出售反应停，于是这种海豹样畸形婴儿的出生明显减少，经一个平均孕期后，就降至常态。

一、人类认识病因的变迁

就某种意义而言，人类医学史是一部人类不断探索疾病病因的发展史。随着科学的进步，人们对病因的认识也不断发展和深入，主要经历了以下几个阶段。

（一）唯心主义病因观时期

笔记：

在人类文明的原始时期，人们对疾病病因的概念是模糊不清或无法解释的。于是，许多人将疾病发生的原因归于天（意）、上帝、鬼神，逐渐形成了迷信的病因观。在古代希伯来人看来，任何疾病都是由于人类的罪恶惹怒了上帝而引起的；只有遵守摩西的《十戒》，才会永远不得病。因为信众都信仰上帝，摩西的《十戒》成为健康、疾病的主宰，即认为只有信仰上帝，才能给人们带来健康。于是，人们靠祈祷、拜佛、求神等方式以求安康无恙。

（二）朴素唯物主义病因观时期

随着人类文明程度的提高，人类在与疾病斗争的过程逐渐积累宝贵的经验和知识，逐步形成了古代医学。古代汉民族医学将疾病与外环境中的物质（金、木、水、火、土等）联系起来，形成了"阴阳五行"学说，其要义是，人体健康的本质是一种阴阳上平衡和五行各因素间相生相克的一种对立统一关系。西医之父 Hippocrates（BC460～377）的病因思想对西方现代医学的影响超过 2000 多年。Hippocrates 的公共卫生和流行病学思想集中在其所著《Airs, Waters and Places》中。该著作明确地论述了环境与疾病的关系，认识到一些疾病总是在一定的人群中存在，并将之命名为地方病（endemic）；而另外一些疾病仅某些时候才会出现，称该现象为流行（epidemic）。Hippocrates 在论述地方病的主要影响因素时，列出气候、土壤、水、生活方式和营养五大类因素。

（三）生物学的单一病因观时期

19 世纪末，巴斯德（Pasteur）、郭霍（Koch）就证明了有些动物病与人类疾病是由微生物引起的。后来，人们发现了不少微生物可以引起人类感染和发病，且具有特异性。例如，霍乱弧菌引起霍乱，结核杆菌引起结核病等。这样，人们自然联想到：每一种疾病都是由某一种必不可少的专有的致病因子导致的，若无此专有的致病因子，该疾病就不能发生。此即为单一的病因观。历史地看，此单一的病因观简单且具体，不仅在传染病和个别非传染病（如某些维生素缺乏症）的病因研究中起了一定的作用，而且在指导针对专有致病因子进行防制方面取得了不凡的效果。

（四）生态学的多病因观时期

随着医学科学的逐步发展，单一病因观很快被新医学研究突破。1892 年，德国医学家彼腾科夫喝下了

1ml霍乱弧菌液与50ml水的混合液。结果他仅出现轻微的腹泻,而无其他典型的霍乱症状,且不治而愈。于是,单一病因观模式逐渐地被病因三角模式,轮状病因模式等多病因观模型取代。

二、现代流行病学的病因观

（一）Lilienfeld 的广义病因概念

1980 年,美国霍普金斯大学著名的流行病学家 Lilienfeld 给病因（cause of disease）做出这样的定义:那些能使人群发病概率升高的因素,就可以认为是病因,其中某个或多个因素不存在时,人群疾病频率就会下降。可见,现代流行病学中的这个病因定义是属于概率论因果观的范畴。一般地,流行病学中的病因一般亦称为危险因素（risk factor）,其含义就是使疾病发生概率升高的因素,这里的危险（风险）是指不利事件的发生。Lilienfeld 的病因定义已广为学界认同,但在实际应用时,我们要注意以下 3 个问题:其一,人群发病概率,其含义是要观察一个较大样本含量的人群,而不是一个人或几个人。其二,人群发病概率,是指要观察人群的发病率。其三,此概念的提出是从公共卫生和预防医学的角度提出的,有利于人们实施疾病的预防与控制,而不是疾病的治疗。

笔记:

（二）防制效应的原因定义

实际上,防制实验研究亦可视为一种因果关系研究。研究因果关系的实验是指:在受控条件下,研究者人为地实施某项干预措施,并前瞻地确定其效应的研究。比较而言,观察性研究有较多干扰因素（受控较少）,甚至有的干扰因素还不明了,故可重复性较低,对因果关系的确证性比实验性研究差。

防制实验中的干预（intervention）可以看成是防制特定效应（结局）的可能原因。如果干预使该效应发生的概率升高,此干预就是该效应的原因。换言之,该防制措施与该效应呈相关。

三、病因模型

病因模型就是用简洁的概念关系图来表达因果关系的概念模型。人们对因果关系有不同的理解或不同的侧重,故提出了不同的病因模型。目前,有代表性的病因模型有以下三类。

（一）生态学模型

这类模型将机体与环境作为一个整体考虑。常见的有动因、宿主、环境模型（亦称为流行病学三角,图 8-1）以及轮状模型（图 8-2）。这类模型给出了寻找病因的分类大框架,简明、整体性强,但过于笼统。

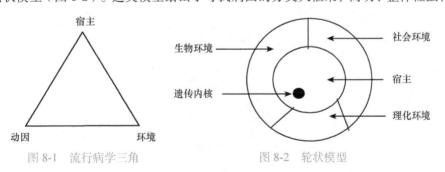

图 8-1　流行病学三角　　　　图 8-2　轮状模型

1. 流行病学三角（epidemiologic triangle）　最先由 Gorden、Roht 等提出,并以图示之。该模型认为疾病的原因是由动因（agent,以前又称其为致病因子或狭义的病因）、宿主（host）和环境（environment）这三个要素组成的。

动因是疾病发生的必要因素,可分为理化因子与生物因子。温度、气压、光、声、电磁辐射（包括电离辐射和非电离辐射）等物理要素在一定条件下,均可成为致病因子。例如,高温可致中暑、低温可致冻伤等。化学物质的致病作用广泛、深刻。有致病作用或潜在致病作用的化学物质种类数以万计。例如,苯可引起白血病,二噁英可引起多种癌症等。生物因子包括各种致病微生物和有毒有害的动植物。例如,HIV引起艾滋病,河豚中毒,四季豆中毒等。某些生物因子还参与某些非传染病的致病过程。如原发性肝癌可能与持续的乙肝病毒感染有关。

宿主是指在一定条件下接受动因的生物体。流行病学中，宿主主要是指人（群）。宿主因素则是指人体与疾病或健康有关的生物的、社会的和行为的各种特征，包括遗传、生理状态、免疫功能、心理、种族、性别、年龄、职业、个体行为、文化、教育、经济等。例如，遗传因素与疾病发生的关系密切，不仅体现在单纯性遗传性疾病（色盲、立体盲、先天愚鲁等），而且在许多疾病亦表现出某种易患（感）性（鼻咽癌在广东客家人中具有较高的患病率，结石症的家庭聚集现象）。

人类生存的环境对疾病的发生具有决定性作用。环境可分为由空气、土壤、水等地理要素构成的自然环境，以及由政治、经济、文化、习俗、医保、人口等社会要素构成的社会环境。

2. 轮状模型（wheel model） 该模型是由 Susser 于 1973 年提出的。如图 8-2 所示，轮状的中心（轮轴）是宿主，宿主处于外环境的包围之中。外环境分为理化、生物和社会环境，宿主则特别强调所含的遗传内核。轮状模型各部分的份额随不同的疾病而有所变化，如甲型肝炎、麻风等疾病与生物学环境和宿主的免疫功能有关，则其相应的部分就大些，而家族性结肠息肉等单纯性遗传疾病则遗传核就会相对大些。

（二）疾病因素模型（disease factor model）

该模型（图 8-3）将病因分为两个层次：外围的远因和发病机制的近因。外围的远因包括社会经济、生物学、心理行为及医疗保健状态等，此模型在病因分类上操作性较强，有较强的实践指导意义，且没有确定必要病因的困难。一般地，基础或临床医学上的病因主要是指（或关注）致病机制的近因，流行病学的危险因素主要是指（或关注）外围的远因。近因对疾病的诊疗意义较大，而远因对疾病预防的意义较大。

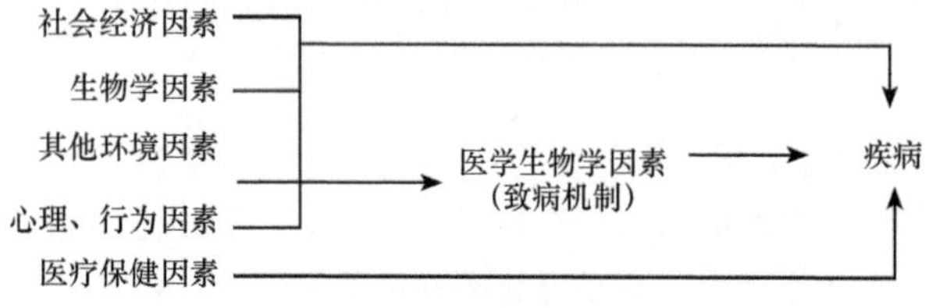

图 8-3　疾病因素模型

（三）病因网模型（web of causation model）

Maca Mahon 等在 1960 年提出了病因网概念。他认为，疾病的发生通常是多病因的，它们彼此间据时间先后或相互作用关系连接起来就构成了一条病因链（chain of causation）；多条病因链交错相连即形成一张病因网。该模型提供了因果关系的较完整路径，有助于人们深入、全面认识疾病的原因。例如，肝癌的病因网（图 8-4）可以看成（至少）由三条主要病因链交错形成，三条病因链的起始端分别为理化因素，生物因素，行为因素，而此三个起始端向下扩展且诸多因素交互影响。

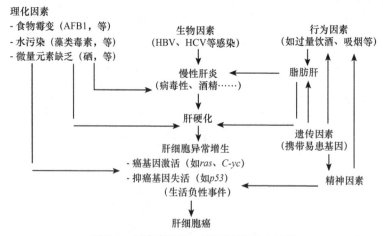

图 8-4　肝癌病因链、病因网模型示意图

四、病因间的关系与因果连接方式

（一）病因间的关系

当两种或两种以上的病因共同起作用时，其作用模式可能有下面 3 种状况。

1. 相加作用 联合作用的效应相当于多种病因分别作用的总和，即 AB ＝ A ＋ B。例如，刺激性有害气体与窒息性有害气体对人的作用。

2. 协同作用 联合作用的效应大于多种病因分别作用的总和，即 AB＞A＋B。例如，铅作业工人同时饮酒对神经系统、血液系统等多个系统的影响。

3. 拮抗作用 联合作用的效应小于多种病因分别作用的总和，即 AB＜A＋B。例如，某些对人体有害的烃类及许多农药进入机体后，可增加正常肝脏羟化酶活性，使某些有害的化学物解（降）毒。

（二）因果连接方式

1. 单因单果 即单一病因引起单一疾病。这是早期人们认识疾病原因的局限性的具体体现。实际上，单因单果是不存在的，其观念是片面的。

2. 单因多果 即单一病因引起多种疾病。从病因的多效应来讲，无疑此观点是正确的，但是这些疾病不只是由单一的病因所致。

3. 多因单果 即多个病因引起单一疾病。从疾病的多因性来讲，无疑此观点亦是正确的，但是这些病因并非只是引起单一的疾病。

多因单果与单因多果都只反映了事物的部分真实性。

4. 多因多果 即多个病因引起多种疾病。实际上，多因多果是将单因多果与多因单果结合在一起，全面反映了事物的真实性。

五、充分病因与必需病因

（一）充分病因与必需病因的概念

依伽利略机械决定论的观点，原因可分为充分原因和必需原因。相应地，病因也可以分为充分病因与必需病因。此实际上是机械决定论因果观，同概率论因果观是相抵触的。

1. 充分病因（sufficient cause） 是指如果有某因素存在，则一定会导致该疾病的发生，该因素即为该疾病的充分病因。

2. 必需病因（necessary cause） 是指某疾病发生的必要因素，即缺乏该因素时疾病就不会发生。

例如，若无痢疾杆菌感染，就不会发生痢疾。这里，痢疾杆菌即为痢疾的必需病因。但是，并非所有暴露于痢疾杆菌的人都会患痢疾，其他因素如感染者的精神状态、免疫功能、营养状况、某些生理特征等均可影响该疾病的发生与否。痢疾的充分病因即为痢疾杆菌与上述多因素作用的综合。

（二）充分病因与必需病因的关系

理论上讲，对与某种疾病发生有关的特定因素而言，可有四种组合：甲为充分且必需病因；乙为必需病因但非充分病因；丙为充分病因但非必需病因；丁既非必需病因也非充分病因。必需病因与充分病因的关系见表 8-1。

表 8-1　必需病因与充分病因的关系

状况	必需病因	充分病因	释义与实例（病因 X、疾病 D）
甲	＋	＋	X 是引起 D 的必需且充分的病因。X 存在就可引起 D，X 不存在就一定没有 D，即 X→D。例如，一定强度的暴力伤害必定导致外伤的发生，如无适当强度的暴力伤害一定不会有外伤的发生。
乙	＋	－	在 X 存在时 D 未必出现，必须有其他因素 Z 时 D 才会发生，即 X＋Z→D。例如痢疾杆菌是痢疾的必需病因但非充分病因，须加上个人卫生不良，饮食或饮水卫生状态差等因素后痢疾才会发生
丙	－	＋	X 不是必需病因而是充分病因。X 是可引起 D，但 D 还有其他病因。D 可由 X 引起，亦可由其他原因所致，即 X→D，Y→D。例如，机动车撞击可引起骨折，跌倒亦可引起骨折。
丁	－	－	X 对引起 D 既不是必需病因，亦不是充分病因。D 出现时 X 可存在或不存在；X 存在时，须有其他因素存在，才会出现 D，即 X＋Y→D，W＋Y→D。

（三）充分病因与必需病因的局限性

1. 充分病因的局限性 严格地讲，充分病因并不存在。勉强的例子造成病因与疾病之果几乎是一回事，故而失去了因果关系的意义。例如，HBV 持续感染可致肝癌的概率并非 100%，即非充分病因；那么，HBV 的 DNA 整合进入肝细胞 DNA，并致癌基因表达、产生肝癌细胞，在因果链上癌基因表达是否就是充分病因呢？假如不考虑机体免疫功能，癌基因表达所致肝癌的概率为 100%，即将癌基因表达看成是充分病因，但此充分病因和疾病结果（肝癌）几乎就是一回事了（因果同一了）。如果说单一的充分病因不存在，那么，多个病因同时出现（即起作用）是否就能成为充分病因呢？此思维或许能帮助扩大病因研究范围，但在理论上有误且实践上也是行不通的。概率论因果观所弃的正是充分病因，取而代之的是"原因使结果发生概率升高"的理念。

　　2. 必需病因的局限性　一般认为，传染病病原体为其相应传染病的必需病因。但是，如果仔细分析，会发生其中有语义重复的问题，例如，甲型肝炎一定是 HAV 而不是其他肝炎病毒引起的肝炎，因此 HAV 对于甲型肝炎的必要性从字面上就可以确定，无须实证。不是先诊断甲型肝炎而判定以前必有 HAV 感染，而是根据 HAV 感染，对某种临床上的肝炎分类为甲型肝炎。在 20 世纪 50 年代，病毒性肝炎就没有一种肝炎病毒是"必需病因"。对于一般的慢性病，无论从字面上还是定义上，都不可能得到"必需病因"的启示。但对某些按"病因"分类的慢性病，则可以知其必需病因。比如血管性痴呆，脑血管病变就是它的必需病因。总之，对于按某病因进行分类的疾病，该分类病因就是其必需病因，恰因有该病因才被分类为该病。故，必要病因实际上可理解为语义重复的产物，并没有增加信息量，可以测量病因的必要性或必要程度，而不必刻意求之。

　　【知识点 8-1】　　　　　　　　　　**现代流行病学中病因定义与病因模型**

　　1. 病因（cause of disease）　指任何能使人群发病概率升高的因素，一般亦称为危险因素。包括理化因素、生物因素与社会因素。

　　2. 病因模型（model of causes）　就是用简洁的概念关系图来表达因果关系的概念模型。目前，有代表性的病因模型包括生态学模型、疾病因素模型和病因网模型三类（种）。

　　【知识点 8-2】　　　　　　　　　　**充分病因与必需病因的含义与局限性**

　　充分病因（sufficient cause）是指有此因素存在，必定导致疾病发生的（那些）病因。而必需病因（necessary cause）则是指有相应疾病发生，以前必定有该病因存在。事实上，完全符合机械决定论因果观（充分病因、必需病因）的实例几乎不存在。再者，对一般慢性病而言，从理论上分清充分病因、必需病因异常困难。

第二节　病因研究方法

　　探索病因是医学主要任务之一，基础医学、临床医学和流行病学各有其研究方法。若能充分掌控、灵活运用各种病因研究方法，则有助于揭开一个个病因之谜。

一、实验研究

　　这里的实验研究，是指在实验室开展的基础医学科研工作。一般地，实验研究涉及较少的人或动物个体，更多地涉及器官、组织、细胞或更微观的材料，此对于阐明致病机制或防治效应的机制十分重要。但是，实验研究结果外推到人或人群中，存在着一定的局限性。例如，动物试验的结果，由于种属上的差异，对病因要素敏感性的差异，应用于人（群）时，可能不尽一致，下结论时应留有余地。

二、临床研究

笔记：

　　临床医师通常是原因不明疾病的最初发现者，往往亦是这些疾病病因探索的第一（批）人。例如，1960 年 Kosenar 首先报告了 2 例海豹样短肢畸形的新生儿病例，后来英、德也有了类似的病例报告。查阅文献，此畸形是十分罕见的。又经问诊知，有些畸形儿母亲在孕早期因降低妊娠反应而服用过反应停（thalidomide），从而推测此畸形可能与该药有关。传统意义上的临床医学病因研究，由于观察病例高度选择或数量较少，缺乏合适的对照等原因，所以控制干扰的能力偏弱，且较少应用生命统计学方法，故其在病因研究上有局限性。

三、流行病学研究

在医学中，流行病学病因研究的思维与方法有举足轻重的地位。从提出假设（立论）到最终论证的各个阶段，流行病学均有其独到之处。

（一）描述性研究提出假设

流行病学通过对疾病三间分布的研究，提出（可能的）病因线索，形成病因假设。建立病因假设须从防控疾病的实际出发，依据已有的相关资料，他人的经验及对疾病自然史的了解，酌情提出疾因假设，忌凭空臆断。

（二）分析性研究检验假设

流行病学有病例对照研究和队列研究两类（种）分析性研究方法。在检验假设的过程中，一般是先做病例对照研究，再做队列研究。

（三）实验性研究验证假设

无论是通过基础医学实验研究和临床医学研究方法获得的病因假设，还是通过流行病学观察性研究得到的病因假设及初步论证，最终都需回到现场人群中，用实验流行病学的方法（干预实验或类实验）进行最终印证，才能达到确证病因的目的。

第三节 因果推断的逻辑方法

因果推断（causal inference）是对医学研究中发现的某因素与某疾病间的关联，作出是否为因果关系的判断。如何从客观资料得出因果关系的结论，须正确运用逻辑方法。概率论因果观不仅意味着在统计学上病因（危险因素）与疾病呈相关关系，而且还须确认该危险因素存在于疾病之前，以及"升高的概率"或相关未受到其他因素的干扰。因果推断的逻辑方法主要是归纳推理方法，包括假设演绎法、Mill 准则以及概率性推广的归纳统计学推理。演绎推理是从普遍到特殊，从一般到个别，结论是把前提里的内容缩小范围重讲一次，故前提真则结论亦真。归纳推理则是从特殊到普遍，从个别到一般，结论是把前提里的内涵扩大范围再讲一次，故前提真而结论仅可能真。

一、假设演绎法

理论讲，描述流行病学研究包括临床病例调查、生态学研究和横断面调查等，主要陈述现象或图景（疾病、健康、死亡……），通常不涉及疾病的本质或因果关系；而是提供病因分析的某些线索，形成病因假设。假设是在有限的经验事实及已知理论的基础上，经逻辑思维或创造性想象（预测）等逐渐形成的观点。有此观点后（即立论后），描述流行病学通过假设演绎法与检验假设的分析流行病学研究相衔接。

（一）假设演绎法的推理过程

假设演绎法（hypothetic deductive method）又称为逆推理法或解释性归纳法，最早由赫歇尔（Hershel）提出。这里的"演绎"仅指待观察（检验）的经验事实（证据），可由假设相对于背景知识演绎地推导出来，从一般的假设导出具体个别的事实（证据），此即为一个演绎推理。而从具体个别的事实成分推出一般的假设也成立，则是一个归纳推理。其推理形式如下。

1. 因为假设 H，所以推理证据 E；（演绎推理）
2. 因为获得证据 E，所以反推假设 H。（归纳推理）

假设演绎法的整个推论过程是：从假设演绎地推出具体的证据，然后用观察或实验检验此证据，如果证据成立，则假设亦成立。依逻辑学观念，反推是归纳的。从一个假设可推出多个具体经验证据，多个具体经验证据的证实，则可使归纳支持该假设的概率增加。

（二）假设演绎法的应用

例如，假设 H：人类疱疹病毒Ⅱ型感染导致宫颈癌；根据该假设 H，结合有关的背景知识，演绎地推出若干具体经验证据 E_1（宫颈癌患者的人类疱疹病毒Ⅱ型感染率高于非宫颈癌患者），E_2（人类疱疹病毒Ⅱ型感染人群宫颈癌发病率高于非感染人群），E_3（降低或控制人类疱疹病毒Ⅱ型感染后，宫颈癌的发病率下降）。如果证据 E_1、E_2、E_3 成立，则假设 H 亦获得相应强度的归纳支持。

根据假设推出的具体经验证据可分为两类：已知事实与未知事实。解释已知事实的为一般性检验，而预测未知事实的为严格检验，两者的归纳支持强度是不同的。现况研究或病例对照研究属于解释性研究，对假设能提供的归纳支持较小。队列研究或现场实验性研究属于事前预测性研究，因此其论证效能高于现况研究或病例对照研究。

实践中，会遇到经验证据经检验不成立或被否定的情况。此时，对假设该下怎样的结论呢？例如：如果人类疱疹病毒Ⅱ型引起宫颈癌（H），则在人类疱疹病毒Ⅱ型感染率相同的人群中，其宫颈癌发病率也应相同（E）；但是，发现那里的宫颈癌发病率不相同（E 不成立），所以人类疱疹病毒Ⅱ型引起宫颈癌（H）不成立。可是，问题并非如此简单。医学理论（假设）是一个相互联系的整体，经验证据是由理论（假设）和先行条件这一组前提推出来的；如果经验证据被否定，接着否定的是这一组前提中的任何一个，即可能是理论（假设）错了，或（和）可能是先行条件不对。因此，推理的实际形式如下。

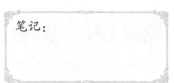

如果假设 H 而且条件 C，则证据 E；如果证据 E 不成立，所以假设 H 或（和）条件 C 不成立。

在上述人类疱疹病毒Ⅱ型引起宫颈癌的例子中，其先行条件应当为其他重要危险因素（卫生习惯、性伴状况等）也相同。因此，宫颈癌发病率不相同，可能否定的是先行条件，换言之，实际上可能其他重要危险因素状态不相同，而不是否定人类疱疹病毒Ⅱ型引起宫颈癌的假设。

二、Mill 准则

分析流行病学中的比较推理，主要应用的是 Mill 准则（Mill's canon）和归纳统计学推理。Mill 是一个唯心主义哲学家，他在 1856 年所著的《逻辑系统》一书中提出科学实验四法，后人将同异并用法单列，形成科学实验五法：求同法、求异法、同异并用法、共变法和剩余法。需提醒的是：如果病因假设清单没有包括真正的病因，Mill 准则就不能提供任何帮助。再者，Mill 准则原本是用于能控制干扰条件的实验型研究，以及假定原因是确定性的必要或充分条件。对于观察性研究或非确定性条件，Mill 准则需要控制混杂或做概率性推广。

（一）求同法

求同法（method of agreement）是辨别某类事件或属性的必要条件的方法。即从一致现象中获取病因假设。其推理形式为：

事件（病例 A）　　　　有关（暴露）因素
　A，B，C........................a，b，c
　A，D，E........................a，d，e
　A，F，G........................a，f，g
　　　.......................................

所以，a 是 A 的必要条件

例如在宫颈癌病例中发现均有或相当部分（统计地）有人类疱疹病毒Ⅱ型感染，表明人类疱疹病毒Ⅱ型是宫颈癌的必要条件或具有相当必要性的条件。

（二）求异法

求异法（method of difference）是辨别某类事件或属性的充分条件的方法。即从差异现象中寻找病因假设，其推理形式为：

事件（对照，非 A）　　　　　　有关（暴露）因素
　　B，C.........................（a 不出现），b，c
　　D，E.........................（a 不出现），d，e
　　F，G.........................（a 不出现），f，g
　　...

所以，a 是 A 的充分条件

如在非宫颈癌病例中发现均无或相当部分（统计地）无人类疱疹病毒感染标记，表明人类疱疹病毒是宫颈癌的充分条件或具有相当充分性的条件。

（三）同异并用法

同异并用法（joint method of agreement and difference）是辨别某类事件或属性的必要且充分条件的方法。即，求同法和求异法并用，相当于同一研究中设有比较组，控制干扰因素。其推理形式为：

甲　　　求同部分
并且
乙　　　求异部分

所以，a 是 A 的必要且充分条件。

例甲，在宫颈癌病例中发现均有或相当部分（统计地）有人类疱疹病毒Ⅱ型感染标志，而在非宫颈癌病例（对照）中发现均无或相当部分（统计地）无人类疱疹病毒Ⅱ型感染标志，表明人类疱疹病毒Ⅱ型是宫颈癌的必要且充分条件或有相当必要性和充分性的条件。

例乙，加拿大学者关于宫颈癌的病因研究发现：宫颈癌在性伴众多的妇女中发病率高，早婚妇女的发病率又高于晚婚者，这是求同。与此相反，修女、尼姑与独身主义妇女很少患宫颈癌，这是求异。于是提出性活动中某些因素可能与宫颈癌的发生有联系。后来有研究表明宫颈癌可能与人类疱疹病毒Ⅱ型感染有关。

同异并用法是比较性研究（有对照组）设计的逻辑学基础。

（四）共变法

共变法（method of concomitant variation）可以视为求同法的特例。指研究因素的暴露程度不同时，疾病的发生频率也随之变动，即在研究中注意发现疾病的患病率（或发病率）波动时有哪些因素在变动。共变法的应用是有条件的，只有当有关暴露因素不是定性的，而是等级或定量的，并与事件（结局效应）呈量变关系（剂量—反应关系）时，方可应用共变法。其推理形式为：

事件（效应，A）　　　有关（暴露）因素
A1，B，C.....................a_1，b，c
A2，D，E.....................a_2，d，e
A3，F，G.....................a_3，f，g
　　...

所以，a 是 A 的必要条件。

例如在吸烟与肺癌的因果关系研究中，随着吸烟量（等级）的增加，肺癌的比值比（OR）或 RR 也增加，即呈共变或剂量—反应关系，故支持吸烟是肺癌的病因的假设。实际上，定性资料的关联强度与定量或等级资料的剂量—反应关系，都表示结局事件与暴露因素相关，从而支持因果联系。

（五）剩余法

剩余法（method of residues）可以看成是求异法的特例，指当人们已知某复合结局事件（A，B，C）的有关暴露因素在特定的范围内（a，b，c），通过先前的归纳又知道 b 说明 B，c 说明 C，那么剩余的 a 必定说明 A。剩余法就像算术中的减法，即在一组复杂的现象中把已知联系的现象去掉，探寻其他（剩余）

现象的部分。其推理形式为：

结局事件 有关（暴露）因素

A，B，C……………………a，b，c

B……………………b

C……………………c

所以，剩余 a 是 A 的必要条件。

例如在肝癌的病因研究中，肝癌的发病率除了黄曲霉毒素污染食物和 HBV 感染能解释的部分，还有未能解释的部分，这部分或可归因于暴露因素中"剩余"的因素，如饮水中的某些藻类毒素。

【知识点 8-3】 **假设演绎法及推理形式**

假设演绎法（hypothesis-deduction method）又称为逆推理法或解释性归纳法，最早由 Hershel 提出。其推理形式如下。

1. 因为假设 H，所以推出证据 E（演绎推理）。

2. 因为获得证据 E，所以反推假设 H 成立（归纳推理）。

【知识点 8-4】 **Mill 准则**

Mill 准则（Mill's canon）是由哲学家 Mill 总结出来的，他提出科学实验四法，后人将同异并同法单列，形成科学实验五法：求同法、求异法、同异共用法、共变法和剩余法。其中，求同法、共变法、剩余法是辨别必要条件的方法；求异法是辨别充分条件的。方法；而同异共用法是辨别充分且必要条件的方法，它是比较性研究（有对照组）设计的逻辑学基础。需要注意的是，Mill 准则的运用是有一定的条件的，应用时须谨慎选择。

第四节 病因推断

【经典案例 8-2】 **1988 年上海甲肝大流行事件及其流行病学研究**

1988 年元月 19 日，上海市急性病毒性甲型肝炎疫情骤然加剧，数日内发病数成倍增长，历时 4 个月，共发生甲肝近 29 万例。大量的流行病学研究表明，本次疫情是由于生食毛蚶所致，此病因推断为制订防控策略、采取有针对性的措施提供了宝贵的科学依据，在此次甲肝流行的控制中起到了关键作用。其流行病学研究过程始终贯穿了比较推理等因果推断的逻辑思维与方法。其主要研究过程可分为三阶段七方面。

1. 以描述性研究为起点，利用剩余法，锁定可疑病因为"食物被污染"。

（1）通过时间的比较知：本次"日最高发病数比往年发病率高峰日病例数高 53 倍"，属暴发流行，可疑病因初步锁定在"水或食物被污染"。

（2）通过空间的比较知：其病例分布与自来水水源供水的分布并不一致。并且，所有 12 个市区供应的自来水水质均符合卫生标准；不同水厂供水范围地区的罹患率无统计学意义差别；市区居民普遍无饮生水的习惯。

结合其他资料，得出这样的初步假设："本次的甲肝暴发不是由于水污染，而是食物污染导致的"。

2. 利用归纳统计推理假设演绎法及 Mill 准则，进行分析性研究，检验和验证病因假设，得出结论"生吃毛蚶是甲肝暴发的原因"。

（1）首先进行病例对照研究，寻找解释已知事实的证据，初步检验并完善病因假设 —— 对 1208 名病例进行配对调查发现：病例组在发病前 2～6 周有多种可疑食物史；病例组平均食用毛蚶率（88.2%）远高于对照组（41.8%），且两组差异具有统计学意义。120 对 1 : 2 匹配病例对照研究结果表明：罹患甲肝与接触肝炎患者、服药、静脉注射、输血、外出就餐等因素无关，而与生食毛蚶存在联系（$OR = 23.2$；$\chi^2 = 69.22$，$P < 0.0001$）。至此，利用质比，经病例对照研究检验，对描述性研究得出的初步假设进行深入推论后认为"被污染的食物"为"毛蚶"，病因假设完善为"本次甲肝的暴发流行是由于食用了被污染的毛蚶"。

（2）利用队列研究寻找预测未知事实的证据，深入检验病因假设，确定因素与疾病的因果关系——本次流行前，估计该市居民食用毛蚶人数超过 220 万，食毛蚶人群罹患率为 119.2‰，未食毛蚶人群罹患率为 5.20‰，*RR* 为 23.9；甲肝的罹患率与毛蚶食用量有关，随着食用量增加，患甲肝的危险性随之增大；食毛蚶的方式不同，感染甲肝的危险性不同，不食、煮食、泡食、淹食的人，得甲肝的危险成倍递增。至此，再次利用质比，经队列研究进行了更为深入的病因探索，对前述的病因假设进行了进一步验证，得出结论"生吃毛蚶是本次甲肝暴发的原因"。

3. 结合病因推断标准，得出病因研究的结论为"1988 年上海市民由于食用产地被甲肝病毒污染的毛蚶导致甲肝的暴发流行"。

（1）经时间比较发现，食毛蚶与患甲肝符合关联的时间顺序，先生食毛蚶后发生甲肝。

（2）经空间比较发现，符合关联的合理性，实验室检查结果和产地调查结果都支持结论。

（3）经质比发现关联的强度大（*OR* = 23.2；*RR* = 23.9）。

至此，病因研究结束，得出确定性结论：1988 年上海的甲肝暴发流行是由于食用了产地被污染的毛蚶。

病因推断（causal inference）是确定所观察到的关联是否为因果关联（casual association）的过程，包括因素与疾病关联方式的判断及因果关联的推断标准。

一、因素与疾病关联方式的判断

流行病学在探索病因时，首先需确定因素与疾病是否有关联，如有，则进一步确定是何种关联。这里的关联（association）是指两个或两个以上事件或变量间有无关系。应该指出有关联并不一定是因果关联。即使两事件或两个变量间有统计学关联，也仅仅说明它们在数量上的依存程度，也不一定是因果关系。故，当有关联时，判断是什么关联非常重要。因果关联的推断步骤如下。

1. 确定两事件是否存在统计学上的联系。
2. 判断两事件间统计学联系的性质。
3. 检验是否符合因果联系的判断标准。
4. 进行科学概括与抽象，做出判断。

关联的分类总结见图 8-5。

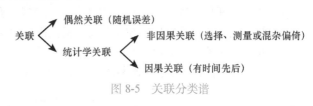

图 8-5　关联分类谱

（一）统计学关联

狭义的统计学关联（statistical association）是指分类资料的相关，广义的关联等同于相关。可能病因（暴露 E）与疾病 D 存在统计学关联，只说明 E 与 D 的关联排除偶然性（随机误差）的干扰，并不一定存在因果关联。要确定因果关系，还得排除系统误差（选择偏倚、信息偏倚与混杂偏倚）的影响，以及确定暴露 E 与疾病 D 的时间先后关系。在排除或控制了这些偏倚的干扰后，若还有该统计学关联，或者统计学关联虽然有所改变（增强或减弱）但仍存在，就说明两者之间存在真实的关联，从而可以利用因果推断标准进行综合评价，得出不同程度的因果关系结论，包括判断有无因果关系或存在因果关系的可能性大小。整个因果判断过程如下：

暴露 E 与疾病 D→ 有无统计学关联 → 有无偏倚 → 有无时间先后顺序

（提出假设）　　（排除偶然）　（排除虚假）　　（先因后果）

（二）因果关联

因果关系就是有时间先后的相关关系，即病因（暴露因素 E）与疾病 D 呈相关，或防治措施与特定效应呈相关。统计学关联是进行因果关联判断的前提。但是，统计学关联常常受到各种偏倚的干扰。在进行因果关系判断时，须排除选择偏倚、测量偏倚和混杂偏倚等系统误差的干扰，并确定因素与疾病的时间先后顺序，结合因果判断标准进行综合评价。

（三）非因果关系

1. **虚假关联**　在病因研究过程中，由于方法应用不当或各种偏倚都可使研究结果不真实，导致关联强度的变化，甚至出现完全虚假的关联。例如有人用病例对照研究探讨冠心病与饮咖啡的关系，选择同一医院的非冠心病的其他慢性病患者作为对照，结果冠心病组饮咖啡的量和次数显著地大于对照组，提示饮咖啡可能是冠心病的病因（之一）。但进一步调查显示，这些作为对照的慢性病患者较急性病患者或正常人饮咖啡少，提示该研究所选对照组不是全部非冠心病人群的一个无偏样本，而可能包含了严重的选择性偏倚，从而导致了饮咖啡与冠心病有关的"假关联"结果。因此，判断因果关联时，必须在确信方法正确、各种可能偏倚得到有效控制的前提下，才能排除虚假关联的可能性，得到真实的因果关联判断结果。

2. 继发关联（secondary association） 又称为间接关联，是指怀疑的病因（暴露因素 E）与疾病 D 并不存在因果关联，而是由于两者（E、D）有共同的原因 C，从而继发产生 E 与 D 的关联。例如，吸烟是肺癌的危险因素，吸烟又与饮咖啡存在相关（没有确定的时间先后），从而造成饮咖啡与肺癌的继发关联，继发关联可视为一种混杂，通过分层分析可以消除其影响。

二、因果推断标准的发展

（一）Henle-Koch 原理（1882）

它是病因推断标准的第一个里程碑，由 Henle（1840）首先提出，后来 Koch 扩展形成的。原始有 4 条：①在相应疾病患者中总是能检出该病原体（必要病因）；②在其他疾病的患者中不能检出该病原体（效应特异性）；③能从相应疾病患者中分离到该病原体，传过几代的培养物能引起实验动物患相同的疾病（充分病因）；④能从患病动物中分离到相同病原体。Koch 补充道：即使是某传染病不能传给动物，但只要病原体有规律的和排他性的存在（原理中的①②项），就能证实因果联系。该原理仅适用于传染病，虽不完备、有局限性，如仅仅从病原体方面把病因看成是特异的，但是毕竟抛弃了唯心的主观臆断，有了客观的判定标准。

（二）美国"吸烟与健康报告"委员会提出的标准（1964）

它是病因推断标准的第 2 个里程碑，包含五项：①关联的时间顺序；②关联的强度；③关联的特异性；④关联的一致性或可重复性；⑤关联的连贯性或合理性（与现有理论知识吻合）。

Hill 因果关系标准（1965）有 8 项，是上一种标准的精细化表达。之后，苏德隆病因推导标准（1980）和小 Lilienfeld 等著《流行病学基础》（第 3 版，1994）也在此基础上做了少许变动，形成 7 项标准。

三、常用的因果推断标准

尽管学者们对因果推断标准具体内容及数量有不同的表述，但其主要内涵没有根本的差别。笔者认为下面 5 条标准是必要的。

（一）关联的强度

关联的强度（strength of association）通常用相对危险度（RR）或比值比（OR）的大小来评价。一般而言，关联的强度越大，同弱关联相比，该关联为因果的可能性就越大。如果一个强关联是混杂因素所致，该混杂因素与疾病的关联将更强，所以这种混杂一般易被识别。另一方面，弱的关联更可能是未识别的偏倚所致。当然，也存在少数特别的例子，如唐氏综合征与母亲的产次有强关联但为母亲年龄混杂所致，吸烟与心血管疾病仅有弱关联但为因果联系。有两点值得注意：其一，并非弱的关联就一定不是病因，只是此时更需要考虑偏倚或混杂作用的影响，因果判断时应更慎重；其二，在因果关联判断时，并没有公认、明确的关联强度的界值。

关联强度的测定，据资料的性质或来源如下。

1. 比值比 OR（病例对照研究）、相对危险度 RR（队列研究）、预防分数 PF 或功效比例（实验研究）等反映分类资料关联强度的指标。

2. 剂量 — 反应关系：针对等级或连续性变量资料，可用等级 OR 或 RR，各等级的绝对效应，等级相关系数和积差相关系数等。例如每天吸烟量与肺癌死亡之间就存在着较强的剂量 — 反应关系。

3. 生态学相关：利用群组（分析单位）资料来计算相关系数，反映分布的一致性。例如，各国（群组）香烟销售量与肺癌死亡率的相关系数，各地区（群组）乙肝病毒携带率与肝癌死亡率的相关系数等。做生态学相关的分析时，需注意生态学假象的干扰。

（二）关联的时序性

关联的时序性（temporality of association）是指"因"一定先于"果"。这是病因判断中必需的前提，且为绝对标准。在确定前因后果的时间顺序上，实验研究和队列研究的效能最强，病例对照研究、生态学研究、横断面研究的效能依次递减。

（三）关联的可重复性

关联的可重复性（consistency of association）是指某因素与某疾病的关系在不同时期、不同地点、由不同学者用不用的研究方法进行研究都获得了相同的结果。提出此标准的依据是：在应用多种不同的研究设计时，所有研究都犯同样的错误的可能性是极小的。各种研究中提出相同结果的频率越大，因果推断越有说服力。例如，全世界关于吸烟与肺癌关系的大型流行病学研究至少有 30 次之多，所有的研究均得到相似的结果，因而加强了因果关系成立的可能性。但是，当缺乏重复性时，排除因果联系的可能性须慎重。这是因为某些疾病的多因性，同种疾病在不同地区、不同人群中其主要病因可能不同或不尽相同。并且，某些病因只能在特定条件下才能引起相应的结果，换言之，一种病因的结果只能在其他辅助病因起作用并构成充分病因时才会产生，但这些条件并非总是可以遇到的。

（四）关联的合理性

关联的合理性（plausibility of association）是指某因素作为某病的病因，在科学上应"言之成理"，即观察到的两事件间的联系要能用现代医学理论进行合理的解释。例如，由于人们曾经在香烟的烟或焦油里检出二噁英、苯并 [a] 芘、砷等多种致癌物，因此，吸烟致肺癌是"言之成理"的。关联的合理性包含两个方面。

其一，对关联的解释与现在已知的理论知识不矛盾，符合疾病的自然史和生物学规律，此相当于客观评价。例如，高脂血症与冠心病的因果关系，与冠状动脉粥样硬化的病理证据以及动物实验结果吻合。

其二，研究者或评价者从自身的知识背景出发，支持因果假设的把握度，这相当于主观评价，即科学家团队的意见。例如，吸烟与肺癌的因果关联，设想化学物质随烟雾吸入、沉积在呼吸系统的组织和细胞上，引起癌变不是没有道理的。

当然，生物学的合理性是一个相对的概念，它依赖于当前科学发展的状态。现有的知识理论、评价者个人知识背景和能力都有其局限性，有些观察到的联系目前虽不能用生物学知识来解释，但并不表示没有这种可能，或许在未来的科学发展中将得以证实。

（五）研究的因果论证强度

研究的因果论证强度（demonstrability for causality）因果性研究的设计类型与其论证强度存在密切关系。一项较规范的研究设计除满足上述的时序性和可重复性外，主要还能较好地控制各类偏倚的干扰，所获结论不易被后续的研究所否定。一般地，在因果论证强度上，实验性研究大于观察性研究，有对照的研究大于无对照的研究，以个体为分析单位的研究大于以群组为分析单位的研究。防制效应的因果性研究最好采用随机化对照试验，对于大人群也尽可能采用非等同对照试验。病因研究最好采用前瞻性队列研究，若有去除病因的干预试验则更佳。此外，研究设计类型的选择与研究所处的进展阶段、资源条件和医学伦理等有关。实验性研究尤要兼顾伦理问题，有些研究因伦理上的制约难以进行。实验性研究控制偏倚的能力大于观察性研究，其结论亦更可靠。但是，实验的条件不能脱离真实生活状态，使推论至现实时受限。而观察性研究正因为更贴近真实生活状态，使其研究结果推论到现实情况时更可信；但其结论较易受干扰。

不同研究设计类型的因果论证强度顺序见表 8-2。

表 8-2　研究设计与因果论证强度

研究设计类型	因果论证强度
实验性研究系列	
随机化对照试验	强
多组时间序列试验	
非等同对照（个体分配）试验	
非等同对照（群体分配）试验	
单组时间序列试验	
无对照前后比较试验	弱
观察性研究系列	
前瞻性队列研究	强
历史性队列研究	
巢式病例对照研究	
病例对照研究（用新病例更好）	
横断面研究	
生态学研究	弱
系列病例分析报告（无对照）	

对于一个具体的研究设计类型，如果还存在研究者造成的其他设计的不足，因果论证强度还要受到削弱。须知，无论怎样复杂的统计学分析方法，也不能挽救一个设计缺陷较多的研究。

流行病学中的病因与疾病关系的判断是复杂的，在上述五项标准中，关联的强度、关联的时序性（先因后果）是必需的；关联的可重复性、关联的合理性是该研究的外部评价，若不符合则因果关联的可信度降低；而研究的因果论证强度则决定了因果关联结论的把握度。

【知识点 8-5】　　　　　　　　　病因推断、关联定义与类型

病因推断（causal inference）是确定所观察到的关联是否为因果关联的过程，包括因素与疾病关联方式的判断及因果关联的推断标准。关联（association）是指两个或两个以上事件或变量间有无关系，主要包括统计学关联、因果关联和非因果关联（含虚假关联与继发关联）等三种类型。

【知识点 8-6】　　　　　　　　　　　因果推断标准

比较共识的（或者说主要的）因果推断标准有五项：关联的强度与时序性（是必需的）；关联的可重复性与合理性（系研究的外部评价，若不符合则因果关联的可信度降低）；研究的因果论证强度（决定了因果关联的把握度）。

思 考 题

一、名词解释

1. 病因　　　　2. 必需病因　　　　3. 充分病因　　　　4. 病因链

5. 病因模型　　　　6. 因果关联　　　　7. 虚假关联

二、是非题（是打"+"，非打"-"）

1. 吸烟是肺癌的必需且充分的病因。

2. 酒与铅同时进入人体后，其病因学效应是协同关系。

3. 严格地讲，关联的特异性不宜再列入因果推断的标准之中。

4. 与观察性研究比较，实验性研究的因果论证强度要弱些。

5. 流行病学三角模型简明、整体性强，但过于笼统。

三、选择题（从 a～e 中选择一个最佳答案）

1. 在确定因果关系的时序上，哪种研究方法最好_____。

a. 生态学研究　　　　b. 病例对照研究　　　　c. 横断面研究

d. 实验性研究　　　　e. 理论性研究

2. 流行病学三角模型认为疾病是哪三大因素相互作用的结果_____。

a. 环境因素、心理因素、卫生保健因素　　　　b. 动因、宿主、环境

c. 传染源、传播途径、易感人群　　　　d. 患者、家属、社会

e. 理化因素、心理行为因素、卫生保健因素

3. 某因素与某疾病可能有因果关系，下列哪种观点不正确_____。

a. 暴露于该因素必须在疾病发生前　　　　b. 患者中有该因素暴露的比例高于非患者

c. 因素与疾病的发生呈剂-反关系　　　　d. 在所有患者中均可发现该因素

e. 消除了该因素后可减少发生该病的危险性

4. 假设演绎法中，推出的经验证据成立，则_____。

a. 假设必定成立　　　　b. 假设可能成立　　　　c. 假设尚不成立

d. 假设本身难以推论　　　　e. 判断假设是否成立还需更多证据

5. 在因果推断过程中，判定某因素与某病的因果关联时，下列哪一条是必须满足的_____。

a. 关联的时序性　　　　b. 研究的因果论证强度　　　　c. 关联的可重复性

d. 关联的合理性　　　　e. 实验证据

6. 下列关于 Mill 准则的说法中，错误的是_____。

a. 对于观察性研究或非确定性条件，不能运用 Mill 准则进行比较推理

b. 如果病因假设没有包括真正的病因，Mill 准则就不能提供任何帮助

c. 剩余法是辨别必要条件的方法

d. 只有当暴露因素是等级或定量的，且与结局效应呈剂量 - 反应关系时，才可以运用 共变法进行比较推理

e. Mill 准则包括科学实验五法：求同法、求异法、同异共用法、共变法和剩余法

四、简答题

1. 简述假设演绎法的推理过程。

2. 简述因果推断的逻辑方法——Mill 准则。

3. 简述病因研究的基本方法。

4. 简述常见的病因模型及其意义。

五、应用分析题

1. 举例说明如何应用求同法建立某因素与某疾病的病因假设。

2. 吸烟是肺癌的病因已举世公认。可是怎样解释"不是所有吸烟者都得肺癌，不吸烟也得肺癌"的临床实际。

（刁琴琴　李　健　吉渝南）

第 9 章 偏倚及其控制

第一节 概 述

【案例 9-1】
　　某减肥香皂宣称有很好的腹部减肥效果，研究者选择 30 名 30 ～ 50 岁女性对象进行前后对比试验研究，要求研究对象每天使用该香皂洗澡，在腹部涂抹香皂后，为保证减肥有效成分进入腹部皮下，需在腹部按摩揉捏 10 ～ 15 分钟，使用一周后，研究对象普遍感觉腹部脂肪堆积减少，有明显的减肥效果。
【问题 9-1】
　　（1）该试验结果能否肯定该香皂的腹部减肥效果？
　　（2）该试验设计存在哪些问题？
【分析】
　　（1）研究结果不能肯定该香皂的减肥效果，试验设计存在缺陷。
　　（2）该试验设计中的研究因素是香皂，但是香皂如何使用是重要的非研究因素，试验对象在使用香皂的同时，需要按摩揉捏腹部 10 ～ 15 分钟，这种按摩揉捏对腹部脂肪的减少会发挥作用，使用香皂一周后腹部脂肪堆积减少的效果既可以来自香皂的作用，也可以来自按摩揉捏的作用，因此无法肯定该香皂具有腹部减肥的效果。试验结果存在偏倚，这种偏倚是由于混杂因素造成的。
　　上述分析表明：研究结果的真实性是个极其重要的问题，直接关系到是否能得到正确的结论。要提高真实性就必须减少误差，误差包括随机误差和系统误差，后者又称为偏倚。

一、研究的真实性

　　研究的真实性或效度（validity）是指研究收集的数据、分析结果和所得结论与客观真实值的符合程度。在任何医学研究工作中，由于其设计、实施及数据分析过程中都不可避免产生各种误差，导致研究所得的结果与真实数值之间是有差异的，可能因此做出错误的判断或者对研究结果的推广造成影响。误差可分为随机误差（random error）和系统误差（systematic error）两部分：随机误差是由抽样变异和测量的随机变异产生的。随机误差没有固定方向和大小，一般呈正态分布，可通过统计学的方法来估计，并且可以通过增大样本含量来减小。系统误差即偏倚（bias），指在研究设计、实施、分析和推断过程中对各种暴露因素与疾病的真实关系错误的估计。系统误差有固定方向和固定大小。

　　一个医学工作者拿到一份研究报告后，通常会问两个问题：这份报告的可信程度如何，研究结果如何应用于自己的临床实践。第一个问题针对的就是研究的内部真实性（internal validity），第二个问题针对的是外部真实性（external validity）。

　　内部真实性（internal validity）是指研究结果与研究对象真实值的符合程度。它回答一个研究本身是否真实或有效。如果一项研究结果与客观实际不符合，就很难应用推广到其他的人群，改善内部真实性的措施有：限制研究对象的类型和研究的环境条件，选用在同一群体内差别较小的同质个体作为研究对象。如用同一种系、同一窝别的小白鼠进行试验，可以降低群体内的变异程度。需要注意的是，这些措施也可能会限制研究结果向其他群体的应用。

　　在研究结果具有内部真实性时，要推广研究结果至研究对象以外的其他人群仍然有效，就要考虑外部真实性（external validity），外部真实性是指研究结果与推论对象真实值的符合程度。它回答一个研究的结论能否推广应用到研究对象以外的人群。如果研究对象不能代表要推论的对象群体，即使其内部真实性好，外部真实性也无法保证。所以研究结果具有外部真实性就一定具备内部真实性，但具有内部真实性，不一定具备外部真实性。改善措施有：增加研究对象的异质性，使得研究对象的代表性范围扩大，在实际的研究当中要综合考虑研究对象的同质性和异质性。

【知识点 9-1】　　　　　　　　　　　研究的真实性
　　1. 研究的真实性或效度（validity）　是指研究收集的数据、分析结果和所得结论与客观真实值的符合程度。
　　2. 内部真实性（internal validity）　是指研究结果与实际研究对象真实值的符合程度。它回答一个研究本身是否真实或有效。
　　3. 外部真实性（external validity）　是指研究结果与推论对象真实值的符合程度。它回答一个研究的结论能否推广应用到研究对象以外的人群。

二、研究的偏倚

　　偏倚是指在研究过程中，由于某种或某组因素的影响，使研究的结果或结论系统地偏离真实情况，其偏离的方向一致或基本一致，这种系统误差称为偏倚，偏倚有两个方向：正偏倚和负偏倚。任何一项科学研究都可能产生偏倚，掌握识别偏倚和尽可能避免或控制偏倚的能力是临床科研人员的基本功之一。真实情况必须有"金标准"即规范标准或相对可靠的标准来度量，从而才能度量误差的大小和误差的方向。

　　例如，某科医师测量单个病人的舒张压，用动脉内插管法测定，可获得真实的舒张压值，经多次测量，其均数为 80mmHg，但此法不可能用于常规测定；于是再用血压计反复测量该病人的舒张压，各次测量结果均在插管法测量值的右侧，其均值为 90mmHg。由血压计测量个体血压所得的数值与插管法测量所得的数值之间的误差，即为偏倚。这种偏倚是由于检查方法的不同引起的，属于系统误差。

【知识点 9-2】　　　　　　　　　　　偏倚的定义及方向
　　1. 偏倚（bias）是指在研究过程中，由于某种或某组因素的影响，使研究的结果或结论系统地偏离真实情况，其偏离的方向一致或基本一致，这种系统误差称为偏倚。
　　2. 偏倚有两个方向：正偏倚和负偏倚。

第二节　偏倚的分类及其产生的原因

　　关于偏倚的分类目前尚无统一标准。一般按偏倚产生的主要原因来进行分类，可分为选择偏倚（selection bias）、信息偏倚（又称测量偏倚，或观察偏倚）（measurement bias）和混杂偏倚（confounding bias）三大类。

【案例 9-2】
　　评价两种手术方法（扩大根治术和一般子宫全切术）治疗子宫颈癌的疗效。在某教学医院连续选取 100 例经扩大根治术手术的子宫颈癌患者进行跟踪随访，同时在另外一家医院选择经一般子宫全切术的子宫颈癌患者进行随访观察。最后结果显示，接受一般子宫全切术的病人平均存活期长于经扩大根治术手术的病人。

【案例 9-3】
　　在医院内心肌梗死病人中调查大量饮用咖啡者心肌梗死发病的危险性是否提高，得出大量饮用咖啡对心肌梗死的发病并无影响的结论。而事实上多数报道显示大量饮用咖啡心肌梗死发病危险性是对照的 2 倍。

【案例 9-4】
　　有学者研究慢性阻塞性肺疾病（COPD）患者"轻运动疗法"是否优于其他治疗方法。愿意参加者为试验组，不愿意参加者为对照组。结果显示，参加"轻运动疗法"的病人复发率低于对照组，提示"轻运动疗法"优于其他治疗方法。

【问题9-2】
　　以上几个案例存在选择偏倚中的哪种偏倚?
【分析】
　　(1) 案例9-2中, 存在入院率偏倚。
　　(2) 案例9-3中, 存在现患病例 - 新病例偏倚。
　　(3) 案例9-4中, 存在志愿者偏倚。

【经典案例9-1】　　　　　　　　　口服雌激素与子宫内膜癌的关系

　　1975年Ziel和Finkle用病例对照研究设计, 从美国加州洛杉矶妇女中调查口服雌激素同子宫内膜癌的关系。结果认为两者之间存在高度的关联, 结论是口服雌激素是妇女子宫内膜癌的危险因素。1978年, Horwitz和Feinstein指出, 口服雌激素与子宫内膜癌相关的结论存在检出症候偏倚, 两者的高度关联是虚假的。服用复方雌激素的妇女因导致阴道出血而去医院就诊, 从而增加了早期发现子宫内膜癌的机会, 最终得出错误的结论。有人对同一所医院肿瘤科和妇科中患子宫内膜癌的病例重新做了调查, 发现口服雌激素的病例中有79%为早期病例, 而在未服用者中只有58%。随着观察时间的延长, 对照组中的早期病例比例不变。而在病例组中选入的稍晚期的病人的比例在上升, 病例组中有口服雌激素暴露史的比例随之下降, 乃至出现相反的结局, 即出现了负偏倚。Hutchinson和Rothman将对照组换上其他妇科恶性肿瘤患者后, 后者阴道出血的倾向性很低, 这样就消除了偏倚。

▌(一) 选择偏倚的定义、分类及其产生的原因

　　上述案例都为常见的选择偏倚其中的一种。选择偏倚是由于研究者在选择观察对象时, 由于选择条件的限制或设计失误、选择对象的方法不当等原因造成研究结果与真实情况之间有误差, 这种误差称为选择偏倚。选择偏倚包括入院率偏倚、检出征候偏倚、易感性偏倚、现患 - 新发病例偏倚、非同期对照偏倚等。

　　1. 入院率偏倚　又称伯克森氏偏倚。入院可以指住院, 也可以指就诊。在进行病例对照研究探索病因时, 病例组和对照组具备和不具备某一因素者由于入院的概率不同, 可能产生某因素与该疾病的虚假联系, 这种虚假的联系(即偏倚)叫作入院率偏倚(admission rate bias)。引起入院率偏倚的原因是多方面的, 例如疾病的严重程度不同, 病情严重的住院率高, 而轻型的病人往往不一定到医院去看病; 看病住院是否容易, 当医院供大于求时, 病人看病住院就容易, 入院率就高; 居民的经济收入水平和有无医疗保障制度(如公费医院、劳保医疗等)也会影响入院率的高低。在大医院对病例进行临床治疗效果研究时, 病例的病情重、死亡危险因素多, 则病死率比较高; 而在某一社区人群中某病的病死率往往要比医院里的某病病死率要低得多, 这主要是由于入院偏倚等原因所造成的。

笔记:

　　2. 检出征候偏倚　检出征候偏倚(detection signal bias)也称检出偏倚。当某一因素与某一疾病并无因果联系, 但因该因素能促进类似该病的症状和体征出现, 使患者急于求医, 医生注意这种临床表现和疾病的早期诊断, 使该病的检出率大为提高, 从而得出某因素与该病有因果关系的联系, 这种因某种因素促使该病检出率提高而造成的虚假因果关系, 称为检出征候偏倚。检出征候偏倚在以医院为基础的病例对照研究中影响尤为明显。

　　3. 易感性偏倚　易感性偏倚(susceptibility bias)主要指因两组人群对疾病易感性不同而造成的偏倚。如儿童对麻疹易感性高, 而中青年对麻疹的易感性低; 如果研究某一疫苗对某病有无预防发病作用时, 两组的观察对象其易感性应相同或相似, 才能得出正确的结论。易感性偏倚亦可指两组人群可能处于同一疾病的不同阶段或同一疾病的不同临床类型, 这样比较两组病人的治疗效果就会出现差异, 这种差异可能不是药物疗效的不同, 而是由于疾病的不同阶段或不同的临床类型对药物治疗的敏感程度不同而引起的差异。

　　4. 现患 - 新发病例偏倚　又称存活病例偏倚, 或奈曼偏倚。在病例对照研究中所收集的病例, 往往是某病的存活病例或比较典型的现患病例, 而不包括某病的死亡病例、轻型、亚临床型病例及痊愈者。现患病例都是过去新发病例中的幸存者, 其暴露特征可能发生改变, 如部分高血压病人会改变生活习惯而选择低盐饮食, 由此得出某因素与某病的联系往往有偏倚存在, 这种在病例对照研究中因选择现患病例而发生

的偏倚称为现患病例 - 新病例偏倚（prevalence-incidence bias）。如对某些慢性病病因调查研究中，发现暴露于某种危险因素（如吸烟、饮酒）强度大，且暴露时间长的病例，在调查时相当一部分人已经死亡，而暴露强度一般的病例中，幸存比例相当高。特别是当这种危险因素在社会中广泛存在，则对照组的暴露比例也比较高时，调查结果有可能明显低估了这种危险因素的作用。最好是采用队列研究方法，或选用新病例进行研究。

5. 非同期对照偏倚　非同期观察对照组与病例组病例，两组的可比性差，因为疾病的诊断，病情的轻重和治疗情况等因素，因时间的不同而发生明显变化时，会产生偏倚，这种偏倚称为非同期对照偏倚（non-contemporary comparison bias）。例如，90 年代使用某一种抗生素治疗猩红热的疗效，与 40 年代使用同一种抗生素的疗效相比较时，前者的治愈率高、并发症少，这主要是因为猩红热的致病病原菌 - 乙型溶血性链球菌的毒力随着时代的变迁而减弱，病人的临床症状变轻，并发症减少所致，而不是药物的主要作用。

6. 排除偏倚　对研究组和对照组的观察对象的任何排除在两组中不相同时所引起的误差，称为排除偏倚（exclusion bias）。在进行病例对照研究时要注意避免这种误差的产生。

【知识点 9-3】　　　　　　　　　　**选择偏倚的定义及分类**

1. 选择偏倚是由于研究者在选择观察对象时，由于选择条件的限制或设计失误、选择对象的方法不当等原因造成研究结果与真实情况之间有误差，这种误差称为选择偏倚。

2. 选择偏倚包括：入院率偏倚、检出征候偏倚、易感性偏倚、现患 - 新发病例偏倚、非同期对照偏倚等。

【案例 9-5】

一项胎儿畸形的影响因素调查中发现，母亲在回忆怀孕期间是否接受过 X 线的照射时产生偏倚，医院记录与回忆符合率为 73%，流产史前 10 年发生的，完整回忆率为 82%；20 年以前则为 73%。

【问题 9-3】

产生回忆偏倚的原因是什么？

【分析】

回忆偏倚在病例对照研究中最常见，其产生与以下原因有关。

（1）调查的事件或因素发生的频率太低，未给研究对象留下深刻印象而被遗忘。

（2）调查事件是很久以前发生的事情，研究对象记忆不清。

（3）研究对象对调查的内容或事件关心程度不同，因而回忆的认真程度有异。

（二）信息偏倚的定义、分类及其产生的原因

信息偏倚是在临床信息的收集、整理过程中，由于各种原因的影响而出现的误差，这种误差称为信息偏倚。其原因可来自研究者的观察方法、测量方法不一致或者是检查的准确度差等因素；也可以来自研究对象的回忆错误、没有回答有关问题、不接收测量和检查等原因。信息偏倚可分为回忆偏倚、无应答偏倚、失访偏倚、调查偏倚、临床资料遗漏偏倚、不接收测量偏倚、不敏感测量偏倚和错误分类偏倚等。

1. 回忆偏倚　回忆偏倚（recall bias）是指被调查者的记忆失真或不完整，使其准确性与真实情况之间存在着误差。回忆偏倚最容易发生于病例对照研究，在现况调查和回顾性队列研究中，凡涉及需要回忆的调查内容也都有可能发生。病例组和对照组的回忆偏倚可能不一致，往往表现为病例组的记忆较对照组准确。

2. 无应答偏倚　在调查中，当面询问、信访或电话询问时均会出现无应答现象，而且无应答者与应答者往往存在着系统差异，这种差异即为无应答偏倚（non-response bias）。例如，信访调查人群吸烟情况时，不吸烟者回信答复的多，即无应答率低；而吸烟者的回信答复的少，即无应答率高。

3. 失访偏倚　研究对象迁走、意外死亡或因与研究无关的疾病死亡，以及本人退出试验等，均可造成失访。尤其是在队列研究中由于观察时间较长，有的人因各种原因退出观察队列；而在慢性病治疗效果的观察中，研究对象往往由于药物的副作用而中途退出治疗，导致最后观察到结果的人数，明显少于观察开始时的人数。由于失访而出现的偏倚称为失访偏倚（loss to follow-up bias）。一般课题研究的失访率最好不超过 5%，否则应慎重考虑结果的解释和推论。

4. 调查偏倚　调查偏倚是指在调查病例与对照时，由于两组的调查环境与条件不相同、也可能是调查

人员的素质不高从而造成了两组的误差，这种偏倚称为调查偏倚。例如病例是在医院住院期间进行调查，而对照是在家庭中进行调查；调查者对病例和对照的态度不同，或者是病例及对照分别由两个人进行调查，其调查方法和质量有差异；也有的是由于仪器没有校正或准确度差而引起的。如血压计未经标准校准，从而使测量的血压值发生偏倚。

5. 诊断怀疑偏倚　诊断怀疑偏倚（diagnostic suspicion bias）容易发生于队列研究中，由于研究者事前知道研究对象的暴露史，希望或怀疑他们患有某种疾病，于是对暴露者和非暴露者在询问病史、疾病史和做各种检查时采取了不可比的方法和态度，导致研究结果上的偏倚。如在研究口服避孕药与下肢血栓性静脉炎关系的队列研究中，研究者对口服避孕药妇女倾向更频繁和仔细地寻求静脉炎的证据，仔细地查体，做更进一步的诊断检查，这样必然会更多地发现病例，尤其是那些病情较轻、需较复杂准确的检查才能确诊的病例。相反，对未服用避孕药的妇女的询问检查比较放松和随意，从而造成研究结果的偏倚。

6. 暴露怀疑偏倚　暴露怀疑偏倚（exposure suspicion bias）容易发生于病例对照研究中，由于研究者事先知道研究对象的患病情况，在收集病例组和对照组的暴露信息时采取了不同的方法和态度，致使病例组比对照组更易获得暴露信息的情况。如调查口服避孕药与心肌梗死的关系时，多次认真地调查病例组，让病人仔细回忆是否口服过避孕药，甚至给病人以启发和诱导，期望得到暴露史阳性结果。但却随意调查对照组，使病例组比对照组更易出现暴露史的阳性结果而造成偏倚。

7. 临床资料遗漏偏倚　由于临床资料中有的经过检查结果正常或阴性，但未做记录；或者是未经检查没有做记录，导致临床资料遗漏和不完整。如与完整的临床资料相比会产生误差，这种误差称为临床资料遗漏偏倚（missing clinical data bias）。

8. 不接受测量偏倚　由于检查测量方法易造成损伤、疼痛等结果，被检查者拒绝和逃避检查，造成两组被测量检查的数量不相同而产生偏倚，这种偏倚称为不接受测量偏倚。

9. 不敏感测量偏倚　当一个检测试验的结果不足以检出临床有意义的变化和差别时，这样就产生了假阴性的误差，这种误差称为不敏感测量偏倚。

10. 错误分类偏倚　由于判断疾病或暴露的标准不明确或方法不当，未能准确地判断患病或暴露，可以造成疾病的错误分类或暴露和暴露程度的错误分类，产生错误分类偏倚（misclassification bias）。错误分类均衡时，即各对比组受到同等程度的错分，偏倚趋向于无效值，此时不存在偏倚。只有当错误分类不均衡时，才发生正偏倚或负偏倚。

【知识点 9-4】　　　　　　　**信息偏倚的定义及分类**

1. 信息偏倚是由于在临床信息收集、整理过程中各种原因的影响而出现的误差，这种误差称为信息偏倚。

2. 信息偏倚可分为回忆偏倚、无应答偏倚、失访偏倚、调查偏倚、诊断怀疑偏倚、暴露怀疑偏倚、临床资料遗漏偏倚、不接受测量偏倚、不敏感测量偏倚和错误分类偏倚等。

【案例 9-6】

在一项关于吸烟是否导致消化性溃疡的研究中，需要考虑饮酒和喝茶可能是混杂因素。吸烟人群中喝茶和饮酒者的比率较高（不均等分布），而饮酒和喝茶均可能促进消化性溃疡的发生（影响研究结局）。如何判定饮酒和喝茶是否是混杂因素？

【分析】

混杂偏倚的判定原则为：比较混杂因素调控前后的暴露效果评估值，如果有在专业意义上的差异，则认为产生了混杂偏倚。本案例中，需要调控饮酒及喝茶的因素，对吸烟导致消化性溃疡的危险性前后进行比较，如果去除这些因素，研究结果前后在专业学角度有差异，那么可以判定饮酒和喝茶是混杂因素。

（三）混杂偏倚的定义、分类及其形成条件和判断依据

研究的危险因子与其他危险因子对患某病的因果联系程度被混淆在一起了，叫混杂；导致被研究因子对疾病的联系程度被扩大或缩小，这种歪曲真实性联系的作用称为混杂作用；由混杂作用引起的偏倚，称为混杂偏倚。引起混杂作用的其他危险因子就叫作混杂因子，它是研究疾病的一个影响因素，它又与

所研究的危险因子有联系，它在两组研究对象中的分布必须是不均衡的，这样才能产生混杂偏倚。

在使用病例对照、队列研究方法对多因素疾病病因研究时，混杂作用是经常出现的。在研究中，性别、年龄是最常见的引起混杂作用的两个因素。

当混杂因子对研究因子与疾病之间的联系产生歪曲时，混杂偏倚具有一定的方向性，其方向可正可负，其作用强度也可大可小。据此混杂偏倚可分为两种。即正混杂偏倚和负混杂偏倚。由于混杂因子的作用夸大了研究因子与疾病联系强度的混杂效应称为正混杂偏倚。由于混杂因子的作用缩小了研究因子与疾病联系强度的混杂效应称为负混杂偏倚。

混杂因子必须满足下列三个条件：①必须与所研究的疾病的发生有关，是该疾病的危险因素之一；②必须与所研究的因素有关；③必须不是研究因素与疾病病因链上的中间环节或中间步骤。满足这些基本条件的混杂因子如果在所比较的各组间分布不均，就可导致混杂偏倚的产生。

【案例 9-7】

一项饮酒与心肌梗死关系的病例对照研究结果见表 9-1。

结果显示饮酒与心肌梗死的发生有密切的联系，饮酒者发生心肌梗死的危险性较大，其 OR 值为 22.94，但对吸烟的情况进行调查后发现（表 9-2）：吸烟与心肌梗死的关系非常密切，OR 值为 100。同时，对吸烟与饮酒的关系进行分析，结果表明（表 9-3）饮酒者与不饮酒者相比，吸烟率差别十分明显。但吸烟同时是心肌梗死的危险因素，按是否吸烟对饮酒与心肌梗死的关系进行分层分析（表 9-4），结果发现无论在吸烟组还是不吸烟组，饮酒与心肌梗死的发生都没有关系。提示在这项研究中吸烟是一个混杂因素。

表 9-1 饮酒与心肌梗死关系的病例对照研究

因素	心肌梗死	
	+	-
饮酒	182	38
不饮酒	38	182

注：$OR = 22.94$

表 9-2 吸烟与心肌梗死关系

因素	心肌梗死	
	+	-
吸烟	200	20
不吸烟	20	200

注：$OR = 100$

表 9-3 饮酒人群中的吸烟情况

因素	饮酒	
	+	-
吸烟	198	22
不吸烟	22	198

注：$OR = 81$

表 9-4 饮酒与心肌梗死按是否吸烟的分层分析

因素	吸烟组心肌梗死		不吸烟组心肌梗死	
	+	-	+	-
饮酒	180	18	2	20
不饮酒	20	2	18	180

注：$OR = 1$；$OR = 81$

对混杂偏倚的识别可以根据混杂偏倚产生的机制，结合专业知识，并运用定量分析的方法进行判断。一般来说识别混杂偏倚的方法有下面几种。

（1）根据专业知识提出研究中可能存在的混杂因子。在流行病学研究中，混杂因子可分为两类：①其他未知的病因因子的相关因素或代表因素，常见的为与人口统计学有关的因素（如年龄、性别、种族、职业、文化水平等人口统计学指标）；②暴露因素以外的其他危险因子。研究中混杂因子广泛存在，表现形式多样，常常在隐匿中起到混杂作用。

（2）利用分层分析进行定量判别。对某一可能混杂因素的混杂作用的判别，可以通过将此因素分层，然后比较未分层的 RR 或 OR 值（称为粗 RR 或粗 OR，用 cRR 或 cOR 表示）和分层后的 RR 或 OR 值 [称为调整 RR 或调整 OR，用 $aRR(f)$ 或 $aOR(f)$ 表示]，判别条件如下：

笔记：

当 $cRR = aRR$ 时，或 f 无混杂作用，cRR 不存在 f 的混杂偏倚。

当 $cRR \neq aRR$ 时，或 f 有混杂作用，cRR 存在 f 的混杂偏倚。

【知识点 9-5】 **混杂偏倚的定义、分类及其产生的条件**

1. 被研究因子对疾病的联系程度被扩大和缩小，这种歪曲真实性联系的作用称为混杂作用；由混杂作用引起的偏倚，称为混杂偏倚。

2. 混杂偏倚按方向可分为正混杂偏倚和负混杂偏倚。

3. 混杂因子必须满足三个条件：①必须与所研究的疾病的发生有关，是该疾病的危险因素之一；②必须与所研究的因素有关；③必须不是研究因素与疾病病因链上的中间环节或中间步骤。

第三节　偏倚的控制

一、选择偏倚的控制

消除或防止选择偏倚产生的有效办法，是在课题设计阶段对产生选择偏倚的原因采取相应的措施，防止偏倚的产生；一旦选择偏倚已经发生，再进行校正往往是比较困难的。防止选择偏倚的关键是科研设计人员能够预见或估计到本课题可能出现哪些偏倚，在设计阶段要尽量减少可能的选择偏倚产生。

（一）研究对象的随机抽样、随机分配或随机分组

采取随机抽样方法选择研究对象，在进行分组时，可用随机数字表等方法。尽量使两组除研究因素（例如药物）不同外，其他的有关条件和影响因素均匀一致，使两组具有多方面的可比性。比如在进行某疾病危险因素的病例对照研究时，对照应是产生病例的人群中全体未患该病者的一个随机样本，选择病例时首先应当考虑选择社区人群中所有病例，这样可以避免入院率偏倚、检出症候偏倚等的发生。如果条件不允许要在医院中选择病例时，对照应当从来医院就诊的非该病患者中随机抽取。科研人员不能随便安排谁是观察组，谁是对照组；更不能安排病情轻的病例为一组，病情重的为另一组等，不能采用非随机方法分配病人。

（二）多设对照组

有条件时可设立两个或多个对照，如进行病例对照研究时，一个对照组来自社区人群，其他对照组可来自多个医院。并要求病例和对照的研究对象都是同一个时期的。通过比较不同对照组的结果判断是否存在选择偏倚。如果不同对照组所获得的结果无明显差异，则可能不存在选择偏倚，还应当注意，不同对照组结果相似是因各对照组选择偏倚程度相等；而如果两个对照组的结果不同，则将难于解释，有些学者认为可以以一个最大把握的对照组作为合理解释。例如为控制环境因素的影响，选择其配偶是合理的；而为控制童年期环境的影响，可选择其兄弟姐妹做对照。

（三）明确对象纳入和排除标准

严格掌握研究对象纳入与排除的标准，尽量选用新发病例作为研究对象，对照组则不应由慢性病病人组成；如果对照所患慢性病严重地影响暴露，则更不应作为对照。一般不选用老弱患者作为研究对象。在队列研究和干预试验的实施过程中，要定期进行随访，做好宣传和解释工作，减少研究对象中途退出和失访。不要轻易舍弃和剔除研究对象。

【知识点 9-6】　　　　　　　　　选择偏倚的控制

选择偏倚的控制：①研究对象的随机抽样、随机分配或随机分组；②多设对照组；③明确对象纳入和排除标准。

二、信息偏倚的控制

完全的避免信息偏倚是不可能的。流行病学研究中的变量，可以理解为该变量在人群中的一种估计量，我们所关心的不仅仅是数据有多么精确和详细，而是研究这些资料的准确性和详细程度在各比较组间是否相同。控制信息偏倚的产生，主要是在收集信息阶段，针对产生信息偏倚的原因采取相应措施。

（一）统一调查和实施盲法

在研究设计中对暴露因素必须有严格、客观的定义，并力求指标定量化。要有统一、明确的疾病诊断

标准，为了避免主观诱导作用应当加强对调查研究人员的培训，提高调查质量。研究者定期检查资料的质量。必要时采用盲法来收集资料和数据。所谓盲法是一种避免知晓研究对象获何处理的策略。一般可分为单盲（研究中只对研究对象设盲，即研究对象不知道自己是实验组还是对照组）、双盲（研究对象和给予干预或结局评估的研究人员均不了解试验分组情况，而是由研究设计者来安排和控制全部试验）、三盲（在双盲基础上对负责资料收集和分析的人员也设盲）。使用盲法就可以避免主观偏见或偏倚影响观察结果。

（二）设计完善的调查表和进行精确的测量

在调查表中回忆的内容，要尽量采用不宜为人们忘记的重要指标作为调查内容；可对同一内容以不同的形式重复询问，以帮助对象回忆并检验其应答的可信性。设计问卷多选用客观的指标作为记录以改善测量的准确性。重视问卷的提问方式和调查技术，减少调查中的回忆偏倚。研究用的测量仪器要精良，使用前必须要校准。不精确的仪器不要使用，以减少假阴性的误差。要用同样的方法，同等的态度对待每个被调查对象。在掌握诊断规范标准时宽严要一致，以减少错误分类偏倚。

（三）提高应答率，减少失访率

做好宣传工作，使研究对象了解研究的意义，主动配合研究者完成调查。通过对调查员的培训提高调查员实地调查的水平、加强随访等措施提高应答率，在调查中遇到无应答者要分析原因，针对具体情况采取补救措施，设法取得应答。尽量减少失访，了解失访的原因，并以每个观察对象按原分组追踪观察到底。

【知识点 9-7】　　　　　　　　　　　信息偏倚的控制
　　信息偏倚的控制：①统一调查和实施盲法；②设计完善的调查表和进行精确的测量；③提高应答率，减少失访率。

三、混杂偏倚的控制

混杂偏倚可发生在研究的各个阶段，因此可通过良好的设计、周密的分析和合理的解释来避免混杂因素对研究结果的影响。一般可以通过限制条件、匹配、随机分配、分层抽样、分层分析、多因素分析等多种方法进行控制。

（一）在设计阶段控制混杂

（1）限制：在设计中对研究对象的选择条件加以控制，设计时将两个比较组成员在人口统计学特征上近似，或将本次研究对象限定在某个年龄组内，或规定患某病的某型病例作为研究对象。例如在研究饮酒与高血压的关系时，考虑到吸烟也是高血压的危险因素，则排除吸烟者，只选择不吸烟者作为研究对象，这样就可以完全排除吸烟对高血压和饮酒的混杂作用。但是也会因为限制了研究对象的选择，既无法评价吸烟和高血压之间的影响，又无法研究吸烟和饮酒致高血压的交互作用。

（2）匹配：就是在选择好研究组（队列研究中的暴露组、病例对照研究中病例组）之后，根据各组个体特征来选择对照组。匹配又可分为个体匹配和群体频数匹配两种，即在暴露组和非暴露组中具有这个因素的人的比例相同。通常需要在年龄和性别这两个因素上匹配，因为许多疾病的发生、发展和预后都与这两因素密切相关。通过匹配可有效控制混杂因子的作用，提高研究结果的真实性，并可在减少样本数的情况下得出结论，提高了研究的效率。匹配因素不宜过多，匹配过度不仅无法提高统计学效率还有可能导入新的混杂。

（3）随机分配：随机分配是用于临床试验研究，即将研究对象随机分配入各组，使各组的混杂因子分布均匀，则可控制混杂因子的作用。如果样本大小受限制的话，则随机分配后，混杂因素发挥混杂作用的程度与样本大小呈反比。随机分配不适用于观察性研究。

（4）分层抽样：在进行人群调查时，先按可能的混杂因素分层，然后在各层内进行随机抽样，这样可以较好地控制混杂。

（二）在分析阶段控制混杂

在分析阶段控制混杂有下列几种方法。

（1）分层分析：分层是将资料按某些影响因素分成数层（亚组）进行分析，是常用的检出和控制偏倚的方法之一。分层方法控制偏倚主要用在资料的分析阶段。如研究饮酒与高血压的关系时，怀疑吸烟可能为混杂因素，需要：①按吸烟分层，如分层后各亚组的 *OR* 比较一致，都有所升高或下降；②即可计算出总的 *OR*。即为调整混杂作用的 *RR* 或 *OR*，记为 *aRR* 或 *aOR*。一般用 Mantel-Haenszel 法，尤其对小样本适用。如果是大样本，则 Mantel-Haenszel 法和 Logit 法皆可用。③再将 *aRR* 或 *aOR* 与分层前的 *cRR* 或 *cOR* 进行比较。一般而言，如果差值有 0.5 以上的改变（*RR* 或 *OR* ＞ 1 时）或者有 0.1 以上的改变（*RR* 或 *OR* ＜ 1 时），就可以下"存在混杂偏倚"的结论。

（2）标准化法；当混杂因子在不同组分布不均匀时，可以选择一种标准构成，用来调整原来分布的不均匀性。假如两个率经过标准化调整后，使得某一混杂因子的影响受到同等加权，则这两个率的可比性强。这种方法称为标准化方法。

（3）多因素分析法：当样本数不够大，不足以分层分析，或者希望检查多种因素（包括研究因子和各种混杂因子）对疾病的综合影响时，可考虑引用多因素分析方法进行统计学分析。20 世纪 60 年代，Cornfile 提出了 Logistic 回归模型。经过几十年的发展，Logistic 回归模型已经被广泛应用于流行病学危险因素的研究。不论在病因学研究或预后的研究中，危险因素或预后因素与疾病的关系都是非常复杂的，各种危险因素或预后因素之间可以相互影响，它们对结果的影响大小也不相同。采用 Logistic 回归模型进行多变量分析，能在复杂关系中平衡多种混杂因素的作用，进一步筛选出主要的危险因素或预后因素。多因素分析方法除 Logistic 回归以外还可以用 Cox 模型、对数线性模型等方法进行分析。

在研究的每一个阶段往往都是几种偏倚共存的。选择偏倚、信息偏倚及混杂偏倚可以在同一阶段发生，但是它们的来源有所不同。偏倚控制措施可以结合在一起进行，有针对性的避免偏倚的发生。

【知识点 9-8】　　　　　混杂偏倚的控制
　　混杂偏倚的控制：①在研究设计阶段有限制、匹配、随机分配和分层抽样等；②在研究分析阶段有分层分析、标准化法、多因素分析法等。

思　考　题

一、名词解释

1. 选择偏倚（selection bias）　　2. 信息偏倚（information bias）　　3. 混杂偏倚（confounding bias）

二、是非题（是打"＋"，非打"－"）

1. 偏倚是研究设计中发生的系统误差。

2. 偏倚一般可分为选择偏倚、信息偏倚和测量偏倚。

3. 入院率偏倚、现患 - 新发病例偏倚、无应答偏倚都属于选择偏倚。

三、选择题（从 a ～ e 中选择一个最佳答案）

1. 以医院的住院病例或门诊病例为调查对象，由于入院率或就诊率的不同造成偏差是_____。

a. 抽样误差　　　　　b. Berkson 偏倚　　　　c. 易感性偏倚　　　d. 混杂偏倚　　　e. 无应答偏倚

2. 混杂因子必须与哪组因素有关_____。

a. 与病例、对照均有关　　　　b. 与疾病、暴露均有关　　　c. 与暴露组、非暴露组均有关

d. 与病例组、暴露组均有关　　　e. 与病例组、对照组、暴露组、非暴露组均有关

四、简答题

1. 何为研究的内部真实性和外部真实性？

2. 病例对照研究中常见的信息偏倚及其控制？

（胡利人　倪进东　周　旋）

第 10 章 传染病流行病学

第一节 概 述

一、传染病发生的基本条件

传染病是指由病原微生物及其毒性产物所致的具有传染性的疾病，其发生、发展和传播是病原体、宿主及外环境之间相互斗争和相互作用的结果。

1. 病原体　病原体是指能够引起宿主致病的各种微生物，如细菌、病毒、立克次体、支原体、衣原体、螺旋体、寄生虫等。病原体侵入宿主机体后是否能致病，主要取决于病原体的特性、数量的多少及其侵入门户。病原体的特性包括传染力、致病力和毒力。病原体通常还可因周围环境或遗传因素的改变而发生变异，包括抗原变异、毒力变异和耐药性变异。

（1）病原体的特性

①传染力：传染力是指病原体在宿主体内定居和繁殖，并引起感染的能力。传染力的大小常用二代发病率来衡量。有些传染病的病原体具有很强的传染力，如天花病毒、麻疹病毒等，而有些则相对较弱，如麻风杆菌等。

②致病力：致病力是指病原体侵入宿主后引起疾病的能力，其大小常用感染者中患有临床疾病者所占比例来衡量。致病力的大小主要取决于病原体在宿主体内繁殖速度的快慢、组织损伤的程度、病原体是否能产生特异性毒素等。致病力较强的病原体如天花病毒、狂犬病病毒等，较弱的有麻风杆菌等。

③毒力：毒力是指病原体感染机体后可引起严重病变的能力，由毒素及其他毒力因子组成。其大小可用病死率或发生严重后遗症者占总感染人数的比例来衡量。毒力较高的病原体有狂犬病病毒、天花病毒、结核杆菌等，较弱的如风疹病毒等。

（2）病原体的变异

①抗原性变异：病原体发生抗原性变异的主要原因是发生了基因突变。病原体的抗原性变异常可导致疾病的暴发或流行，如甲型流感病毒变异所导致的流感大流行。

②毒力变异：病原体的毒力变异一方面可使其毒力增强，另一方面还可使其毒力减弱，后者可用于制作疫苗，如减毒活疫苗。

③耐药性变异：耐药性变异是指原本对某种抗菌药物敏感的细菌对该种药物不敏感或耐受，是多种传染病流行不能控制或复燃的重要原因，如结核病。

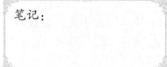

2. 宿主 宿主是指在自然条件下被病原微生物寄生的人或动物。当机体具有免疫力时，可抵抗病原体的侵入，使其难以在宿主体内定居、繁殖，从而不会导致感染或发病。免疫力是指宿主机体针对某种病原微生物及其毒素所产生的特异性抵抗力，可通过细胞免疫和体液免疫作用产生。

二、传染病流行的现状

人类在与传染病做斗争过程中，已经取得了辉煌成绩，但是我们仍应清醒地认识到，在当今传染病仍然是人类健康的大敌。据 WHO 统计，全世界有一半以上的人受到新旧传染病的威胁，全世界每小时有1500人死于传染病，大多数是儿童和青壮年。我国的形势也不容乐观，据统计，2014 年全国共报告法定传染病 7 184 391 例，发病率为 530.15/10 万，死亡 16 629 例，死亡率为 1.23/10 万。传染病的防治工作在新时期也面临着许多新情况和新问题。

（一）目前已能够预防的传染病

随着人类生物技术的发展，新疫苗的不断出现及推广使用，使许多传染病的预防成为可能。如脊髓灰质炎、麻疹、白喉、百日咳、破伤风等传染病均得到了有效的预防和控制。

（二）未被控制的传染病

目前，仍有许多传染病在我国尚未得到有效控制。如结核病及肾综合征出血热等急性传染病。自 1990 年以来，在自然界出现了鼠间鼠疫活跃，人间鼠疫剧增的现象；霍乱自 1961 年传入我国后，也一直呈周期性流行；病毒性肝炎在我国属高发病种的传染病，其发病率和死亡率均居前位。尤其是乙型肝炎，在我国东部、中部、西部地区其表面抗原标化阳性率分别为 9.20%、7.24% 和 8.24%。2014 年全国报告的乙型肝炎发病数达 935 702 例。沿海地区还时有甲型肝炎的暴发流行，同时新型肝炎病毒感染和流行时有发生；结核病的情况也不容乐观，据世界卫生组织统计，2013 年全世界新发肺结核病例有 900 万，其中因结核病死亡者达 150 万，在我国至少有 5.5 亿人曾感染过结核杆菌，仅 2014 年全国报告的肺结核发病数为 889 381 例，死亡 2240 例；在我国已有 30 个省（市）发生了肾综合征出血热疫情，且全球有 90% 以上病人在我国。这些均将成为今后我国防治传染病的重要工作内容。

（三）死灰复燃的传染病

一些传染病在人类的共同努力下原本已得到控制，但由于种种原因目前又再度出现。如我国的性病在

60 年代初已被消灭，而于 80 年代再度出现。1999 年报告数突破 70 万，而实际发病数约在 300 万以上。据统计，我国性病发病率呈显著增长趋势，尤其是梅毒、淋病等性病，目前在全国许多地区的发病率已跃居传染病发病顺位的第 2、3 位。据报道，2014 年全国共报告梅毒和淋病 514 564 例，发病率为 37.97/10 万。某些寄生虫和细菌、病毒性疾病如血吸虫病、布鲁氏菌病及登革热等疾病的发病率，在 60 年代已下降至国家规定的基本控制标准下，而在近年不论其发病率还是感染率均出现再度回升趋势。

（四）新发现的传染病

据文献统计，20 世纪 70 年代以来，在全球范围内新发现的传染病有 30 多种。按照新传染病在人间存在的历史及被发现的特点可将其分为三类：①疾病以往在人间可能不存在，确实是人类新出现的传染病，如艾滋病、O_{139} 霍乱、传染性非典型肺炎等。②疾病在人间早已存在或可能早已存在，近 20 年来才被发现和认识，如莱姆病、戊型肝炎、丙型肝炎、禽流感、甲型流感等。③对一些过去认为是非传染病或慢性病的疾病找出了病原体，并确认这些疾病也是具有传染性的，如幽门螺杆菌引起的胃溃疡或萎缩性胃炎；乙肝病毒、丙肝病毒引起的肝癌及人类 T 细胞嗜淋巴病毒Ⅰ、Ⅱ型分别引发的人类 T 细胞淋巴瘤白血病及毛皮样细胞白血病等。上述②③类，特别是第②类传染病，在人间早已或可能早已存在，但未能及时发现的重要原因之一是：这些传染病在过去并没有像现在这样在人间大量发生和流行，以致没有受到人们的重视和注意。因此，这些疾病对于广大人群来说，也可以视为新出现的传染病。

第二节　传染病的传染过程

传染过程（infection process）是指病原体侵入机体，并与机体相互作用、相互斗争的过程。病原体是一种活的寄生物，它在体内的寄生特性是在长期进化过程中与机体相互作用、相互适应中逐渐形成的。经过传染过程，宿主一方面仍可保持健康状态，另一方面也可成为症状轻重不一的病人或隐性感染者及病原携带者。所以，传染过程不一定都导致传染病，而传染病的发生必然有传染过程。传染过程是在个体中发生的，是一种纯生物学现象。

人体感染了病原体后，经过传染过程，所表现出轻重不等的临床表现称为感染谱（spectrum of infection）。疾病的临床表现可分为以下三种类型，见图 10-1。

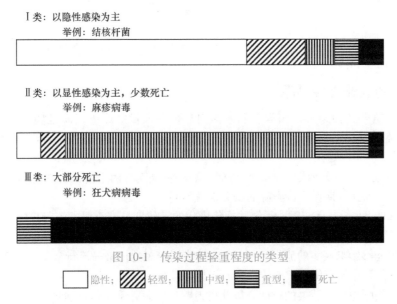

图 10-1　传染过程轻重程度的类型

（一）以隐性感染为主的传染过程

这类传染病往往隐性感染者所占比例较大，临床上表现出典型症状及体征者仅占极少部分，而严重病例和死亡病例更为少见。此种感染状况流行病学称之为"冰山"现象（iceberg phenomenon）。此种感染状态之所以被比喻为"冰山"，是因为人们感染后，能够被观察到有明显症状和体征的病人如同冰山外露于海面上的尖顶部分十分少见，而感染的绝大部分在临床上无法观察到，好比隐藏于海平面以下的庞大山体，无法窥见。通常以隐性感染为主的传染病有脊髓灰质炎、流行性乙型脑炎（以下简称乙脑）、流行性脑脊髓膜炎（以下简称流脑）等。

（二）以显性感染为主的传染过程

这类传染过程的特点是当人们感染病原体后，绝大多数人在临床上均能表现出较明显的症状和体征，而隐性感染者及重症感染者或死亡病例仅占极小部分，如麻疹、水痘等。

（三）大部分感染者以死亡为结局的传染过程

此类传染过程的特点是大多数感染者均表现出严重的临床症状及体征，且多以死亡为结局，如狂犬病等。

感染谱的研究有助于了解传染病在人群中流行的全貌，从而为制订相应的防制对策与措施提供依据。

第三节　传染病的流行过程

流行过程（epidemic process）与传染过程完全不同，它是传染病在人群中发生、蔓延的过程，且是在群体中发生的。它的发生必须具备传染源、传播途径和易感人群三个基本环节，因为这三个环节是构成传染病在人群中蔓延的生物学基础，倘若缺乏任何一个环节，新的传染就不可能发生。同样三个环节若孤立并存也不能引起疾病的传播。所以三个环节必须是同时并存、相互联系，才能构成传染病在人群中的流行。流行过程在人群中无论在时间上和空间上的表现都是错综复杂的，并非是一种纯生物学现象，其过程常常会受到社会因素及自然因素的影响。若能正确认识各种传染病流行过程的规律性，及时采取有效措施，阻断三环节中的任一方面，即可阻止传染病的流行，从而达到控制以至消灭传染病的目的。

【知识点 10-1】　　　　　　　　传染病流行过程的三个基本环节
　　传染病的发生必须具备传染源、传播途径和易感人群三个基本环节，因为这三个环节是构成传染病在人群中蔓延的生物学基础，倘若缺乏任何一个环节，新的传染就不可能发生。同样三个环节若孤立并存也不能引起疾病的传播。所以三个环节必须是同时并存、相互联系，才能构成传染病在人群中的流行。

一、传　染　源

传染源（source of infection）是指体内有病原体生长繁殖并能排出病原体的人和动物。包括传染病病人、病原携带者和受感染的动物。

（一）受感染的人作为传染源

1. 病人　病人是重要的传染源。因为在病人体内常存在大量病原体，而且病人所特有的症状与体征又非常有利于病原体的排出；另外，有些无病原携带者的传染病，病人可成为唯一的传染源，如麻疹、水痘等。

传染病的病程经过一般可分为潜伏期、临床症状期和恢复期。由于传染源在各期是否排出病原体及排出量和频度各不相同，因此各期作为传染源的意义也就不同。

（1）潜伏期（incubation period）：了解掌握传染病的潜伏期具有重要的流行病学意义，而且应用范围广泛。具体表现在以下几个方面。

①潜伏期的长短能够影响疾病的流行特征：一般潜伏期较短的传染病流行常呈暴发型，表现为来势猛、平息快，如流行性感冒等；而潜伏期长的传染病流行持续较久。

②根据潜伏期可判断患者受感染的时间：以此可追踪传染源并确定传播途径。

③根据潜伏期的长短确定接触者的留验、检疫或医学检验期限：一般期限为常见的潜伏期增加 1 ～ 2 天。对危害严重的传染病的留验或检疫时间需按最长潜伏期来确定。

④根据潜伏期可确定免疫接种的时间：如麻疹的易感接触者只有在潜伏期最初 5 天内施行被动免疫才有效。

⑤根据潜伏期评价某项预防措施的效果：如实施某项预防措施后，经过一个潜伏期发病数下降，则认为可能与该预防措施有关。

潜伏期的流行病学意义在于：①潜伏期的长短能够影响疾病的流行特征；②根据潜伏期可判断患者受感染的时间；③根据潜伏期的长短确定接触者的留验、检疫或医学检验期限；④根据潜伏期可确定免疫接种的时间；⑤根据潜伏期评价某项预防措施的效果。

（2）临床症状期（clinical stage）：该期是传染病病人表现出特异性症状和体征的时期。这一时期具有重要的流行病学意义。因为此期病原体在病人体内繁殖量最大，同时病人又具有促进病原体排出的症状，如痢疾的腹泻，麻疹、水痘的喷嚏与咳嗽等，均可使大量病原体排出，所以此期的传染作用最强。另外，病人在发病期间常需他人护理与探视，若隔离不严格，很易导致疾病的传播。

病人作为传染源的意义大小主要取决于其排出病原体的数量多少及毒性大小，此外还取决于病人是否被隔离及隔离的严格程度和条件。但对于那些轻型或不典型的病人，往往因活动不受限，具有与易感者广泛接触的机会，因此其传染源作用不容忽视。

笔记：

（3）恢复期（convalescent period）：指病人的临床症状已消失，机体所受损伤处于逐渐恢复的时期。此时机体的免疫力开始出现，病人体内的病原体迅速被清除，即不再成为传染源，如天花、麻疹、水痘等。但有些传染病在恢复期仍能排出病原体并继续充当传染源，如痢疾、伤寒等。因此，不同传染病的恢复期有不同的流行病学意义。

病原体侵入易感者机体使其感染后，可使机体具有一定的传染期（communicable period），即指传染病患者排出病原体的整个时期。传染期一般需依据病原学检查和流行病学调查结果加以判断。它是决定传染病病人隔离期限的重要依据。

2. 病原携带者　病原携带者（carrier）是指没有任何临床症状但能排出病原体的人。病原携带者可按其携带病原种类的不同分别称为带菌者、带病毒者和带虫者等。还可按照病原携带状态和临床分期的关系分为以下三类。

（1）潜伏期病原携带者（incubatory carrier）：是指在潜伏期内即能向体外排出病原体的人。一般仅有少数传染病如白喉、麻疹、流脑、伤寒、副伤寒、痢疾、霍乱等有这种病原携带者。因此当这些传染病流行时，及时发现并加以控制，对防止疫情进一步扩散具有重要意义。

（2）恢复期病原携带者（convalescent carrier）：是指临床症状消失后，在一定时间内仍能向体外排出病原体的人。如伤寒、痢疾、白喉、乙型肝炎（以下简称乙肝）等。一般情况下，恢复期病原携带状态持续时间较短，但少数病人可持续较久，甚至延续终生（如乙肝、伤寒等）。一般在临床症状消失后，3个月内仍能向体外排出病原体的人称为暂时性病原携带者；超过3个月的称为慢性病原携带者。慢性病原携带者多具有间歇性排出病原体的现象。因此，一般认为至少连续3次检查阴性时，才能确定病原携带状态已经消除。应当注意的是，对于这类病原携带者若管理不善，往往可引起某些传染病的暴发或流行。

（3）健康病原携带者（healthy carrier）：指未曾患过传染病，但却能排出病原体的人。这种携带者通常只能依靠实验室方法检出。如乙肝、脊髓灰质炎、乙脑、白喉的健康病原携带者等。一般认为健康病原携带者可能是隐性感染的结果。但隐性感染不一定都能成为健康病原携带者。此型携带者一般排出病原体的数量较小，持续时间短，因而流行病学意义相对较小。但像乙肝、流脑等健康病原携带者由于为数众多，可以成为重要的传染源。

病原携带者作为传染源的意义大小主要取决于排出病原体的数量、携带的时间、携带者的职业、生活环境、卫生习惯和携带者所处环境的卫生水平。其中以携带者的职业及个人卫生习惯最重要。

（二）受感染的动物作为传染源

人类在一定条件下罹患以动物为传染源的疾病称为自然疫源性疾病，又称人畜共患疾病。这类传染病绝大多数均能在家畜、家禽或野生动物中自然传播。

1. 人畜共患疾病的分类

（1）以动物为主的人畜共患病：这类人畜共患病的病原体通常是在动物间传播并延续其后代，只有在一定条件下才能传播给人。此类传染病在人间不会引起人传人的现象发生，如狂犬病、森林脑炎、人欧利希病、旋毛虫病及钩端螺旋体病等。

（2）以人为主的人畜共患病：此类人畜共患病的病原体主要靠人延续其种属世代。如阿米巴病、人型结核等。

（3）人畜并重的人畜共患病：此类人畜共患病人与兽作为传染源的作用并重，并可互为传染源。如血吸虫病等。

（4）真性人畜共患病：这类病原体的生活史必须在人与动物体内协同完成，缺一不可。如牛绦虫病、猪绦虫病等。

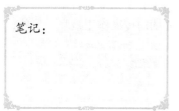

2. 人畜共患病的特点　人畜共患的病原体是动物的寄生物，人在偶然机会受到感染。但由于人与动物处于不同的进化阶段，所以当人感染了这些病后，其传染过程、传播方式及流行过程与动物感染后并不完全相同。啮齿类动物感染森林脑炎等病毒后往往没有症状，不易被人所知，而人感染后则可表现出严重的临床经过。动物感染鼠疫、炭疽、血吸虫病、布鲁氏菌病、狂犬病后有症状，但与人感染后症状不同。且在人、动物间与人间的传播方式也不同。比如鼠患鼠疫后表现为淋巴系统的受累和致死性的败血症，不发生肺鼠疫，而人感染后则发生肺鼠疫、腺鼠疫及败血症。肺鼠疫在人间通过空气飞沫传播可引起流行。

受感染的动物作为传染源的流行病学意义，一方面取决于人和动物接触机会和感染动物的数量；另一方面取决于是否有传播条件和媒介存在；此外还与人们的卫生知识和生活习惯等因素有关。

二、传播途径

任何传染病的病原体侵入机体后均有其特殊的定位，并在此完成其本身的生长繁殖。这种特殊定位是病原体在长期进化中形成的，也是病原体生存最适宜的地方。病原体作为一个生物种，为延续其种属是不可能在宿主体内的定位地点无限期地停留及繁殖下去，而是在长期进化过程中病原体已适应了从一个宿主转移到另一个宿主的过程。病原体不断更换其宿主的过程在流行病学上称为传播机制（mechanism of transmission）。

每种病原体的传播机制都有各自的特点，但可概括为三个阶段，即：①病原体自宿主体内排出；②病原体停留在外界环境中；③病原体侵入新的易感者体内。传播机制的第一阶段与病原体在宿主体内的定位有关。如麻疹和流行性腮腺炎的病原体都定位于呼吸道，这就决定了这些病原体都随呼吸道分泌物被排出；伤寒和痢疾的病原体都定位于消化道，经过繁殖，其病原体可随呕吐物及粪便排出。病原体在宿主体内的定位主要有肠道、呼吸道、血液及体表（包括皮肤黏膜）四大类，所以病原体的排出也主要随粪便、呼吸道分泌物、皮肤黏膜渗出物排出或经吸血节肢动物吸出。可见病原体在宿主体内的定位决定了它被排出的特点。第二阶段直接受第一阶段的制约，间接受病原体在体内定位的影响。例如由肠道排出的病原体多污染地面或水，也可能被蝇或手所携带。第三阶段同样和病原体的定位有关，如肠道定位的病原体均是通过粪-口途径实现传播的。

病原体从传染源体内排出后，再侵入新的易感者机体前，在外界环境中停留和转移所经历的全过程，即为传播途径（route of transmission）。病原体由传染源排出，进入易感者体内之前，在外环境中必须依附于一定的媒介物（如空气、食物、水、蝇、日常生活用品等），这些参与病原体传播的媒介物称为传播因素。各种疾病在传播过程所借助的传播因素可以是单一的，也可以是多因素的。一般概括有以下几种。

1. 经空气传播　经空气传播（airborne infection）包括下列三种方式。

（1）经飞沫传播（droplet infection）：呼吸道传染病的病原体存在于呼吸道黏膜表面的黏液中或呼吸道黏膜纤毛上皮细胞的碎片里。当病人咳嗽、打喷嚏时可从鼻咽部喷出大量含有病原体的黏液飞沫。体积较小的飞沫（直径在15um～100um）可在空气中悬浮，但时间很短，一般不超过3秒钟，局限于传染源周围，因此受飞沫传播的对象仅限于传染源周围的密切接触者。一些对外环境抵抗力较弱的病原体，如脑膜炎双球菌、流行性感冒病毒、百日咳杆菌引起的疾病，常经此方式传播。

（2）经飞沫核传播（droplet nucleus infection）：飞沫核是指病人排出的小飞沫当与周围空气接触时，水分蒸发，表层干燥而变得致密，内部仍有水分的核。对外环境抵抗力较强的病原体（如白喉杆菌）在飞沫核内仍能存活，此时若被易感者吸入，即可造成飞沫核传播。

（3）经尘埃传播（dust infection）：病人排出的较大飞沫或带有大量分泌液的痰落在地面，干燥后随尘土重新飞扬悬浮于空气中，易感者吸入后即可感染。如结核杆菌和炭疽杆菌芽孢均能耐干燥，抵抗力较强，因此可经此途径造成传播。

经空气传播传染病的流行特征有：①传播途径易于实现，病例常可连续发生，病人常为传染源周围的易感人群。若易感人群集中，可致短潜伏期疾病的暴发或流行；②在缺乏有效的预防措施时，此类传染病多有周期性与季节性升高的现象，一般以冬、春季多见；③儿童多发；④流行强度与居住条件、人口密度、人群中易感人口比例及卫生条件密切相关。

2. 经水传播　经水传播（water-borne infection）包括有两种传播方式。

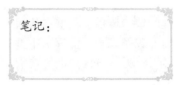

（1）经饮水传播：这是肠道传染病最常见的传播途径之一。由于一些地方的供水系统及饮水质量得不到卫生保障，使饮用水源有可能通过各种方式遭受污染，如地面的粪便、污水、污物等被雨水、融雪水、洪水冲入水源；厕坑、堆肥场及田地中施用粪肥经地面渗入而使水源受到污染；自来水输入管道的破损也可致饮水被污染等。其流行强度多取决于病原体在水中存活时间的长短、水源被污染的程度及频度、被污染水源的性质及供水范围大小、饮水管理完善程度及居民的卫生习惯等。

经饮水传播传染病的流行特征有：①病例的分布常与供水范围一致，有共同饮用同一水源的历史；②除哺乳婴儿外，各种年龄、性别及职业人群均可发病，暴饮者发病较多；③若水源经常被污染，则多表现为慢性流行经过，若系一次大量污染，可致暴发或流行；④对水源采取净化措施后，暴发或流行即可平息；⑤有些患者潜伏期较长，临床症状较轻。

（2）经疫水传播：是指通过接触含有病原体的疫水所引起的传播。常见的经疫水传播的传染病有钩端螺旋体病、血吸虫病等，其危害性大小主要取决于人体与疫水接触面积大小、次数多少与时间长短等。

经疫水传播传染病的流行特征有：①病人均有接触疫水的历史；②发病多表现有季节性、地方性及职业上的差异，一般以与疫水接触的职业人群多发；③大量易感人群进入疫区与疫水接触后，可发生暴发或流行；④对疫水采取措施或加强个人防护后，可控制病例的发生。

3. 经食物传播　经食物传播（food-borne infection）的传染病多见于肠道传染病。除此，某些寄生虫病、个别呼吸道传染病（结核病、白喉）及少数人畜共患病（炭疽病、布鲁氏菌病）等也可经此途径传播。食物传播的作用与病原体的特性、食物的性质、污染的程度、食用方式及人们的生活习惯有关。

食物传播主要有两种情况，一种是食物本身含有病原体所致，如感染绦虫病的牛、猪肉；患炭疽的牛、羊肉；被沙门氏菌感染的家畜及家禽所产的蛋等。当人们食入这些不熟或半熟的肉、蛋类时就能引起感染。另一种是食物被污染所致，如食物在生产、加工、运输、贮存、销售等各个环节，若卫生设施不良及管理不当，就易造成食物的污染而导致某些传染病的发生与流行。

经食物传播传染病的流行特征有：①患者有同吃被污染食物的历史，不吃者不发病；②如系一次大量污染，在用餐者中可呈暴发或流行；③停止供应该食物后，暴发或流行即可平息；④患者的潜伏期较短，临床症状较重。

4. 经接触传播　经接触传播（contact infection）常分为直接接触传播（direct contact transmission）和间接接触传播（indirect contact transmission）。

（1）直接接触传播：是指易感者与传染源直接接触而导致的传播。如性病、狂犬病及鼠咬热等。直接接触一般只能形成个别病例，以散发为其特点。

（2）间接接触传播：是指易感者间接接触了被病原体污染的物品所造成的传播。通常多由于接触了被污染的日常生活用品，如毛巾、餐具、门把手等造成的传播，故通常又将这种传播方式称为日常生活接触传播。多见于肠道传染病和在外环境中抵抗力较强的呼吸道病原体所引起的传染病，如白喉、结核病等。

经间接接触传播传染病的流行特征有：①一般很少造成流行，多以散发发病为主，可形成家庭及同住者之间的传播；②流行过程缓慢，无明显的季节性高峰；③在卫生条件较差的地区及卫生习惯不良的人群中发病较多；④加强对传染源管理及严格的消毒制度后，可减少病例的发生。

5. 经节肢动物传播　经节肢动物传播（arthropodborne infection）是指通过苍蝇、蚊子、虱子、跳蚤及蜱、螨等节肢动物作为媒介所造成的传播，所以又可将其称为虫媒传播。这些节肢动物是通过机械携带作用及吸血活动而成为传播媒介的。那些定位于血液、淋巴系统中的病原体没有自然排出的途径，必须由吸血节肢动物将其吸出动物体，才能造成传播。多属于生物性传播，即当病原体进入节肢动物体内，在其相应器官经过发育、繁殖后感染易感者的传播方式。具有生物学的特异性，其特点是一种病原体只能通过一定种属的节肢动物媒介进行传播，如按蚊传播疟疾，只有按蚊属的若干种才是重要媒介。

经节肢动物传播传染病的流行特征有：①多表现有一定的地区性分布特点，病例分布与传播该病的节肢动物分布一致；②多表现有一定的季节性分布特点，其发病率的升高与特定节肢动物的活动季节相一致；③有明显的职业及年龄分布特点，多见于从事特殊职业人群，如森林脑炎多见于伐木工人，在老疫区发病多集中在儿童，而在新疫区发病则不表现出年龄分布的差异；④多无人与人之间的相互传播。

6. 经土壤传播 经土壤传播（soil-borne infection）是指易感人群通过各种方式接触了被污染的土壤所致的传播。土壤在传播一些肠道寄生虫病（蛔虫、钩虫等）及病原体能在土壤中形成芽孢的一些疾病（破伤风、炭疽等）中具有特殊的意义和作用。一方面是因为这些虫卵必须在发育到一定阶段才能感染人；另一方面是因为能形成芽孢的病原体在外环境中存活时间较长，倘若破损皮肤与之接触即能造成感染。

经土壤传播疾病的意义大小主要取决于病原体在土壤中存活的时间以及易感者与土壤的接触机会及个人的卫生习惯等因素。

7. 医源性传播 医源性传播（iatrogenic infection）是指在医疗、预防工作中，由于未能严格执行规章制度和操作规程，人为地造成某些传染病的传播。一般可将这种传播归纳为两种类型：其一是易感者接受了不合格的检查、诊疗或预防措施所造成的感染，多见于医疗器械、检查用内窥镜、针头、针筒、采血器消毒不严或被污染的情况；其二是由于输血或所使用的生物制品和药物遭受污染而引起的传播，如乙肝、丙型肝炎、艾滋病等。

上述七种传播途径均是病原体在人与人之间相互传播的，故可将其统称为水平传播（horizontal transmission）。

8. 垂直传播 垂直传播（vertical transmission）是指病原体通过母体传给子代的传播或称母婴传播。一般包括下列几种方式。

（1）经胎盘传播：指感染是通过孕妇胎盘血液将病原体传给胎儿而实现的。如风疹、乙肝、艾滋病等均可经胎盘传播引起先天性感染。如孕妇在怀孕早期患风疹，可使胎儿畸形的发生率明显增加。

（2）上行性传播：指病原体经阴道通过宫颈口抵达绒毛膜或胎盘引起的胎儿感染。如白色念珠菌、葡萄球菌、单纯疱疹病毒等。

（3）分娩引起的传播：如孕妇产道感染严重，分娩时胎儿易被感染，如淋球菌、疱疹病毒感染，均可通过这种方式传播。

> **【知识点 10-3】　传染病传播途径的分类**
> 传染病的传播途径包括：①经空气传播；②经水传播；③经食物传播；④经接触传播；⑤经土壤传播；⑥经节肢动物传播；⑦医源性传播；⑧垂直传播。

三、易感人群

人群易感性（herd susceptibility）是以人群作为一个整体对传染病易感的程度。判断一个人群易感性的高低需依据该人群每个个体的易感状态，即取决于这个群体中易感个体所占比例与机体的免疫程度。一般可通过了解该病历年在人群中的流行情况、预防接种情况及对人群抗体水平的测定结果等途径来判断一个人群对某一传染病易感水平的高低。人群易感性是以人群中非免疫人口占全部人口的百分比来表示的。相反，人群免疫性（herd immunity）是以人群中免疫人口占全部人口的百分比来衡量的。

人群易感性的高低对传染病的流行过程有一定的制约作用，即当人群中免疫人口比例增加时，则可使传染病的发病率大大降低。这是因为具有免疫力的人除本身不发病外，还能对易感者起到屏障的保护作用。当人群中免疫人口达到一定比例时，甚至可终止传染病的流行。

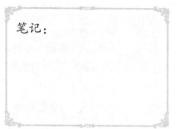
笔记：

四、疫源地及流行过程

（一）疫源地

传染源向四周传播病原体所能波及的范围称为疫源地（infectious focus），即可能发生新的感染或新病例的范围。每个传染源都可单独构成一个疫源地。但是在一个疫源地内可同时存在一个以上的传染源。对疫源地采取措施能有效地控制疾病的流行，所以对疫源地存在的时间及范围要及时查清。

疫源地的范围有大有小，通常把范围较小的疫源地或单个传染源所构成的疫源地称为疫点，指同一门户出入的住户或是病家，可疑病人及带病原携带者在生活上密切相关的若干户为范围。当若干疫源地连成片且范围较大时称为疫区。它在农村一般多指一个村、一个乡或毗邻乡，城市以一个或几个居委会或一条街道为范围。

疫源地的大小常随病种及时间而变动。其范围大小取决于四个因素，即：①传染源的存在时间；②传染源的活动范围；③传播途径的特点；④周围人群的免疫状况。

疫源地的消灭必须具备三个条件：①传染源被移走（隔离治疗或死亡）或消除了排出病原体的状态（治愈）；②通过各种措施已将传染源排至外环境中的病原体彻底杀灭；③所有的易感接触者均已度过了该病的最长潜伏期，而无新的病例或感染发生。

> 【知识点10-4】 **疫源地的被消灭的条件**
> 疫源地的消灭必须具备三个条件：①传染源被移走（隔离治疗或死亡）或消除了排出病原体的状态（治愈）；②通过各种措施已将传染源排至外环境中的病原体彻底杀灭；③所有的易感接触者均已度过了该病的最长潜伏期，而无新的病例或感染发生。

（二）流行过程

每个疫源地都是继它前面的疫源地发生的，同时又是其后发生新疫源地的基础。即一系列相互联系、相继发生的疫源地构成了传染病的流行过程。疫源地是流行过程的组成部分，要了解流行过程，就需明确疫源地发生的条件。若疫源地被消灭，也就意味着流行过程的终止。

以显性感染为主的传染病，其流行过程可看成是传染病在人群中连续发生且不断传播的过程。但以隐性感染为主的传染病其流行过程若单从传染病病人的发生过程是不能反映出流行全貌的，此时必须借助于特殊的血清学及病原学检查，才能反映出该病在人群中真实的传播过程。

五、影响流行过程的因素

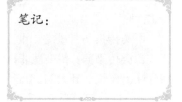

传染病的流行既是生物现象，也是社会现象。其流行过程受到许多因素的制约，归纳起来主要有社会因素和自然因素。两因素是通过作用于三环节而发挥其促进或抑制传染病流行的双向作用，其中社会因素的作用更为重要。

（一）自然因素对流行过程的影响

自然因素包括气候、地理、土壤、动物及植物等，这些因素对传染病流行过程的影响十分复杂，其中以气候因素与地理因素对传染病流行过程的影响最为显著。有许多传染病（多见于自然疫源性疾病）的地区分布及时间分布特点均与这些因素有关。如羊繁殖与哺乳的时间与季节有关，从而决定了布鲁氏菌病的季节性；森林脑炎的传染源在森林地区，其自然疫源地也在森林地区。此外，气候与地理因素对传播途径也有明显的影响，一些经昆虫媒介途径传播的传染病主要受其媒介昆虫的季节消长、活动能力以及病原体在媒介昆虫体内的发育、繁殖等因素影响，而这些影响因素又均受到有关自然因素（温湿度等）的制约。如传播疟疾的按蚊在温带地区冬季停止活动，所以在我国大部分地区，冬季不可能有疟疾的传播；乙脑流行的季节高峰在夏秋季节，也与传播媒介蚊活动特点息息相关；夏季多为温湿度较高的季节，适宜的自然环境非常有利于蝇的生长、繁殖，而明显增加的数量可导致其传播肠道传染病（痢疾、伤寒、甲型肝炎等）的作用相应增强；自然因素对易感者的作用表现在当遭受自然灾害的时候如洪水、地震等，由于人们正常的生活秩序遭到破坏，饮食卫生、饮水卫生、环境卫生和居住条件均得不到保障，加之精神上的高度恐慌及超强度的抗灾劳动等因素均可使机体的抵抗力下降，而此时往往又是传播途径较活跃的时候，所以很易造成各种传染病的流行。

（二）社会因素对流行过程的影响

社会因素对流行过程的影响通常是复杂多变的。社会因素包括社会制度、医疗保险、卫生防疫系统、居住条件、医疗条件、经济文化水平、卫生和风俗习惯、宗教信仰及社会安定程度、战争等。

一般情况下，若人们能生活在一个安定良好的社会制度下，同时又具有较好的生产、生活、医疗及居住条件，其自身又具有较高的文化水平，则传染病的流行过程会受到极大的抑制。相反，若人们生活在一个动荡不安的社会里，如遭受灾荒、战争、内乱等，可使人们的生活、生产、卫生条件遭受严重破坏，此时将会促进传染病的流行过程。

第四节　传染病的预防和控制

传染病预防的所有措施都是针对传染病流行过程三环节而言的。在实际工作中，应抓住其主要或薄弱环节重点突破。如对白喉的预防重点应以保护易感人群为主，对疟疾的预防重点应以防蚊虫叮咬为主，而对流行性斑疹伤寒的预防则应以灭虱为重点等。

总之，传染病的预防要继续贯彻执行预防为主的卫生工作指导方针，建立健全各级疾病预防控制机构（CDC），加强国境卫生检疫，防止一些新传染病的传入。要以综合治理生活环境为重点，以爱国卫生运动为载体，动员全社会参与，携手投入除"四害"活动，全面提高国民自我保护意识，增强全民防卫传染病侵袭的能力。积极认真做好计划免疫及传染病的监测工作，充分认识到传染病防制工作的长期性、复杂性和艰巨性。在思想上要予以高度重视，常备不懈，才能做到防患于未然。

一、传染源的管理

1. 对病人的管理　应做到早发现、早诊断、早报告、早隔离、早治疗。只有这样才能及时控制传染源，有效防止传染病的传播和蔓延。传染病的报告制度是传染源管理的一项重要措施，其目的就是为了能够早期发现病人，因此，必须严格执行。在我国的传染病防治法中，对法定报告的传染病种类、时间等均做出了详细的规定。

（1）法定传染病的报告病种：根据 2004 年 8 月 28 日由中华人民共和国第十届全国人民代表大会常务委员会第十一次会议修订通过的《中华人民共和国传染病防治法》规定，报告的病种分甲、乙、丙三类，共 37 种。

甲类传染病：鼠疫、霍乱。

乙类传染病：传染性非典型肺炎、艾滋病、病毒性肝炎、脊髓灰质炎、人感染高致病性禽流感、麻疹、流行性出血热、狂犬病、流行性乙型脑炎、登革热、炭疽、细菌性和阿米巴性痢疾、肺结核、伤寒和副伤寒、流行性脑脊髓膜炎、百日咳、白喉、新生儿破伤风、猩红热、布鲁氏菌病、淋病、梅毒、钩端螺旋体病、血吸虫病、疟疾。

丙类传染病：流行性感冒、流行性腮腺炎、风疹、急性出血性结膜炎、麻风病、流行性和地方性斑疹伤寒、黑热病、包虫病、丝虫病，除霍乱、细菌性和阿米巴性痢疾、伤寒和副伤寒以外的感染性腹泻病。

我国卫生部在 2008 年 5 月 2 日下发《关于将手足口病纳入法定传染病管理的通知》，规定将手足口病列入《中华人民共和国传染病防治法》规定的丙类传染病进行管理。次年 4 月 30 日发布 2009 年第 8 号公告，明确将甲型 H1N1 流感纳入传染病防治法规定管理的乙类传染病，并采取甲类传染病的预防、控制措施。并在 2013 年 11 月 4 日下发《国家卫生计生委关于调整部分法定传染病病种管理工作的通知》，将人感染 H7N9 禽流感纳入法定乙类传染病；将甲型 H1N1 流感从乙类调整为丙类，并纳入现有流行性感冒进行管理。因此，目前我国规定的法定报告传染病的病种共 39 种，甲类 2 种，乙类 26 种，丙类 11 种。

（2）法定传染病的报告人及时限、方式：凡执行职务的医疗保健人员和疾病预防控制专业的 CDC 人员均为疫情责任报告人。

根据《传染病信息报告管理规范》规定报告的时限分别为：责任报告单位和责任疫情报告人发现甲类

传染病和乙类传染病中的肺炭疽、传染性非典型肺炎、脊髓灰质炎的病人或疑似病人时，或发现其他传染病和不明原因疾病暴发时，应于 2 小时内将传染病报告卡通过网络报告；未实行网络直报的责任报告单位应于 2 小时内以最快的通讯方式（电话、传真）向当地县级疾病预防控制机构报告，并于 2 小时内寄送出传染病报告卡。

对其他乙、丙类传染病病人、疑似病人和规定报告的传染病病原携带者在诊断后，实行网络直报的责任报告单位应于 24 小时内进行网络报告；未实行网络直报的责任报告单位应于 24 小时内寄送出传染病报告卡。

县级疾病预防控制机构收到无网络直报条件责任报告单位报送的传染病报告卡后，应于 2 小时内通过网络直报。

2. 对接触者的措施　曾接触过传染源或可能受感染人称为接触者。对于传染病的接触者，应根据其接触传染病的种类不同而采取不同的措施。如应急接种、医学观察、留验及药物预防等相关措施。

3. 对病原携带者的措施　主要做好登记工作，并根据携带者的类型、携带病原的种类及其工作性质进行分别管理。加强卫生知识宣传教育，使人们自觉养成良好的卫生习惯和道德风尚；定期随访，经 2～3 次病原检查阴性时可解除管理。对某些特殊职业的病原携带者如餐饮服务行业的人员患有肠道传染病时，需暂时调离工作岗位进行治疗。若治疗无效，不得再从事上述职业。艾滋病、乙肝和疟疾的病原携带者严禁作为献血员。

4. 对动物传染源的措施　对动物传染源需考虑其所患病种及动物的经济价值大小来决定采取何种措施。如经济价值比较高的动物传染源（牛、马等）应尽可能采取积极治疗措施，必要时可宰杀后加以消毒。如无经济价值的动物传染源可采取烧、杀、灭等具体措施。

二、切断传播途径

切断传播途径是预防和控制肠道传染病、虫媒传染病以及许多寄生虫病的发生与传播的一项重要措施。而其中又以爱国卫生运动和除四害（老鼠、臭虫、苍蝇和蚊子）为中心的一般卫生措施为重点。

消毒是切断传播途径的一项重要措施。其广义是指在消灭病原体的同时，还要消灭传播媒介；而狭义的消毒是指消灭污染环境的病原体。消毒的种类包括有疫源地消毒和预防性消毒。预防性消毒是指对可能受到病原微生物污染的物品或场所进行消毒。如食具消毒、饮用水消毒等。疫源地消毒是指对现在有或曾经有传染源存在的场所进行消毒。疫源地消毒又包括随时消毒和终末消毒。随时消毒是对传染源的排泄物、分泌物或被污染的场所和物品进行的及时消毒。对传染源痊愈、死亡或离开后所进行的最后、彻底的消毒，称为终末消毒。具体的消毒方法主要有物理消毒法（包括红外线消毒及紫外线消毒等）和化学消毒法（如各种消毒制剂等）。

三、保护易感人群

保护易感人群的措施有特异性及非特异性措施两种。前者是指采用人工免疫的方法，即人工主动免疫与人工被动免疫两类，通过疫苗接种，使易感人群获得主动或被动的特异性免疫力。当易感人群接种了相关的疫苗、菌苗、类毒素等含有抗原物质的免疫制剂后，可使机体主动产生对抗病毒、细菌以及毒素的特异性免疫。若接种的制剂为含抗体的血清或制剂，如免疫血清、丙种球蛋白或高滴度免疫球蛋白时，则可使机体被动地获得抗体而受到保护。后者即指非特异性预防措施，主要是指通过改善病人的营养、各种支持疗法和加强身体锻炼等措施提高患者的抵抗力。

在我国实行计划免疫是保护易感儿童的一项重要措施。计划免疫是指根据传染病疫情监测结果和人群免疫水平的分析，按照科学的免疫程序，有计划地使用疫苗对特定人群进行预防接种，最终达到控制和消灭传染病的目的。免疫规划是计划免疫工作的完善和发展，是在计划免疫的基础上，不断将安全有效的疫苗纳入其中，使更多的人受益。目前，纳入国家免疫规划的疫苗包括乙肝疫苗、卡介苗、脊灰疫苗、百白破疫苗、白破疫苗、麻疹疫苗、A 群流脑疫苗、乙脑疫苗、麻腮风疫苗、A＋C 群流脑疫苗、甲肝疫苗等 11 种疫苗。通过对适龄儿童接种上述 11 种疫苗，可预防乙型肝炎、结核病、脊髓灰质炎、百日咳、白喉、破伤风、麻疹、流行性腮腺炎、风疹、乙脑、流脑、甲型肝

笔记：

炎等 12 种传染病。另外，根据 2008 年起实行的扩大国家免疫规划实施方案，在发生炭疽、钩端螺旋体病疫情或发生洪涝灾害可能导致钩端螺旋体病暴发流行时，对重点人群进行炭疽疫苗或钩体疫苗的应急接种。在必要时，对重点地区的重点人群进行流行性出血热疫苗接种。

> **【知识点 10-5】　　　　　　　　人工主动免疫与人工被动免疫**
>
> 　　人工主动免疫是指将疫苗、菌苗、类毒素等含有抗原物质的免疫制剂接种于人体，使人体主动产生对抗病毒、细菌及毒素的特异性免疫。人工被动免疫是指将免疫血清、丙种球蛋白或高滴度免疫球蛋白等含抗体的血清或制剂接种于人体，使人体被动地获得抗体而受到保护。

　　国家免疫规划疫苗的接种需要按着一定的免疫程序来进行。即各种疫苗均需按一定的先后顺序与要求进行接种。一般免疫程序的设计应根据传染病的流行特征、疫苗本身的生物学特性及其免疫效果、人群的免疫应答能力和实施免疫预防的具体条件等来制订。目前国家免疫规划疫苗的免疫程序见表 10-1。

　　进行预防接种时，必须注意以下事项：①为取得家长的配合，在进行预防接种前必需做好对家长的宣传教育工作，提高依从性。②实行接种记录一人一卡制，卡上应该有各种常用疫苗的接种日期、剂量及结果等记录。③接种前应详细了解被接种儿童的既往病史，若儿童患有各种急、慢性疾病、免疫缺陷病、长期应用肾上腺皮质激素及免疫抑制剂者均应视为免疫禁忌证或暂时不易进行预防接种。

表 10-1　国家免疫规划疫苗儿童免疫程序表

疫苗	接种对象 月（年）龄	接种剂次	备注
乙型肝炎（乙肝）疫苗	0、1、6 月龄	3	出生后 24 小时内接种第 1 剂，第 1、2 剂间隔≥28 天
卡介苗	出生时	1	
脊髓灰质炎（脊灰）减毒活疫苗	2、3、4 月龄，4 岁	4	第 1、2 剂，第 2、3 剂间隔≥28 天
百日咳 - 白喉 - 破伤风（百白破）联合疫苗	3、4、5 月龄，18～24 月龄	4	第 1、2 剂，第 2、3 剂间隔≥28 天
白喉 - 破伤风（白破）联合疫苗	6 岁	1	
麻疹 - 风疹（麻风）联合疫苗	8 月龄	1	
麻疹 - 流行性腮腺炎 - 风疹（麻腮风）联合疫苗	18～24 月龄	1	
流行性乙型脑炎（乙脑）减毒活疫苗	8 月龄，2 岁	2	
A 群脑膜炎球菌多糖疫苗	6～18 月龄	2	第 1、2 剂间隔 3 个月
A 群 C 群脑膜炎球菌多糖疫苗	3 岁，6 岁	2	2 剂间隔≥3 年；第 1 剂与 A 群脑膜炎球菌多糖疫苗第 2 剂间隔≥12 个月
甲型肝炎（甲肝）减毒活疫苗	18 月龄	1	
乙脑灭活疫苗	8 月龄（2 剂），2 岁，6 岁	4	第 1、2 剂间隔 7～10 天
甲肝灭活疫苗	18 月龄，24～30 月龄	2	2 剂间隔≥6 个月

第五节　新发传染病流行病学特征

一、艾 滋 病

　　自 1981 年 6 月艾滋病在美国首次报道以来，在全世界广泛传播。据 WHO 报道，截至 2013 年全球有 3500 万人感染了艾滋病，因艾滋病而死亡 150 万人。

　　我国在 1985 年首次发现了艾滋病病毒感染者，截至 2013 年 9 月 30 日，全国共报告现存活艾滋病病毒感染者和艾滋病病人约 43.4 万例。2014 年新增艾滋病病人 45 145 例，死亡 12 030 例，发病数和死亡数较 2013 年分别增加 6.67% 和 5.09%。

　　1. 传染源　艾滋病病人及无症状的 HIV 感染者是本病的传染源。

　　2. 传播途径　艾滋病的传播途径主要通过性接触、血液及其制品和母婴传播等途径传播。

3. 人群易感性　人群对 HIV 普遍易感。男男性行为者（MSM）者、共用注射器静脉吸毒者、不安全性交者、多次输血者为本病的高危人群。

4. 我国艾滋病流行特点　目前我国的艾滋病流行具有以下特点：①艾滋病疫情上升幅度有所减缓；②性传播成为主要传播途径；③全国艾滋病疫情地区分布差异大，总体呈低流行态势，部分地区疫情较严重；④艾滋病流行因素广泛存在，流行模式呈多样化。

二、传染性非典型肺炎

2002 年 11 月传染性非典型肺炎在我国广东省首次出现，随后在世界多个国家和地区广泛传播流行，截至 2003 年底，全球共报告 8096 例传染性非典型肺炎病例，其中死亡 774 例。在我国内地累计报告 5327 例病例，死亡 349 例，涉及 26 个省市。2004 年传染性非典型肺炎发病显著下降，全年累计报告 10 例病例，死亡 1 例。

1. 传染源　传染性非典型肺炎患者为本病主要的传染源。

2. 传播途径　主要通过近距离飞沫途径传播，此外，还可通过接触被病人分泌物或体液污染的物品而传播。

3. 人群易感性　人群普遍易感，医护人员、病人的密切接触者为传染性非典型肺炎的高危人群。

4. 流行特征　①起病急、进展快、传染性较强；②人群普遍易感；③有明显的季节性；④医护人员发病率较高。

三、O$_{139}$ 霍 乱

1992 年 10 月 O$_{139}$ 霍乱首次在印度暴发流行，同年又在孟加拉国南部发生流行，至 1993 年 3 月末报告病例达 107 297 例，死亡 1473 人，随后迅速蔓延至亚洲、欧美等国家和地区。

1993 年 O$_{139}$ 霍乱弧菌首次传入我国，并同年在新疆首次发生了霍乱暴发流行，波及人数达 200 人，导致 4 人死亡，随后广州、浙江、湖北等地均报道有 O$_{139}$ 霍乱暴发。

1. 传染源　病人和带菌者为本病主要传染源。

2. 传播途径　经水传播是最主要的传播途径，常呈暴发流行，即通过饮用被病人和带菌者的排泄物或粪便污染的水或食用受污染的水产品而感染。除此之外，还可通过密切接触和苍蝇等虫媒机械携带传播。

3. 人群易感性　人群普遍易感，病后可产生一定的免疫力。

4. 流行特征　①来势凶、传播蔓延迅速；②发病以青壮年为主；③具有地区性，多以沿海地区为主；④没有严格的季节性，但流行高峰多出现在 7～9 月份。

四、戊 型 肝 炎

戊型肝炎（以下简称为戊肝）在全世界范围内均有发病，暴发或流行主要集中在亚洲和非洲的一些发展中国家。在欧美等发达国家仅有散发病例。

笔记：

我国是戊肝的高流行地区。1986～1988 年我国新疆南部地区曾发生戊肝暴发流行，共发生 119 280 例病例，死亡 707 例，持续时间为 18 个月，是世界上最大规模的一次戊肝流行。辽宁、吉林、河北、山东、内蒙古、上海、湖北等地也曾报道有戊肝的暴发流行。今年来，我国戊肝发病以散发为主，偶有因食物污染导致的小型暴发。据统计，2014 年全国报告戊肝发病数为 26 988 例，死亡 15 例。

1. 传染源　潜伏期末和急性期的戊肝患者是主要传染源。

2. 传播途径　戊肝主要通过粪 - 口途径传播。包括经污染的水传播，还可通过食物和日常生活接触传播，经水传播是引起暴发或流行的主要传播途径。

3. 易感人群　人群普遍易感，儿童感染戊肝后多表现为隐性感染，而成人则多表现为显性感染。

4. 流行特征　①有明显季节性，流行多发生于雨季或洪水后；②易感染孕妇，且病情严重，病死率高；③主要流行于亚洲和非洲的一些发展中国家。

综上所述，新发现的传染病对人类的危害尽管在程度上可能有较大差异，但大多数存在早期认症困难、传播迅速、易形成暴发或流行、病死率高、易转为慢性、预后严重及缺乏有效防治手段等特点，已给人类造成并将继续造成危害。因此，我们必须予以充分的认识，提高警惕，积极采取有效的预防对策与措施，力争将这些新发传染病消灭在萌芽之中。

思 考 题

一、名词解释

1.传染源　2.病原携带者　3.传播途径　4.疫源地　5.人群易感性

二、是非题（是打"+"，非打"-"）

1.垂直传播是指病原体通过母体传给子代的传播或称母婴传播。

2.传染病具备传染源、传播途径基本环节就可以发生。

3.人体感染了病原体后，经过传染过程，所表现出轻重不等的临床表现称为感染谱。

三、单项选择题（从 a～e 中选择一个最佳答案）

1.垂直传播或称母婴传播一般包括下列几种方式_____。

a.经胎盘传播　　　　　　　b.上行性传播　　　　　　c.分娩引起的传播

d.a、b、c 均对　　　　　　e.a、b、c 均不对

2.传染病的发生必须具备的基本环节_____。

a.传染源　　　　　　　　　b.传播途径　　　　　　　c.易感人群

d.a、b、c 均对　　　　　　e.a、b、c 均不对

3.自然因素中以_____对传染病流行过程的影响最为显著。

a.土壤和植物因素　　　　　b.气候因素与地理因素　　c.动物和植物因素

d.土壤和动物因素　　　　　e.气候因素和植物因素

四、简答题

1.简述传染病的预防与控制。

2.简述潜伏期的流行病学意义

3.简述疫源地被消灭的条件。

4.简述经饮水传播传染病的流行特征。

5.简述影响疫源地范围大小的因素。

（高晓虹）

第 11 章　疾病预防与控制策略

第一节　概　　述

　　流行病学遵循我国"预防为主"的卫生工作方针，从宏观和微观水平研究疾病分布及其影响因素，探讨并研究实施疾病预防与控制的策略和措施，最终以实现保护和促进人群健康为目的科学。疾病预防与控制是流行病学的循证、实践过程，包括两部分内容：一是疾病预防策略和措施；二是疾病监测。无论是传染性疾病还是非传染性疾病，其预防策略和措施均是在充分研究疾病监测结果的前提下制定，而疾病预防策略和措施实施效果又需要疾病监测来做出评价。两者相辅相成、密切配合才能做到有效的预防和控制疾病。

一、疾病预防策略与初级卫生保健

　　疾病预防的策略着眼于全局，是指导疾病预防和控制的总体工作方针，而措施立足于局部，是实现预期目标所需要采取的具体行动方法、步骤和计划。只有在正确、合理的疾病预防策略的指导下，采取切实可行的预防控制措施，才能从真正意义上达到预防和控制疾病的目的。

（一）制定疾病预防策略与措施的基本原则

　　1. 现代医学模式　疾病预防与控制要始终贯彻以现代医学模式为指导的策略。现代医学模式即生物 - 心理 - 社会医学模式，不仅强调了健康是生理、心理和社会适应上的完好状态，而且也指出疾病的发生是受生物、心理和社会等多方面因素作用的结果，同时也提供了疾病预防策略的总体思路，即疾病预防要全面整合生物医学、行为科学和社会医学等方面的研究成果，从生物医学、心理学和社会学的角度，用三维或多维的思维方式去观察和解决人类的健康问题。现代医学模式为宏观决策提供了最佳的思维方式，以预防为导向的服务模式是符合现代医学模式的最佳服务模式。

　　2. 社会大卫生的观念　健康是每个公民和各级政府的共同目标。卫生工作要与社会和经济的发展同步，必须动员和依靠全社会的力量,只有在政府的领导、多部门的协作、全社会的积极参与下才能推进卫生工作的发展。一方面,公民有责任和义务参与疾病的预防和控制工作;另一方面,无论是传染病还是慢性非传染性疾病的发生、发展和流行都与自然及社会因素息息相关,离开整个社会的支持和参与,将很难达到预防和控制疾病的目标。

3. 影响健康的因素 1974 年,加拿大政府在国家卫生与福利部长 Lalonde 的领导下,发表了《加拿大人民健康的新前景》一文。将所有死亡和疾病的原因归于 4 个要素:①不健康的行为因素和生活方式;②环境因素;③生物因素;④现有卫生保健系统的缺陷。阐明了环境和个人生活方式的改善将是降低死亡率及患病率的最有效途径。这四个方面的因素相互依存、相互影响,通过人口学特征、文化特征、人们的满足感或精神状态、生态平衡及自然资源互相联系起来并保持平衡状态。目前,这个观点已经得到大家的认同,已成为制定疾病预防策略与措施的主要参照依据。

4. 宏观流行病学的思想 流行病学是从群体水平的角度研究特定人群中的疾病或健康状况的宏观决定因素与作用规律,从而实现预防和控制疾病、促进群体健康的终极目标。流行病学的宏观研究方法和思维模式对制定群体的宏观策略和措施具有重要作用。

5. 循证决策 随着循证医学的发展,疾病预防策略与措施的制定必须注重以证据为基础。近年来,循证决策(evidence-based decision-making)的思想广泛应用于临床及卫生管理等医学事件的决策中,它强调任何策略或措施都应建立在足够证据的基础之上,疾病预防应遵循证据为基础的原则,要客观、科学地分析判断疾病监测资料及专项调查资料,制定、评价和完善疾病预防策略,避免疾病预防和控制的盲目性。

（二）全球卫生策略

1. 全球卫生策略的战略目标 人类健康水平的提高和幸福,是社会经济发展的终极目标。20 世纪 70 年代初,世界卫生组织(WHO)对全球卫生状况的调查结果显示:各国之间、各国内部不同人群之间的健康状况存在较大差异,发展中国家有 10 亿人生活极度贫困,得不到基本的卫生服务;全球有 70 多个国家人均期望寿命在 55 岁以下;国家、地区以及城乡之间的卫生资源分配不合理,大多数卫生资源集中在发达地区和城市,基本卫生服务资源不足。基于对世界卫生发展现状及形势的分析,WHO 认为有必要在世界范围内开展卫生变革,于 1981 年在第 34 届世界卫生大会上通过了"2000 年人人享有卫生保健"的全球卫生战略规划,并要求各国行动起来,制订相应的国家策略,其具体含义是:①卫生保健进入家庭、学校、工厂和社区;②人们将运用更有效的办法去预防疾病,减轻疾病和伤残带来的痛苦;③人们健康地度过婴幼儿期、儿童、青壮年和老年期,在平静温馨中告别人世;④在全体社会成员中均匀地分配一切卫生资源;⑤所有个人和家庭,通过自身充分地参与,将享受到初级卫生保健;⑥人们将懂得疾病是可以预防的,人类有力量摆脱疾病的桎梏,创造自己和家庭的健康幸福生活。即人人享有卫生保健。

"2000 年人人享有卫生保健"的含义并不是指到 2000 年时不再有人生病,也不是 2000 年时医护人员将为全部病人治好其已患的疾病。

2. 全球卫生政策 卫生政策是为实现卫生战略目标所制订的主要行动纲领,它是有关部门在具体工作中应该遵循的行动准则。卫生政策体现改善卫生状况的目标及其重点,以及实现这些目标的方针。WHO 和各成员国共同提出的全球卫生政策如下:①健康是一项基本人权,是全世界的一项共同目标;②当前在人民健康状况方面存在着巨大的差异是所有国家共同关注的问题,这些差异必须大大地加以缩小,为此要求在各国内部和各国之间合理分配卫生资源,以便都能得到初级卫生保健及其支持性服务;③人民有权利,也有义务单独或集体地参加他们的卫生保健计划和实施工作;④政府对人民的健康负有责任;⑤各国要使自己的全体人民健康,就必须在卫生事业中自力更生,发挥本国的积极性,尽可能自给自足,卫生策略的制订和实施需要国际合作;⑥实现"2000 年人人享有卫生保健",需要卫生部门与其他社会经济部门协调一致地工作,特别是同农业、畜牧业、粮食、工业、教育、住房、公共工程及交通等部门的协作;⑦必须更加充分和更好地利用世界资源来促进卫生事业的发展。这些基本政策充分体现了医学的社会化、卫生资源的公平分配、政府的责任、强调人民大众参与及各部门协作等基本方针。

3. 我国卫生工作的总策略 1983 年,我国提出要坚持预防为主、城乡兼顾、中西医结合的方针,1997 年根据我国国情及社会、经济发展的状况,《中共中央、国务院关于卫生改革与发展的决定》,明确了中国卫生事业是实行一定福利政策的社会公益事业,重申政府对发展卫生事业负有重要责任,提出了新时期的卫生工作方针:"以农村为重点,预防为主,中西医并重,依靠科技与教育,动员全社会参与,为人民健康服务，为社会主义现代化建设服务。"这是我国疾病预防与控制工作的总策略。新时期的卫生工作方针坚持了预防为主的一贯原则，强调了全社会参与，是开展疾病预防控制工作的指导思想。

（三）初级卫生保健

【案例 11-2】

温家宝总理在 2012 年国务院政府工作报告中指出，2011 年，我国积极稳妥推进医药卫生事业改革发展。基本医疗保险覆盖范围继续扩大，13 亿城乡居民参保，全民医保体系初步形成。政策范围内住院费用报销比例提高，重大疾病医疗保障病种范围进一步扩大。各级财政对城镇居民医保和新农合的补助标准由每人每年 120 元提高到 200 元。国家基本药物制度在政府办基层医疗卫生机构实现全覆盖，基本药物安全性提高、价格下降。公立医院改革试点有序进行。基层医疗卫生服务体系基本建成。基本公共卫生服务均等化取得新进展。2012 年，要继续大力推进医药卫生事业改革发展。加快健全全民医保体系，巩固扩大基本医保覆盖面，提高基本医疗保障水平和管理服务水平。城镇居民医保和新农合补助提高到每人每年 240 元。全面推开尿毒症等 8 类大病保障，将肺癌等 12 类大病纳入保障和救助试点范围。巩固完善基本药物制度，加强基层医疗卫生服务体系建设。

【问题 11-2】

（1）初级卫生保健对于国民健康有何重大意义？

（2）政府在初级卫生保健方面有何职责？

笔记：

【分析】

（1）初级卫生保健事业是一项旨在提高弱势群体健康水平、提升人群获取卫生保健的公平性及资源使用的高效率的一整套价值观、原则和措施的健康事业，是人人都应享有的基本卫生保健服务。初级卫生保健使人们认识到健康不良和疾病的根源在卫生部门的控制范围之外，必须采用涉及整个社会的广泛措施才能予以应对，从而实现多项目标：更好的健康、较少的疾病、更高的公平性以及卫生系统绩效方面的广泛改进。

（2）健康是每一个人的基本人权，政府对其国民的健康负有责任。初级卫生保健是人民群众和政府都负担得起的卫生保健服务，各级政府应将初级卫生保健工作纳入政府工作目标，制定实施方案。建立健全政府领导、部门协作的初级卫生保健工作机制，明确相关部门职责，每年至少召开一次协调会议，研究解决初保工作中的重点难点问题，各有关部门按照部门职责，明确分工，各负其责，密切协作，确保各项任务的完成。

初级卫生保健是根据全球的经济发展状况、卫生状况以及总结世界各国卫生保健的经验逐步形成的。在我国城乡居民中推行初级卫生保健是实现"2000 年人人享有卫生保健"全球战略目标的重要手段。

1. 初级卫生保健的概念　初级卫生保健（primary health care，PHC），是指对居民实施最基本的、人人都能得到的、体现社会平等权利的、人民群众广泛参与、个人和政府都能负担得起的基本卫生保健服务，是维护人体健康必不可少的卫生保健事业。初级卫生保健是实现人人享有卫生保健这一永久性目的基本策略和途径。是建立在切实可行的、学术上可靠而又能为社会所接受的方式与技术基础之上的基本卫生保健，并通过社区中个人和家庭的积极参与使之达到人人享有。

2. 初级卫生保健的基本内容

（1）健康教育和健康促进：通过健康教育促使人们自觉地采纳有益于健康的行为和生活方式，消除或减轻影响健康的危险因素，注意和加强自我保健，合理营养，保持良好的心理状态，增强体质。

（2）疾病预防和保健服务：在研究人群健康和疾病的客观规律及它们和人群所处的内外环境、人类社会活动的相互关系的基础上，在发病前期采取积极有效的预防措施，防止各种疾病的发生、发展和流行。

（3）基本治疗：在发病后，以一级医院为中心，面向社会，通过设点、开设家庭病床、巡诊、转诊相结合，积极有效地通过早期诊断和治疗，防止疾病的继续发展和恶化，促使疾病早日治愈。

（4）康复：在疾病后期，通过设立家庭病床或社区康复点，对丧失正常功能或残疾者，采取医学和社会综合措施，促使康复，使他们重新获得生活、学习和参加社会活动的能力。

3. 初级卫生保健的特点

（1）社会性：健康不仅是指没有疾病或虚弱，而是健全的身心及社会适应能力的总体状态，这是每个人的基本权利。使所有人达到尽可能高的健康水平是世界范围内的一项重要社会性目标。要实现这一目标，开展初级卫生保健是关键措施。影响居民健康的因素，除有生物因素、物理化学因素外，还有社会心理因素、经济状况、医疗卫生服务水平及个人行为生活方式等。因此，初级卫生保健具有广泛的社会性。

（2）群众性：初级卫生保健关系到全世界每个居民、每个家庭、每个社区。居民不仅有享有卫生保健的权利，同时有参与实施初级卫生保健的义务。因此，初级卫生保健具有广泛的群众性。要不断教育、组织群众同不良生活方式和各种疾病做斗争，提高自我保健与家庭保健的能力。

（3）艰巨性：初级卫生保健的任务是相当艰巨的。我国农村的经济、文化和教育水平还比较差，卫生事业的发展与社会经济发展不同步，初级卫生保健经费不足，缺少所需的适宜人才及适宜技术，医疗卫生事业还满足不了人民对医疗保健日益增长的需要。加上我国各地经济、文化发展不平衡，城乡之间、沿海内地之间卫生状况差别甚大，不少农村人口仍然饮用不符合卫生要求的水，绝大部分粪便尚未得到无害化处理。在相当多的地区，传染病、寄生虫病和地方病仍然严重威胁人民健康。心血管病、脑血管病和恶性肿瘤等在全国范围内已成为主要威胁人民群众生命安全的疾病之一。随着经济改革和对外开放的不断深入，已经和将要带来的若干新的卫生问题，亟须研究解决。

（4）长期性：随着社会的发展和居民生活水平的不断提高，人们对卫生保健的要求愈来愈高，不仅要求有医有药，而且追求健康长寿。因此，初级卫生保健的范畴要随时间的推移，经济的发展而不断扩展。首先，我国人口的年龄结构将由"成年型"向"老年型"转化，老年保健上升到重要位置。其次，经济的发展和人民生活方式的改变，使环境因素、心理因素和社会因素成为致病的重要原因。因此，医疗、预防保健工作要从理论上、技术上、方式方法上适应上述发展变化的趋势，初级卫生保健势必具有新的内涵。

【知识点 11-1】
1. 制定疾病预防策略与措施的基本原则　①现代医学模式；②社会大卫生的观念；③影响健康的因素；④宏观流行病学的思想；⑤循证决策。
2. 全球卫生政策　①健康是每个人的基本权利；②合理分配卫生资源；③人民有权利，也有义务参与卫生保健计划和实施工作；④政府对人民的健康负有责任；⑤各国要使自己的全体人民健康，就必须在卫生事业中自力更生，发挥本国的积极性，卫生策略的制订和实施需要国际合作；⑥实现"2000 年人人享有卫生保健"，需要卫生部门与其他社会经济部门协调一致地工作；⑦必须更加充分和更好地利用世界资源来促进卫生事业的发展。
3. 初级卫生保健的特点　社会性、群众性、艰巨性和长期性。

二、疾病的三级预防措施

随着医学模式及健康观的转变，预防的范畴已扩大到疾病发生、发展的全过程。因此，预防工作可以根据疾病自然史的不同阶段，相应地采取不同的措施，这就是疾病的三级预防。

（一）一级预防

一级预防（primary prevention）是指在疾病尚未发生时针对病因采取的措施，也是预防、控制和消灭疾病的根本措施。主要包括健康促进（health promotion）和健康保护（health protection）两方面内容。

1. 健康促进　健康促进是通过创造促进健康的环境使人们避免或减少对致病因子的暴露，改变机体的易感性，保护健康人免于发病。

（1）健康教育（health education）：是一项通过传播媒介和行为干预，促使人们自愿采取有益于健康的行为和生活方式，避免影响健康的危险因素，达到促进健康的目的。例如美国在 1963 ～ 1980 年通过健康教育，使居民吸烟率下降 27%，白酒和食用动物油的消费量分别下降了 33% 和 39%。健康教育提供了改变行为所必需的知识、技术和服务，使人们在面临疾病的威胁时，有能力对自己的行为作出抉择。

（2）自我保健：指个人在发病前就采取措施来促进健康，增强机体的生理、心理素质和社会适应能力。如体育锻炼、合理营养、保持心理平衡、戒烟、限酒、拒绝性乱等。

（3）环境保护和监测：是健康促进的重要措施，旨在保证人们生活和生产环境的空气、水、土壤不受"工业三废"和"生活三废"的污染。

2. 健康保护   对某个病因明确并具备特异预防手段的疾病所采取的措施，在预防和消除病因上起到主要作用。如免疫接种可以预防麻疹、乙型肝炎等传染病；食用盐中加碘可以预防地方性甲状腺肿；通过控制吸烟来预防肺癌。

这就是开展疾病一级预防时常采取的双向策略，即把对整个人群的普遍预防和对高危人群的重点预防结合起来，二者相互补充可以提高效率。前者称为人群策略，旨在减低整个人群暴露于危险的平均水平；后者称为高危策略，旨在消除高危个体的特殊暴露。例如艾滋病的一级预防，一方面通过宣传教育使整个人群了解艾滋病如何传播以及怎样预防；另一方面促进高危人群的安全行为，例如使用避孕套或一次性注射器等，这种针对高危人群的措施称为降低危害。

（二）二级预防

二级预防（secondary prevention）是指在疾病的临床前期做好早期发现、早期诊断、早期治疗的"三早"预防措施。

早期发现的具体措施有普查、筛检、定期健康检查、高危人群重点项目检查及设立专科门诊等。癌前病变不是癌，但及早发现和治疗癌前病变属于二级预防。常见的癌前病变有宫颈糜烂、萎缩性胃炎、黑痣等。

要达到"三早"，做好二级预防，最根本办法是向群众宣传防病知识和有病早治的好处，提高医务人员诊断水平，开发适宜的筛检方法及检测技术。

（三）三级预防

三级预防（tertiary prevention）是指在疾病的临床期（又称发病期）为了减少疾病的危害而采取的措施。三级预防可以防止伤残、促进功能恢复，提高生存质量，延长寿命，降低病死率，是对疾病进入后期阶段所采取的预防措施。此时应采取对症治疗，减少痛苦，延长生命，并实施各种康复工作，力求病而不残，残而不废，促进康复。

> 【知识点 11-2】
> 1. **一级预防**   是指在疾病尚未发生时针对病因采取的措施，也是预防、控制和消灭疾病的根本措施。
> 2. **二级预防**   是指在疾病的临床前期做好早期发现、早期诊断、早期治疗的"三早"预防措施。
> 3. **三级预防**   是指在疾病的临床期（又称发病期）为了减少疾病的危害而采取的措施。

第二节   传染病的预防与控制

一、传染病的预防

> 【案例 11-3】
> 2003 年 3 月 1 日，荷兰东部靠近德国边界 6 个农场中发现了 H7N7 型禽流感病毒。3 月 3 日，有禽流感疫情的农场已升至 13 家。在短短几周内，共有约 900 个农场内的 1400 万只家禽被隔离，1800 多万只病鸡被宰杀。更为严峻的是，在疫情暴发期间，共有 80 万人感染了禽流感病毒，其中一名 57 岁的荷兰兽医在对病鸡进行检验时感染病毒，并死于禽流感引起的肺炎并发症。此后 H7N7 型禽流感在整个欧洲蔓延开来。
>
> 【问题 11-3】
> （1）此次禽流感在欧洲蔓延的主要途径？
> （2）如何通过对易感者的干预来影响传染病的流行过程？
>
> 笔记：
>
> 【分析】
> （1）首先，传染源无法得到有效控制。据世界卫生组织统计，在过去的 30 年中，全球 3/4 的传染性疾病病毒都来自动物身体，而亚洲和太平洋地区则是此类人畜共患病的"主要策源地"像禽流感这样的人畜共生传染病之所以会大范围爆发，与长久以来形成的农业畜牧方式有密切关系。在部分西方发达国家，人与鸡、鸭等家禽之间的接触已经得到很好的控制，而在仍保持落后的农牧生产方式的国家，家禽与农户的近距离接触为禽流感疫情的暴发创造了条件。其次，传播形势难以预测。从理论上说，疫情

爆发最初的两三个星期最为关键。如果能在这个阶段使疫情得到及时控制，那么疫情就可能不会大规模蔓延和扩大。但是，在对患者的实际治疗过程中也有一种客观情况，即患者感染禽流感病毒后，早期没有什么明显症状，与普通流感没什么两样。当有关国家的卫生部门检测到禽流感病毒后，疫情很可能已经扩大失控。该传染病暴发后，科学家需要至少几个月的时间才能研制出有效的疫苗，而在此期间，禽流感病毒很可能已经在全球范围内蔓延开来，造成数百万人死亡。最后，治疗技术受到垄断。瑞士罗氏公司生产的抗病毒制剂"达菲"是世界上最先被证实具有预防禽流感作用的药物，但是由于制药技术被罗氏公司垄断，产量非常有限。一些国家官员要求世界卫生组织向罗氏公司施压，使其放弃对"达菲"的专利权，将技术公开后使各国能大量生产廉价的抗禽流感药物，但该建议遭到了世界卫生组织官员的拒绝。

（2）①免疫预防：提高人群免疫力使人群中有足够的免疫个体，对易感者与感染者的接触可以起到阻挡的作用，使易感者感染的概率大大降低，从而阻断传染病的流行。②药物预防：药物预防是传染病发生流行时的一种应急预防措施。但药物预防作用时间短、效果不巩固，易产生耐药性，因此其应用具有较大的局限性。③个人防护：要养成良好的个人卫生习惯。减少病原体感染的概率。

（一）传染病的预防性措施

在疫情未出现时首要任务是做好经常性预防工作，主要内容如下。

1. 对病原体滋生环境的预防措施　改善饮用水条件，实行饮水消毒；结合城乡建设，搞好粪便无害化、污水排放和垃圾处理工作；建立健全医院及致病性微生物实验室的规章制度，严格执行消毒隔离制度，防止致病性微生物扩散及院内感染；开展爱国卫生运动，消除各种病媒昆虫及病原体中间宿主的危害。

2. 预防接种　预防接种（vaccination）又称人工免疫，是将生物制品接种到人体内，使机体产生对传染病的特异性免疫力，以提高人群免疫水平，预防传染病的发生与流行。

（1）预防接种的种类

1）人工自动免疫：是指以免疫原物质接种人体，使人体产生特异性免疫。免疫原物质包括处理过的病原体或提炼成分及类毒素。其制剂可分为以下几种。

活菌（疫）苗：由免疫原性强而毒力弱的活菌（病毒或立克次体）株制成。如结核、鼠疫、布鲁菌活菌苗、脊髓灰质炎、流感、麻疹活疫苗。其优点是能在体内繁殖，刺激机体时间长，接种量小，接种次数少。但由于不加防腐剂，当被污染时杂菌易生长。一般必须冷冻保存。

死菌（疫）苗：将免疫性强的活细菌（病毒等）灭活制成。优点是勿需减毒，生产过程较简单，含防腐剂，不易有杂菌生长，易于保存；缺点是免疫效果差，接种量大。也有将菌体成分提出制成的多糖体菌苗，如流行性脑膜炎球菌多糖体菌苗，其免疫效果较一般菌苗为好。

类毒素：是将细菌毒素加甲醛去毒，成为无毒而又保留免疫原性的制剂，如白喉、破伤风类毒素等。

2）人工被动免疫：以含抗体的血清或制剂接种人体，使人体获得现成的抗体而受到保护。由于抗体半衰期短，最长25天，因而难保持持久而有效的免疫水平。主要在有疫情时使用。

免疫血清：用毒素免疫动物取得的含特异抗体的血清称抗毒素。提出其丙种球蛋白有效免疫成分称精制抗毒素，含异种蛋白少，可减少过敏反应的发生。免疫血清主要用于治疗，也可作预防使用。

免疫球蛋白（丙种球蛋白及胎盘球蛋白）：由人血液或胎盘提取的丙种球蛋白制成。可作为麻疹及甲型肝炎易感接触者的预防接种，但不能预防所有传染病，更不能作为万能治疗制剂滥用。

3）被动自动免疫：只是在有疫情时用于保护婴幼儿及体弱接触者的一种免疫方法。兼有被动及自动免疫的长处，但只能用于少数传染病，如白喉，可肌内注射白喉抗毒素 1000 ～ 3000 单位，同时接种精制吸附白喉类毒素。

（2）免疫规划：我国从 1978 年开始实施儿童计划免疫，并使用"计划免疫"这个名词。目前我国预防接种工作已经有了很大的发展，为适应我国预防接种工作发展需求，并与国际接轨，引入了免疫规划的概念。

1）计划免疫（planned immunization）是根据传染病疫情监测结果和人群免疫水平的分析，按照科学的免疫程序，有计划地使用疫苗对特定人群进行预防接种，最终达到控制和消灭相应传染病的目的。

20 世纪 70 年代，实施计划免疫开始，将卡介苗、脊髓灰质炎疫苗、百白破疫苗、白破疫苗、麻疹疫苗 5 种疫苗纳入国家免疫规划，在全国范围内对适龄儿童实行常规接种：预防结核病、脊髓灰质炎、百日咳、白喉、破伤风、麻疹 6 种传染病。

2）免疫规划是指根据国家传染病防治规划，为了防治疾病，使用有效疫苗对易感人群进行预防接种所制定的规划、计划和策略。免疫规划是对儿童计划免疫的完善与发展，有利于更好地控制疫苗可预防的传染病。

2002 年开始，国家免疫规划疫苗种类由 5 种扩大到 6 种，分别是卡介苗、脊髓灰质炎疫苗、百白破疫苗、白破疫苗、麻疹疫苗、乙肝疫苗；预防的传染病将由 6 种增至 7 种（结核病、脊髓灰质炎、百日咳、白喉、破伤风、麻疹、乙型肝炎）。

3）扩大免疫规划是指将免疫规划所涉及的疫苗种类和疾病病种范围进一步扩大，并扩大覆盖人群。

2007 年 12 月卫生部颁发的《扩大国家免疫规划实施方案》（以下简称《方案》），在现行全国范围内使用的乙肝疫苗、卡介苗、脊灰疫苗、百白破疫苗、麻疹疫苗、白破疫苗等 6 种国家免疫规划疫苗基础上，以无细胞百白破疫苗替代百白破疫苗，将甲肝疫苗、流脑疫苗、乙脑疫苗、麻腮风疫苗纳入国家免疫规划，对适龄儿童进行常规接种。在重点地区对重点人群进行出血热疫苗接种；发生炭疽、钩端螺旋体病疫情或发生洪涝灾害可能导致钩端螺旋体病暴发流行时，对重点人群进行炭疽疫苗和钩体疫苗应急接种。通过接种上述疫苗，预防乙型肝炎、结核病、脊髓灰质炎、百日咳、白喉、破伤风、麻疹、甲型肝炎、流行性脑脊髓膜炎、流行性乙型脑炎、风疹、流行性腮腺炎、流行性出血热、炭疽和钩端螺旋体病等 15 种传染病。《方案》中明确指出了目标、接种时间及接种对象等内容。

（3）预防接种反应

1）一般反应：接种 24 小时内接种部位有局部红、肿、痛、热等炎症反应，有时附近淋巴结肿痛。一般反应是正常免疫反应，不需做任何处理，1～2 天内即可消失。倘若反应强烈也仅需对症治疗。如果接种人群中的强度反应超过 5%，则该批疫苗不宜继续使用，应上报上级卫生行政部门和药品监督管理部门。

2）异常反应：少数人在接种后出现并发症，如晕厥、过敏性休克、变态反应性脑脊髓膜炎、过敏性皮炎、血管神经性水肿等。虽然异常反应出现概率很低，但其后果常较严重。若遇到异常反应时应及时抢救，注意收集材料，进行分析，并向上级卫生行政部门和药品监督管理部门报告。

3）偶合疾病：偶合疾病与预防接种无关，只是因为时间上的巧合而被误认为由接种疫苗所引起。冬季常偶合流脑，夏季常偶合肠道传染病，可经诊断加以鉴别。在接种时，应严格按照说明书规定进行接种，注意当时一些传染病的早期症状，尽量避免偶合疾病的发生，同时应向病人家属做好解释。

4）预防接种事故：预防接种事故主要是由制品质量不合格或消毒及无菌操作不严密或接种技术（部位、剂量、途径）错误而引起，常误认为接种反应。

（二）治疗性预防

正确并及时地治疗病人，可以尽早中止传染过程，缩小传染源作用，有时也可防止传染病病人（如伤寒、疟疾等）形成病原携带者。孕妇在妊娠初 4 个月患风疹所产出的婴儿患有出生缺陷的机会很大，可考虑人工流产，以防止缺陷胎儿出生。

（三）机体机构（作业）的预防措施

1. 托幼机构 托儿所及幼儿园儿童是传染病易感群体，易发生传染病暴发流行，尤以甲型肝炎、菌痢、感染性腹泻、水痘、流行性腮腺炎、病毒性上呼吸道感染、风疹等为多见。

预防应重点在于加强卫生监督，避免传染源进入。收容儿童及招聘老师和保育员均须经过体格检查，并有定期体检制度。应建立合理的儿童接送制度，接收儿童时要问清是否曾与有病儿童接触，晨检时应仔细检查有无早期症状及体征以便及早发现传染病患儿。对儿童及家长要做好卫生宣传工作，以取得合作。认真执行计划免疫工作。要做好饮食卫生、饮水卫生及环境卫生工作，教育儿童养成良好的个人卫生习惯。

如果有疫情发生，要立即报告疾病预防控制中心，以便取得指导。在单位领导下制定防疫措施方案，重点是尽量控制疫情，使之不在机构内扩散。立即隔离、治疗病人。对密切接触者（一般指同活动的班组）实施医学观察、施行适合的应急预防接种，还可采用药物预防。疫情扑灭之前暂停接受新儿童。将有关情况通告所有家长，取得谅解及配合，共同合作扑灭疫情，避免进一步扩散。

2. 集体野外工作 野外作业是指如水利建设、筑路、勘探、农垦、部队野营等常集中较多人员协同工作或行动。由于人员流动性大，生活条件简陋，故极易发生传染病暴发、流行，如菌痢、伤寒、病毒性肝炎、钩端螺旋体病、血吸虫病、流行性出血热、流行性感冒、流行性脑膜炎等。在作业开工之前，应组织医务人员深入作业所在地区，进行流行病学侦察。了解该地区的环境、饮水来源、当地既往及现在有哪些疾病，并向该地区疾病预防控制中心了解有关传染病及地方病的情况。进入现场前要组织好医务人员队伍，并结合当地存在的特殊疾病及卫生问题作好进岗前培训工作。选择好生活场地，盖好工棚、厨房，选择好水源，兴建厕所，搞好杀虫、灭鼠和消毒工作，制订必要的卫生制度，要求派来工作人员的单位事先做好健康检查，以免传染源进入，并预先做好必要的预防接种，如流脑多糖体菌苗、破伤风类毒素类等。进入现场后要开展爱国卫生运动，做好卫生宣传，建立疫情报告制度。

疫情发生后要及时控制疫情，使之不向外扩散，尽可能保证作业顺利进行。病人应及时隔离、治疗。接触者给以适合的应急接种、药物预防及消毒，力求不发病。报告当地的疾病预防控制中心，取得指导帮助。

（四）自然灾害的防疫措施

我国地域辽阔，地形复杂，自然灾害频繁。常见的自然灾害有地震、洪涝、旱灾、风灾、雹灾、滑坡等。自然灾害发生的防疫措施主要有以下几种。

1. 灾前在灾害的多发地区应建立应急突发事件的管理机制，做到居安思危，有备无患。做好组织、技术及物质准备工作。

2. 灾害一旦发生应及时做好抗灾防疫计划，大力贯彻执行，控制疫情上升。

3. 建立健全灾区疫情监测系统，强化传染病报告制度，为抗灾防病领导机构制定防病措施提供依据。

4. 大规模、有针对性地实施预防接种。

5. 迅速解决饮水卫生问题。因地制宜地开展饮水消毒或采取打井供水的措施。

6. 抓好饮食卫生问题。灾害发生初期由于食品和粮食供应系统被破坏，使供应中断，紧跟而来的是饥饿的危害。即使紧急支援，也往往存在着供不应求和食品污染问题。灾害发生之初由于家庭烹饪条件破坏，多集中制作。为了防止食品污染和食物中毒的发生，必须把好食品制作、运货和分发三个"关"。此外，灾害发生时，死畜、死禽增多，灾民食用此类肉食亦将增多，也应注意由之而发生的食物中毒。

7. 开展消毒杀虫灭鼠工作。由于灾害导致生态破坏及灾民密集，人畜粪便、垃圾不能及时处理，为昆虫繁殖提供良好环境，同时鼠类栖息地被破坏，使鼠类大批迁移。这时应大力开展消毒、杀虫及灭鼠工作，以控制肠道、虫媒及动物病流行。

（五）检疫（quarantine）

目前我国实施两种检疫，即国境卫生检疫及疫区检疫。

1. 国境卫生检疫　为了防止传染病由国外传入和由国内传出，在一个国家国际通航的港口、机场、陆地边境和国界江河的进出口岸设立国境检疫机关，对进出国境人员、交通工具、运输设备以及可能传播检疫传染病的行李、货物、邮包等实行医学检查和必要的卫生处理，这种措施称为国境卫生检疫。在实施国境检疫时，检疫人员必须根据我国对外政策及《中华人民共和国国境检疫法》和《中华人民共和国检疫条例实施细则》所规定的各项办法进行。

（1）检疫传染病的病种及检疫期限：我国现行检疫传染病及其检疫期限为鼠疫6天；霍乱5天；黄热病6天。

（2）国境检疫内容

1）进口检疫：对来自国外的船舶、飞机、列车及徒步入境人员进行检疫，入境者必须填写旅客健康申请卡，申明现在是否患有麻风、艾滋病（包括艾滋病病毒携带者）、性病、开放性肺结核、精神病和其他疾病。若发现检疫感染者，必须立即将其隔离，隔离期限根据医学检查结果确定；对检疫传染病疑似患者应将其留验。留验期限根据传染病的潜伏期确定。因患检疫传染病而死亡的尸体，必须就近火化。

凡有下列情况之一者，其交通工具应接受消毒、杀虫、灭鼠或其他卫生处理：①来自检疫传染病疫区的；②被检疫病污染的；③发现有关啮齿动物或病媒的。

对来自疫区的被检疫传染病污染或者可能成为传染病传播媒介的行李、货物、邮包等物品，应进行卫生检查，实施消毒、灭鼠、杀虫或其他卫生处理。

2）卫生监督：对国境口岸的卫生状况和停留在国境口岸的入境、出境交通工具的卫生状况实施卫生监督。内容包括监督和指导有关人员杀灭啮齿动物和病媒昆虫；检查和检验食品、饮用水及其储存、供应、运输设备；监督从事食品、饮用水供应的从业人员的健康状况，检查其健康证明书；监督和检查垃圾、废物、污水、粪便、压舱水的处理。

3）关于外国人定居或居住一年以上的健康证明：为简化检疫手续，防止检疫传染病传入，我国检疫部门规定来我国定居或居住一年以上的外国人应提供健康证明（驻我国的外交人员及其家属以及未满 16 岁者除外）。对外国人进行健康检查和复查要求，除鉴别鼠疫、霍乱、黄热病外，主要是：①性病，包括软性下疳、淋病、慢性淋巴肉芽肿、传染期梅毒；②传染性麻风病；③开放性肺结核；④艾滋病；⑤精神病。我国签证机关在受理外国人入境时，外国人须要向我方提交所在国公立医院签发的、包括五种疾病的健康证明书。如该证明书系私立医院签发，则必须有所在国公证机关公证。健康证明书自签发之日起 6 个月有效。当外国人入境后向我国公安机关申请居留证时，必须提交健康证明复印件，若公安机关不能确认该证明是否有效，应让申请人到指定的卫生医疗部门确认。

4）出口检疫：开往国外的船舶、飞机、列车及其他车辆或徒步由陆地边境出国的人员，应在最后离开的港口、机场、车站分别接受检疫。其他车辆或徒步离境人员须在国境检疫机关指定的处所接受出口检疫。

2. 疫区检疫　国内遇有甲类、乙类传染病暴发、流行时，县级以上地方政府报经上一级地方政府决定，可以宣布为疫区。在疫区内应立即组织力量进行防治，切断传染病的传播途径；必要时，报经上一级地方政府决定，可采取下列紧急措施。

（1）限制或停止集市、集会、影剧院演出或其他人群聚集活动。

（2）停工、停业、停课。

（3）临时征用房屋、交通工具。

（4）封闭被传染病病原体污染的公共饮用水源。

除上述措施外，可对出入疫区人员、物资和交通工具实施卫生检疫。经省、自治区、直辖市政府决定，可以对甲类传染病疫区实行封锁。封锁大、中城市的疫区或者跨省、自治区、直辖市的疫区，以及封锁疫区导致中断干线交通或者封锁国境的，应由国务院决定。

【知识点 11-3】
1. 预防接种　又称人工免疫，是将生物制品接种到人体内，使机体产生对传染病的特异性免疫力，以提高人群免疫水平，预防传染病的发生与流行。
2. 预防接种的种类　人工自动免疫、人工被动免疫、被动自动免疫。
3. 免疫规划　根据国家传染病防治规划，为了防治疾病，使用有效疫苗对易感人群进行预防接种所制定的规划、计划和策略。免疫规划是对儿童计划免疫的完善与发展，有利于更好地控制疫苗可预防的传染病。
4. 我国检疫传染病的病种及检疫期限　鼠疫 6 天；霍乱 5 天；黄热病 6 天。

二、传染病的控制与管理

【案例 11-4】
结核病是与社会经济条件结核病是与社会经济条件、医疗水平和生活劳动条件关系密切的一种疾病。新中国成立前，大城市患病率高达 5%。新中国成立后，首先在一些大城市建立了防痨机构，重点开展了城市团体防痨，随后在农村也进行了一些试点。到 20 世纪 60 年代，大城市患病率降到 2% 左右。儿童结核病在全国已基本控制。结核病的报告登记率和死亡率继续保持下降趋势。根据全国疾病监测调查报告，1995 年年末活动性肺结核病人登记率为 26.3/10 万，较 5 年前下降了 56.9%，较 10 年前下降了 65.5%。

【问题 11-4】

（1）传染病控制的指导思想和管理原则？

（2）预防与控制结核病的主要措施有哪些？

笔记：

【分析】

（1）预防为主、经常性与应急性措施并重，分类管理和重点管理相结合，三环节、两因素齐抓共管，政府领导、社会参与、依靠科技、依靠群众、综合治理。

（2）①勤洗手、多通风、强身健体可以有效预防肺结核；②咳嗽、喷嚏掩住口鼻可减少肺结核的传播；③及时发现和治疗肺结核患者是防止肺结核传播的最有效手段。如果咳嗽、咳痰2周以上，应及时到医院诊治，主要检查项目有痰涂片和X线胸片检查，必要时可进行痰培养检查和药敏检查；④肺结核患者要坚持完成全程规范治疗，这是治愈肺结核、避免形成耐药的关键，任何治疗的改变应通过医生决定。

近年来，全球传染病发病率呈现大幅度回升趋势，传染病流行、暴发事件不断，一些被认为早已得到控制的传染病卷土重来，同时又新发现了数十种传染病。《1996年世界卫生报告》中提出："我们正处于一场传染性疾病全球危机的边缘，没有一个国家可以躲避这场危机。"因此，传染病的预防和控制仍是世界各国乃至全球的一个突出问题。

（一）传染病的预防和控制策略

1. 加强健康教育 健康教育可通过改变人们的不良卫生习惯和行为切断传染病的传播途径。健康教育的形式多种多样，可通过大众媒体、专业讲座和各种针对性手段来使不同教育背景的人群获得有关传染病预防的知识，其效果取决于宣传方式与受众的匹配性。健康教育对传染病预防的成效卓著，如安全性行为知识与艾滋病预防，饭前便后洗手与肠道传染病预防等，是一种低成本高效果的传染病防制方法。

2. 加强人群免疫 免疫预防是控制具有有效疫苗免疫的传染病发生的重要策略。全球消灭天花、脊髓灰质炎活动的基础是开展全面、有效的人群免疫。实践证明，许多传染病如麻疹、白喉、百日咳、破伤风、乙型肝炎等都可通过人群大规模免疫接种来控制流行，或将发病率降至相当低的水平。

3. 改善卫生条件 保护水源、提供安全的饮用水，改善居民的居住水平，加强粪便管理和无害化处理，加强食品卫生监督和管理等，都有助于从根本上杜绝传染病的发生和传播。

4. 加强传染病监测 传染病监测是疾病监测的一种，其监测内容包括传染病发病、死亡；病原体型别、特性；媒介昆虫和动物宿主种类、分布和病原体携带状况；人群免疫水平及人口资料等。必要时还应开展对流行因素和流行规律的研究，并评价防疫措施效果。

我国的传染病监测包括常规报告和哨点监测。常规报告覆盖了甲、乙、丙三类共39种法定报告传染病。国家还在全国各地设立了艾滋病、流感等监测哨点。

5. 传染病的全球化控制 传染病的全球化流行趋势日益体现了传染病的全球化控制策略的重要性。如全球消灭天花以及在1988年启动的全球消灭脊髓灰质炎行动。针对艾滋病、疟疾和麻风的全球性策略也在世界各国不同程度地展开。全球化预防传染病策略的效果正日益凸现。

（二）传染病的管理与控制措施

1. 疫情报告

（1）疫情报告又叫传染病报告，它是传染病管理的重要信息，也是传染病防治措施的依据。只有及时、完整、准确地掌握疫情资料，才能做出正确的判断和制定防治对策与措施，有效地控制和消除传染病的发生和流行。

（2）疫情报告的种类和时限

1）报告病种：按《传染病防治法》规定报告的病种分为甲类、乙类和丙类，共39种。

甲类传染病（2种）：鼠疫、霍乱。

乙类传染病（26种）：甲型H1N1流感（2009年新加）、传染性非典型肺炎、艾滋病、病毒性肝炎、脊髓灰质炎、人感染高致病性禽流感、麻疹、流行性出血热、狂犬病、流行性乙型脑炎、登革热、炭疽、细菌性和阿米巴性痢疾、肺结核、伤寒和副伤寒、流行性脑脊髓膜炎、百日咳、白喉、新生儿破伤风、猩红热、布鲁氏菌病、淋病、梅毒、钩端螺旋体病、血吸虫病、疟疾。

丙类传染病（11种）：流行性感冒、流行性腮腺炎、风疹、急性出血性结膜炎、麻风病、流行性和地方性斑疹伤寒、黑热病、包虫病、丝虫病，除霍乱、细菌性和阿米巴性痢疾、伤寒和副伤寒以外的感染性腹泻病、手足口病（2008年新加）。

对乙类传染病中传染性非典型肺炎、炭疽中的肺炭疽和人感染高致病性禽流感，采取甲类传染病的预防、控制措施。

2）报告时限。卫生部（第37号令）规定：凡执行职务的医疗保健人员、卫生防疫人员皆为责任疫情报告人。责任疫情报告人①发现甲类传染病或乙类传染病中的艾滋病、传染性非典型肺炎、肺炭疽和人感染高致病性禽流感的病人或疑似病人时，或发现其他传染病和不明原因疾病暴发时，应于2小时内将传染病报告卡通过网络报告；未实行直报的责任报告单位应于2小时内，以最快的通讯方式向当地县级疾病预防控制机构报告，并于2小时内寄送传染病报告卡。②对其他乙类、丙类传染病病人、疑似病人和规定报告的传染病病原携带者在确诊后，实行网络直报的责任报告单位应于24小时内进行网络报告；未实行网络直报的责任报告单位应于24小时内寄送传染病报告卡。③对其他符合突发公共卫生事件报告标准的传染病暴发疫情，按规定要求进行报告。

2. 疫情控制措施

（1）针对传染源的措施

1）病人：应做到早发现、早诊断、早报告、早隔离、早治疗。传染病报告是传染病监测的手段之一，也是控制和消除传染病的重要措施。具体要求参照《传染病信息报告管理规范》。一经诊断为传染病病人或疑似病例，就应按传染病防治法规定实行分级管理。只有尽快管理传染源，才能防止传染病在人群中的传播蔓延。

甲类传染病病人和乙类传染病中的非典型肺炎、人感染高致病性禽流感、肺炭疽病人必须实施隔离治疗，必要时可请公安部门协助。

乙类传染病病人，根据病情可在医院或家中隔离，隔离通常应至临床或实验室证明病人已痊愈为止。丙类传染病中的瘤型麻风病人必须经临床和微生物学检查证实痊愈才可恢复工作、学习。

传染病疑似病人必须接受医学检查、随访和隔离措施，不得拒绝。甲类传染病疑似病人必须在指定场所进行隔离观察、治疗。乙类传染病疑似病人可在医疗机构指导下治疗或隔离治疗。

2）病原携带者：对病原携带者应做好登记、管理和随访至其病原体检查2～3次阴性后。在饮食、托幼和服务行业工作的病原携带者须暂时离开工作岗位，久治不愈的伤寒或病毒性肝炎病原携带者不得从事威胁性职业。艾滋病、乙型和丙型病毒性肝炎、疟疾病原携带者严禁做献血员。

3）接触者：凡与传染源有过接触并有受感染可能者都应接受检疫。检疫期为最后接触日至该病的最长潜伏期。

留验：即隔离观察。甲类传染病接触者应留验，即在指定场所进行观察，限制活动范围，实施诊察、检验和治疗。

医学观察：乙类和丙类传染病接触者可正常工作、学习，但需接受体检、测量体温、病原学检查和必要的卫生处理等医学观察。

应急接种和药物预防：对潜伏期较长的传染病如麻疹可对接触者施行预防接种。此外还可采用药物预防，如服用青霉素预防猩红热等。

4）动物传染源：对危害大且经济价值不大的动物传染源应予彻底消灭；对危害大的病畜或野生动物应予捕杀、焚烧或深埋；对危害不大且有经济价值的病畜可予以隔离治疗。此外还要做好家畜和宠物的预防接种和检疫。

（2）针对传播途径的措施：传染源污染的环境，必须采取有效的措施，去除和杀灭病原体。肠道传染病通过粪便等污染环境，因此应加强被污染物品和周围环境的消毒；呼吸道传染病通过痰和呼出的空气污染环境，通风和空气消毒至关重要；艾滋病可通过注射器和性活动传播，因此应大力推荐使用避孕套，杜绝吸毒和共用注射器；而杀虫是防止虫媒传染病传播的有效措施。

消毒（disinfection）：是用化学、物理、生物的方法杀灭或消除环境中致病微生物的一种措施，包括预防性消毒和疫源地消毒两大类。

1）预防性消毒：对可能受到病原微生物污染的场所和物品施行消毒。如乳制品消毒、饮水消毒等。

2）疫源地消毒：对现有或曾经有传染源存在的场所进行消毒，其目的是消灭传染源排出的致病性微生物。疫源地消毒分为随时消毒和终末消毒。随时消毒是当传染源还存在于疫源地时所进行的消毒；终末消毒是当传染源痊愈、死亡或离开后所做的一次性彻底消毒，从而完全清除传染源所播散、留下的病原微生物。只有对外界抵抗力较强的致病性病原微生物才需要进行终末消毒，如霍乱、鼠疫、伤寒、病毒性肝炎、结核、炭疽、白喉等。对外界抵抗力较弱的疾病如水痘、流感、麻疹等一般不需要进行终末消毒。

（3）针对易感者的措施

1）免疫预防：传染病的免疫预防包括人工自动免疫和人工被动免疫。其中计划免疫是预防传染病流行的重要措施。此外，当传染病流行时，被动免疫可以为易感者提供及时的保护抗体，如注射胎盘球蛋白和丙种球蛋白预防麻疹、流行性腮腺炎、甲型肝炎等，但因为血液制品的安全性尚存在隐患，除非必要，目前已不主张使用。高危人群应急接种可以通过提高群体免疫力来及时制止传染病大面积流行，如麻疹疫苗在感染麻疹 3 天后或潜伏期早期接种均可控制发病。

2）药物预防：药物预防也可以作为一种应急措施来预防传染病的传播。但药物预防作用时间短、效果不巩固，易产生耐药性，因此其应用具有较大的局限性。

3）个人防护：接触传染病的医务人员和实验室工作人员应严格遵守操作规程，配置和使用必要的个人防护用品。有可能暴露于传染病生物传播媒介的个人需穿戴防护用品，如口罩、手套、护腿、鞋套等。疟疾流行区可使用个人防护蚊帐。安全的性生活应使用安全套。

【知识点 11-4】

1. 传染病的预防和控制策略 ①加强健康教育；②加强人群免疫；③改善卫生条件；④加强传染病监测；⑤传染病的全球化控制。

2. 疫情报告 是传染病管理的重要信息，也是传染病防治措施的依据。只有及时、完整、准确地掌握疫情资料，才能做出正确的判断和制定防治对策与措施，有效地控制和消除传染病的发生和流行。

3. 传染病的种类 按《传染病防治法》规定报告的病种分为甲类（2 种）、乙类（26 种）和丙类（11 种），共 39 种。

4. 消毒 是用化学、物理、生物的方法杀灭或消除环境中致病微生物的一种措施，包括预防性消毒和疫源地消毒两大类。①预防性消毒：对可能受到病原微生物污染的场所和物品施行消毒。②疫源地消毒：对现有或曾经有传染源存在的场所进行消毒，其目的是消灭传染源排出的致病性微生物。包括随时消毒和终末消毒。

第三节　慢性非传染性疾病的预防与控制

一、慢性病的概念和流行现状

【案例 11-5】

慢性非传染性疾病已成为当今世界的头号杀手。2008 年全球有 5700 万人死于慢性病，超过了所有死亡人数的 60%，预计 2030 年这一比例将上升至 75%。伴随工业化、城镇化、老龄化进程加快，我国慢性病发病人数也快速上升。目前中国确诊的慢性病患者已超过 2.6 亿人。据统计，在我国 18 岁以上的成年人中每 100 个人中有 20 个人患有高血压；每 100 个男性就有 25 个人以上，女性有 15 个人以上患高脂血症；每 100 个人中，有 6 个以上患糖尿病；每 100 个人中有 22 个以上超重或肥胖；……

【问题 11-5】

笔记：

（1）我国目前主要的慢性非传染性疾病研究领域？

（2）慢性非传染性疾病研究的重要性和必要性？

【分析】

（1）肿瘤流行病学、心脑血管疾病流行病学、慢性阻塞性肺炎疾患流行病学、精神疾病流行病学、糖尿病流行病学、肾综合征流行病学、其他（职业性疾病、营养代谢性疾病、遗传性疾病、出生缺陷的流行病学等）。

（2）慢性非传染性疾病是重要的公共卫生问题；是丧失劳动能力、影响居民生活质量、造成残疾的重要原因；造成重大的社会经济负担；发展中国家慢性非传染性疾病发病的上升趋势长期以来未得到有效的遏制。

随着人类科技进步和工农业生产的迅猛发展，城市化、工业化进程的加快，环境污染的加剧，寿命的延长以及生活方式和行为的变化，疾病的流行规律和防治策略正在发生深刻的变化，人们在不断与传统的和新发传染病做斗争的同时，正面临着越来越严重的慢性病的挑战，疾病控制的任务变得越来越复杂。

（一）慢性病的概念

慢性病主要是指以心脑血管病、糖尿病、恶性肿瘤等为主的具有高发病率、高死亡率、高致残率的慢性非传染性疾病（noninfectious chronic disease，NCD）。对人群生活质量和生命质量危害最大的主要是心、脑、肾血管病、肿瘤和糖尿病，由于其发病与不良生活方式密切相关，故又称为"生活方式病"。慢性病一般具有以下特点：①患病率高，而知晓率、治疗率、控制率低；②临床治疗效果较差，预后不好，并发症发病率高、致残率高、死亡率高；③病程迁延持久，是终生性疾病，需要长期管理；④慢病病因、病情复杂，具有个体化的特点；⑤诊断治疗的费用较高，治疗的成本效益较差，对卫生服务利用的需求高。

（二）慢性病的流行概况及社会危害

1. 发达国家及西方国家慢性非传染性疾病现状　目前，发达国家或西方国家慢性非传染性疾病占总发病率或死亡率的大部分县至绝大部分比例。美国"全国生命统计报告"最近报告了1999年和2000年位居前10位的死因，按照死亡数高低顺序为心脏病、恶性肿瘤、脑血管病、慢性下呼吸道疾病、事故、糖尿病、流感与肺炎、老年痴呆、肾脏病和败血症。这除事故外，其他9种疾病的死亡数在这两年中均占总死亡数的80%。而其中7种疾病，属于慢性非传染性疾病，占总死亡数的71.2%。死因第一、二位分别为心脏病与恶性肿瘤，在2000年占总死因的52.6%。由此可以看出，在美国全部死亡人数的一半以上是由这两类疾病引起的。在发达国家常见的慢性非传染性疾病，主要和吸烟、高脂饮食与其他不良生活习惯方式，职业暴露、环境污染等因素有关。著名流行病学家Peto在2001年《自然》杂志上发表文章指出：发达国家所有癌症死亡病例的三分之一是由吸烟造成的；如果能消除石棉暴露，西方国家能控制大部分间皮癌和很多肺癌。

2. 我国慢性非传染性疾病现状　我国慢性非传染性疾病的发病和患病情况可用八个字概括，即"发展迅速，形势严峻"。具有以下几个特点。

（1）慢性非传染性疾病在总死亡中占绝大部分比例：由原卫生部统计中心发表的资料表明：2001年北京等36个城市的前10位死因为恶性肿瘤、脑血管病、心脏病、呼吸系统、损伤和中毒、内分泌营养代谢及免疫疾病、消化系统疾病、泌尿生殖系统疾病、精神病、神经病，除第5位的损伤和中毒外，其余的9类疾病均为慢性病，占全死因86.13%。2005年，卫生部采用ICD—10疾病分类标准对30个城市和78个县进行死因统计，结果显示恶性肿瘤、脑血管病、心脏病、呼吸系病等慢性病是我国居民死亡的主要原因。

（2）发病人数多，发病增长速度较快：由于我国是世界人口数最多的国家，加之慢性非传染性疾病的发病或死亡在总人口中所占比例高，因此其发病或死亡的绝对数很大。如高血压患病人数已达1亿以上；慢性阻塞性肺疾病患者2 000万，糖尿病患者4 000万；每年新发病例：肿瘤160万，脑卒中150万，冠心病75万。近年来，我国慢性非传染性疾病增长速度较快：在50～70年代，每年高血压病的新发病例为100多万，而80～90年代为300多万；脑血管意外与冠心病的死亡率从1991年的84.0/10万和25.3/10万，上升到1998年的135.3/10万和42.7/10万，7年时间增加了50%左右；90年代糖尿病的患病率是80年代的4.8倍，估计2025年糖尿病患病人数将达到1亿，为目前的2.5倍。

（3）主要危险因素的暴露水平不断提高：主要表现在以下几个方面，①吸烟率与吸烟量：1996年的男性吸烟率比1984年增加了3.4%；每天平均吸烟量由13支增至15支；开始吸烟的年龄从22岁提前到19岁；②食物结构改变：1992年城乡居民肉、蛋、奶和水产品消费比1982年分别增加了81.1%、200.0%、323.0%和97.4%，而谷类和薯类的消费分别下降了10.9%和49.4%；③体力活动减少：由于工作与生活条件的改善，城市地区约有20%居民的体力活动每天不超过20分钟，每周不超过3天；④肥胖：1992年的城市和农村超重率比1982年分别增加了40%和54%；北京和上海等大城市超重和肥胖的比例已分别达27%和15%以上；⑤城市化趋向：2000年城镇人口为4.56亿，占总人口的36.09%，乡村人口为8.07亿，占63.91%；与1990年相比，城镇人口增长了9.86%；⑥老龄化：目前60岁以上人口已达1.3亿，预计2050年将达4亿。

3. 慢性病的社会危害

（1）慢性病严重危害人群健康。我国慢性病不仅发病率高，患病后死亡率不断上升，而且病程长，多为终身性疾病，预后差，常伴有严重并发症及残疾。慢性病对人群健康的危害是显而易见的。例如，我国现存的600万脑卒中患者中，有75%不同程度的丧失了劳动力，40%重度致残；又如，随着糖尿病病人寿命的延长，糖尿病的慢性并发症的发生率显著上升，糖尿病致盲率是一般人群的25倍，糖尿病致肾衰竭的发生率比非糖尿病高17倍。

慢性病对人群健康的影响还表现在造成患者的心理创伤和对家庭的压力。慢性病首次发作，可使患者产生不同程度的心理反应，轻的出现适应障碍、主观感觉异常、焦虑等，重的可出现愤怒、失助等心理过程。在慢性病反复发作或出现严重功能障碍时，又出现失望、抑郁、甚至自杀倾向等。慢性病对家庭的影响是长期的，当家中出现一个长期卧床不起的病人，长时间的陪护、转诊，帮助料理生活起居，病人种种异常心理的发泄等都会严重影响家庭成员，消耗家庭经济积蓄和家人的精力。

（2）慢性病经济负担日益加重。我国主要慢性病发病率的上升和患病人数的增加，导致居民卫生服务需求增长和卫生服务利用率上升，并成为卫生费用过快增长的重要原因。卫生部卫生经济研究所的《城市卫生资源配置适应疾病模式转变研究报告》中指出，慢性病医疗费用上升主要与慢性病人均治疗费用增加和患病率上升有关。据科学测算，2003 年我国缺血性脑卒中的直接住院负担达 107.53 亿元，脑卒中的总费用负担为 198.87 亿元，占国家卫生总费用的 3.02%。2003 年，我国糖尿病病人人均医疗费用约 3500 元，以目前糖尿病人为 2380 万推算，其总医疗费用高达 833 亿元，占 2003 年 GDP 的 0.71%，脑血管病 12.87 亿元，缺血性心脏病 8.57 亿元。慢性病给个人、家庭、社会和国家带来了沉重的经济负担。在某些地区，慢性病与贫困的恶性循环，将使人们陷入"因病致贫，因病返贫"的困境。

【知识点 11-5】

1. **慢性病**　以心脑血管病、糖尿病、恶性肿瘤等为主的具有高发病率、高死亡率、高致残率的慢性非传染性疾病。

2. **慢性病的特点**　①患病率高，知晓率、治疗率、控制率低；②临床治疗效果较差，预后不好，并发症发病率高、致残率高、死亡率高；③病程迁延持久，是终生性疾病，需要长期管理；④慢性病病因、病情复杂，具有个性化特点；⑤诊断治疗的费用较高，治疗的成本效益较差，对卫生服务利用的需求高。

二、慢性病的防制策略与措施

【案例 11-6】

2011 年 9 月 19～20 日，联合国预防和控制非传染性疾病高级别会议在纽约联合国总部举行。联合国秘书长潘基文在会上呼吁各国提高对这一问题的认识，采取可行措施挽救更多人的生命。本次为期两天的预防和控制非传染性疾病高级别会议，吸引了 30 多位国家元首或政府首脑以及 100 多位各国部长级官员与会。各国代表着重讨论癌症、糖尿病和心脑血管疾病等非传染性疾病的预防和治疗工作。与会各方还在会议结束时签署一份宣言，呼吁通过政府、企业以及社会团体的共同努力，为预防非传染性疾病制定相应规划和策略。

笔记：

【问题 11-6】

（1）如何有效地防制慢性非传染性疾病？

（2）防制慢性非传染性疾病世界卫生组织的推荐策略？

【分析】

（1）心血管疾病、糖尿病、癌症和慢性阻塞性肺病（COPD），已经成为全球头号杀手，阻碍了社会发展，破坏了千年发展目标的实现，增加了社会不公平。在非洲，这些疾病导致的死亡人数上升速度比其他任何地方都要快。防治这些疾病将有助于最贫穷国家的人民摆脱贫困，而有效的途径就是防治慢性病及其四大危险因素：吸烟、不健康饮食、身体活动不足、过量饮酒。

（2）为了有效应对全球慢性病的蔓延，在对欧美等国家慢性病控制策略及实施效果进行系统总结后，WHO 于 1998 年开始，将预防和控制非传染性疾病纳入议事日程，先后形成了《预防和控制非传染性疾病全球战略——总干事的报告》（WHA53.14）等一系列决议。这些决议其核心思想突出了从政策、支持环境、面向群体和个体等方面综合控制慢性病危险因素。

为了进一步推动全球更有效的落实慢性病预防和控制策略，有的放矢地开展慢性病防治工作。2008 年第 61 届世界卫生大会通过《预防和控制非传染病全球战略行动计划》，该行动计划明确指出，心血管疾病、癌症、慢性呼吸道疾病和糖尿病，对大多数低收入和中等收入国家死亡率影响最大，需要采取联合行动。这 4 种疾病都由相同的危险因素造成，即吸烟、不健康饮食、身体活动不足、过量饮酒。通过有效的应对干预措施，可使这些疾病在很大程度上得到预防。该行动计划作为总纲，与 2003 年由卫生大会通过（WHA56.1 号决议）的《世界卫生组织烟草控制框架公约》，和 2004 年卫生大会通过（WHA57.17 号决议）的世界卫生组织《饮食、体力活动与健康全球战略》，以及 2008 年出台的酒精滥用控制形成一整套慢性病控制的策略框架。

（一）慢性病的三级预防

疾病，不论其病因是否确定，在不给任何治疗和干预的情况下，从发生、发展到结局的整个过程称为疾病的自然史（natural history of disease）。可将疾病的自然史分为易感期（潜伏期）、临床前期、临床期、结局（痊愈、残疾、死亡）这四个阶段。

临床前期，虽未发病，但已存在各种潜在的危险因子，如血清胆固醇高是冠心病的危险因子，吸烟是肺癌的危险因子，肥胖是糖尿病的危险因子。也可包括某种病理生理的改变，如血管粥样硬化等。临床期，一般都有轻重不一的临床表现。结局可能是痊愈或死亡，也可能会留下后遗症以至残疾等。在疾病自然史的每一个阶段，都可以采取措施防止疾病的发生或恶化。因而预防工作相应地分为三级，即一级预防为病因预防；二级预防为临床前期预防；三级预防为临床预防即对症治疗、防止伤残和加强康复工作等。

（二）慢性病的预防对策

根据慢性病多种危险因素致病的特点，提出以下预防对策。

1. 加强领导　坚持改革，加强慢性病防治的机构建设；慢性病防治是一项巨大的社会系统工程，没有行政领导的观念更新和高度重视，没有坚强有力的组织机构，没有整个社会的积极参与，单靠卫生部门少数医务人员孤军奋战，是很难控制慢性病的。

2. 综合卫生的概念　综合卫生是 WHO 于 1990 年在赫尔辛基针对生活方式疾病所制定的规划，它是以应共同防治由共同不健康生活方式引起的疾病为依据的。这样可以更为有效和经济。WHO 估计，实施综合规划，提倡健康的生活方式，至少可以使死亡率降低一半，即每年可拯救数百万人的生命。

3. 加强慢性病病因的流行病学调查　寻找危险因素及保护因素，阐明确切病因和疾病形成模式，以明确预防什么和如何预防。

4. 改变和避免不良的生活方式和行为　建立良好的健康的生活方式和行为，从而达到预防慢性病，增进健康的目的。不良的生活方式和行为主要包括吸烟、饮酒、不合理的膳食、钠摄入过多、钾摄入过低、精神紧张、体力活动少等。其中最为重要的是吸烟和不合理的膳食。

5. 以健康教育为主导措施，以降低危险因素为目标的干预策略　健康教育已成为各国实现人人享有卫生保健这个战略目标的一个重要支柱，也是当前许多国家正在设法摆脱难以承受的医药费巨额财政开支的一条有效出路。只有把健康教育同有力的政府承诺与支持，同中央和地方的立法和与环境保护相结合，并与卫生工作的其他方面的建设同步发展，健康才能更富有生命力。因此，不失时机地把健康教育朝着健康促进的方向推进，将是我国卫生工作的趋势。

6. 从儿童抓起，强调对人的一生连续不断的健康管理　学校教育是在最理想的场所，进行效益最高，时机最佳，最有积极意义的预防。

7. 依靠城乡三级医疗预防保健网　在我国，医疗预防保健网已遍布城乡，城乡三级医疗预防保健网在防治疾病、保障人民健康上发挥了巨大作用。在慢性病防治中，无论是一级预防、二级预防还是三级预防都必须紧紧依靠三级网，发挥其在健康教育、基线调查、干预措施的实施、信息管理、治疗、康复等多方面的作用。

8. 社区预防和高危人群预防策略　社区预防是指对全体居民的预防；高危人群预防是对具有高危险性的人、家庭和集体作为特殊重点的预防。社区预防基于以下观点：现代公共卫生规划，特别是与生活方式疾病有关的，必须得到社会的理解与支持，并且通过融合到当前社会和卫生服务结构中去而受益，如上面提到的生活方式教育规划整合到学校正式课程中，而在社区开展，可进一步扩大到整个社会。从流行病学观点，社区模式的优势在于它在减少患病率方面要比强化的高危人群干预更为有效。从行为和社会学观点，社区模式的优势在于，危险因素是常常植根于人们的生存环境中。因此，若要在大人群中形成永久性的健康生活方式，只有首先在社区范围内改变不健康的生活方式，才能逐步形成生活方式改变的社会。

【知识点 11-6】
慢性病的预防对策：①加强领导；②综合卫生的概念；③加强慢性病病因的流行病学调查；④改变和避免不良的生活方式和行为；⑤以健康教育为主导措施，以降低危险因素为目标的干预策略；⑥从儿童抓起，强调对人的一生连续不断的健康管理；⑦依靠城乡三级医疗预防保健网；⑧社区预防和高危人群预防策略。

第四节 疾病监测

【案例 11-7】
近年来，针对各种突发的流行病、传染病、新发传染病暴发、中毒（食品、职业、环境）、放射性污染、恐怖袭击等公共卫生事件，监测系统有了很大发展。特别是针对新发或重新出现的传染病病原学、流行水平、人群分布特点的监测，使监测内容有很大拓展。例如，禽流感、甲型（H1N1）流感、艾滋病病原体的监测，各类高危人群 HIV 抗体监测等。随着疾病模式的变化、人们的生活方式和行为的改变，慢性非传染性疾病，意外伤害越来越成为影响人们健康的主要卫生问题。因此，对慢性病及其相关行为危险因素、环境因素的监测，近年也得到很大发展。例如，针对伤害的综合监测、针对慢性病危险因素的监测，已成为现阶段我国的主要监测系统。随着疾病控制及公共卫生干预活动的拓展，我国公共卫生监测也有很大发展，主要表现在监测内容增加、人群中疾病危险因素流行水平估计方法进展以及监测技术改进这三方面。

笔记：

【问题 11-7】
（1）疾病监测在疾病预防中的作用和地位？
（2）我国疾病监测系统的分类？

【分析】
（1）疾病监测是疾病预防的重要内容之一，是指长期、连续和系统地收集疾病的动态分布及其影响因素的资料，经过分析将信息及时上报和反馈，以便及时采取干预措施并评价其效果。通过监测可以获得有关疾病分布、变化趋势及其影响因素的重要信息，为制定和修改防制策略和措施提供依据；通过监测系统的综合分析，还能预测预报公共卫生突发事件如传染病疫情等，以便及时采取措施进行预防和控制，将损失控制到最低；通过疾病监测还可以对防制策略和措施进行效果评价。
（2）监测系统可以分为以下三个：①以人群为基础的监测系统；②以实验室为基础的监测系统；③以医院为基础的监测系统。

疾病监测（surveillance of disease）是预防和控制疾病的重要对策，是制定疾病防制策略和措施的基础。最早的疾病监测内容主要是对疾病的发生和死亡进行监测，故称为疾病监测。但随着监测内容的扩大，也有人称为流行病学监测（epidemiological surveillance），目前西方国家一般称为公共卫生监测（public health surveillance），我国由于约定俗成，通常仍称为疾病监测，但其中的内涵已发生改变。

一、疾病监测的定义和种类

（一）疾病监测的定义

疾病监测是指长期、连续、系统地收集有关疾病的动态分布及其影响因素的资料，经过分析将信息上报和反馈，以便及时采取干预措施并评价其效果。开展疾病监测工作时，只有长期、连续、系统地收集资料，才能发现疾病的分布规律和发展趋势；只有把监测的范围扩大到与疾病或健康有关的各种卫生问题，而不仅仅是疾病的发生或死亡，才能适应医学模式的转变和公共卫生的需要；只有将原始资料经过整理、分析、解释后，才能转化为有价值的信息；只有把卫生信息及时反馈给有关部门和人员，充分利用疾病监测信息，才能达到监测的根本目的。

（二）疾病监测的种类

1. 传染病监测　世界卫生组织将疟疾、流行性感冒、脊髓灰质炎、流行性斑疹伤寒和回归热 5 种疾病列为国际监测的传染病。我国根据具体情况又增加了登革热和艾滋病，共 7 种国际监测的传染病。

传染病监测的主要内容包括以下。

（1）收集人口学资料。

（2）传染病的发病和死亡及其三间分布，包括漏报调查。

（3）人群的免疫水平。

（4）病原体的型别、毒力和耐药性等。

（5）动物宿主和媒介昆虫，其种类、分布及病原体携带状况。

（6）评价防疫措施的效果。

（7）研究流行因素和流行规律。

（8）疫情预测。

对某个具体的传染病开展监测时，要综合考虑疾病的特点、预防控制的需要和人力、物力、财力方面的实际条件，适当选择监测的内容。

2. 非传染病监测　随着疾病谱的改变，近年来许多国家疾病监测的范围已扩大到非传染病，主要包括以下几个方面：①监测群体中慢性病的发病和死亡水平的变化情况；②针对慢性病的主要危险因素，在群体中进行行为危险因素及其有关知识和态度的监测；③ 监测支持人们行为改变的政策、媒体导向和支持措施等社会环境因素的变化情况。

3. 行为学监测　目前，慢性病、伤害和性传播疾病逐渐成为影响人类健康的主要卫生问题。由于很多疾病的发生都与个人行为有着密切关系，行为危险因素的监测已成为疾病监测的一个组成部分。行为学监测，既适用于传染性疾病，又适用于非传染性疾病。传染病监测的指标主要是可能导致疾病传播的行为，如共用注射器、性乱等是艾滋病传播的危险行为。慢性非传染病监测主要是针对一些不良的生活习惯，如吸烟、酗酒、缺乏体育锻炼等。

4. 其他卫生问题监测　包括环境监测、营养监测、婴儿及孕产妇死亡率监测、药物不良反应监测、计划生育监测等。为了达到特定的卫生目标，可开展多种内容的监测工作。

二、疾病监测的几个概念

（一）被动监测与主动监测

下级单位常规上报监测数据和资料，而上级单位被动接受，称为被动监测（passive surveillance）。根据特殊需要，上级单位亲自专门调查或要求下级单位严格按照规定收集资料，称为主动监测（active surveillance）。各国常规法定传染病报告属于被动监测。我国疾病预防控制机构开展的传染病漏报调查属于主动监测，主动监测的质量明显优于被动监测。

（二）常规报告与哨点监测

常规报告是指诸如我国的法定传染病报告系统，要求报告的病种多，报告的范围覆盖全国，而且主要由基层卫生人员来开展工作，漏报率高和监测质量低是不可避免的。哨点监测（sentinel surveillance）通常选择一定范围的区域或城市，在特定时间内进行疾病筛查或报告，其特点是耗费低、效率高，同样能达到疾病监测的目的。

（三）实际病例与监测病例

由于疾病与健康往往缺乏一个明显的界限，因此，按照某个临床诊断标准诊断病例会发生一定数量的漏诊和误诊。在大规模的监测工作中宁可忽视单个病人的准确性也要保证一个统一的、可操作性强的临床诊断标准。用这个标准确诊的病例称为监测病例。我国法定传染病上报的病例中有很多都属于监测病例。在疾病监测中应当尽可能提高实际病例在监测病例中的比例，而且应当能估计这个比例的大小和变化。

（四）直接指标与间接指标

监测得到的发病数、死亡数以及经过分析后得到的发病率、死亡率等，称为监测的直接指标。有时监测的直接指标不易获得，例如要对每个流行性感冒病例都做出诊断会非常困难，即使仅仅对流行性感冒死亡做出诊断，也会因为涉及死因分类等问题而很难区分病人是因流行性感冒还是因肺炎死亡。这时可以用"流行性感冒和肺炎死亡数"作为监测的间接指标，同样可以达到监测流行性感冒疫情的目的。

（五）静态人群与动态人群

监测过程中，如果观察人群没有迁出、迁入，或有少量迁出迁入称为静态人群（fixed population）。如果有频繁迁出、迁入，则称为动态人群（dynamic population）。在计算疾病频率指标时，静态人群以平均人口数作为分母，动态人群则用人时数作为分母。

三、疾病监测的内容和方法

（一）收集资料

监测资料大致包括以下几个方面：①人口学资料；②疾病发病或死亡的资料；③实验室检测资料（如抗体测定、水质检验等）；④危险因素调查资料（如吸烟、职业暴露等）；⑤干预措施记录（如疫苗发放、食盐加碘等）；⑥专题调查报告（如暴发调查、漏报调查等）；⑦其他相关资料（气象学、社会学和生物学等各类资料）。

（二）分析资料

就是把原始资料加工成有价值的信息的过程，它包括以下步骤：①将收集到的原始资料认真核对、整理；②利用统计学技术把各种数据转变为有关的指标；③解释这些指标究竟说明了什么问题。

（三）反馈信息

信息的反馈分为纵向和横向两个方向。纵向包括向上反馈给卫生行政部门及其领导，向下反馈给下级监测机构及其工作人员；横向包括反馈给有关的医疗卫生机构及其专家，以及社区及其居民。反馈时应根据对象不同而提供相应的信息。

（四）利用信息

监测获得的信息可以用来了解疾病分布特征、预测流行、评价干预效果、确定主要卫生问题等，为制订预防控制疾病的策略和措施提供依据。

四、疾病监测系统

（一）监测系统的分类

根据疾病预防控制工作的需要，为了达到特定目标而对某些疾病或某个公共卫生问题开展有组织、有计划的监测时，就形成了一个监测系统。监测系统可以分为以下三个：①以人群为基础的监测系统：此类系统以人群为现场开展工作，例如我国法定传染病报告系统、疾病监测点监测系统；②以实验室为基础的监测系统：主要利用实验室对病原体或其他致病因素开展监测，例如我国流行性感冒监测系统；③以医院为基础的监测系统：此系统以医院为现场开展工作，例如我国的医院内感染监测系统等。

（二）监测系统的评价

对监测系统的质量、用途、费用及效益应定期进行评价，以进一步改进监测系统。可从敏感性、特异性、代表性、及时性、简单性、灵活性等几个方面来评价监测系统的质量。

【知识点 11-7】

1. 疾病监测　长期、连续、系统地收集有关疾病的动态分布及其影响因素的资料，经过分析将信息上报和反馈，以便及时采取干预措施并评价其效果。

2. 疾病监测的种类　传染病监测、非传染病监测、行为学监测、其他卫生问题监测。

3. 疾病监测的内容和方法　收集资料；分析资料；反馈信息；利用信息。

思 考 题

一、名词解释

1. 初级卫生保健（primary health care）　　2. 疾病监测（surveillance of disease）

3. 免疫规划　　　　　　　　　　　　　　4. 消毒（disinfection）

二、是非题（是打"＋"，非打"－"）

1. 预防肠道传染病的综合性措施中，其主导措施是保护易感人群，进行预防接种。

2. 疾病监测的特点可以反映疾病的动态变化。

3. 我国以实验室为基础的监测系统是医院内感染监测系统。

4. 疾病监测采用的方法属于分析性研究。

三、单项选择题（从 a～e 中选择一个最佳答案）

1. 下列不属于"2000 年人人享有健康"这个全球战略目标的含义的是_____。

a. 卫生保健进入家庭、学校、工厂和社区

b. 人们将运用更有效的办法去治疗所有疾病

c. 人们健康地度过婴幼儿期、儿童、青壮年和老年期，在平静温馨中告别人世

d. 在全体社会成员中均匀地分配一切卫生资源

e. 所有个人和家庭，通过自身充分地参与，将享受到初级卫生保健

2. 下列属于以实验室为基础的监测的是_____。

a. 法定传染病监测　　　　b. 流行性感冒监测　　　　c. 艾滋病哨点监测

d. 医院内感染监测　　　　e. 出生缺陷监测

3. 下列哪项措施属于一级预防_____。

a. 健康检查　　　b. 遗传咨询　　　c. 产前检查　　　d. 康复治疗　　　e. 筛检

4. 预防接种的目的是_____。

a. 提高人群易感性　　　b. 降低人群易感性　　　c. 提高人群非特异性免疫水平

d. 降低人群非特异性免疫水平　　　e. 以上都不是

四、多项选择题（从 a～e 中选择正确的答案）

1. 下列可能影响个体健康的因素有_____。

a. 生活习惯　　　　　　　b. 遗传构成　　　　　　　c. 当地的工业生产政策

d. 当地的空气质量　　　　e. 亲人和朋友的生活态度

2. 下列属于丙类传染病的有_____。

a. 流行性感冒　　b. 肺结核　　c. 风疹　　　d. 麻风病　　e. 流行性斑疹伤寒

3. 下列属于公共卫生监测的基本程序的有_____。

a. 资料管理　　b. 资料收集　　c. 信息利用　　d. 信息评价　　e. 信息交流

4. 人工自动免疫的制剂主要有_____。

a. 减毒活疫苗　　b. 灭活疫苗　　c. 类毒素疫苗　　d. 免疫血清　　e. 免疫球蛋白

五、简答题

1. 预防接种的种类？

2. 疫情报告时限？

3. 公共卫生监测系统的评价？

六、问答题

1. 传染病的预防和控制策略？

2. 试述疾病的三级预防措施？

3. 慢性病预防对策有哪些？

（李　岩　兰玉艳　胡志宏）

第12章 医院感染

第一节 概　述

【案例12-1】

　　2005年7月1～5日郑州市某医院心胸外科发生一起7例手术后患者不明原因集体发热事件。2005年7月1日出现第1例发热患者，该8岁患儿心脏手术后在重症监护室（ICU）观察3天，病情平稳，拔除呼吸机从ICU转入普通病房的当天，突然发生寒战、高热，最高体温40.9℃，退热时伴大汗淋漓。紧接着7月4日、5日相继出现6例类似发热患者。全科住院患者30例，罹患率为23.3%。事件发生后，该院组织相关部门进行了调查，初步认定这是一起严重的医院感染事件，一方面组织医护人员积极救治患者，只一方面积极开展流行病学调查，查找原因。

　　经过调查发现，这次感染存在以下几个特点。

　　1. 上述7例患者年龄8～12岁，均为心脏手术后3～7天，全部病例分布在该科的6个病房和1个ICU病房，男女性别比为1.93∶1。

　　2. 临床特征及实验室检查普遍有骤起寒战、高热、四肢冰凉、血白细胞计数增高，胸片（-），刚开始怀疑为药物引起的输液反应，但全科使用同一批号的药物，其他患者无发热，药物抽检合格后排除了这种可能性。后发现ICU病房有2台呼吸机，1台供成人使用，另外1台鸟牌呼吸机供儿童患者使用，全部7例发热患者近期均使用了同一种鸟牌呼吸机。

　　3. 随即对2台呼吸机和7例发热患者进行严格的细菌培养。结果证实，2台呼吸机中只有鸟牌呼吸机培养出铜绿假单胞菌，7例中6例血培养为铜绿假单胞菌，对多种抗生素耐药。根据血培养结果改用泰能治疗2～3天后患者全部康复。

　　4. 现场调查显示，由于近期手术患者较多，呼吸机使用频繁，加上天气炎热，消毒工作没有及时跟上，导致了该起院内感染事件的发生。检测结果显示，铜绿假单胞菌可以存在于呼吸治疗装置内，如呼吸机、湿化器、吸痰管等。

笔记：

【问题12-1】

　　（1）此次医院感染暴发的流行病学特征是什么？

　　（2）此医院ICU工作流程存在哪些缺陷？

　　（3）可采取哪些防治措施？

【分析】

　　（1）①患病人群均为心脏手术后3～7天；②发病时间为7月1日～7月5日，流行期5天，罹患率为23.3%；大部分病例呈现出短时间内相继发病、持续高热的特点；③所有病例近期均使用了同一种鸟牌呼吸机；④实验室监测结果显示鸟牌呼吸机培养出铜绿假单胞菌，7例中6例血培养为铜绿假单胞菌。

　　（2）通过本次事件，可知此事件的发生时由于近期手术患者较多，呼吸机使用频繁，加上天气炎热，消毒工作没有及时跟上，导致了该起院内感染事件的发生。

　　（3）铜绿假单胞菌院内感染的防治应严格执行下列措施：①切断交叉感染的传播途径。病房和ICU应有良好的通风设备，定期进行紫外线照射或室内消毒。医护人员应戴口罩，接触患者和操作前后应洗手。②严格消毒器械，包括呼吸机、雾化器、呼吸机管道等。戴一次性手套吸痰，每次吸痰后更换吸痰管；气道内定时湿化；可采用特殊设计的气管导管，吸引声门下、气囊上气管内的分泌物，防止口咽部分泌物直接流入呼吸道。③一旦明确诊断呼吸机相关肺炎（VAP）后应采取积极有效的治疗措施，除了治疗原发病以外，应合理选用抗生素。

一、医院感染的概念及内涵

　　上述医院所发生的新生儿菌痢的暴发为典型的医院感染（nosocomial infection，NI或hospital infection，

HI），据中华人民共和国卫生部 2001 年颁布的医院感染诊断标准（试行）对医院感染的定义为：医院感染又称医院获得性感染（hospital acquired infection，HAI），是指住院病人在医院内获得的感染，包括在住院期间发生的感染和在医院内获得出院后发生的感染，但不包括入院前已开始或入院时已存在的感染。医院工作人员在医院内获得的感染也属医院感染。

医院感染定义的内涵如下。

1. 发生地点　定义中明确规定了感染发生的地点，必须发生在医院内。它不包括在医院外受到感染而在住院期间发病的病人。

2. 受感染时间的判断　如何判断病人受感染的时间是在入院前还是入院后。不同的疾病判断方法有所不同，一般来说，对于无明确潜伏期的疾病，规定入院 48 小时后发生的感染为医院感染；对于有明确潜伏期的疾病，自入院时起超过平均潜伏期后发生的感染为医院感染，但由于潜伏期变动幅度较大，还应参照病原学及流行病学资料来确定。

3. 研究对象　研究对象广义上应包括在医院特定时间内的所有人员，涵盖门诊患者、住院患者、探视者、陪护者、患者家属、医院工作人员等，但是门诊患者、探视者、陪护者、患者家属流动性大，发生医院感染不易发现和判断，所以除明显者外，一般不是医院感染研究的重点。而主要的研究对象为住院病人和医院工作人员。

二、在确定医院感染时要注意区别的各种情况

1. 应视为医院内感染的情况　①本次感染直接与上次住院有关。②在原有感染基础上出现其他部位新的感染（除外脓毒血症迁徙灶），或在原感染已知病原体基础上又分离出新的病原体（排除污染和原来的混合感染）的感染。③新生儿在分娩过程中和产后获得的感染。④由于诊疗措施激活的潜在性感染，如疱疹病毒、结核杆菌等的感染。⑤医务人员在医院工作期间获得的感染。

2. 不应视为医院内感染的情况　①皮肤黏膜开放性伤口只有细菌定植而无炎症表现。②由于创伤或非生物性因子刺激而产生的炎症表现。③新生儿经胎盘获得（出生后 48 小时内发病）的感染，如单纯疱疹、弓形体病、水痘等。④患者原有的慢性感染在医院内急性发作。

三、医院感染的分类

医院感染可按病原体来源、感染部位、感染的微生物种类等分类，一般采用前种方法分类。按病原体来源分类，医院感染可分为内源性感染和外源性感染两大类。

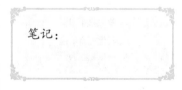

1. 内源性感染（endogenous infection）　又称自身感染（autogenous infection）。病原体来自病人自身的储菌库（皮肤、口咽、泌尿生殖道、肠道）的正常菌群或外来的已定植菌。一般情况下这些菌群对人体无感染力且不致病，但在一定条件下，如病人自身免疫力下降、体内生态环境失衡或发生细菌易位时，原来不致病或在特定条件下才致病的机会感染病原体占优势，从而造成各种内源性感染。如做支气管纤维镜检查可将上呼吸道细菌带至下呼吸道引起感染。目前而言，内源性感染是难以预防的。

2. 外源性感染（exogenous infection）　又称交叉感染（cross infection）。病原体来自病人体外，即来自其他住院病人、医务人员、陪护家属和医院环境。医务人员和陪护家属中的慢性或暂时病原携带者可以直接或通过污染环境间接引起外源性感染；诊疗器材和制剂的污染造成的医源性感染也属外源性感染。外源性感染可以通过加强消毒、灭菌、隔离措施和健康教育工作得到预防和控制。

四、医院感染常见病原体

医院感染的病原体种类繁多，细菌、真菌、病毒、衣原体、支原体、螺旋体、立克次体、寄生虫等都能引起感染，而病原体是否引起疾病取决于病原体本身的潜在致病力或毒力与宿主抑制或消除感染的免疫力之间的相互作用。

引发医院感染的微生物有如下特点。

1. 传染病的病原体不是医院感染病原体的主流，医院感染的病原体 90% 为条件致病菌（如表皮葡萄球

菌、白色念珠菌、绿脓杆菌等），可以引起外源性感染或内源性感染。如军团菌通过空调机、水塔、淋浴喷头产生的气溶胶而引起呼吸道感染；凝固酶阴性葡萄球菌产生黏质，加强了对塑料和光滑表面的黏附力，成为人工植入物感染的常见菌株。

2. 由于抗菌药物的不合理使用，一些耐药菌株及多重耐药菌株的出现给临床感染性疾病的治疗带来很大困难。如耐甲氧西林金葡萄球菌已占医院金葡萄球菌的 40%～60%，还有耐青霉素肺炎链球菌、耐万古霉素肠球菌、耐氨苄西林流感嗜血杆菌等；多重耐药菌如克雷伯菌和铜绿假单胞菌在许多医院流行。

3. 真菌感染的比例在不断上升，而且随着各种介入性诊疗措施的增加，免疫抑制药，放、化疗的应用及病人自身免疫力的下降，一些非致病菌已成为医院感染的病原菌，如台湾学者报道的 5 例高龄、免疫功能低下及严重创伤病人在住院期间发生毛霉菌的皮肤、肺、肠道感染，且病死率极高。

4. 一些病毒如 HBV、HCV、HEV、HIV 等，也成为医院感染的常见的病原体。

我国医院感染常见的病原体（表 12-1）。

表 12-1　1999～2007 年全国医院感染监控网 110 所医院 59985 株病原体的分布

菌种	株数	构成比（%）
革兰阳性菌	15 723	26.21
金黄色葡萄球菌	5394	8.99
表皮葡萄球菌	2673	4.46
溶血葡萄球菌	867	1.45
其他葡萄球菌	1271	2.12
肺炎链球菌	422	0.70
酿脓链球菌	348	0.58
其他链球菌	767	1.28
粪肠球菌	1602	2.67
屎肠球菌	924	1.54
其他肠球菌	635	1.06
其他革兰阳性菌	820	1.37
革兰阴性菌	29 308	48.86
大肠埃希菌	6018	10.03
肺炎克雷伯菌	4012	6.69
其他克雷伯菌	674	1.12
阴沟肠杆菌	1999	3.33
产气肠杆菌	480	0.80
其他肠杆菌	474	0.79
褪色沙雷菌	429	0.72
其他沙雷菌	242	0.40
变形菌属	468	0.78
产碱杆菌属	199	0.33
铜绿假单胞菌	5673	9.46
洋葱伯克霍尔德菌	361	0.60
其他假单胞菌	777	1.30
鲍氏不动杆菌	3160	5.27
乙酸钙不动杆菌	493	0.82
其他不动杆菌	802	1.34
嗜麦芽寡养单胞菌	1058	1.76
嗜血菌属	343	0.57
柠檬酸杆菌属	483	0.81
其他革兰阴性菌	1163	1.94

续表

菌种	株数	构成比（%）
真菌	14 524	24.21
白色假丝酵母菌	6292	10.49
热带假丝酵母菌	1202	2.00
其他真菌	7030	11.72
厌氧菌	252	0.42
病毒	135	0.23
其他病原菌	43	0.07
合计	59 985	100.00

资料来源：文细毛，任南，关安华，等. 全国医院感染监控网医院感染病原菌分布及变化趋势. 中华医院感染学杂志，2011（2）

【知识点 12-1】　　　　　医院感染的定义及分类

1. 医院感染的定义　医院感染（nosocomial infection，NI 或 hospital infection，HI），又称医院获得性感染（hospital acquired infection，HAI），是指住院病人在医院内获得的感染，包括在住院期间发生的感染和在医院内获得出院后发生的感染，但不包括入院前已开始或入院时已存在的感染。医院工作人员在医院内获得的感染也属医院感染。

2. 医院感染的分类　分为内源性感染（endogenous infection）和外源性感染（exogenous infection）两大类。内源性感染又称自身感染（autogenous infection），病原体来自病人自身的储菌库（皮肤、口咽、泌尿生殖道、肠道）的正常菌群或外来的已定植菌。一般情况下这些菌群对人体无感染力且不致病，但在一定条件下，如病人自身免疫力下降、体内生态环境失衡或发生细菌易位时，原来不致病或在特定条件下才致病的机会感染病原体占优势，从而造成各种内源性感染。外源性感染又称交叉感染（cross infection），病原体来自病人体外，即来自其他住院病人、医务人员、陪护家属和医院环境。医务人员和陪护家属中的慢性或暂时病原携带者可以直接或通过污染环境间接引起外源性感染；诊疗器材和制剂的污染造成的医源性感染也属外源性感染。

第二节　医院感染流行病学

一、医院感染的传播过程

不同的医院感染类别，其传播过程也有所不同。对于外源性感染而言，医院感染的传播过程包括了传染源、传播途径和易感人群三个环节，三个环节缺一不可。而对于内源性感染而言，其传播过程则和上述不同，需从微生态学角度进行描述，它包括传染源（病人自身）、病原体易位途径和易感微生态环境，下面仅讨论外源性感染的传播过程。

（一）传染源

医院环境中的传染源相对比较复杂，可以是门诊患者、住院患者，也可能是探视者、陪护者、患者家属、医院工作人员等，另外，有些能在环境中生存繁殖的病原微生物也可以成为传染源，这类环境场所称为病原微生物的环境储源，或非生物性储源，大致可分为以下几类。

1. 病人　医院为病人集中地，各种病人是医院感染最重要的传染来源。病人体内有病原体生长繁殖，有有利于病原体不断排出的症状或体征，且其排出的脓液、分泌物中的病原体，其致病力较强，常具有耐药性，容易在另一易感者体内存留。如咳嗽、打喷嚏等可以促使病原体从呼吸道排除而感染其他的易感宿主。

2. 病原携带者　一些病原体感染人体后虽然没有任何临床症状但能排出病原体，这类人群称为病原携带者，按其携带状态和临床分期可分为 3 类，即潜伏期病原携带者、恢复期病原携带者和健康病原携带者。其作为传染源的意义取决于其排出病原体的量、携带病原体时间长短、职业、活动范围、个人卫生习惯等。

3. 环境储源　有些病原体具有腐生菌的性质,能在外环境中生长繁殖,可通过一定的方式感染易感病人。如某些革兰阴性杆菌(绿脓杆菌、克雷伯菌、肠杆菌、沙雷菌、不动杆菌等),在医院的"湿环境"或某些液体中可存活很长时间(数月以上),在很少的营养物质存在的情况下也能进行繁殖,这种污染环境被称为环境储源。

4. 动物　在动物感染源中,以鼠类的意义最大,由其粪便污染器械导致医院感染已有很多报道,如鼠伤寒、鼠疫、流行性出血热等的暴发。

（二）传播途径

医院感染传播途径呈多种形式,且同一种疾病也可通过不同的途径传播,以下介绍在这一特定场所中几种主要的传播途径。

1. 空气传播　是以空气为媒介,传播微生物气溶胶。一般通过飞沫、飞沫核和尘埃三种方式进行。国内外调查表明,病原体经空气传播是医院感染的主要途径之一。医院的空气中含有各种病原体,这些病原体可通过呼吸活动被吸入而导致呼吸道感染,同时空气中的颗粒病原体也可落至手术伤口、皮肤、黏膜的创面上而引起感染。如流行性感冒病毒通过空气飞沫可在全病区传播;水痘病毒可使婴儿室或儿科病房发生水痘爆发;绿脓杆菌和金黄色葡萄球菌也可通过尘埃或空气污染伤口。

2. 接触传播　这是医院感染最常见的传播方式之一。根据病原体从传染源排出到侵入易感者之前是否在外界停留,分为直接接触传播和间接接触传播两种方式。

（1）直接接触传播:指病原体从传染源直接传播给易感者,不需外界环境中的传播因素(如医疗器械、病人的日常用品等)的参与。在一个病床拥挤的室内,病人的日常生活及医疗护理中直接接触是经常发生的,病室内如有感染者,例如皮肤或伤口化脓性感染、甲型肝炎、感染性腹泻或鼠伤寒沙门菌感染等,在病人间有时可经直接接触而引起交叉感染。母婴之间也可通过直接接触而传播麻疹病毒、沙眼衣原体、淋球菌及链球菌等病原体。

（2）间接接触传播:指通过接触被病原体污染的医疗用品、日常生活用品等而造成的传播。在这种传播中,医护人员的手起着重要的媒介作用。因为手由于工作关系经常可能接触病人的传染性物质及其污染的物品,很容易再将病原体传给其他病人或医护人员。

3. 医源性传播　指在医疗、预防工作中,人为地造成某些传染病传播。医源性传播可分为如下两种类型。

（1）医疗器械和设备:是指易感者在接受治疗、预防或检验(检查)措施时,由于所用器械、针筒、针头、针刺针、采血器、导尿管受医护人员或其他工作人员的手污染或消毒不严而引起的传播。

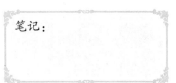

（2）生物制品:是药厂或生物制品生产单位所生产的药品或生物制品(包括血液及血液制品、输液制品、静脉高能营养液、药品及药液)受污染而引起传播,如输入第Ⅷ因子引起艾滋病。

从广义上说,这两类传播方式均属于间接接触传播,是由于消毒不严、管理不善所造成的。目前,第一种传播方式以乙型肝炎多见,此外,丙型肝炎、艾滋病亦可通过此方式传播;第二种传播方式与第一种相比,虽较少见,但一旦发生,往往波及人群数量较多,故危害也较大。

4. 经水或食物传播　医院供水系统的水源或医院中供给病人的食物因各种原因受病原体污染后,可导致医院感染的暴发,其发生发展的过程及流行病学特征与社会人群感染类似。如经水传播而致伤寒、细菌性痢疾、病毒性腹泻,经食物传播而致细菌性食物中毒、菌痢和病毒性肝炎等的爆发在国内已有多次报告。

5. 生物媒介传播　在医院感染中虽非主要,但在一些虫媒传染病流行区内,医院若无灭虫、灭鼠等措施时,则一些疾病也可在病房中传播,如流行性乙型脑炎、疟疾、流行性出血热、流行性斑疹伤寒等。蝇及蟑螂在病房中可传播肠道传染病。

（三）病人易感性

不同病人,其易感性也不同,受年龄、性别、免疫力、是否妊娠、健康状况等多种因素的影响。医院感染常见的易感者为:①机体免疫功能严重受损者,如尿毒症、造血系统疾病、恶性肿瘤、糖尿病等患者;②婴幼儿及老年人,婴幼儿免疫功能尚未成熟,老年人生理防御功能减退,均可导致医院感染的危险性增加;③营养不良者,患者营养失调,会影响机体防御功能、抗体生成能力以及免疫细胞的吞噬能力;

笔记:

④接受各种免疫抑制剂治疗者，如抗癌药物、皮质激素、放射治疗等均可损伤感者的免疫功能；⑤长期使用广谱抗菌药，可使机体菌群失调和细菌耐药性产生，从而对病原微生物易感；⑥接受各种侵入性操作的患者，侵入性操作可损伤皮肤与黏膜屏障，给病原微生物的入侵提供了有利的途径；⑦住院时间长者，住院时间越长，病原微生物在患者体内定植的机会越大，患者发生医院感染的危险性就越大；⑧手术时间长者，手术时间越长，手术切口部位被感染的危险性越高。某医院 2001 ～ 2004 年医院感染易感因素构成情况见图 12-1。

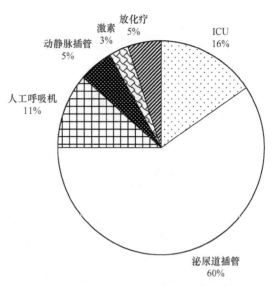

图 12-1　某医院 2001 ～ 2004 年医院感染易感因素构成情况

二、医院感染的流行特征

（一）人群分布

大量研究表明，医院感染的发生与患者年龄有关，婴幼儿和老年人感染发病率较高，可能与其抵抗力低有关。据报道，老年患者医院感染发生率达 9.05% ～ 19.5%，明显地高于同期住院患者。多数调查认为性别与医院感染发病率无关，但某些部位的感染存在性别差异，如泌尿道感染病例中女性多于男性。

（二）时间分布

（1）季节性分布：总体而言，医院感染发病率的季节性变化不是很明显，但某些类型的感染可能存在季节性差异，如某些革兰阴性菌，特别是克雷伯肺炎菌、沙雷菌属、铜绿假单胞菌感染，在夏季和早秋较多；而葡萄球菌属和链球菌属感染在医院中没有显著的季节性变化。

（2）长期趋势：医院感染现患率的长期趋势在不同地区有所差异。我国医院感染监控网数据显示 2001 年、2003 年、2005 年的医院感染现患率依次为 5.22%、4.81%、4.77%。与西班牙和希腊的报道结果相似。西班牙报道 1990 ～ 1997 年的连续医院感染现患率调查结果，现患率由 9.9% 降低至 8.1%。希腊 8 家医院 1994 ～ 1996 年的医院感染现患率分别为 6.8%、5.5% 和 5.9%。而法国 1990 年和 1996 年调查的全国医院感染现患率分别为 7.4% 和 7.6%。

（三）地区分布

医院感染的发病率各地报告有一定的差异，这与许多因素有关，但在一定程度上与医院感染登记报告制度重视与健全与否有一定的关系。美国 1975 ～ 1976 年 6449 所医院的研究结果显示，平均的感染率为 5.7%，我国 1987 年 11 月～ 1988 年 10 月对 16 所医院检测了 95 567 例病人，发生 4937 例，感染率为 5.17%，考虑漏报率，估计发病率为 9.72%。部分国家医院感染的发病率（表 12-2）。

表 12-2　部分国家医院感染发病率（%）

年代	部分国家发病率						
	美国	比利时	英国	瑞典	西班牙	日本	中国
80	5.0	10.3	9.2	17.0	4.5	5.8	9.72
90	5.0	—	9.0	3.0 ～ 5.0	9.9	—	4.21

（四）感染部位分布

医院感染按感染部位不同常见的有以下几类：尿路感染、呼吸道感染、创伤感染、皮肤感染、胃肠道感染、其他部位感染等。2012 年按照全国医院感染监测网的统一部署，采用横断面调查方法，调查了 25 273 例 HAI 病例，共分离病原体 12 477 株，其中，HAI 感染部位分布情况见表 12-3。

表 12-3 HAI 感染部位分布情况（株）

感染部位	感染例数	构成比（%）	感染部位	感染例数	构成比（%）
上呼吸道	357	2.87	手术部位	1447	11.63
下呼吸道	6718	53.97	血液	514	4.13
泌尿道	1655	13.30	皮肤软组织类	832	6.68
胃肠道	187	1.50	其他	433	3.48
腹腔内组织	304	2.44	合计	12447	100.00

资料来源：摘自 2012 年全国医院感染现患率与横断面抗菌药物使用率调查报告

（五）科室分布

医院内各临床科室均可发生医院感染，但各科室的感染率不同。据 WHO 和一些研究机构调查发现，医院感染发病率最高的科室为重症监护室、急诊外科和整形外科。据我国全国医院感染监控网数据显示 2012 年内科系统中血液科（10.13%）和神经内科（4.00%）的感染率较高，外科系统中烧伤科（9.64%）和神经外科（9.00%）的感染率较高，见表 12-4。

表 12-4 全国医院感染监控网医院感染率（2012 年）

专业组	内科系统		专业组	外科系统	
	监测人数	现患率（%）		监测人数	现患率（%）
呼吸科	43 264	2.52	普通外科	64 982	3.44
消化科	30 658	2.04	胸外科	17 146	4.61
心血管科	54 162	2.35	神经外科	28 732	9.00
内分泌科	22 050	2.09	骨科	73 912	2.78
肾病科	19 096	3.93	泌尿外科	22 452	3.21
感染病科	24 988	1.35	烧伤科	4045	9.64
血液科	12 575	10.13	整形科	1312	1.68
神经内科	57 974	4.00	肿瘤科	16 936	3.83
中医组	13 350	1.96	其他外科	17 153	2.66
其他内科	57 947	3.69			

资料来源：吴安华，文细毛，李春辉，等，2012 年全国医院感染现患率与横断面抗菌药物使用率调查报告 2014（01）

【知识点 12-2】 **医院感染的传播过程**

1. **传染源** 主要为：①病人；②病原携带者；③环境储源；④动物。

2. **传播途径** 主要为：①空气传播；②接触传播；③医源性传播；④经水或食物传播；⑤生物媒介传播。

3. **病人易感性** 常见的为：①机体免疫功能严重受损者；②婴幼儿及老年人；③营养不良者；④接受各种免疫抑制剂治疗者；⑤长期使用广谱抗菌药物；⑥接受各种侵入性操作的患者；⑦住院时间长者；⑧手术时间长者。

第三节 医院感染的预防与控制

虽然医院感染不能够被消灭，但是，通过控制感染源、切断传播途径、保护易感人群等措施，可以大大降低医院感染的发生率。美国医院感染控制效果研究（SENIC）结果表明，通过预防与控制措施的实施，1/3 的医院感染是可以预防的。所以通过加强医院感染管理，能够有效预防和控制医院感染，提高医疗质量，保证医疗安全，在医疗实践中，要严格遵守《传染病防治法》、《医疗机构管理条例》、《医院感染管理办法》和《突发公共卫生事件应急条例》等法律、行政法规的规定。《医院感染管理办法》由我国卫生部部务会议讨论通过并自 2006 年 9 月 1 日起施行。其中规定了各级卫生行政部门、医疗机构及医务人员的职责与义务。

一、加强医院感染管理

（一）医疗机构要加强本单位的医院感染管理

医院感染的预防与控制是医疗机构及其所有工作人员共同的责任，医疗机构的各个部门和全体工作人员都必须为降低患者以及自身发生感染的危险性而通力合作。各级各类医疗机构应当建立医院感染管理责任制，制定并落实医院感染管理的规章制度和工作规范，严格执行有关技术操作规范和工作标准，有效预防和控制医院感染。住院床位总数在 100 张以上的医院应当设立医院感染管理委员会和独立的医院感染管理部门。住院床位总数在 100 张以下的医院应当指定分管医院感染管理工作的部门。其他医疗机构应当有医院感染管理专（兼）职人员。

1. 医院感染管理委员会 由医院感染管理部门、医务部门、护理部门、临床科室、消毒供应室、手术室、临床检验部门、药事管理部门、设备管理部门、后勤管理部门及其他有关部门的主要负责人组成，主任委员由医院院长或者主管医疗工作的副院长担任。医院感染管理委员会的职责是：①认真贯彻医院感染管理方面的法律法规及技术规范、标准，制定本医院预防和控制医院感染的规章制度、医院感染诊断标准并监督实施；②根据预防医院感染和卫生学要求，对本医院的建筑设计、重点科室建设的基本标准、基本设施和工作流程进行审查并提出意见；③研究并确定本医院的医院感染管理工作计划，并对计划的实施进行考核和评价；④研究并确定本医院的医院感染重点部门、重点环节、重点流程、危险因素以及采取的干预措施，明确各有关部门、人员在预防和控制医院感染工作中的责任；⑤研究并制定本医院发生医院感染暴发及出现不明原因传染性疾病或者特殊病原体感染病例等事件时的控制预案；⑥建立会议制度，定期研究、协调和解决有关医院感染管理方面的问题；⑦根据本医院病原体特点和耐药现状，配合药事管理委员会提出合理使用抗菌药物的指导意见；⑧其他有关医院感染管理的重要事宜。

2. 医院感染管理部门、分管部门及医院感染管理专（兼）职人员 具体负责医院感染预防与控制方面的管理和业务工作。主要职责是：①对有关预防和控制医院感染管理规章制度的落实情况进行检查和指导；②对医院感染及其相关危险因素进行监测、分析和反馈，针对问题提出控制措施并指导实施；③对医院感染发生状况进行调查、统计分析，并向医院感染管理委员会或者医疗机构负责人报告；④对医院的清洁、消毒灭菌与隔离、无菌操作技术、医疗废物管理等工作提供指导；⑤对传染病的医院感染控制工作提供指导；⑥对医务人员有关预防医院感染的职业卫生安全防护工作提供指导；⑦对医院感染暴发事件进行报告和调查分析，提出控制措施并协调、组织有关部门进行处理；⑧对医务人员进行预防和控制医院感染的培训工作；⑨参与抗菌药物临床应用的管理工作；⑩对消毒药械和一次性使用医疗器械、器具的相关证明进行审核；⑪组织开展医院感染预防与控制方面的科研工作；⑫完成医院感染管理委员会或者医疗机构负责人交办的其他工作。

（二）卫生行政部门要加强辖区内医疗机构的医院感染管理工作

卫生行政部门应当根据相关的法律法规、部门规章和规范性文件的要求，加强对医疗机构的监督管理，不断规范医疗机构的执业行为。

1. 卫生部 成立医院感染预防与控制专家组，成员由医院感染管理、疾病控制、传染病学、临床检验、流行病学、消毒学、临床药学、护理学等专业的专家组成。主要职责是：①研究起草有关医院感染预防与控制、医院感染诊断的技术性标准和规范；②对全国医院感染预防与控制工作进行业务指导；③对全国医院感染发生状况及危险因素进行调查、分析；④对全国重大医院感染事件进行调查和业务指导；⑤完成卫生部交办的其他工作。

2. 省级人民政府卫生行政部门 成立医院感染预防与控制专家组，负责指导本地区医院感染预防与控制的技术性工作。

二、预防与控制措施

（一）消毒

医疗机构应当建立消毒管理组织，制定消毒管理制度，按照《消毒管理办法》，严格执行医疗器械、器具的消毒工作技术规范。医疗器械、器具和其他物品根据其危险性分为关键器材、半关键器材和非关键器材。消毒时需要根据其危险性分别采取消毒措施并达到以下要求。

1. 进入人体组织、无菌器官的医疗器械、器具和物品必须达到灭菌水平 进入人体组织、无菌器官的医疗器械、器具和物品为关键器材。关键器材灭菌前应当彻底清洗、干净。此类物品的灭菌方法包括热力灭菌、辐射灭菌、环氧乙烷灭菌、低温甲醛蒸气灭菌和过氧化氢等离子体灭菌等方法以及用各种灭菌剂如戊二醛、二氧化氯、过氧乙酸和过氧化氢等进行灭菌处理的方法。使用的灭菌器械和消毒剂应为卫生部批准的产品，使用时应按厂家说明书进行操作。

2. 接触皮肤、黏膜的医疗器械、器具和物品必须达到消毒水平 消毒水平可分为高水平、中水平和低水平。高水平消毒可以杀灭各种微生物包括大量细菌芽孢，即能杀灭一切细菌繁殖体（包括结核分枝杆菌）、病毒和真菌。低水平消毒只能杀灭细菌繁殖体（分枝杆菌除外）和亲脂病毒。凡是接触皮肤、黏膜的医疗器械应当根据其危险性分别采用不同消毒方法进行消毒。对半关键器材应当采用高水平或中水平消毒法。直接进入人体体腔道接触黏膜的中危器械如胃镜、肠镜、阴道镜等，使用后的常常附着大量的、不易清洗干净的黏液，消毒难度大，引起感染的机会较多。间接接触黏膜或皮肤的医疗用品，如呼吸机管道、吸氧管等物品，其结构特殊，不易清洗干净，且主要用于免疫功能低下，易发生感染的病人。对这些半关键性器材的清洗、消毒处理应特别注意每一个环节。对非关键性器材由于其只直接或间接与病人健康无损的皮肤相接触，一般只需清洁处理。需要消毒时常用消毒剂喷雾、浸泡或擦拭消毒。

3. 各种用于注射、穿刺、采血等有创操作的医疗器具必须一人一用一灭菌。 医疗机构使用的消毒药械、一次性医疗器械和器具应当符合国家有关规定。一次性使用的医疗器械、器具不得重复使用，使用过的一次性医疗器械应按照《医疗废物管理条例》及时进行无害化处理。

（二）隔离

医疗机构应当严格执行隔离技术规范，根据病原体传播途径，采取相应的隔离措施。

1. 隔离技术

（1）建筑布局的隔离与功能流程：在建筑分区方面，医疗机构应进行区域性划分为低危险区（清洁区）、中等危险区（半污染区）、高危险区（污染区）和极高危险区（重点保护区）；隔离病区应分为"三区""两通道"和"两缓冲"并有实际屏障和设有隔离标志；病室隔离用于保护性隔离以及感染的防扩散隔离，应设在普通病房的尽端。

（2）防护隔离：医务人员应熟练掌握和正确使用防护用品如口罩、护目镜、手套、隔离衣等并了解使用中注意的问题。

（3）隔离技术：①标准预防。针对医院所有病人采用的一种预防，不论病人是否确诊或可疑感染传染病，都要采取标准预防，这是控制医院感染的基本隔离措施。②基于传播方式的隔离，对于确诊或可疑的传染病人在标准预防的基础上，采取的附加基于传播方式的隔离预防。根据病原体传播途径不同采取相应的隔离措施。

2. 针对感染性疾病传播的"三个环节"

（1）隔离感染源的方法：传染病人与普通病人严格分开安置；感染病人与非感染病人分区/室安置；感染病人与高度易感病人分别安置；同种病原体感染病人可同住一室；可疑特殊感染病人（包括可疑传染病人）应单间隔离；根据疾病种类、病人病情、传染病病期分别安置病人；成人与婴幼儿感染病人分别安置。

（2）阻断传播途径的方法：不同传播方式需采取不同的隔离措施。以空气传播为例，长期停留在空气中的含有病原微生物的飞沫颗粒（≤5μm）或含有传染因子的尘埃引起的病原微生物在空气当中播散可以被同病房的宿主吸入或播散到更远的距离。如果病人确诊或可疑感染了经空气传播的疾病，如结核、水痘、麻疹等，应在标准预防的基础上还要采用空气传播的隔离预防措施：确诊或可疑感染病人应单间安置或负压病房；无条件时，相同病原微生物感染病人可同住一室；尽可能避免转移病人的和限制病人活动范围，必须运送时注意医务人员的防护，当病人病情允许时应戴医用防护口罩，尽可能减少病原微生物的传播；加强通风设施和做好空气消毒。

（3）保护易感宿主的方法：对易感宿主实施特殊保护性隔离措施，必要时对易感宿主实施预防性免疫注射；免疫功能低下和危重病人与感染病人分开安置；必要时根据不同的感染病人进行分组护理。

（三）合理使用抗菌药物

抗菌药物的不合理应用是导致当今耐药菌产生过快、抗菌药物使用寿命缩短的重要原因，因此，医疗机构应当严格按照《抗菌药物临床应用指导原则》，加强抗菌药物临床使用管理。抗菌药物临床应用是否正确、合理主要基于两个方面：一是有无指征应用抗菌药物；二是选用的品种及给药方案是否正确、合理。抗菌药物治疗性应用的基本原则：①抗菌药物应用必须具有明确适应证。由细菌、真菌、结核分枝杆菌、非结核分枝杆菌、支原体、衣原体、螺旋体、立克次体及部分原虫等所致感染，具备指征时可使用抗菌药物，病毒性感染不能使用抗菌药物；②根据病原种类及药敏试验结果选用抗菌药物。有条件的医疗机构，住院病人必须在开始抗菌治疗前，先留取相应标本，立即送细菌培养；门诊病人根据病情需要开展病原学检查和药敏工作；③根据抗菌药物的药效学（抗菌谱和抗菌活性）和人体药代动力学（吸收、分布、代谢和排出过程）特点不同选择抗菌药物；④根据患者病情、病原菌种类及抗菌药物特点制订抗菌治疗方案，包括品种选择、给药剂量、给药途径、给药次数、疗程和联合用药等。抗菌药物治疗方案应综合病原菌、感染部位、感染严重程度和患者的生理、病理情况制订抗菌药物治疗方案，包括抗菌药物的选用品种、剂量、给药次数、给药途径、疗程及联合用药等。

（四）医院感染监测

医院感染监测既是控制医院感染的眼睛，又是控制医院感染的重要手段之一，也是评价控制医院感染效果的重要工具。主要包括以下内容：①医院要建立医院感染报告制度。②医院要制定切实可行的医院感染监测计划并付诸实施，医院制定的医院感染监测计划包括年计划，季度计划。在实施监测过程中按计划进行。监测计划内容包括实施监测人员、监测方法、监测工具、监测对象、监测时间、监测资料的原始记录、总结和运用等。合理运用监测资料，控制医院感染。③医院开展目标性监测，针对相关的危险因素及感染率监测是目标性监测的主要内容之一，每年至少进行一次（现患率）周期性监测。但新建医院或未开展过医院感染监测的医院要求首先开展全院性医院感染监测。建立可信的医院感染发病率底线和培养医务人员医院感染监测意识。全院性监测的时间应连续且不少于 2 年。已经开展一定时间（至少 2 年）全院性医院感染监测的医院和医务人员具有一定的医院感染监测意识时，应集中力量开展目标性监测。同时应该根据监测结果采取干预措施，并通过监测对干预措施的效果进行评价。④收集资料方法：应当采用前瞻性调查方法收集医院病例资料，尤其是实验室资料和临床资料。⑤监测资料要及时向有关部门报告与反馈。⑥医院要确保医院感染监测的设施与人员，监测人员配备按每开放 200 ～ 250 张病床配备 1 名医院感染专职护士，同时在科室安排医院感染兼职监测人员（医师或 / 和护士）。医院要配备与医院感染监测工作相适应微机与网络设施，有条件的医院在医院信息系统（HIS）建设中要考虑医院感染监测工作对系统的需要并尽量满足。⑦要建立医院感染监测质量评价制度，并将医院感染监测质量纳入医疗质量监测范围中。

（五）医院感染上报

1. 医疗机构经调查证实发生以下情形时，应当于 12 小时内向所在地的县级地方人民政府卫生行政部门报告，并同时向所在地疾病预防控制机构报告。所在地的县级地方人民政府卫生行政部门确认后，应当于 24 小时内逐级上报至省级人民政府卫生行政部门。省级人民政府卫生行政部门审核后，应当在 24 小时内上报至卫生部：① 5 例以上医院感染暴发；②由于医院感染暴发直接导致患者死亡；③由于医院感染暴发导致 3 人以上人身损害后果。

2. 医疗机构发生以下情形时，应当按照《国家突发公共卫生事件相关信息报告管理工作规范（试行）》的要求进行报告：① 10 例以上的医院感染暴发事件；②发生特殊病原体或者新发病原体的医院感染；③可能造成重大公共影响或者严重后果的医院感染。

3. 医疗机构发生的医院感染属于法定传染病的，应当按照《中华人民共和国传染病防治法》和《国家突发公共卫生事件应急预案》的规定进行报告和处理。

（六）医院内感染暴发的处理

医院感染暴发（outbreaks of infection in hospital）是指在医疗机构或其科室的患者中，短时间内发生3例以上同种同源感染病例的现象。疾病预防控制机构接到当地医疗机构发生符合医院感染暴发特征的事件后，应当及时进行流行病学调查。疾控机构人员到达现场后，应尽快确定流行病学调查计划并按照计划开展调查。对医院感染暴发在人群中的发病情况、分布特点进行调查分析，分析暴发的原因，及时采取有效的处理措施，并向当地卫生行政部门和上级疾病预防控制机构通报情况。具体的步骤如下。

1. 医院感染暴发的证实　对怀疑患有同类感染的病例进行确诊，建立可行的诊断标准。注意避免因诊断标准失误将会夸大疫情或遗漏病例。病例可分为"确诊""假定""可疑"等不同等级，"原发"和"二代"等不同水平。计算其罹患率，若罹患率显著高于该科室或病房历年医院感染一般发病率水平，则证实有暴发。

2. 分析调查资料，计算各种罹患率　对病例的科室分布、人群分布和时间分布进行描述；通过实验室资料分析，初步确定病原类型，计算人群感染率、隐性感染和显性感染所占的比重，评价危险人群的免疫水平。

3. 查找感染源　对病人、接触者、可疑传染源、环境、物品、医务人员及陪护人员等进行病原学检查。视医院感染疾病的特点，可选择病人、接触者、医务人员和陪护人员的各种分泌物、血液、体液、排泄物和组织为标本，同时还应对有关环境和物品等采样。有时病原体的分离有很大的困难，可以通过PCR、生物芯片技术和血清学检查方法查找感染源。病原体的分离、鉴定对于确定爆发原因具有重要意义，有助于找到针对性的防治和控制措施。通过各种病原学、血清学检查仍然不能确定感染源时可以采用通过综合性分析初步确定几个可能的感染源。

4. 分析引起感染因素　对感染病人及相关人群进行详细流行病学调查。调查感染病人及周围人群发病情况、分布特点并进行分析，根据疾病的特点分析可能的感染途径，对感染病人、疑似病人、病原携带者及其密切接触者进行追踪调查，确定感染途径。

5. 采取控制措施　控制措施包括：①对病人和疑似病人应积极地进行治疗，必要时进行隔离；②控制感染途径。在确定感染暴发的感染途径如空气传播、经水或食物传播、经接触传播、生物媒介传播、血液及血制品传播、输液制品传播、药品及药液传播、诊疗器械传播和一次性使用无菌医疗用品传播后采取相应的控制措施。对感染源污染的环境必须采取有效的措施，进行正确的消毒处理，去除和杀灭病原体。肠道感染病通过粪便等污染环境，因此应加强被污染物品和周围环境的消毒；呼吸道感染病通过痰和呼出的空气污染环境，通风和空气消毒至关重要；而杀虫是防止虫媒传染病传播的有效途径。③必要时对易感病人隔离治疗，甚至暂停接收新病人。有条件时可以考虑对易感病人采取必要的个人防护技术。

6. 总结　在调查处理结束后，应及时总结经验教训，制定该医院今后的防范措施，必要时疾病控制机构要考虑其他医院有无类似情况，全面采取控制措施。调查结束后应尽快将调查处理过程整理成书面材料，记录暴发经过，调查步骤和所采取的控制措施及其效果，并分析此次调查的得失。

我们应当注意，流行病学调查和医院感染暴发的控制自始至终是同步进行的。随着调查不断获得新的发现，及时调整控制措施。最终通过管理感染源，切断感染途径，保护易感人群达到控制医院感染暴发的目的。对于一些无法及时明确感染源、感染途径和感染因素的医院感染，也应根据暴发的特征当机立断采取可靠的控制措施。

【知识点 12-3】　　　　　　　　**医院感染的预防与控制**

　　1. 医院感染的预防与控制措施

　　（1）加强医院感染管理：分两个层次，①医疗机构要加强本单位的医院感染管理；②卫生行政部门要加强辖区内医疗机构的医院感染管理工作。

　　（2）预防与控制措施：①消毒；②隔离；③合理使用抗菌药物；④医院感染监测；⑤医院感染上报；⑥医院感染暴发的处理。

　　2. 医院感染暴发　指在医疗机构或其科室的患者中，短时间内发生3例以上同种同源感染病例的现象。

思 考 题

一、名词解释

1. 医院感染（nosocomial infection，NI 或 hospital infection，HI）

2. 内源性感染（endogenous infection）

3. 交叉感染（cross infection）

4. 医院感染暴发（outbreaks of infection in hospital）

二、是非题（是打"+"，非打"-"）

1. 新生儿在住院48小时内出现单纯疱疹，弓形体病、水痘等属于医院感染。

2. 进入人体组织、无菌器官的医疗器械、器具和物品需要进行灭菌水平的消毒。

三、选择题（从 a～e 中选择一个最佳答案）

医院感染的易感人群有_____。

a. 长期使用广谱抗菌药物者   b. 婴幼儿及老年人   c. 营养不良者

d. 接受各种免疫抑制剂治疗者   e. 以上都是

四、简答题

1. 何为医院感染暴发，应如何处理？

2. 医院内感染流行病学三大要素是什么？

（刘　娅）

第 13 章 药物不良反应

第一节 概 述

【案例 13-1】

患者，女，82 岁，因全身肌肉酸痛无力 5 天，伴茶色尿 1 天于 2010 年 4 月 28 日入院。既往史：糖尿病史 20 年，冠心病史 10 年，2010 年 4 月 15 日被诊断为高胆固醇血症，开始口服辛伐他汀片 40mg/d。入院血生化提示：血清肌酸激酶（CK）23 700U/L、乳酸脱氢酶（LDH）982U/L、肌酸激酶同工酶（CK-MB）259U/L、天冬氨酸转氨酶（AST）252U/L、谷氨酸转氨酶（ALT）178U/L，上述指标均较正常值明显升高，肾功能正常，尿常规提示：潜血阳性，红细胞微量。患者自述在发病前无手术史、外伤史、饮酒史及剧烈运动史。初步诊断为横纹肌溶解，立即停用辛伐他汀片，同时给予碱化尿液、调节电解质平衡、利尿和补液等治疗。经及时治疗，患者全身肌肉酸痛明显减轻，停药 12 天后，患者的血清肌酸激酶及同工酶等指标均恢复至正常水平。

【问题 13-1】

（1）患者发生横纹肌溶解的原因是什么？

（2）影响该患者发生横纹肌溶解的因素有哪些？

（3）如何预防此类药物不良反应的发生？

【分析】

（1）患者在连续口服辛伐他汀片 13 天后出现了上述症状，因此考虑为口服辛伐他汀片引起的药物不良反应。

（2）影响药物不良反应发生的因素包括药物因素、机体因素以及药物剂量等其他因素。与该患者发生横纹肌溶解不良反应有关的具体因素主要为：①高龄；②女性；③多种药物的相互作用；④高剂量等。

（3）为了预防辛伐他汀片引起横纹肌溶解的发生，国家食品药品监督管理局于 2010 年 11 月发布了药品不良反应信息通报（第 34 期）"警惕辛伐他汀与胺碘酮联合使用或高剂量使用增加横纹肌溶解发生风险"，建议对于所有刚开始使用辛伐他汀或正增加辛伐他汀剂量的患者，应被告知发生横纹肌溶解症的风险，要求患者出现非预期的肌肉痛、触痛、尿色异常以及虚弱无力时应及时就诊；建议药品生产企业进一步完善产品说明书和标签中的风险提示信息，并将这些信息有效地传递给医务人员和患者；建议医师详细了解辛伐他汀的禁忌证、不良反应、注意事项和相互作用等安全性信息，在处方辛伐他汀前详细询问患者的既往病史和联合用药情况；加强药物不良反应监测工作等。

【经典案例 13-1】 **反应停引起的"海豹肢畸形"**

反应停（沙利度胺）主要用于治疗妊娠呕吐反应，最早于 1956 年在德国上市，后迅速流行于欧洲、亚洲（以日本为主）、拉丁美洲、北美的 17 个国家。从 1959 年开始至 1961 年间，一些西欧国家的短肢畸形儿例数显著增加，在德国大约有 8000 例，短肢畸形主要表现为新生儿的上肢、下肢短小，甚至没有臂部和腿部，手脚直接连在身体上，其形状酷似"海豹"。据报道德国各汉堡大学儿科自 1959 年出现第一例短肢畸形以来，在短短两年间共收治 154 例患儿。

大量的流行病学调查和动物实验证明"海豹肢畸形"是由于患儿的母亲在妊娠期间服用沙利度胺所引起的。如，一项病例对照研究表明，在排除了放射线、避孕药、堕胎药和去污剂等因素影响后发现，病例组和对照组在反应停服用方面有显著性差异。此外，反应停的销售量和短肢畸形儿的时间分布上也表现出密切的关联性。表现为：在德国反应停从 1959 年开始销售，1960 年销售量迅速上升。在经过母亲怀孕期 3 个季度后的 1960 年底和 1961 年初短肢畸形病例亦随之上升。1961 年 12 月反应停从德国市场撤消，而 1962 年下半年以后出生的儿童也很少发生短肢畸形。

药物不良反应（adverse drug reaction，ADR）是指合格药品在正常用法用量下出现的与用药目的无关的或意外的有害反应。药物不良反应定义排除了意向性和意外性过量用药与用药不当所致的不良反应。

目前，WHO 将药物不良反应分为 A、B、C 三种类型。

一、A 型不良反应

A 型不良反应（type A adverse drug reactions）是由于药品的药理作用增强所致。其特点为：①一般发生率高、病死率低；②可以预测，并与常规的药理作用有关；③反应的发生与剂量相关，停药或减量后症状减轻或消失。A 型不良反应的表现通常包括过度作用、副作用、毒性反应、继发反应、后遗效应、首剂效应和撤药反应。

1. 过度作用（over effect） 过度作用指使用推荐剂量时出现的过强的药理作用。如使用降压药引起的血压过低、镇静药引起的嗜睡和降血糖药引起的低血糖等。过度作用可能和机体对药物的敏感性高有关。

2. 副作用（side effect） 副作用指在药物正常治疗剂量内伴随治疗作用同时出现的与治疗目的无关的不适反应。某些药物因为作用的选择性低以及作用范围广，所以在治疗时利用其中的一个作用，则其他作用就成了副作用。如阿托品在作为解痉药服用时，抑制腺体分泌引起的口干、眼压升高等为副作用；当阿托品用于治疗流涎症或严重盗汗时，其抑制腺体分泌的作用就成了治疗作用，而松弛胃肠平滑肌作用引起的便秘则成了副作用。

3. 毒性作用（toxic reaction） 毒性作用指可造成人体某种功能或器质性损害的反应。如氨基糖苷类所致耳毒性、氯霉素引起的骨髓抑制等。一般毒性反应多在剂量过大或用药时间过长，使体内药物蓄积过多时才出现。但对于老人、儿童以及肝、肾功能受损的人，在常规治疗剂量范围内就可以出现毒性反应。

笔记：

4. 继发反应（secondary reaction） 继发反应又称治疗矛盾，指反应不是药物本身的药理作用，而是由于药物的治疗作用所引起的不良后果。如服用广谱抗生素，使体内对抗生素敏感的细菌被杀死，而一些不敏感的细菌大量繁殖所引起的二重感染。

5. 后遗效应（after effect） 后遗效应指在停药后血药浓度已降至最低有效浓度以下时，仍残留的药理效应。如长期服用肾上腺皮质激素后引起的肾上腺皮质萎缩。

6. 首剂效应（first-dose response） 首剂效应又称不耐受性，特指发生在用药最初阶段，多为一过性的药物不良反应。如应用哌唑嗪开始治疗时，常可发生血压骤降。首剂效应是由于开始服用药物时，机体对药物的作用尚未适应所引起的反应。

7. 撤药反应（withdrawal syndrome） 撤药反应又称停药综合征，指由于骤然停药而引起的，与原来药物本身作用相反的效应。如长期应用皮质激素类药物，当突然停药时，可发生急性肾上腺皮质功能不全综合征。

二、B 型不良反应

B 型不良反应（type B adverse drug reactions）指与药品本身药理作用完全无关的一种异常反应，其特点是一般难以预测，发生率低，但病死率高。B 型不良反应可分为特异质反应和变态反应两种。

1. 特异质反应（idiosyncratic reaction） 特异质反应一般是由于生化过程异常所导致的，往往与遗传因素有关。如乙酰化酶缺乏患者服用肼屈嗪时，易引起红斑狼疮样反应；伯氨喹、氯喹引起的溶血性贫血易在葡萄糖 -6- 磷酸脱氢酶缺陷者中发生。

2. 变态反应（allergic reaction） 变态反应又称过敏反应，是指机体对某种药物的病理性的免疫反应。变态反应常见于过敏体质者。如青霉素引起的过敏反应。

三、C 型不良反应

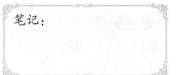
笔记：

C 型不良反应（type C adverse drug reactions）是指与药品本身药理作用无关的异常反应，一般在长期用药后发生。其特点是背景发生率高，药物和不良反应之间没有明确的时间关系，用药史复杂、潜伏期较长、难以预测。如长期服用某种药物所致的人类某种疾病患病率的增加。有些 C 型不良反应发生的机制尚不清楚，有待于进一步研究和探讨。

【知识点 13-1】　　　　　　　　药物不良反应的概念及分类
　　药物不良反应是指合格药品在正常用法用量下出现的与用药目的无关的或意外的有害反应。药物不良反应定义排除了意向性和意外性过量用药与用药不当所致的不良反应。
　　药物不良反应分为 A、B、C 三种类型。其中 A 型不良反应的表现通常包括过度作用、副作用、毒性反应、继发反应、后遗效应、首剂效应和撤药反应；B 型不良反应可分为特异质反应和变态反应两种。

第二节　药物不良反应的流行特征及其影响因素

一、药物不良反应的三间分布

（一）地区分布

　　药物不良反应的发生率存在明显的地区差异。据世界卫生组织统计，在全球范围内有 10% ~ 20% 的住院病人会发生药物不良反应，其中 5% 的患者甚至死于严重的药物不良反应。在英国的两个大医院进行的一项前瞻性研究得出，有 6.5% 的患者是由于发生了药物不良反应而住院的。而在我国，每年住院的5000 多万人次中，发生药物不良反应的至少有 500 万 ~ 1000 万人次，而且每年约有 20 万人次因药物不良反应而死亡。

（二）时间分布

笔记：

随着药物的广泛应用、药品种类的日益增多、联合用药组合和疗程的不断改变，药物不良反应发生率和死亡率呈上升趋势。美国食品药品管理局对 1990 ~ 2001 年药物不良反应报告数量进行了统计，结果表明，在 1990年药物不良反应报告数为 83 310，1995 年为 154 558，2000 年为 245 650，到 2001 年为 286 755，1990 年到 2001 年的平均增长速度为 11.9%。2003 年英国报告，在过去的 10 年里，由于药物不良反应引起的死亡人数增加了 5倍多，仅 2000 年就死亡了 1100 多人。据 2014 年我国药物不良反应监测年度报告，1999 ~ 2014 年全国药品不良反应 / 事件报告数量呈迅速增长趋势（图 13-1）。1999 年报表总数为 595 份，2002 年为 17 000 份，到 2014 年，仅一年为 132.8 万份。

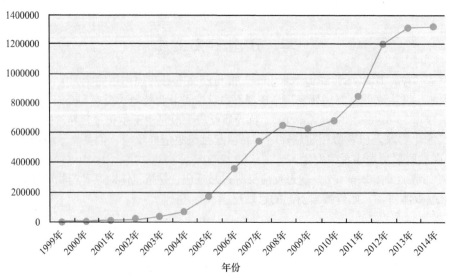

图 13-1　1999 ~ 2014 年全国药品不良反应 / 事件报告数

（三）人群分布

药物不良反应易发生的人群为老年人、孕妇、儿童以及有肝脏、肾脏等方面疾病的人。据北京地区 1993～1999 年 ADR 报表分析结果显示，药物不良反应的年龄分布共有 3 个高峰。第 1 个高峰出现在 1 岁以下的新生儿中，到 40 岁左右出现第 2 个高峰，40～60 岁发病率略有下降，到 60 岁以上出现第 3 个高峰，此高峰持续 10 年左右。

二、影响药物不良反应发生的因素

（一）药物因素

1. 药物的理化性质和化学结构　药物的理化性质是影响药物不良反应发生的重要因素。如阿司匹林对胃黏膜具有刺激作用。口服药的脂溶性越强，在消化道越易吸收，进而越易出现不良反应。有些药物在化学结构上非常相似，故可表现出类似的不良反应。但也有一些药物，它们的化学结构只发生了轻微的改变，不良反应的发生率却会发生较大变化。如酮洛芬和氟比洛芬的化学结构只差一个酮基和氟离子，酮洛芬的不良反应发生率为 16.2%，而后者可达 52.5%。

2. 药理作用　具有相同治疗效果的药物，由于药理作用的不同，可表现出不同的不良反应。如运用利尿药降压，可出现低血钾等不良反应；若服用直接作用于血管平滑肌的降压药物，由于扩张血管作用，可产生头痛、血压过度下降等不良反应。

3. 药物的杂质　药物的杂质包括：①药物在生产过程中加入的稳定剂、防腐剂、着色剂、抗氧化剂、赋形剂及调味剂等；②在贮存和运输过程中混进的杂质；③药物本身发生氧化、还原、分解和聚合等反应而产生的杂质。药物的杂质可能会成为药物发生不良反应的原因。如青霉素发生过敏反应就是由在生产发酵过程中产生的青霉噻唑酸以及在酸性环境中分解而产生的青霉烯酸所致。

4. 药物的质量　同一种药物因生产企业不同，采用了不同的生产工艺和技术，故药物可存在不同的溶出速度和生物利用度，从而影响药物的疗效以及可成为导致不良反应发生的因素。例如，不同厂家生产的氯丙嗪其疗效和不良反应均有明显的差异。

（二）机体因素

1. 种族　不同种族的人因有不同的遗传和新陈代谢特征，体内各种酶的构成和比例也不同，对同一种药物可表现出不同的不良反应。如药物在体内需要经过乙酰化过程才被代谢，而乙酰化过程有快型和慢型两种。因纽特人及日本人多为快乙酰化型，欧美白种人多为慢乙酰化型。因此，服用异烟肼时白种人更易发生神经炎。

2. 性别　男性和女性对药物表现出的敏感性是不同的。一般情况下，女性对药物更敏感。如保泰松所致的粒细胞缺乏症，男女发生率之比为 1 : 4。但也存在相反的情况，如男女药物性皮炎的发生比例约为 3 : 2。

3. 年龄　由于儿童的器官及生理功能尚未成熟，肝脏体积小，对药物的代谢解毒能力弱，使儿童比成人更易发生药物不良反应。新生儿服用氯霉素时，由于体内缺乏葡萄糖醛酶，易发生中毒，表现为心血管功能衰竭、青紫甚至死亡（灰婴综合征）。老年人由于各器官功能及代偿功能的衰退，机体耐受性降低，对药物的敏感性增高，药物不良反应发生率也随之增高。如老年人使用大剂量青霉素类药物时，更易发生神经毒性反应。据报道，60 岁以下的人用庆大霉素或卡那霉素不良反应发生率为 4.8% 和 2.5%，而 60 岁以上老年人使用时，不良反应发生率则均上升为 12.5%。

4. 病理状态　服药者的病理状态可影响药物不良反应的发生。如氨苄西林在一般人群中，皮疹的发生率仅为 3.1%～3.8%，但对于患有单核细胞增多症的病人，皮疹的发生率可达 42%～100%。

5. 营养状态及饮食习惯　当营养不良时，表现为对药物较敏感，较易出现药物不良反应。如维生素 B_6 缺乏时，可加重异烟肼对神经系统的损害。长期饮酒可通过损害肝功能，影响肝脏对药物的代谢，从而使药物的不良反应发生率增加。

（三）其他因素

1. 药物的剂量、剂型和给药途径　药物的剂量掌握不当常常是不良反应发生的原因。据美国食品药品监督管理局（FDA）关于药物不良反应的信息，每日服用吲达帕胺 2.5mg 及 5.0mg 的患者，出现不良反应的种类和频数明显高于每日服用 1.25mg 者。即使是同种药物也可因剂型的不同，存在着不同的不良反应发生率，如沙丁胺醇气雾剂较片剂副作用小。不同的给药途径可影响药物在体内的吸收、分布以及作用的快慢、强弱和持续时间等，从而产生不同的疗效及不良反应。研究人员对 1998～2005 年国内发行的主要医药期刊上关于氟喹诺酮类药物的不良反应进行分析，结果表明局部用药，如滴鼻、滴眼，以及口服用药所致不良反应发生率明显低于肌内注射和静脉注射。

2. 给药时间和间隔时间　给药时间可影响到某些药物的疗效和不良反应的发生。如皮质激素类药物长期在夜间服用，会出现肾上腺功能不足，甚至会危及生命。给药间隔时间过短，可使药物在体内蓄积，易发生蓄积中毒。

3. 持续用药的时间　长时间持续用某种（些）药物易发生不良反应。如服用安体舒通 1～8 周时未出现男性乳房增大现象，但是在连续服用 24 周后，男性乳房增大的发生率明显增加，可达 66%。

4. 药物的相互作用　当同时或相隔一段时间服用两种及两种以上药物时，某种（些）药物通过影响另一种（些）药物的吸收、分布、代谢、排泄或与血浆蛋白的结合，可影响药物疗效或产生毒性上的协同、相加和拮抗作用。如庆大霉素与红霉素配伍可增加耳神经毒性。据统计，合用 5 种药物的不良反应发生率为 4.2%，6～10 种合用时为 7.4%，合用 11～15 种时为 24.2%，16～20 种时为 40.0%，合用 21 种及以上时为 45.0%。

第三节　药品不良反应的报告和监测

一、药品不良反应报告和监测管理相关法律法规

2010 年 12 月 13 日，经中华人民共和国卫生部部务会议审议通过了《药品不良反应报告和监测管理办法》，于自 2011 年 7 月 1 日起施行。依据该办法：

实施报告的主体：第三条规定国家实行药品不良反应报告制度。药品生产企业（包括进口药品的境外制药厂商）、药品经营企业、医疗机构应当按照规定报告所发现的药品不良反应。同时，在第五条中规定国家鼓励公民、法人和其他组织报告药品不良反应。

报告范围：第二十条规定新药监测期内的国产药品应当报告该药品的所有不良反应；其他国产药品，报告新的和严重的不良反应。进口药品自首次获准进口之日起 5 年内，报告该进口药品的所有不良反应；满 5 年的，报告新的和严重的不良反应。

> **【知识点 13-2】　药品不良反应的报告范围**
>
> 新药监测期内的国产药品应当报告该药品的所有不良反应；其他国产药品，报告新的和严重的不良反应。进口药品自首次获准进口之日起 5 年内，报告该进口药品的所有不良反应；满 5 年的，报告新的和严重的不良反应。

报告时限：第二十一条规定药品生产、经营企业和医疗机构发现或者获知新的、严重的药品不良反应应当在 15 日内报告，其中死亡病例须立即报告；其他药品不良反应应当在 30 日内报告。有随访信息的，应当及时报告。

报告程序与方式：第十五条中规定药品生产、经营企业和医疗机构获知或者发现可能与用药有关的不良反应，应当通过国家药品不良反应监测信息网络报告；不具备在线报告条件的，应当通过纸质报表报所在地药品不良反应监测机构，由所在地药品不良反应监测机构代为在线报告。

二、药品不良反应报告的分析与评价

药品不良反应报告资料的分析、评价工作是药品不良反应（adverse drug reaction，ADR）监测工作中的重要组成部分。

（一）药物不良反应分析的五条标准

1. 用药与可疑不良反应的出现有无合理的时间关系？
2. 反应是否符合该药已知的不良反应类型？
3. 停药或减量后，可疑不良反应是否消失或减轻？
4. 再次使用可疑药品后是否再次出现同样反应？
5. 可疑的反应是否可用合并用药的作用、患者病情的进展和其他治疗的影响来解释？

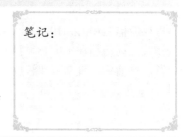
笔记：

（二）药品不良反应关联性评价

药品不良反应关联性评价是在参考文献和分析报告相关资料的前提下，依据上述标准做出的综合性评价。依据《药品不良反应报告和监测管理办法》将药品不良反应评价结果分为 6 级，具体如下。

1. 肯定　用药及反应发生时间顺序合理；停药以后反应停止，或迅速减轻或好转（根据机体免疫状态某些 ADR 可出现在停药数天以后）；再次使用，反应再现，并可能明显加重；同时有文献资料佐证；并已排除原患疾病等其他混杂因素的影响。

2. 很可能　无重复用药史，余同"肯定"，或虽然有合并用药，但基本可排除合并用药导致反应发生的可能性。

3. 可能　用药与反应发生时间关系密切，同时有文献资料佐证；但引发 ADR 的药品不止一种，或原患疾病病情进展因素不能除外。

4. 可能无关　ADR 与用药时间相关性不密切，反应表现与已知该药 ADR 不相吻合，原患疾病发展同样可能有类似的临床表现。

5. 待评价　报告内容填写不齐全，等待补充后再评价，或因果关系难以定论，缺乏文献资料佐证。

6. 无法评价　报告缺项太多，因果关系难以定论，资料又无法补充。

三、药品不良反应监测的意义

对药品不良反应的监测是国家加强药品管理的一项重要措施。药物批准上市前经过药物质量检查、动物及临床试验，已经证明药物的安全性、有效性，可以用于临床，并取得了批准文号。但是药物上市前的研究工作可能会受到一些因素的影响，如：①动物与人在许多方面都存在着较大的种属差异，使得一些 ADR 很难在动物中被发现；②药物在上市前的研究时间比较有限，只有数月时间，而某些药物则需要较长时间的应用或需经较长的潜伏期后，才能出现 ADR，因此，ADR 难于在药物上市前和上市后的短期内被发现；③临床试验中由于病例较少，使发生概率低的不良反应很难被发现；④临床试验用药单一，通常在研究某一种药物的疗效时，尽量避免病人患有其他疾病而合并用药，但是上市后的药物在临床应用中不可能仅限于此种情况；⑤临床试验中的病例经过了严格的筛选，一般不包括老人、幼儿、孕妇、哺乳期妇女等，然而实际应用中并不排除这些人群。由于存在上述种种原因，因此不可避免地在用药过程中会发生 ADR。所以，开展 ADR 监测工作，及时发现药物在规定用量下所发生的药品不良反应，及时采取适当的措施，避免 ADR 在其他病人身上重复发生，对提高合理用药、安全用药的水平具有重要意义。

因此，包括我国在内的许多国家都明确规定，监测药物疗效并及时向药品监督管理部门报告药品不良反应是所有医疗卫生工作者的责任。近年来的研究表明，遗传基因和环境因素也与某些药品不良反应甚至严重的不良事件有关。预计，不久的将来可能实现通过对遗传基因和环境因素的全面监测，进一步改善药物治疗的安全性。

四、国内外药品不良反应监测的现状

1970 年世界卫生组织在日内瓦设立了 WHO 药物监测中心，1978 年迁至瑞典的乌普沙拉称为世界卫生组织国际药品监测中心，到 1997 年更名为乌普沙拉监测中心（简称 UMC），作为具体执行 WHO 药品不良反应监测合作计划的常设机构。截至 2013 年 6 月，全世界有 112 个国家参加了 WHO 国际药品监测合作计划。

笔记：

我国于 1998 年正式加入了 WHO 国际药品监测合作中心，成为第 68 个成员国。早在 1988 年，我国卫生部药政局组织部分省市的若干医疗单位开展了药品不良反应报告的试点工作。1989 年卫生部成立了药品不良反应监察中心。1999 年又将药品不良反应监察中心改名为国家药品不良反应监测中心，设在国家药品监督管理局药品评价中心。目前我国大部分地区均已建立起药品不良反应监测中心。2006 年年底，我国 31个省、自治区、直辖市和解放军、新疆建设兵团、国家计生委基本建成 34 个省级药品不良反应监测中心，到 2010 年，全国 31 个省、自治区、直辖市的设区市建立了药品不良反应监测中心。

五、药品不良反应监测方法

（一）自发呈报系统（spontaneous reporting system）

自发呈报是指医务人员在医疗实践中，对某种药物所引起的药品不良反应通过医学、药学期刊进行报道，或直接呈报给药品不良反应监测专业机构和制药厂商等。自发呈报是药物上市后 ADR 监测的最简单及最常用的形式。该系统也是发现罕见药品不良反应的唯一方式，同时也是最经济的方式。其优点是监测范围广，即包括上市后的所有药物，参与人员多，不受时间和空间的限制；缺点是存在漏报现象，不能计算 ADR 的发生率。另外，由于报告本身的随意性，报告信息不够完善，会导致报告偏倚，从而影响因果关系的确定。主要表现为归因过度，即过高地估计了药品与不良反应之间的关联性，以及归因不足即过低地估计了药品与不良反应之间的关联性。

（二）医院集中监测（hospital intensive monitoring）

医院集中监测是指在一定的时间（数月、数年）、一定的范围内对某一医院或某一地区内所发生的 ADR及药物利用情况进行详细记录，以探讨 ADR 的发生规律。包括药物源性、病人源性和专科性的集中监测，可以计算相应的 ADR 发生率并探讨其危险因素。优点是资料详尽，数据准确可靠。由于医院集中监测是在一定的时间、一定的范围内进行的，所以具有得出的数据代表性较差，缺乏连续性，应用受到一定限制，且费用较高等缺点。

（三）处方事件监测（prescription-event monitoring，PEM）

处方事件监测最初是在反应停事件后，由英国统计学家 David Finney 首先提出并正式开始在英国实施的。实施步骤为：①选定可疑药物的品种；②列出开此品种处方的医生名单；③向名单中的医生发出调查表；④回收填写完整的调查表；⑤分析相关资料并形成研究结果。其优点是：①迅速从所有开过监测药物的医生处获得报告；②可探测潜伏期较长的不良反应；③基于人群资料，不存在选择偏倚；④相对于前瞻性队列研究费用较少。缺点是处方事件监测研究的可信性取决于医生所填调查表的回收率。

笔记：

（四）分析性流行病学研究

在药物不良反应监测中，通过运用病例对照研究和队列研究，可以判断出药物与不良反应之间的是否存在关联性及其强度，且可以开展重点药物监测。实践显示，运用分析性流行病学研究方法开展重点药物监测是深层次进行药品不良反应监测的有效方法，同时也是必须要采取的措施。

1. 病例对照研究 根据描述性研究所得出的病因假说，选择已发生某种药品不良反应的人作为病例组，不具有该不良反应的人作为对照组，调查其在发生药品不良反应前服用某种（些）药物的情况，比较两组服药率的差异，以研究该不良反应与药物的关系。

以服用抗甲状腺药物和粒细胞缺乏症关系的病例对照研究为例（表 13-1）。

表 13-1   服用抗甲状腺药物和粒细胞缺乏症关系的病例对照研究

抗甲状腺药物	粒细胞缺乏症		
	有	无	合计
用	45	5	50
未用	217	1766	1983
合计	262	1771	2033

资料来源：周元瑶，药物流行病学，1998

计算 OR 值，OR = ad/bc = 45×1766/5×217 = 73.24。提示，服用抗甲状腺药物与粒细胞缺乏症有关。

2. 队列研究　将特定人群按是否服用某种药物分为服药组和未服药组，追踪观察一定时间后，比较两组某种药品不良反应的发生情况，以检验该药品与不良反应之间是否存在关联性。

1980 年，Strom 和 Carson 用回顾性队列研究方法研究了非甾类抗炎药物（NSAID）和上消化道（UGZ）出血的关系（表 13-2）。该研究结果发现，在 47 136 例服药者中有 155 例出现了上消化道出血，而在 44 634 例未服药者中只有 96 例出现了上消化道出血，相对危险度为 1.5。说明服用非甾类抗炎药者发生上消化道出血的危险性是未服用者的 1.5 倍，提示服用非甾类抗炎药有导致上消化道出血的危险性。

表 13-2　服用非甾类抗炎药与上消化道出血的关系

	分组	上消化道出血例数	未出血例数	发病率（万）
抗炎药	服用	155	46981	33
	未用	96	44538	22

注：$\chi^2 = 10.85$，$P < 0.001$；资料来源：Strom 和 Carson，1980

（五）自动记录数据库

由于潜在发生率较低的 ADR 很难从小样本人群中观察到，所以若想验证药品与 ADR 的因果假设，常常需要依靠大型的记录数据库。借助相关记录数据库记录联结（recorded linkage）技术将病人分散的诊断、用药及其剂量、不良反应、实验室检查、收费记录以及其他信息如性别、年龄、民族等，通过病人唯一的确认号码联结起来，从而进行各种形式的流行病学研究，以发现药品不良反应。其优点是：①代表了高效率进行药物流行病研究的方向；②充分利用计算机技术和现有的医疗信息资源，高效率地获取 ADR 监测所需的数据，缩短了研究周期；③不干扰正常的医疗活动，能进行大样本、长时间、各种设计类型的研究。缺点是受医疗计算机化程度等诸多因素的限制，且前期工作量大、需要多部门协作、组织实施较复杂。

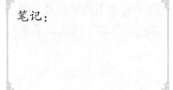

笔记：

> **【知识点 13-3】　药品不良反应监测方法的优缺点比较**
>
> **1. 自发呈报系统**　优点是监测范围广，参与人员多，不受时间、空间限制，是 ADR 的主要信息源；缺点是存在漏报，不能计算 ADR 的发生率，报告的随意性易导致资料偏差如过渡归因与低归因。
>
> **2. 医院集中监测**　优点是可计算 ADR 的发生率并探讨其危险因素，资料详尽，数据准确可靠；缺点是数据代表性较差，缺乏连续性，费用较高，应用受到一定限制。
>
> **3. 处方事件监测**　其优点是迅速从所有开过监测药物的医生处获得报告，可探测潜伏期较长的不良反应，因基于人群资料不存在选择偏倚，相对于前瞻性队列研究费用较少；缺点是处方事件监测研究的可信性取决于医生所填调查表的回收率。
>
> **4. 记录联结**　优点是代表了高效率进行药物流行病学研究的发展方向，充分利用现有医疗信息资源、缩短研究周期，能进行大样本、长时程、各种设计类型的研究；缺点是受医疗数据电子化程度等诸多因素限制，前期工作量大，需多部门协作，组织实施复杂。

第四节　药品不良反应的预防与控制

一、合理用药

临床医生应根据病人的机体状态特点选择不同的药物，并严格遵守用药原则，可预防或减少药品不良反应的发生。

对儿童患者：①应选择适合患儿服用的剂型，严格计算给药剂量及间隔时间；②需要联合用药时，应考虑药物间的相互作用，了解复方制剂的组成，避免重复用药造成超剂量；③不宜长时间服用同种药物，应定期更换用药。

对老年人患者：①开始用药应从小剂量开始，如以推荐成人剂量的 1/2 ～ 1/3 为起始剂量，并逐渐增加剂量；②应尽量减少用药种类，需要联合用药时，以不超过 4 种为宜；③选用适合老年人服用方便的药物剂型；④长期服用药物的老年人应定期检查肝肾功能，以便及时减量或停用药物。

对孕妇患者：妊娠期用药应特别慎重，尽量不用药，但确实需要使用时应选择已证明对人类或灵长目动物无害的药物，以及对药物的分布和代谢已很清楚的药物。

对有肝病、肾病的患者：选用对肝肾功能无不良影响的药物，并适当减少用药剂量。

二、加强药品不良反应的报告和监测

药品不良反应的监测包括新药研究阶段的监测和临床阶段的监测两种，后者尤为重要。新药在上市前的研究阶段虽然已经过动物实验和临床试验，但这些试验不足以保证药物在临床使用阶段的安全性。因此，加强药物上市后临床阶段的安全性监测，不仅是减少药品不良发生的重要手段，对防止严重药品不良反应再次发生、促进临床合理用药、保障公众用药安全、促进新药的研发也具有重要意义。

三、加强宣传教育

通过健康教育的形式，如集体教育、个体指导、新闻媒体宣传等，在人群中开展宣传教育，全面普及药品不良反应相关知识、常用药品的不良反应，并提高全社会对药品不良反应危害的认识。提倡在用药前应仔细阅读用药禁忌及注意事项。提倡不服用过期药物。医生应尽量简化治疗方案，并通过耐心向患者解释用药的目的、用法、剂量及疗程，提高患者用药的依从性。

思 考 题

一、名词解释

1. 药品不良反应　　2. 副作用　　3. 继发反应　　4. 后遗效应　　5. 撤药反应

二、是非题（是打"+"，非打"-"）

1. 药物不良反应报告和监测管理是依据相关法律法规进行的。

2. A 型不良反应的表现通常包括副作用、毒性反应、继发反应、特异质反应和变态反应等。

3. 药物的理化性质不是影响药物不良反应发生的重要因素。

三、选择题（从 a ～ e 中选出一个最佳答案）

1. WHO 将药物不良反应分为_____。

a. A、B 两种类型　　　　b. B、C、D 三种类型　　　　c. A、B、C、D 四种类型

d. A、C、D 三种类型　　e. A、B、C 三种类型

2. B 型不良反应可分为_____。

a. 特异质反应和变态反应两种　　b. 特异质反应和变态反应两种　　c. 副作用和后遗效应两种

d. 首剂效应和撤药反应两种　　　e. 毒性反应和继发反应两种

四、简答题

1. 简述药物不良反应的概念及其分类。

2. 简述老年人易发生药物不良反应的原因。

3. 简述药物不良反应监测方法的优缺点。

（高晓虹）

第 14 章 分子流行病学

第一节 定 义

【案例 14-1】

1990 年 7 月美国佛罗里达州一名 AIDS 妇女，怀疑在当地一牙科诊所手术时感染了 HIV，因为该诊所的牙科医生是一名 HIV 携带者。随后当地卫生部门对该牙医诊治过的一千余名患者进行 HIV 检测，共发现 7 名 HIV 感染者有在该诊所的就诊史。那么包括该妇女在内的 7 名 HIV 感染者是否与该牙医有关呢？研究者以牙医（HIV 携带者，可疑传染源）、7 名 HIV 感染者（牙医曾治疗的牙病病人）和 35 名当地与牙医无关的 HIV 感染者为研究对象，应用核酸序列分析比较这些 HIV 毒株之间的遗传关系。结果发现，牙医与其中 5 名病人的 HIV 株具有克隆关系，而与其他 37 株的遗传关系较远，从而判定这名牙医是其 5 名病人 HIV 感染的传染源。HIV 序列的系统进化树分析，见图 14-1。

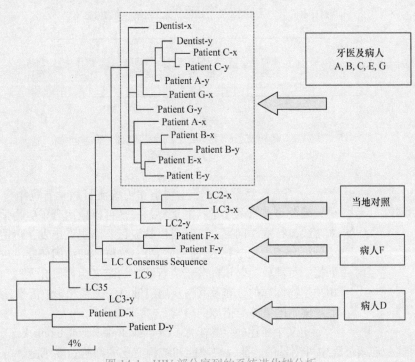

图 14-1 HIV 部分序列的系统进化树分析

资料来源：Science, 1992

【分析】

在本案例中研究者不仅运用了传统流行病学现场调查的方法，还采用分子生物学检测技术获得了研究对象 HIV 病毒的核酸序列信息，并且比较了各 HIV 毒株核酸序列之间遗传关系的远近，最终发现，牙医与 5 名病人的 HIV 株具有克隆关系，而与其他 37 株的遗传关系较远，从而判定这名牙医是其 5 名病人 HIV 感染的传染源。试想如果不借助分子生物学的核酸序列分析技术，仅以 HIV 抗体作为暴露标志展开调查，很难明确传染源与感染者的关系。

这种将现代分子生物学理论及先进技术和传统流行病学研究方法有机结合而形成的新兴学科，就是分子流行病学。通过分子流行病学研究，我们可以将宏观与微观相结合，从群体、分子或基因水平阐明疾病的病因、发病机制和流行规律，使流行病学研究更加深入、精准，为人类制定疾病防治措施与对策提供更为客观、科学的依据。

分子流行病学（molecular epidemiology）是应用分子生物学的基本理论和技术，从分子水平揭示疾病或健康的人群现象的新兴学科。分子流行病学的定义最早来自1993年Schulte等出版的专著《分子流行病学——原理和实践》，书中提出了分子流行病学的功能定义：在流行病学研究中，应用生物标志或生物学测量；生物标志是指生物群体中发生事件的生化的、分子的、生理学的、免疫学或遗传学的信号；这些事件代表致病因子与所致疾病之间连续过程中的一个个不可分割的环节。Schulte直接指出了分子流行病学与传统流行病学不同之处，传统流行病学之所以又被称为"黑箱流行病学"，就是因为其在研究暴露与疾病的关联时，往往以发病或死亡的测量直接反映人群中疾病或健康状况，但对于暴露因素通过什么机制影响或导致疾病发生的，这一点并不清楚，这也正是"黑箱"所在，而分子流行病学可以利用分子生物学先进技术，对暴露与疾病之间所发生事件的生物标志进行测量，从分子水平阐明疾病发生、发展的规律及影响因素，以弥补传统流行病学的不足之处，最终揭开"黑箱"之谜。图14-2展示了传统流行病学和分子流行病学的关系。

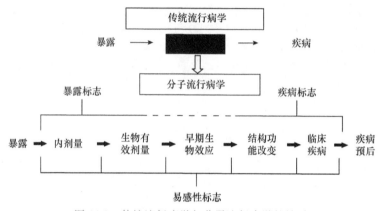

图14-2　传统流行病学与分子流行病学的关系

引自：Schulte，1993

分子流行病学是分子生物学和传统流行病学有机结合而形成的交叉学科，因此可兼有两个学科的优势：一是可以应用分子生物学理论和先进技术来解决流行病学问题；二是可以从流行病学观点出发，运用流行病学研究方法分析分子生物学技术获得的结果，为群体的病因研究、致病机制研究提供证据。目前较为公认的分子流行病学的定义为：研究人群和生物群体中医学相关生物标志的分布及其与疾病或健康的关系和影响因素，并研究防治疾病、促进健康的策略与措施的科学。

笔记：

定义中所述的生物标志（biological marker或biomarker，简称M或BM）是指从暴露到疾病这个连续过程中可测量的、能反映功能和结构变化的细胞、亚细胞、分子水平的物质或特征。

广义上来讲，分子流行病学研究的是一切生物标志，包括细胞的、生化与分子生物学的、免疫学的、遗传的或生理功能等的标志，但通常应用较多的主要是生物大分子物质（核酸、蛋白质、脂类等），这些分子生物学标志如果参与了健康或疾病相关事件，或与健康或疾病相关事件有关，就成为分子流行病学的主要测量指标。分子流行病学研究中的生物标志主要包括三种类型：暴露标志（exposure marker）、效应标志（effective marker）和易感性标志（susceptibility marker）。

分子流行病学就是通过研究疾病不同发展阶段的暴露标志、效应标志及易感性标志的分布特点及影响因素，揭示传统流行病学难以解决的存在于暴露和疾病之间的"黑箱"中的秘密，从而为制定防治疾病、促进健康的策略和措施，提供更科学、更客观的证据。

【知识点14-1】　　　　　　　　　分子流行病学的定义

分子流行病学（molecular epidemiology），是研究人群和生物群体中医学相关生物标志的分布及其与疾病或健康的关系和影响因素，并研究防治疾病、促进健康的策略与措施的科学。

第二节　研究方法

一、生物标志

（一）生物标志的分类

1. 暴露标志　是指与疾病或健康有关暴露因素的生物标志，包括外暴露标志（external exposure marker，EEM）、内暴露标志（internal exposure marker，IEM）和生物有效剂量标志（biologically effective dose marker，BEDM）等。

（1）外暴露标志：指暴露因素进入机体之前的标志和剂量，生物性的标志如病毒、细菌、寄生虫和生物毒素等；非生物性的标志是指外在的化学因素和物理因素等，如吸烟烟雾、辐射环境化学物等。

（2）内暴露标志：指暴露因素进入机体之后的标志，对于生物性病原因子来说，可以是生物病原因子本身、其代谢产物或与宿主体内生物大分子结合产物，像病毒整合基因、生物毒素 -DNA 加合物等；对于非生物性病原因子可以是体内转运分子、代谢产物或与宿主靶体结合合物等，如血液中的可替宁（cotinine）浓度就是反映近期吸烟暴露量的内暴露标志。

（3）生物有效剂量标志：指已与靶组织细胞内 DNA 或蛋白质相互作用的外源性物质或其反应产物的含量标志，是反映靶细胞分子内接触剂量的生物标志物，又称为分子剂量（molecular dose）。如暴露于苯并芘后，在淋巴细胞中能检测到特异的 DNA 加成物（adduct），DNA 加成物水平可以视为苯并芘致癌的生物有效剂量标志。显然，它是比外暴露标志、内暴露标志更具说服力的剂量标志。

2. 效应标志　是反映宿主在暴露后产生功能性或结构性变化，并引起疾病亚临床阶段和疾病发生过程的生物标志，主要包括早期生物标志（early biological response marker）、结构和（或）功能改变标志（altered structure and function marker）、临床疾病标志（clinical disease marker）等。

（1）早期生物效应标志，是指由于结合到靶细胞上的外源性物质的持续作用，引起组织与细胞的生物学或生化学的变化，从而产生疾病前期的生物学标志。例如，吸烟导致肿瘤的抑癌基因 *p53* 序列上的一些特殊部位发生 G 到 T 的突变而使其失活。早期生物效应标志是暴露因素直接作用的结果，可作为探索暴露因素的致病作用或干预措施短期效果的评价指标。

（2）结构和（或）功能改变标志，是指形态学或功能学的改变，是疾病发生的标志物，可作为确定暴露的致病作用和早期诊断、早期预防的指标，如食管鳞状上皮增生就是食管癌的重要癌前病变标志。

（3）临床疾病标志，是指疾病发生后的生物标志，可作为个体化诊疗、疾病进展及预后评估的指标，如血清甲胎蛋白（AFP）、癌胚抗原（CEA）等都是用于恶性肿瘤辅助诊断、预后评估的分子标志。

3. 易感性标志　是指宿主体内在暴露之前就已存在的遗传性或获得性的、决定着因暴露而导致疾病发生可能性的可测量指标。易感性与暴露至疾病发生的整个过程中的每一个环节均有关，是决定暴露至发病整个进程的重要因素。例如，BRCA1 是 "breast cancer 1，early onset（乳腺癌 1 号基因）" 的缩写，是目前所发现的最重要的乳腺癌易感基因之一。该基因的多态性可导致乳腺上皮细胞增生的改变，进而影响乳腺癌的易感性。携带有 BRCA1 基因突变的个体一生中患乳腺癌的危险性为 40% ～ 87%，远高于一般人群。又如，在吸烟量相似的吸烟者群体中，作为效应标志的苯并芘 -DNA 加成物水平，在不同个体可相差 2 ～ 100 倍，其原因可能与宿主的遗传易感性有关，使个体间因吸烟致癌的过程和结局也不尽相同。

（二）常用的生物标志类型

1. 传染性疾病往往是由病原微生物感染引起的，其常用的生物标志见表 14-1。

表 14-1　传染性疾病研究常用的生物标志

类别	生物标志	意义
病原体核酸	病毒和细菌 DNA、RNA，质粒 DNA、噬菌体 DNA，病原体基因多态性等	病原体特征研究，病原体分类、鉴定、传染源、传播途径确定，耐药检测及机制研究，人群感染状况等
病原体蛋白	病原体特异蛋白结构、表达量及功能活性	同上
病原体抗原	蛋白抗原、多糖抗原、脂类抗原	病原体分类、鉴定，传染源、传播途径确定，人群感染状况等

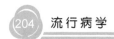

类别	生物标志	意义
人体血清抗体	血清 IgG、IgM 等	人群感染状况、免疫水平，疫苗接种效果评价等
人体基因组	基因结构、表达、调控，基因多态性	机体易感性

2. 慢性非传染性疾病往往没有明确的生物性致病因子，其常用的生物标志见表 14-2。

表 14-2　慢性非传染性疾病研究常用的生物标志

类别	生物标志	意义
核酸类	基因组、癌基因、抗癌基因、修复基因等结构、功能及多态性	疾病诊断及分布，疾病易感性、环境危险因素研究，健康状态评价等
蛋白、酶类	蛋白及酶的结构、表达量及功能活性	疾病诊断及分布，疾病易感性、环境危险因素研究，健康状态评价等
抗原抗体类	疾病特异抗原、抗体	疾病诊断及分布，疾病易感性、环境危险因素研究等
其他类	糖类、脂类、激素类、多胺类、细胞因子类等	疾病诊断及分布，病因研究，疾病易感性、健康状态评价等

【知识点 14-2】　　　　　　　　**3 种生物标志的定义**

1. 暴露标志（exposure marker）　是指与疾病或健康有关暴露因素的生物标志，包括外暴露标志、内暴露标志和生物有效剂量标志。

2. 效应标志（effective marker）　是反映宿主在暴露后产生功能性或结构性变化，并引起疾病亚临床阶段和疾病发生过程的生物标志，主要包括早期生物标志、结构和（或）功能改变标志、临床疾病标志等。

3. 易感性标志（susceptibility marker）　是指是指宿主体内在暴露之前就已存在的遗传性或获得性的、决定着因暴露而导致疾病发生可能性的可测量指标。

二、常用分子生物学技术

（一）核酸技术

笔记：

1. 核酸电泳图谱分析　核酸带有负电荷，可在一定电场强度下从琼脂糖凝胶或聚丙烯酰胺凝胶介质的阴极向阳极运动，核酸分子量大小不同就会呈现不同的带型。不同核苷酸序列的 DNA 分子经过限制性酶切后可以产生大小不同、数目不等的片段，经过凝胶电泳分离和染色，这些片段表现为不同的条带。一个生物体 DNA 条带表现为一个特征性条带谱型，这种特征性条带谱型称为限制性片段长度多态度（restriction fragment length polymorphism，RFLP），用这种方法进行 DNA 分子结构异同性的比较称为 RFLP 分析。

2. 核酸分子杂交　将一条已知序列的特定 DNA 片段标记为基因探针（gene probe），检测待测标本中是否具有该基因探针的互补序列。常用核酸分子杂交方法有原位杂交、斑点杂交、转印杂交等。

3. 核酸体外扩增　核酸体外扩增主要指 PCR 技术，该方法快速、灵敏、特异，其可以检出生物标本中只有一个拷贝的 DNA 片段。PCR 技术不仅应用于检测，也应用于特定 DNA 片段的制备和基因克隆等。目前使用的 PCR 技术除常规方法以外，还有定量 PCR、原位 PCR、免疫 PCR、实时荧光定量 PCR、随机引物 PCR（RAPD）、单链构象多态性 PCR（SSCP-PCR）、逆转录 PCR（RT-PCR）等。核酸体外扩增技术和核酸电泳图谱分析相结合是鉴定 DNA 分子序列特征的主要方法。

4. 核酸序列测定及分析　常用双脱氧末端终止法进行 DNA 序列分析，近年来与计算机相结合产生了自动化分析仪，使核酸序列分析变得简便、快速、准确、可靠。目前，通过核酸序列测定对任何来源的两个或多个 DNA 片段之间的核苷酸序列进行比较分析，已经成为追踪传染源、寻找传播途径、阐明疾病流行规律的重要分子流行病学方法。

（二）蛋白质技术

几乎所有的生物都含有蛋白质，包括结构蛋白或功能蛋白。蛋白质研究技术主要有双向电泳、蛋白转印杂交、色谱分析、质谱分析、蛋白质测序等，最常用的是双向电泳、蛋白转印杂交技术、质谱分析等。

（三）酶学技术

蛋白酶可以进行功能检定和结构检定，如定性检测细胞、组织内某种酶的存在与否，定量测定某种酶的活性等。生物标本内的蛋白酶经过凝胶电泳分离再进行特异染色可以确定其分子量，并进行不同生物体间的异同比较，如多位点酶电泳（multilocus enzyme electrophoresis，MEE）法。

（四）生物芯片技术

生物芯片（biochip）技术是近年来发展起来的一种基于分子杂交原理的新型生物标本高通量检测技术，可以准确、快速、大信息量的检测细胞、蛋白、基因等的相关分子特征。按照芯片固化的生物材料不同，可以分为基因芯片、蛋白质芯片、细胞芯片和组织芯片等。

（五）其他技术

分子流行病学应用的实验室技术很多，除上述介绍的以外，还有免疫学技术（如酶联免疫吸附试验、荧光免疫试验、放射免疫试验等）、色谱技术（如高效液相色谱技术、液相蛋白色谱技术等）、毛细管电泳技术等实验室技术。

三、主要研究方法

（一）横断面研究

横断面研究（Cross-sectional study）可在特定的时间、特定的人群中评价生物标志物和所研究因素间的关系，但不能下因果关联的结论。横断面研究可作为生物标志物特征研究的第一步，尤其在评价同期的外界暴露和内剂量指标、生物有效剂量和早期效应等剂量-效应关系中非常有效，如职业 PAH 暴露和铸造厂工人 PAH 加合物水平的研究；另外还可评价遗传易感性标志物的基因型和表型之间的相关性等。

（二）病例-对照研究

病例-对照研究（Case-control study）是分子流行病学最常用的方法之一，由于在研究中增加了生物标志的测量，与一般性观察或调查问卷获得的暴露信息相比，更加真实、更加客观，并且可以对基因-环境交互作用进行估计。用病例对照研究来估计基因-环境交互作用可以参考案例 14-2。

【案例 14-2】

某医师在我国食管癌高发区开展吸烟、谷胱甘肽硫转移酶 M1（*GSTM1*）基因多态与食管癌的关联研究，选择临床各期食管癌患者为病例组，按照年龄、性别成组匹配选择同期入院的其他疾病患者为对照组（排除消化系统疾病患者），通过调查问卷收集研究对象一般情况及吸烟暴露信息，并采集研究对象的外周血提取基因组 DNA，测定 *GSTM1* 基因型。结果见表 14-3。

表 14-3　吸烟、*GSTM1* 基因多态性与食管癌关系的病例对照研究资料

GSTM1 基因型	吸烟	病例	对照	合计
-	-	106（a）	220（b）	326
-	+	138（c）	154（d）	292
+	-	102（e）	183（f）	285
+	+	154（g）	107（h）	261

注：*GSTM1* 基因型 +：表示 *GSTM1* 空白基因型；*GSTM1* 基因型 -：表示 *GSTM1* 非空白基因型

表 14-4　吸烟、GSTM1 基因多态性与食管癌关系的病例对照研究整理分析表

GSTM1 基因型	吸烟	病例	对照	OR	95% CI
−	−	106（a）	220（b）	1	
−	+	138（c）	154（d）	$OR_{01} = 1.86$（cb/ad）	1.34 ～ 2.58
+	−	102（e）	183（f）	$OR_{10} = 1.16$（eb/af）	0.83 ～ 1.62
+	+	154（g）	107（h）	$OR_{11} = 2.99$（gb/ah）	2.13 ～ 4.19

【问题 14-1】

（1）吸烟与食管癌的存在关联吗？

（2）GSTM1 基因多态性与食管癌存在关联吗？

（3）吸烟与 GSTM1 基因多态性是否存在交互效应？

【分析】

（1）如表 14-4 所示，吸烟与食管癌的关联，可以通过计算 OR_{01} 来反映，$OR_{01} = 1.86$（1.34 ～ 2.58），说明吸烟与食管癌存在正关联，即吸烟是食管癌的危险因素。

（2）GSTM1 基因多态性与食管癌的关联，可以通过计算 OR_{10} 来反映，$OR_{10} = 1.16$（0.83 ～ 1.62），说明 GSTM1 基因多态性与食管癌无关联。

（3）反映吸烟与 GSTM1 基因多态性的交互效应的指标 OR_{int}，可以由公式 $OR_{int} = OR_{11} / (OR_{01} \times OR_{10})$ 计算获得。本例 $OR_{int} = 2.99 / (1.86 \times 1.16) = 1.39$，因此，可以认为吸烟与 GSTM1 基因多态性存在交互作用，即具有 GSTM1 空白基因型（GSTM1 +）的个体如果吸烟的话，其罹患食管癌的危险性就会明显升高。

（三）病例 - 病例研究

病例 - 病例研究又称单纯病例研究（case only study），是分子流行病学近年来发展的一种新方法，它仅用病例作为研究对象，对研究环境因素与遗传因素之间的交互作用具有独特的价值。如果在病例对照研究中很难选择合适的对照或者由于医学伦理学方面的制约很难获得对照的生物标本，就可以将病例组按照某种生物标志分组，研究某生物标志的不同表型与环境因素的关联。病例 - 病例研究的基本特征是仅用病例作为研究对象，并且是一种评价基因 - 环境交互作用的高效率的设计。

笔记：

病例 - 病例研究存在以下缺陷：①该研究采用相乘模型估计环境 - 基因交互作用，研究结果只能评价是否存在环境 - 基因相乘交互作用，不能评价其他交互作用；②该研究的基本假设是遗传与暴露相互独立，这种假设有时并不成立；③该研究无法估计主效应因素（基因、环境）与疾病的独立效应。采用病例 - 病例研究来估计基因 - 环境交互作用可以参考案例 14-3。

【案例 14-3】

某医师选择病例 - 病例研究分析吸烟与 p53 基因突变在膀胱癌发生中是否存在交互作用。选择临床确诊的膀胱癌患者为研究对象，收集其吸烟暴露信息，并检测 p53 基因突变情况，结果见表 14-5。

表 14-5　吸烟、p53 突变与膀胱癌的病例 - 病例研究资料

吸烟状态	病例组		OR（95% CI）
	p53 突变（p53+）	p53 未突变（p53−）	
吸烟	65（a）	41（b）	2.22（1.03 ～ 4.79）
不吸烟	15（c）	21（d）	

【问题 14-2】

（1）本例能否计算吸烟与膀胱癌及 p53 基因突变与膀胱癌关联的各自单独效应？

（2）本案例能否得到吸烟与 p53 基因突变的交互效应？

【分析】
　　（1）本案例仅以病例为研究对象，并无设置对照组，因此，无法研究吸烟与膀胱癌关系的单独效应，以及 p53 基因突变与膀胱癌关联的单独效应，这也是病例 - 病例研究的缺点及特点所在。
　　（2）本案例虽不能估计吸烟、p53 基因突变与膀胱癌关系的单独效应，但可以通过计算 OR 值获得反映吸烟与 p53 基因突变交互效应的指标，从而揭示在膀胱癌的发生过程中吸烟与 p53 基因突变是否存在关联。本例 OR 为 2.22（1.03 ～ 4.79），说明吸烟对 p53+ 膀胱癌的作用比对 p53- 膀胱癌的作用强，即吸烟可能与 p53 基因突变有关。病例 - 病例研究仅用病例作为研究对象，样本量相对较小，在研究机体对环境暴露的生物反应时尤为有效。

（四）队列研究

近年来生物芯片等新型高通量分子生物学技术的出现，为进行大样本人群队列研究（cohort study）提供了条件。分子流行病学中的队列研究与传统流行病学的设计原理相同，只是暴露组与非暴露组是根据是否检测到某生物标志或生物标志的不同水平来确定的，这种分组方法更加客观、精确，可以真实地反映暴露因素与结局的关联。由于队列研究具有较高的因果论证强度，近年来在慢性病病因研究中发挥重要作用。

（五）巢式病例对照研究

巢式病例对照研究（nested case control study），是基于大样本人群队列的病例对照研究，首先收集队列中每个成员的有关信息和（或）生物标本，并对该队列成员随访一段事先规定好的时间，随访期内发生的全部病例（即所要研究的疾病）组成病例组，从同一队列中选取一定数量的研究对象作为对照组，分别抽出病例组和对照组已收集有的相关资料进行分析，并对生物标本集中进行检测，将检测结果与基线流行病学资料等联合进行病例对照研究。巢式病例对照研究中病例与对照的暴露资料均在发病或死亡前获得，暴露与疾病的先后顺序清楚，而且不存在回忆偏倚；病例和对照均是从已明确的备选人群中产生，因此选择偏倚的机会减少了，可比性好；研究样本较队列研究小，节约人力、物力，特别适合分子流行病学研究。

例如，1992 年 Ross 用巢式病例对照研究分析了上海地区肝癌与尿中黄曲霉素生物学标志的关系，以 18 244 名中年男性队列中发现的 22 例肝癌患者为病例组，每例配 5 或 10 个对照，检测研究对象随访开始时的尿样，发现黄曲霉素 B_1 及其代谢产物和 DNA 加成物的 OR 值经调整混杂因素后，为 3.8（1.2 ～ 12.2），提供了黄曲霉毒素致肝癌的有力证据。

（六）实验性研究

实验性研究（experimental study）在分子流行病学研究中主要通过检测实验组（或干预组）和对照组标本生物标志的分布差异及影响因素，评价疫苗预防效果、干预措施效果及临床治疗效果等。

（七）生物信息学研究

生物信息学研究（bioinformatics study）是伴随着基因组研究发展而来的，是以基因、蛋白序列数据为基础，对基因组研究相关生物信息进行加工、存储、分配、分析和解释的一门新兴学科。它综合运用数学、计算机科学和生物学的各种工具来阐明和理解大量数据所包含的生物学意义。生物信息学研究方法应用于分子流行病学研究中，有利于挖掘和利用基因、蛋白序列数据蕴含的丰富遗传信息，使我们对疾病的发病机制、个体患病易感性和疾病在群体中的分布特点的认识更加明确，对疾病的预防和治疗都具有重要的指导意义。分子流行病学中常用的生物信息学方法主要有 DNA 或氨基酸序列同源性分析、多序列比对分析、基因多态性分析、疾病相关基因鉴定及系统进化树分析等。

（八）全基因组关联研究

全基因组关联研究（genome-wide association study，GWAS）是伴随高通量测序技术发展而来的复杂性疾病遗传易感性研究的主要方法之一，其借助高通量的基因分型平台，在基因组范围内根据连锁不平衡（linkage disequilibrium，LD）原理同时选择几十万甚至上百万个标签位点进行检测，筛选与疾病发生相关的易感位点。该设计的特点是没有预设的研究假设，对基因组常见变异覆盖率较高，要求病例对照研究样

笔记：

本量较大（1000 对以上），并辅以多个独立的研究进行后期的验证。GWAS 作为复杂性疾病遗传易感性研究的有力工具，在分子流行病学慢性病病因学研究中发挥重要作用。

近些年来采用 GWAS 研究发现了众多与冠心病、肥胖症、糖尿病、风湿性关节炎等慢性病相关的遗传易感位点，但是，这些位点仅仅能解释慢性病发生很小的一部分原因，其 OR 值一般在 2 以下，这是因为慢性病存在众多异质性相关因子（如等位基因异质性、位点异质性、拟表型、性状异质性和表型易变性）和相互作用因子（如基因与基因相互作用、基因与环境相互作用），这些因子相互作用构成了复杂的网络，提示我们在未来的研究中需要重视慢性病的数量性状、异位显性、基因多效性和基因网络等问题的研究。

【知识点 14-3】
1. 了解常用分子生物学实验技术　核酸技术、蛋白质技术、芯片技术等。
2. 熟悉分子流行病学的主要研究方法　病例 - 对照研究、病例 - 病例研究、巢式病例对照研究、生物信息学研究等。

第三节　研究设计要点与质量控制

一、设计要点

（一）明确研究目的

在进行研究设计时，首先要明确该研究要解决或要阐明的问题，既要做到有的放矢，又要充分考虑创新性、实用性和可行性。

（二）选择测量指标

根据研究目的确定要选择的测量指标，即各种"生物标志"。最好选择客观、准确、稳定、特异、易于检测的指标。测量指标的选择是否适合是决定分子流行病学成败的关键环节。

（三）选择测量方法

测量方法的选择应确保科学合理，最好选择被公认的、成熟可靠、简便易行、具有较高的灵敏度和特异度的测量方法。如果应用新的检测方法，应注意检测结果与其他方法所得结果的可比性。

（四）确定调查方法与样本

确定所要进行的调查研究方法，如描述性、分析性或实验性研究；样本选择：样本来源的地区和人群、样本大小，生物标本采集和储存的要求等。

（五）结果与分析

根据选择的测量指标和测量方法确定资料分析方法，进行率或比的计算、定量资料的数据分析及遗传关联分析等。注意，在研究之初就要拟定资料的总结、分析与结果报告的具体计划。

（六）注意事项

1. 正式实验开始前应进行预实验，确保所用方法的可行性。
2. 分子生物学技术虽然对暴露的测量更加敏感、更加精确，但是可能由于观察者的问题、受检者自身的生理变化及人群生物遗传学差异等问题而出现选择偏倚和信息偏倚，因此，需要制定详细的质量控制方案。

二、质量控制

（一）一般实验质量控制

1. 标本采集方案　制定规范详尽的标本采集方案，其中包括标本采集部位、时间、方法及标本采集后的储存等环节。

2. 试剂和材料 同一测定指标要使用同一批次的试剂材料；确需使用二批以上试剂材料，则不同批次要进行对比分析和标准化。

3. 仪器 仪器原则上使用前调校，不要随意更换，特别是有量度的仪器设备。

4. 实验方法 对于同一种生物标志的测定要用统一的方法。

5. 操作规范 每一实验步骤都要规范化，保证同一操作者或不同操作者之间的可重复性。

（二）设立对照

为监督和控制检测质量，确保实验结果的科学客观，一般设立多种对照。

1. 标准对照 选择含有某种生物标志、并已知其含量的生物标本为标准对照，即实验的阳性对照，通过与之相比可以客观判断某待测标本中的阳性结果。

2. 阴性对照 选择不含某生物标志的生物标本为对照，即阴性对照，通过与之相比可以判断某待测标本中的阴性结果。

3. 重复对照 选择来源于同一份待测生物标本但编号不同的生物标本或与待测生物标本有关系的生物标本为对照，以评价检测方法的可重复性。

（三）重复试验

1. 实验室内重复试验 在同一实验室内不定期进行实验室内不同操作者之间的交叉重复试验，以控制实验室内的操作偏倚。

2. 实验室间重复试验 在不同实验室进行同一批标本的检测，分析检测结果的一致性，以控制实验室间测量偏倚。

第四节 主要应用与展望

一、主要应用

（一）传染性疾病

应用多种生物标志，研究传染性疾病的分布特征及其流行规律、揭示疾病流行或爆发事件中病例与病例间、病例与密切接触者间、病例与媒介动物间的内在联系，在分子乃至在基因水平上直接阐明传染源、传播途径、确定人群易感性以及评价预防措施的实施效果，已经成为传染病分子流行病学研究的主要趋势。

> 【经典案例14-1】 **应用分子流行病学方法确定传染病的传播途径**
>
> 1981年美国俄亥俄、佐治亚、密西根等州发生S.muenchen菌感染暴发，患者主要是儿童和青壮年，爆发与地点和饮食未见关联。最初调查未能找到该病的传播途径。进一步通过1：2病例对照研究发现，在密西根地区，76%的病人有大麻暴露史，而对照仅为21%，从病家获得的大麻标本中分离出S.muenchen菌株，每克高达10^7；个别病例报告也显示大麻暴露可能与发病有关。因此初步认为，大麻可能是传播因素，但仍有一些关键问题需要解决：①大麻能否作为传播途径？②大麻分离的菌株与病人分离的菌株是否具有克隆关系，即大麻分离的菌株是否为本次暴发的病原菌。
>
> 但是从大麻分离的菌株与其他来源的菌株在表型上无法区分，既往也没有大麻作为该菌传播途径的报道，因此用传统流行病学方法无法做出正确判断。研究者采用质粒DNA图谱分析发现，所有与暴露大麻有关的菌株都含有两种质粒（分子量分别为3.1和7.4MD），而在对照菌株中却不含这两种质粒，从而确认含有这两种质粒的S.muenchen菌株是本次爆发的病原体，传播途径是大麻。随后根据大麻去向预测其他地区的流行情况也被后来的事实所证明。
>
> 在该暴发事件的调查中，首次使用分子生物学检测技术确定了大麻是 S. muenchen 菌的传播途径。由于从大麻分离的菌株与其他来源的菌株在表型上无法区分，因而应用传统的流行病学方法只能提出可疑的传播途径而无法做出定论，而分子流行病学所采用的质粒DNA图谱分析技术在对此传播途径的确定过程中，发挥了传统表型特征分型无法实现的关键作用。

目前，分子流行病学已经广泛应用于传染病预防控制的各个环节，主要表现在以下几个方面。

1. 病原体研究　分子流行病学从分子及基因水平对病原体进行分析和型别鉴定，可以直接反映病原体的遗传本质和各型之间的遗传关系，克服了传统的表型特征分型中由于表型特征的易变性和不稳定性带来的困难，可以获得病原体群体进化变异规律及其分布特征等。

rRNA 基因是细菌染色体上编码 rRNA 的 DNA 序列，属于保守基因序列。有学者对不同地区、不同时间分离到的 119 株伤寒沙门氏菌进行 rRNA（RTs）的基因多态性分析，发现 119 株细菌可分为 38 个 RTs，其中发现 RT9 和 RT11 是造成我国伤寒流行的主要 RTs。又如，某学者采用分子流行病学方法研究了丙型肝炎病毒（HCV）亚型的分布特征，利用 RT-PCR 和限制性片段长度多态性分析（RFLP）技术检测发现，安徽 HCV 感染以 II 型为主，但是北部地区比较特殊，北部地区 III 型感染多于南部，而 II 型感染少于南部。

2. 传染源和传播途径研究　控制传染源和切断传播途径是控制传染病流行的重要手段。分子流行病学在对传染源和传播途径的研究中，由于引入了同源性分析及克隆的概念，能够更加准确地查清传染性疾病的传染源和传播途径，从而快速有效控制传染病的爆发或流行。例如，HBV 的垂直传播一直是人们关注的问题，既往相关研究都缺乏直接证据，直到研究者使用核酸分子杂交法，从胎儿胎盘组织中检测到 HBV-DNA，提示 HBV 可通过胎盘屏障感染胎儿，而且调查发现，母亲 HBV-DNA 阳性，胎儿宫内感染的机会大大增加，从而证实了垂直传播是 HBV 传播的主要途径之一。

3. 人群易感性研究　人群易感性也是决定传染病传播流行的重要环节，分子流行病学在传染病人群易感性研究中发挥重要作用。人群对传染病的易感性包括对病原体的特异性免疫水平和遗传易感性两个方面。例如艾滋病毒侵入人体并感染靶细胞需借助于 CD 受体和 CCR5/CXCR4 辅助受体。辅助受体 CCR5 等相关基因多态性不但影响艾滋病毒进入人体细胞，而且影响临床病程的进展。世界上不同区域和不同人群中 CCR5 等 10 余种等位基因频率变化较大，这在一定程度上解释了不同人群对艾滋病毒传播和艾滋病进展的遗传易感性的差异。在中国汉族人 CCR5 和 CXCR4 等基因中存在多个新型、具有影响蛋白质结构的多态性位点，提示对中国人群的艾滋病毒易感性和病程进展有一定的影响。

4. 防治效果评价　分子流行病学方法广泛应用于传染病的预防效果评价中，如针对疫苗接种的效果评价，可以通过检测体内免疫抗体（生物标志）产生情况来判断免疫效果；也可以对不同人群采取干预措施与否的感染情况进行分析；由于引入了核酸序列分析等方法，传统流行病学难以开展的疫苗相关病例研究及疫苗逃逸病例研究，可以通过分子流行病学研究来完成。

如 1990 年 Forsey 报告，英国 1988 年 10 月开始使用麻疹、腮腺炎、风疹三联疫苗，此后出现 3 例腮腺炎病毒性脑膜炎；同时在加拿大发现类似病例 8 人，德国 1 人。作者收集：8 名 Urabe 疫苗株接种者的发病株，6 名未接种疫苗的临床病例的病毒株，2 种疫苗株（分别为 Urabe 与 Jeryl）。用 PCR 扩增测序发现，8 名疫苗接种者的发病株序列与 Urabe 疫苗株完全相同，不同于 Jeryl 疫苗株，也不同于临床病例的野毒株；6 株野毒株属于另外一个基因型。这就从基因水平证实了是 Urabe 疫苗株引起的发病。

（二）慢性非传染性疾病

慢性非传染病大多具有多病因、多阶段、多基因、长潜隐期等特征。分子流行病学可确定内暴露剂量和生物效应剂量，确定个体的易感性及确定暴露后机体不同阶段的生物标志，对于这些中间结果的测量，将大大增加流行病学研究病因和评价干预效果的效能。

分子流行病学在慢性非传染病防治研究中的作用主要表现在以下几个方面。

1. 病因及危险因素研究　随着越来越多生物标志的发现，分子流行病学改变了传统流行病学从病因或危险因素的暴露出发来研究发病、死亡或某事件结局的研究模式，深入到研究暴露生物标志、效应生物标志、易感性生物标志的研究与应用领域，把传统的流行病学宏观群体研究与微观实验室研究有机结合起来，使慢性非传染病的病因及危险因素研究更敏感、更客观、更科学。例如既可以识别成千上万个 DNA 碱基中一个碱基的改变，又可以将微量的核酸扩增数万倍，以便用来分析病因、评估各种因素对人类的危险度和评价预防措施等。因此，分子流行病学在确定慢性非传染病的病因及危险因素研究中发挥了至关重要作用。

例如，胃癌是人类常见的癌症之一，病因尚不明确。有研究者采用 PCR 和原位杂交技术对 8 例具有重度淋巴细胞浸润的未分化胃癌（淋巴上皮瘤样癌）标本中 EB 病毒（EBV）基因组进行了检测，7 例 EBV RNA 呈阳性，并均匀分布于癌组织的不同细胞中。在反应性淋巴样浸润和正常胃黏膜组织中未发现 EB 病毒。在研究胃淋巴上皮瘤样癌的过程中，无意中发现在 1 例典型胃腺癌的癌组织中也存在 EBV RNA。因此，他们又将研究扩大到典型的胃腺癌上，结果发现 16%（22/138）的典型胃腺癌标本中的癌细胞和癌旁非典型增生上皮细胞均存在有 EBV 分子，但在其周围的淋巴细胞、其他正常基质细胞、肠化生和正常胃黏膜中未检测到 EBV 基因。对 970 例连续胃癌病例的 999 份癌组织标本进行原位杂交检测发现，6.9%EBV RNA 呈阳性。进一步研究发现淋巴细胞浸润明显的胃癌，EBV 几乎均为阳性，而在癌旁与非恶性瘤组织中 EBV 均为阴性。采用限制性片段长度多态性分析（RFLP）方法进行分子流行病学研究发现，73 例与 EBV 相关的胃癌病例中，51 例为 A 亚型 EBV 株，4 例为 B 亚型，与日本当地的健康人群中流行株分型比例一致。该分子流行病学研究结果提示，EB 病毒感染是胃淋巴上皮瘤样癌和部分胃腺癌的可能病因之一。

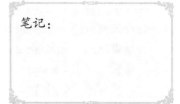

笔记：

2. 遗传易感性研究　分子流行病学研究将人群易感性研究深入到基因和分子水平，目前针对心脑血管病、恶性肿瘤、糖尿病等主要慢性非传染病开展的遗传易感性研究，已经获得了许多疾病相关生物标志，为筛选疾病的高危人群、疾病的早期诊断和个体化防治策略的制定提供了重要参考依据。

例如，Ⅲ型高脂蛋白血症是动脉粥样硬化、冠心病的重要原因，而载脂蛋白 E（ApoE）与Ⅲ型高脂蛋白血症有密切关系；ApoE 表型决定于 *apoE* 的三个等位基因 ε4、ε3 和 ε2，人群中频率分别为 74% ～ 78%、14% ～ 15%、8% ～ 12%，其产生的蛋白质分别为 E4、E3 和 E2；人群中有三种纯合子（E4/4、E3/3 和 E2/2）和三种杂合子（E4/3、E4/2 和 E3/2）；研究表明，在Ⅲ型高脂血症患者中 90% 是 E2/2 型，而在正常人群中 E2/2 型仅为 1%，充分说明 *apoE* 不同基因型在动脉粥样硬化和冠心病发病中的易感性。

另外，分子流行病学研究还提供了许多环境暴露与宿主易感基因存在交互作用的研究证据，尽管有些结果还存在争议，但仍然提供了暴露于某些环境因素更易罹患肿瘤等慢性疾病的高危人群信息，如具有细胞色素 P450、谷胱甘肽转硫酶（GST）等易感基因多态性的人群，对暴露于吸烟、饮酒、PAHs、和 AFB1 等因素更为敏感，使该人群发生肿瘤的危险性高于一般人群。当然，在进行人群遗传易感性研究时，还应考虑到种族、性别、年龄、健康和营养状况等因素的影响。

3. 辅助早期诊断和实现个体化医疗　分子流行病学通过研究恶性肿瘤、心脑血管疾病等慢性病的早期生物学改变，筛选出可作为辅助早期诊断的生物标志。如检测 *p53* 抑癌基因、*k-ras* 癌基因的突变及染色体畸变等可提高肺癌的早期诊断率。此外，一些生物标志具有预后价值，比如，研究发现在所有乳腺癌患者中，每 10 人中有 2 ～ 3 人为 HER-2 阳性患者。HER-2 又称人表皮生长因子受体 -2，是重要的乳腺癌预后判断因子。HER-2 阳性的肿瘤恶性程度更高，进展更快，更容易复发和转移，预后不佳，是"最凶险的乳腺癌"。只接受常规综合治疗，HER-2 阳性乳腺癌患者的生存时间仅为 HER-2 阴性患者的一半。如果能及早确定 HER-2 状态，采用针对性治疗，HER-2 阳性患者的生存机会可接近 HER-2 阴性患者。

4. 防治效果研究　在对慢性非传染病预防控制的效果进行评价时，传统流行病学常遇到一些难题，一是这类疾病的潜隐期长，如果以疾病率的变化为指标则周期长，且效果常不显著；二是由于慢性非传染病的发生与多种因素有关，在采取多种措施后测量其疾病频率的变化，无法准确判断不同干预措施在疾病防制中的效应。分子流行病学以早期生物效应标志为结局进行测量，大大缩短了效果评价的时间，也使不同措施的效果评价更加客观和准确。如在食管癌防制研究中，如果降低亚硝胺摄入量或应用亚硝胺阻断剂实施干预，以人群中亚硝胺 DNA 加合物的水平或细胞癌基因激活、抑癌基因突变作为测量指标，可显著提高预防措施效果评价工作的效率和效果。

二、展　望

1. 在善于利用微观实验室研究证据的基础上，继续重视宏观流行病学研究设计（研究设计类型、方法选择、样本量、偏倚控制）。

2. 分子流行病学研究逐步向多因素、高通量方向发展，大量的生物标志及环境因素被发现与疾病有关，相互之间作用复杂，对统计学分析方法提出了较高的要求。诸如大样本、低关联的统计学分析；多因子降维的问题；多阶交互作用的分析方法等。

3. 在强调遗传生物标志时不能忽略环境因素的作用，需综合分析基因 - 环境交互作用在疾病发生、发展中的意义。

4. 某些生物标志虽然可用来评估暴露、剂量和对受试人群的潜在危险性，但尚不能直接预测疾病以及定量估计个体及群体的健康风险。生物标志向临床或健康风险评估领域的转化，是今后分子流行病学研究的重点之一。

5. 生物标志的检测同样要防止偏倚的产生（假阳性），注意重复性（大样本、多中心）和生物学合理性。

思　考　题

一、名词解释

1. 分子流行病学（molecular epidemiology）　　2. 生物标志（biomarker）

3. 暴露标志（exposure marker）　　　　　　　4. 效应标志（effect marker）

5. 易感性标志（susceptibility marker）

二、是非题（是打"+"，非打"-"）

1. 生物标志的范围非常广泛，包括细胞的、生物化学的、免疫的、遗传的或分子的物质。

2. 分子流行病学与传统流行病学一样，难以揭示从暴露到疾病之间的秘密。

3. 分子流行病学只能检测传染性疾病的分子生物标志。

三、选择题（从 a～e 中选择一个最佳答案）

1. 分子流行病学与传统流行病学的主要区别是_____

a. 研究对象不同　　　　　　b. 研究目的不同　　　　　c. 测量结局不同

d. 人群调查方法不同　　　　e. 设计思想不同

2. 生物标志的类型包括_____

a. 暴露标志、免疫标志、效应标志　　　　　　b. 免疫标志、易感性标志、暴露标志

c. 暴露标志、易感性标志、病理标志　　　　　d. 暴露标志、效应标志、易感性标志

e. 易感性标志、免疫标志、效应标志

四、简答题

1. 简述分子流行病学与传统流行病学的关系。

2. 简述分子流行病学研究中从哪些方法进行质量控制？

（黄志刚　王效军　杨　铮　孔丹莉）

第 15 章　营养流行病学

第一节　概　述

一、营养流行病学的定义及应用

【案例 15-1】　**坏血病病因流行病学研究**

18世纪，在海上长期航行的水手经常患坏血病，临床表现为牙龈出血、皮肤淤血和渗血，最后痛苦地死去。1753年，Lind在停泊于英吉利海峡的军舰上进行治疗坏血病的实验研究。患者12人分成6组，比较不同食物的作用。其中2人在常规膳食的基础上每天添加2个橘子、1个柠檬，以6天为1个疗程。26天后，2人完全恢复了健康。Lind开创了实验研究的先河，成为流行病学发展史上的重要里程碑。经过多年的研究，直到1912年波兰科学家Kazimierz Funk才基本证实了维生素C缺乏是坏血病的主要病因。

【案例 15-2】　**脚气病病因流行病学研究**

19世纪后期发现吃精白米的水手们中脚气病盛行，Takaki假设脚气病与膳食中某些物质缺乏有关，通过在以精白米为主食的水手膳食中添加奶及蔬菜有效地控制了脚气病，数十年以后，人们发现维生素B_1缺乏是引起脚气病的根本原因。

【案例 15-3】　**克山病病因流行病学研究**

20世纪80年代我国开展的克山病病因流行病学研究，通过对不同地区人群硒营养状况和发病率的比较以及人群干预试验，首次揭示了该病是一种与人体内硒缺乏有关的营养缺乏病，为预防克山病的补硒措施提供了科学依据。

上述研究者均是采用了流行病学的原理和方法来研究膳食对人类健康的影响，探索疾病病因，因此以上研究均属于营养流行病学研究领域。

什么是营养流行病学？它的研究目的是什么？

（一）定义

营养流行病学（nutritional epidemiology）是应用流行病学的原理和方法研究人群营养、营养与健康及疾病关系的科学。即研究膳食对人类健康的影响，探索疾病的膳食原因，制定人群健康膳食策略和评价防治疾病效果的一门流行病学分支学科。

笔记：

营养流行病学起源于人们对膳食与人类疾病发生关系的认识。营养流行病学的形成与人类对影响健康的膳食因素的认识发展密切相关。应用流行病学研究方法解释人类营养状况与疾病的关系的历史可追溯到250多年前，如上述案例中坏血病病因流行病学实验研究，脚气病病因研究等。随着人类疾病谱的变化，营养流行病学的研究方法由仅研究营养缺陷和营养不良疾病扩大到研究慢性病，如膳食脂肪与乳腺癌、膳食与冠心病等。由于现代流行病学方法的不断发展、分子生物学技术的不断更新和各学科间的相互渗透使营养流行病学不断得到充实与发展。基础理论研究为营养流行病学提供了宝贵的病因线索，并有助于解释研究结果。如动物实验揭示许多食物对疾病可能的影响及其作用机制；代谢实验研究阐明了膳食因子生理作用的基础理论。但是，体外和动物实验的结论尚不能直接外推到人群，在基础研究中得到的结果需要在人群中得到进一步的证实。营养流行病学应运而生，营养流行病学在探求膳食因素与人类健康关系中发挥了不可替代的作用。

（二）研究目的

营养流行病学的研究目的是确定膳食因素在人类与营养有关疾病中的作用，特别是在慢性疾病中的重要作用。在一般因果关系建立之后，将流行病学的发现转变成面向大众的膳食建议来预防疾病，降低慢性疾病发生的危险和预防营养不良。

> 【知识点 15-1】　　　　　　　　**营养流行病学的定义与研究目的**
> （1）营养流行病学（nutritional epidemiology）：是应用流行病学的原理和方法研究人群营养、营养与健康及疾病关系的科学。即研究膳食对人类健康的影响，探索疾病的膳食原因，制定人群健康膳食策略和评价防治疾病效果的一门流行病学分支学科。
> （2）营养流行病学的研究目的：确定膳食因素在人类与营养有关疾病中的作用，特别是在慢性疾病中的重要作用。在一般因果关系建立之后，将流行病学的发现转变成面向大众的膳食建议来预防疾病，降低慢性疾病发生的危险和预防营养不良。

（三）特点与应用

营养流行病学的特点是研究具有复杂性：①营养因素的复杂性。营养因素往往与其他多种因素密切相连，潜在的混杂偏倚不易排除。②膳食暴露的复杂性。营养流行病学中最重要的暴露是膳食摄入，但膳食不是单一的暴露，而是一组综合性的暴露，研究对象都有可能暴露于这些膳食因素，无法简单地将其分为暴露组与非暴露组，而且多种膳食因素之间存在相互作用，使得对某种因素的研究变得异常复杂。

营养流行病学的应用主要集中在 4 个方面。

1. 人群营养调查　全国性营养调查以及各地区各类人群的营养调查，了解人群的营养现状及营养变化趋势。

2. 制定膳食指南　目前许多国家提出的本国膳食指南中的许多建议都是建立在营养流行病学基础之上，如近年来各国膳食指南都强调增加蔬菜和水果的摄入种类和数量，《中国居民膳食指南·2007》第 2 条"多吃蔬菜水果和薯类"，建议每天摄入蔬菜类 300～500g，水果类 200～400g，并注意增加薯类的摄入。其根据是大量流行病学的研究结果，富含蔬菜、水果和薯类的膳食，对保护身体健康，保持肠道正常功能，提高免疫力，降低患肥胖、糖尿病、高血压等慢性病风险具有重要作用。

3. 研究营养与疾病的关系

（1）确定与营养有关疾病的病因：1964 年 Goldberger 采用流行病学研究方法确认主要发生在美国南部以玉米为主食的地区的糙皮病是烟酸缺乏病。

（2）研究与营养有关疾病的分布情况：通过研究分布上的差异如居民的饮食特点、饮食习惯、膳食组成等，为与营养有关疾病的预防措施提供依据。受特殊饮食习惯影响的地区，疾病的分布有明显的地区特点，如佝偻病的疾病分布：热带地区，日光充足，要是幼儿能接受充分的紫外线照射，患佝偻病较少；寒带地区，以富含维生素 D 的鱼油为日常食品，所以本病发病也较少。

（3）研究营养在慢性疾病中的作用：芬兰曾是冠心病死亡率很高的国家，从 20 世纪 70 年代芬兰 North karelie 省进行了以人群为目标的综合性慢性病干预项目，后推广至全芬兰，历时 25 年，其中包括膳食干预措施在内的综合措施，最终 35～64 岁人群的冠心病和癌症的发病率和死亡率都明显降低。此外营养流行病学也是研究营养与肿瘤之间关系重要手段。如大量的流行病学研究结果显示 80%～90% 癌症由环境因素引起，其中约 35% 与膳食因素有关，合理的膳食有可能使人类癌症减少 1/3。

4. 人群营养的干预研究及对人群健康状况影响的评价　对人群进行营养干预，改善人群的营养状况和健康状况，预防疾病的发生。如我国开展的食盐加碘，目的是改善人群碘营养状况，预防碘缺乏病。

> 【知识点 15-2】　　　　　　　　**营养流行病学的应用**
> 营养流行病学的应用主要集中在 4 个方面：①人群营养调查；②制定膳食指南；③研究营养与疾病的关系；④人群营养的干预研究及对人群健康状况影响的评价。

二、问卷设计

【案例15-4】　某市大学生食品安全知识、态度及行为调查

为了解大学生食品安全知识、态度及行为（KAP），为大学生食品安全教育提供参考依据，殷建忠等2009年对某市大学生食品安全知识、态度及行为情况进行调查。研究采用自制的大学生食品安全KAP调查问卷，随机抽取2所高校852名大学生进行食品安全KAP问卷调查。研究结果表明：大学生食品安全知识得分较低，平均得分（1.97±1.23）；医学生与非医学生食品安全知识有差异（$Z = 2.598$，$P < 0.05$），医学生的得分高于非医学生。Logistic回归分析结果显示学校和年级对食品安全知识得分有影响，医学生掌握知识的程度好于非医学生；四五年级比二三年级了解更多的食品安全知识。电视广播是大学生获取食品安全信息和知识的主要途径。大多数大学生愿意获得更多的食品安全知识，但是在食品购买场所和消费者自我保护意识方面存在一些不良行为。结论：高校应加强对大学生的食品安全教育。

（附：大学生食品安全KAP调查问卷）

资料来源：殷建忠. 某市852名大学生食品安全知识、态度及行为调查. 实用预防医学, 2010

编码：□□□□

大学生食品安全KAP调查问卷

各位同学：

你们好，我们是"大学生食品安全KAP调查组"成员，希望您能抽出宝贵的几分钟时间来帮我们填一下这份问卷。本问卷是关于大学生对食品安全知识的调查，您所填写的信息将为我们的研究提供重要依据，调查中获得的所有信息都将保密。未注明选项均为单选，请在选项上划"√"。谢谢您的积极参与！

一、基本信息

1. 您的性别：（1）男　（2）女　　　　　　　　　　　　　　　　　　　　□N1

2. 您的民族是：（1）汉族　（2）少数民族：_____族　　　　　　　　□N2

3. 您的出生年月是：_____年____月____日　　　　　　　　□□□□□□N3

4. 您的年级是：_____年级　　　　　　　　　　　　　　　　　　　　□N4

5. 您每月生活费为：_____元　　　　　　　　　　　　　　　　□□□□N5

6. 您的生源地是：（1）农村　（2）小城镇　（3）城市　　　　　　　　　□N6

7. 您的学校：_____专业：_____

二、食品安全KAP调查

1. 二噁英是一种有毒的_____　　　　　　　　　　　　　　　　　　□N7

　（1）含氟化合物　　　　（2）含铅化合物　　　（3）含氯化合物　　　（4）含砷化合物

　（5）含汞化合物　　　　（6）不知道

2. 疯牛病是一种进行性的_____系统的病变　　　　　　　　　　　　□N8

　（1）消化系统　　　　　（2）呼吸系统　　　（3）中枢神经系统　　　（4）内分泌系统

　（5）生殖系统　　　　　（6）不知道

3. O_{157}：H_7指的是_____　　　　　　　　　　　　　　　　　　□N9

　（1）沙门氏菌　　　　　（2）大肠杆菌　　　　　　（3）肉毒梭菌

　（4）副溶血性弧菌　　　（5）金黄色葡萄球菌　　　（6）不知道

4. 转基因食品安全性问题包括_____（可多选）　　　　　　　□□□□□□N10

　（1）食品毒性　　　　　　　　　　　　　　　　　　（2）食品过敏性

　（3）转基因作物的环境风险　　　　　　　　　　　　（4）抗生素基因的耐药性

　（5）可能造成食物的营养价值下降或者人体内营养素紊乱　　（6）不知道

5. 您对食品添加剂的认识有_____（可多选）　　　　　　　　□□□□□□ N11

　　（1）添加剂都有害，食品中不该用

　　（2）凡列入国家标准中的添加剂都是安全的

　　（3）只有列入国家标准中的添加剂，按使用范围和限量，才是安全的

　　（4）即使是天然食品添加剂，食品中也应尽量少用

　　（5）为了色香味，使用添加剂无所谓

　　（6）不知道

6. 您认为下列哪种食品最安全、营养和环保？　　　　　　　　　　□ N12

　　（1）无公害农产品　　　（2）绿色食品　　　　（3）有机食品　　　（4）转基因食品

7. HACCP 指的是_____　　　　　　　　　　　　　　　　　　□ N13

　　（1）有机食品　　　　　　　　　　（2）绿色食品　　　　　（3）无公害食品

　　（4）危害分析与关键控制点　　　　（5）不知道

8. 您知道目前食品标签上的 "QS" 的含义吗？　　　　　　　　　　□ N14

　　（1）知道是：_____　　（2）了解一点点　　　（3）不知道

9. 您知道食品安全法是什么时候颁布的？　　　　　　　　　　　　□ N15

　　（1）2007 年　　　（2）2008 年　　　（3）2009 年　　　（4）不知道

10. 您知道食品卫生法是什么时候颁布的？　　　　　　　　　　　　□ N16

　　（1）1994 年　　　（2）1995 年　　　（3）1996 年　　　（4）不知道

11. 在日常生活中，您关注食品安全吗？　　　　　　　　　　　　　□ N17

　　（1）关注　　　　　（2）不关注　　　　　（3）无所谓

12. 您认为近年来我国食品安全环境怎么样？　　　　　　　　　　　□ N18

　　（1）逐渐好转　　　（2）差不多　　　　　（3）越来越差　　　（4）说不清

13. 您所担心的食品安全问题有_____（可多选）　　　　　　　　□□□□□□ N19

　　（1）有害微生物问题　　　（2）天然毒素　　　　　（3）农药残留问题

　　（4）兽药残留问题　　　　　（5）重金属残留问题　　（6）食品添加剂的违规使用

　　（7）其他

14. 对于食品添加剂，您的看法如何？　　　　　　　　　　　　　　□ N20

　　（1）可以接受　　　（2）勉强接受　　　　（3）不能接受　　　（4）无所谓

15. 您认为造成目前食品安全问题众多的原因是_____（可多选）　□□□□ N21

　　（1）生产加工企业利欲驱使　　　　　（2）执法部门执法不严

　　（3）各主管部门职责不明　　　　　　（4）其他

16. 您觉得目前应该采取何种措施来保证食品安全？（可多选）　　　□□□□□ N22

　　（1）国家立法　　　　　　　（2）严格执法　　　　　（3）舆论监督

　　（4）提高国民食品安全意识　（5）其他

17. 您购买食品通常选择以下哪些场所？（可多选）　　　　　　　　□□□□□□ N23

　　（1）大型超市　　　　　　　（2）小超市及便利店　　（3）农贸市场

　　（4）路边早/夜市　　　　　　（5）校内便利店

　　（6）其他

18. 您有没有买到过不安全的食品？　　　　　　　　　　　　　　　□ N24

　　（1）经常会遇到　　　（2）有过，但很少　　　（3）从来没有

19. 如果您购买的食品不符合国家质量标准，您会采取何种措施？（可多选）□□□□□ N25

　　（1）向消费者协会反映　　　（2）要求商家更换或退货　（3）自行消费

　　（4）丢掉　　　　　　　　　（5）其他

20. 您选购食品时最关心的是_____　　　　　　　　　　　　　　□ N26

　　（1）品牌　　　　　（2）生产日期及保质期　　（3）价格　　　（4）营养标签

　　（5）产品认证标志　（6）食品的色泽、外观等感官方面　　　　（7）其他

21. 为了避免摄入不安全食品，您通常会_____（可多选）　　　　　□□□□ N27
　（1）在学校食堂用餐　　　　　　　　（2）在校外饭店用餐
　（3）在家用餐或自己做饭　　　　　　（4）无所谓
22. 您一般是从哪种途径得到食品安全方面的知识？（可多选）　　　□□□□□ N28
　（1）亲戚朋友　　　　　　（2）报刊　　　　　　（3）电视、广播
　（4）网络　　　　　　　　（5）相关知识讲座
23. 您每月用在食品上的费用是_____元。　　　　　　　　　　　□□□ N29

　　上述研究采用调查问卷对大学生食品安全知识、态度及行为情况进行调查研究。什么是调查问卷？其基本结构是什么？调查问卷如何设计？

笔记：

　　调查问卷又称调查表（questionnaire），是流行病学研究的主要工具，是调查中用于收集资料的一种工具，其设计好坏，将直接影响所收集资料的有效性及可信度，从而影响调查质量。

　　根据收集资料方法的不同，问卷可分为两种类型：①自填问卷，自填问卷直接面向被调查者，由被调查者自行填写。一般要求有详细的填表说明，问题不宜太复杂；②访谈问卷，访谈问卷由调查者将问题念给被调查者听，再由调查者根据被调查者的回答进行填写。填表说明可不列入调查表，由调查者掌握，调查的问题也可以较复杂。

（一）问卷的基本结构

　　问卷的基本结构包括说明部分、填写说明（指导）、核查项目与调查项目。

　　1. 说明部分　说明部分主要说明调查目的和意义、对调查内容的保密、对调查对象的支持表示感谢等。说明部分可以封面形式出现或在问卷开始部分提出，这是取得调查对象理解、信任和合作的一个重要方式。

　　2. 填写指导　填写指导的目的是保证调查员或调查对象对调查项目及其填写方法有一个正确的理解和统一的认识。如调查员掌握统一的提问方式和填写标准，提示调查对象如何理解与回答问题以及选择答案等。填写指导随调查方式而有所不同，自填式问卷的填写指导是对调查对象的指导说明，可在问卷的适当位置统一给出，亦可穿插在相应问题的后面；访谈式调查的填写指导是对调查员的指导说明，可与问卷分开。

　　3. 核查项目　核查项目属于调查质量控制内容，与调查目的无关，也不询问调查对象。如调查员姓名、调查日期和未调查原因等。这是为便于核查和纠正错误而设置的，旨在保证调查项目填写的完整和准确，通常不直接用于分析。

　　4. 调查项目　以人为观察单位的调查项目一般包括以下 3 方面。
　（1）基本信息：调查对象姓名、住址、单位、联系方式等。
　（2）人口学特征：年龄、性别、民族、婚姻状况、文化程度、职业等。
　（3）研究项目：研究项目是调查的核心内容，它是根据研究目的和观察指标所确定的必须调查的项目，资料分析时据此计算各统计指标或进行各种统计推断，调整各种可能的混杂因素。

（二）问题和答案的设计

　　调查表中提问的方式主要分"封闭式"和"开放式"两种。"封闭式"即在问题后列出若干互斥的备选答案，供被调查者选定其中的一个；"开放式"指年龄、出生日期、食物摄入的种类和数量等一些不能明确限定答案尺度的问题。有时也可将两种方式结合起来提问。答案的设计在一定程度上是由问题的特性决定，包括有填空、二项选择式、多项选择式，图表式等。问题和答案的设计语言要表达具体、清晰、易懂，尽量选用客观指标。

（三）问卷设计的注意事项

　　1. 应尽量避免语义模糊的问题或词汇，有时也可能因为对问题的表述不够准确或修饰语过多，从而使问题的意思含糊不清。

　　2. 问题的安排要有一定的逻辑顺序，注意先易后难，先封闭式问题后开放式问题，敏感问题放在最后。

　　3. 准备用计算机处理的调查表，常在每项数据后留出编码用的方框，以便于编码输入文献资料。这项

工作不仅是制订计划时的工作，而且应当贯穿于研究的全过程，是一个十分重要的环节。

4. 问卷设计时应尽量避免专业术语，应充分考虑到全部调查对象的文化程度和理解能力。

5. 避免双重问题，所谓双重问题就是指提出一个问题实际上包含了两个问题。例如，"您吸烟喝酒吗？"即为双重问题。

【知识点 15-3】　　　　　　　　　　问卷设计

（1）问卷的基本结构包括：说明部分、填写说明（指导）、核查项目与调查项目。

（2）问卷设计的注意事项：①应尽量避免语义模糊的问题或词汇；②问题的安排要有一定的逻辑顺序，注意先易后难；③问卷中要留编码框，便于计算机录入；④应尽量避免专业术语；避免双重问题。

三、膳食暴露的测量

【案例 15-5】　　　　　　　　　　普米族膳食营养状况调查

　　王瑞欣，殷建忠等应用食物频率法研究普米族膳食中多不饱和脂肪酸的摄入与高血压、血脂异常的关系。选择云南省怒江州兰坪白族普米族自治县 18 岁以上 376 例普米族居民为研究对象，采用问卷调查收集研究对象过去一年中各种食物的摄入频率及摄入量、现病史和家族史情况；测量研究对象血压；采集调查对象空腹血测定甘油三酯（TG）、总胆固醇（TC）、低密度脂蛋白胆固醇（LDL-C）和高密度脂蛋白胆固醇（HDL-C）。研究结果表明，普米族居民的膳食脂肪摄入量较高，占 RNI 的 198.5%；三大产能营养素的供能比失衡，但 n-3PUFA、EPA、DHA 的人均摄入量并不高。普米族居民高血压患病率为 15.4%；血脂异常类型主要表现为低高密度脂蛋白血症，占 54.8%，高胆固醇血症占 8%，高甘油三酯血症占 19.1%，TC 或 TG 异常人群占 25.0%。PUFAs 与血脂异常、n-6PUFA 与高血压呈负相关。普米族居民应减少油脂类及高脂肪食物的摄入，增加富含 DHA、EPA 类食物的摄入，以防止心血管疾病的发生与发展，降低血脂。

　　资料来源：王瑞欣，殷建忠，冉旭，等. 应用食物频率法评价普米族膳食多不饱和脂肪酸摄入与高血压、血脂异常的关系. 卫生研究，2013，42（4）：576-580

笔记：

　　上述研究采用了食物频率法对普米族进行膳食调查，研究普米族膳食中多不饱和脂肪酸的摄入与高血压、血脂异常的关系。什么是 24 小时膳食回顾法和食物频率法？各有什么优缺点？

　　营养流行病学研究中最主要的暴露变量是膳食摄入，正确地选择膳食暴露变量是营养流行病学研究中的重要问题。膳食暴露变量包括：①食物成分。食物中的营养素包括蛋白质、脂肪、碳水化合物、无机盐、维生素和水。营养流行病学研究采用以营养素为基础来研究膳食与疾病的关系。与疾病有关的膳食成分还包括一些非营养素成分的生理活性物质，如食物中的大豆异黄酮、茶叶中的茶多酚、植物中的多糖等，具有预防疾病的作用。②食物和食物组。对食物和食物组与疾病关系的研究可为进一步探索食物中的某些成分提供线索，可为人群膳食指导和膳食病因学研究提供更全面的信息。③能量摄入。能量不平衡导致的超重、肥胖与疾病危险性增加有关。能量的摄入量还反映了体型大小。因此，通常用总能量作为调整变量。

　　膳食暴露变量的准确与否直接关系到研究结果的可靠性。营养流行病学中膳食暴露测量主要基于回忆、记录和询问三方面所得到的信息、测量能反映膳食摄入水平的生化标志物所得到的信息和人体测量所得到的信息。膳食暴露测量方法主要有 24 小时膳食回顾法、食物记录法和食物频率法。

（一）24 小时膳食回顾法

　　24 小时一般是指从最后一餐吃东西开始向前推 24 小时。大多数国家以 24 小时膳食回顾法作为基本的营养调查方法。该方法要求每个调查对象回顾和描述过去 24 小时、48 小时或数天内吃的所有食物（包括饮料）的种类和数量。食物量通常用家用量具、食物模型或食物图谱进行估计。可以采用面对面询问、电话询问和信访调查，采用开放式表格或事先编码的调查表、录音机或计算机程序，获得相关信息。典型方法是用开放式调查表进行面对面询问。

此种方法相对简单可行，是获得食物摄入量资料的一个常用的方法。由于每个人的回忆、陈述以及对所吃食物定量的能力和意愿不同，调查者需接受培训，以便能鼓励和帮助个体对饮食进行如实的回顾。该法取决于调查对象回忆和充分描述膳食的能力，因此不适用于 7 岁以下儿童和 75 岁以上老年人。24 小时回顾法的主要优点是应答者不需依赖长期记忆，摄入的食物可量化，能计算营养素摄入量及调查方法能自动化。主要缺点是不能评估个体的通常膳食摄入量及膳食模式。

（二）食物记录法

食物记录法又称为食物日记法，是由调查对象或代理人逐餐详细记录所摄入的食物品种和数量，在一定时期内完成，一般为 1～7 天。但是，时间过长会导致应答者疲倦，实际上膳食调查一般不超过连续 3～4 天。通过家庭对食物量称重或估计来获得目前的食物摄入情况，食物在食用前先经过称量，然后将进食后剩余部分称重后加以扣除。在家庭外所吃的食物也按通常家用量计算，并入记录中。该方法适用于有一定文化程度且非常配合调查工作的受试者。

食物记录法的主要优点是不依赖应答者的记忆，能测定食物份额的大小或称重以增加准确性，摄入的食物可量化并能计算营养素的摄入量。其主要缺点：易导致应答偏倚，因为受教育较高的、对膳食与健康较关注的个体在调查对象中所占比例过大；进行饮食记录的负担可能使应答者改变通常的饮食习惯模式以达到简化记录的目的，也可能因厌烦而放弃记录，可能使研究结果产生偏倚。

24 小时膳食回顾法和食物记录法提供的仅是当前膳食信息，不能反映长期膳食情况，因此不适用于病例对照研究和大样本人群的队列研究。

（三）食物频率法

食物频率法是估计被调查者在指定的一段时间内食用某些食物的频率的一种方法，以问卷形式进行膳食调查。是目前营养流行病学研究中最常用的膳食摄入量测量方法，它包括定性和定量两种方法。

定性食物频率调查法是指被调查者提供每种食物在过去一个月或六个月或一年的特定时期内所食用的次数，而不收集食物量大小的资料，不能计算出食物和营养素的摄入量。

目前在营养流行病学研究中应用较多的是定量食物频率调查法。定量食物频率调查法指被调查者提供每种食物在过去一个月或六个月或一年的特定时期内所食用的次数，同时提供每次所食用食物的数量，根据摄入食物的次数和数量可计算出每种食物和各种营养素的摄入量。调查表中设计应包括：①食物清单，经常吃的各种食物名称（含饮料）；②食物摄入的频率（每天、每周、每月每种食物摄入的次数）；③定义每种食物一份的数量，如酸奶 1 份为 1 杯，1 杯为 200g，鸡蛋 1 份为 1 个，同时应描述大、中、小等；④特殊饮食，如营养补充剂（维生素、矿物质）摄入情况等。调查期的长短可从几天到 1 周、1 个月或 3 个月或 1 年以上。不同文化背景的人群所使用的食物频率问卷不同，食物清单要根据研究目的、研究内容做相应的调整。

食物频率问卷调查在膳食与健康关系的流行病学研究中应用广泛。在评价营养与慢性病的关系时，较长时期的经常性膳食摄入比最近某几天或一周中的摄入更有意义。根据此方法得到的食物和营养素摄入量将个体划分为不同等级，通常将营养素或食物摄入量进行四分位或五分位分组（按 25% 或 20% 分组），然后比较其相对危险度、相对危险度趋势和相对危险度 95% 可信限，推断摄入量的高低与疾病的关系。调查表所列出的食物种类，调查期的长短，各种频率的间隔，估计进食量的方法，食物营养成分数据库以及进行调查的方式根据研究目的的不同而各有不同。调查表可以由调查员填写或受试者自己填写。

食物频率法的主要优点是能够得到通常的膳食摄入量及膳食模式，调查对象饮食习惯不受影响，应答者负担轻、应答率高，调查方法简单、费用少，调查方法能自动化。可以作为研究慢性病与膳食模式关系的依据，在流行病学研究中可以用来研究膳食与疾病之间的关系。该方法的主要缺点是需要对过去食物模式进行回忆，由于对食物份额标准大小的估计不准，食物摄入量的估计可能会产生偏差。

【知识点 15-4】　　　　　　　　　**膳食暴露测量的主要方法**

膳食暴露测量的主要方法有 3 种：①24 小时膳食回顾法；②食物记录法；③食物频率法，是目前营养流行病学研究中最常用的膳食摄入量测量方法，包括定性和定量两种方法。

四、生化指标在营养流行病学中的应用

笔记：

由于膳食摄入的测量存在误差，为克服膳食测量不准确的问题，有人提出以某些生化指标反映膳食营养素摄入量。生化指标可能是一个内剂量甚至是生物活性剂量的标志，而且，生化指标检测不受研究对象的记忆和文化程度等影响，可利用因其他目的已经收集的血液和组织样本，因此可用于回顾性研究中。

正确选择实验室检测方法，可较早发现人体营养储备低下的状况。评价营养状况的实验室测定方法可分为：①测定血液中的营养成分或其标志物水平；②测定尿液中排出的营养成分或其代谢产物；③测定与营养素有关的血液成分或酶活性的改变；④测定血尿中因营养素不足而出现的异常代谢产物；⑤进行负荷、饱和及同位素实验。有些生化指标能较好地反映膳食营养摄入，如血浆同型半胱氨酸可作为临床叶酸、维生素 B_{12} 缺乏症的早期诊断指标和心血管疾病危险性的预测指标（表 15-1）。营养流行病学研究中常用的检测标本有血液、血细胞、皮下脂肪、毛发和指甲等。

表 15-1　实验室检测指标

营养素	实验室检测指标
蛋白质和氨基酸	血清总蛋白、人血白蛋白、血浆前白蛋白、血浆视黄醇结合蛋白、血清运铁蛋白、血浆游离氨基酸、空腹血浆必需氨基酸量 / 氨基酸总量比值、尿氨基酸
脂类	血清总脂、血清总胆固醇、游离胆固醇和胆固醇酯、血清高密度脂蛋白胆固醇、血清低密度脂蛋白胆固醇、血清极低密度脂蛋白胆固醇、血清总甘油三酯、血清游离脂肪酸
碳水化合物	血清葡萄糖、血浆胰岛素、血浆胰高血糖素、葡萄糖耐量实验、胰高血糖素耐量实验、尿糖定性、尿糖定量
铁	血红蛋白、血浆游离血红蛋白、血清铁蛋白、红细胞游离原卟啉、血清运铁蛋白、血清运铁蛋白饱和度、血清铁、血清铁饱和度、血清总铁结合力、红细胞计数、网织红细胞计数、红细胞压积、平均红细胞血红蛋白含量、平均红细胞血红蛋白浓度、平均红细胞体积
硒	全血硒、血浆硒、尿硒、发硒、全血 / 红细胞谷胱甘肽过氧化物酶
锌	血清锌、红细胞锌、白细胞锌、金属硫蛋白、碱性磷酸酶
碘	血浆无机碘、血清蛋白结合碘、血清甲状腺素、血清游离甲状腺素、血清三碘甲腺原氨酸、血清促甲状腺激素、血清反三碘甲腺原氨酸、血清甲状旁腺激素、血清甲状腺球蛋白
维生素 A	血浆维生素 A、血清 β- 胡萝卜素、相对剂量反应实验、血浆视黄醇结合蛋白
维生素 D	血清碱性磷酸酶、血浆 25-（OH）D_3、血浆 1，25-（OH）$_2$$D_3$
维生素 E	血清维生素 E、红细胞维生素 E、过氧化氢溶血
维生素 C	血浆总维生素 C、白细胞维生素 C、全血维生素 C、尿维生素 C、4 小时负荷总抗坏血酸、4 小时负荷尿还原型抗坏血酸
维生素 B_1	血清维生素 B_1、白细胞维生素 B_1、红细胞转酮醇酶活性系数、4 小时负荷尿维生素 B_1、尿维生素 B_1
维生素 B_2	血清核黄素、红细胞核黄素、全血谷胱甘肽还原酶活力系数、4 小时负荷尿维生素 B_2、尿核黄素
烟酸	尿 N^1- 甲基烟酰胺、4 小时负荷尿试验、标准膳食试验、红细胞辅酶 I / 辅酶 II 比值
维生素 B_6	血浆吡哆醛、尿维生素 B_6、尿吡哆酸、尿黄尿酸、黄尿酸排除的净增加量
叶酸	红细胞叶酸、血清叶酸、血浆同型半胱氨酸
维生素 B_{12}	血清维生素 B_{12}、血清全转钴胺素 II 含量、血清维生素 B_{12} 结合咕啉、血浆同型半胱氨酸

生化指标在营养流行病学中的应用如下。

1. 将生化指标作为机体某种营养素营养状况的评价指标，应用于膳食摄入量与疾病关系的研究。特别是对那些同种食物中含量差异较大，或食物成分表中数值空缺或不准确的营养素来讲，生化指标可以是其摄入量的反映指标，如血浆维生素 B_6、B_{12}。

2. 生化指标可作为生化标志物用来衡量其他膳食测量方法的有效性。膳食营养素的生化标志物水平被认为是衡量膳食调查问卷有效性的金标准，其原因是生化指标检测误差与任何一种膳食调查问卷的测量误差不相关。生化标志物水平与问卷测量得到的摄入量之间的相关系数几乎是膳食调查问卷有效性的权威证据。

3. 生化标志物应用于疾病危险性的预测。如血清总胆固醇就是人群冠心病和脑卒中的预报因子。

4. 生化指标在营养流行病学中的应用存在的问题

（1）生化指标不仅仅与膳食摄入量有关，绝大多数营养素的吸收和代谢在个体间存在不同程度的差异，会引起所检测生化指标的差异，与膳食摄入量无关。

（2）某些正常生理性波动、每日膳食摄入水平差异等，都可能对所检测生化指标水平产生影响。

（3）生化标志物所代表的确切摄入时间常难以确定，如果研究目的在于了解膳食因素在疾病病因学中的作用，则反映近期摄入情况的生化标志物在病例 - 对照研究中将不会提供任何有意义的信息。

实验室对生化指标检测技术误差也可引起生化指标的变异。另一个影响生化指标在营养流行病学研究中应用的原因是：尚缺乏多种重要营养素的生化检测指标，只有少数营养素的摄入量可用相应的生化标志物来反映，尚无可反映膳食脂肪、碳水化合物或纤维素总摄入量的生化指标；或者，即使可以检测某些营养素相应的生化指标，但由于这些指标对膳食摄入量变化不敏感也不能得到广泛应用，如血清胆固醇、血浆视黄醇和钙等。虽然生化标志物浓度可能会受到多种因素的影响，如目标营养素摄入量、遗传因素、生活方式、其他营养素摄入量等，但随着生物检测技术的发展以及人们对营养素与疾病关系认识的不断深入，生化指标作为生化标志物在营养流行病学中的应用将越来越广泛。

【知识点 15-5】　　　　　　　　生化指标在营养流行病学中的应用
（1）将生化指标作为机体某种营养素营养状况的评价指标，应用于膳食摄入量与疾病关系研究。
（2）生化指标可作为生化标志物用来衡量其他膳食测量方法的有效性。
（3）生化标志物应用于疾病危险性的预测。
（4）生化指标在营养流行病学中的应用存在一定的问题。

五、人体测量在营养流行病学中的应用

膳食热量摄入和热量消耗的平衡对某些疾病的发生有重要的影响。但热量摄入和消耗的测量误差较大，而人体测量方法简易、误差小，能较好地反映热量的平衡。

从身体形态和人体测量资料可以较好地反映营养状况，体格的大小和生长速度是营养状况的灵敏指标。人体测量数据被认为是评价群体或个体营养状况的有用指标。体重与身高是人体测量指标中的基础数据，可比较准确地反映人体营养状况。一般来说，疾病可影响体重但对身高影响不大，身高可部分反映病前若干年能量平衡的信息。由于身高和体重的回忆资料较准确，可用于病例对照研究。而且，身高体重数据的获取方便、价廉，连续观测和记录体重百分比的变化还能有效地反映机体能量代谢和蛋白质的储存状况。我国常采用 Broca 改良公式和平田公式计算身高体重的评价参考值，也可根据性别，参照不同年龄的身高体重标准值做评价。

笔记：

Broca 改良公式：参考体重（kg）= 身高（cm）- 105
平田公式：参考体重（kg）= [身高（cm）-100]×0.9

判定儿童少年的营养状况，大多数学者赞成采用世界卫生组织（WHO）推荐的身高标准体重指标。它是以同等身高比较个体的体重大小，在一定程度上消除了遗传、种族、发育水平和地区差异。低于标准体重 90% 为轻度营养不良，低于 80% 为中度，低于 70% 为重度，低于 60% 为极重度营养不良；高于标准体重的 110% 为超重，高于标准体重的 120% 为肥胖。

评价超重肥胖和反映体脂分布情况的常用指标有体重指数（body mass index，BMI）、腰臀围比值（waist to hip ratio，WHR）及皮褶厚度。

BMI 是评价 18 岁以上成人群体营养状况的常用指标。其计算公式为：

$$BMI= 体重（kg）/ [身高（m）]^2$$

WHO 1997 年建议 $18.5 \sim 24.9 kg/m^2$ 为成人正常 BMI 范围，小于 $18.5 kg/m^2$ 为消瘦，大于 $25 kg/m^2$ 为超重，大于 $30 kg/m^2$ 为肥胖。我国健康成年人的 BMI 范围为 $18.5 \sim 23.9 kg/m^2$，小于 $18.5 kg/m^2$ 为消瘦，$24 \sim 27.9 kg/m^2$ 为超重，大于 $28 kg/m^2$ 为肥胖。

皮褶厚度是衡量个体营养状况和肥胖程度较好的指标。测量部位有上臂肱三头肌部、肩胛下角部、腹部、髂嵴上部等，其中前 3 个部位最重要，可分别代表个体肢体、躯干、腰腹等部分皮下脂肪堆积情况，对判断肥胖和营养不良有重要价值。

> 【知识点 15-6】　　　　　　　人体测量在营养流行病学研究中的应用
> （1）体重与身高是人体测量指标中的基础数据，可比较准确地反映人体营养状况。
> （2）评价超重肥胖和反映体脂分布情况的常用指标有体重指数（BMI）、腰臀围比值（WHR）及皮褶厚度。
> （3）BMI = 体重（kg）/ [身高（m）]^2。

六、抽样调查

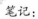

抽样调查指从某个人群总体中按照一定原则抽取部分有代表性的个体（样本）进行调查，用样本调查结果推算人群总体的营养状况或健康状况的情况。抽样必须遵循随机化的原则，且样本必须足够大，才能有代表性，并通过样本信息推断总体。随机抽样是指研究的样本由总体中抽取，每个单位被抽中的机会均等。

（一）抽样方法

目前在流行病学调查中使用的抽样方法（表 15-2）有简单随机抽样、系统抽样、分层抽样、整群抽样和多级抽样。在现况调查中，后三种方法较常用。

表 15-2　流行病学调查中使用的抽样方法

名称	方法
简单随机抽样（simple random sampling）	是一种最简单与最基本的抽样方法，从总体 N 个单位中，随机抽取 n 个单位，构成所需的样本，每个单位被抽取的概率相等。可以将总体每个单位按顺序编号，再按随机的方法选取，利用随机数字表是比较简单且可靠的方法。如果数目较大时，也可利用已有的不重复的号码，如身份证号、学号等，将号码数字被某数字除，按余数分组。
系统抽样（systematic sampling）	是将总体分成若干亚组，依次从每个亚组中按顺序抽取一个单元为样本的方法，又称间隔抽样或机械抽样。首先要决定抽样间隔，即总体单位数 N 与需要抽取 n 单位数之比，$K = N/n$，每间隔 K 个单元抽取一个单元为样本。本法常用于调查研究，优点是简便易行，样本的现象单位在总体中分布均匀，一般情况下，比单纯随机抽样法的抽样误差小。
分层抽样（stratified sampling）	先将研究对象按照主要特征分为几层，如性别、年龄、职业、教育程度等人口学特征；不同的区域，类型等，然后再在各层中进行随机抽样，保证了各层至少在重要的有关因素方面取得均衡。
	分层随机抽样分为两类：①等比例分层抽样，即各层内抽样比例相同；②最优分配分层随机抽样，即按各层比例确定随机抽样的数量。大型调查多采用分层抽样的方法，因为这样可以按照行政或地理区域分层，易于实施，组织与质量控制也较方便。
整群抽样（cluster sampling）	指从总体中直接抽取若干群体组（如班、居委会、村等）为调查单位构成样本。这些群体是从相同类型的群体中随机抽出的，被抽到单位的所有成员都是研究对象，这种整群随机抽样便于组织，节约人力、物力，因而多用于大规模调查，其缺点是抽样误差较大。
多级抽样（multistage sampling）	在大型调查中，常将上述几种抽样方法结合使用，抽样过程分为不同阶段进行。例如先分层抽样，再整群抽样，最后再随机抽样。

（二）样本大小

任何一项抽样调查必须考虑到样本大小问题，样本过大或过小都是不恰当的。医学研究中统计资料一般分为计量资料和计数资料两大类，不同的统计资料进行样本大小估计时要用不同的公式估算。

估计样本大小主要取决于两个因素：①对调查结果精确性高低的要求，精确性要求高，即允许误差小，则样本要大；②预计的患病率或阳性率高，则样本可以少些。

确定样本大小的计算：

1. 凭经验视具体问题而定。例如一般认为确定正常值范围最好在 100 例以上，肿瘤死亡率调查通常要 10 万人口以上。一般说来，计量资料样本含量可少些，计数资料应多些。

2. 根据公式计算样本含量

（1）计量资料样本大小估计公式

$$n = \frac{z_\alpha^2 s^2}{\delta^2}$$

（2）计数资料样本大小估计公式

$$n = \frac{z_\alpha^2 pq}{\delta^2}$$

式中 n 为样本大小，δ 为容许误差，即样本均数（或率）与总体均数（或率）之差，是调查设计者根据实际情况规定的，δ 的单位与 s 或 p 一致，一般以 0.1 计算。α 为检验水准，通常取 0.05 或 0.01，z 为统计学上的 z 值，当 $\alpha = 0.05$，n 足够大时，$z_{0.05} \approx 2$。s 为总体标准差的估计值，p 为总体率的估计值，可根据预调查来定。$q = 1 - p$。

> **【知识点 15-7】** **营养流行病学中的抽样调查**
>
> （1）简单随机抽样(simple random sampling)是一种最简单与最基本的抽样方法，从总体 N 个单位中，随机抽取 n 个单位，构成所需的样本，每个单位被抽取的概率相等。
>
> （2）系统抽样（systematic sampling）是将总体分成若干亚组，依次从每个亚组中按顺序抽取一个单元为样本的方法，又称间隔抽样或机械抽样。
>
> （3）分层抽样（stratified sampling）是先将研究对象按照主要特征分为几层，然后再在各层中进行随机抽样，保证各层至少在重要的有关因素方面取得均衡。
>
> （4）整群抽样（cluster sampling）指从总体中直接抽取若干群体组（如班、居委会、村等）为调查单位构成样本。
>
> （5）多级抽样（multistage sampling）指在大型调查中，常将上述几种抽样方法结合使用，抽样过程分为不同阶段进行。
>
> （6）确定样本大小：①凭经验视具体问题而定；②根据公式计算样本含量。

七、误差及其控制

（一）误差

误差包括随机误差和系统误差。

1. 随机误差（random error） 即抽样误差，指由于抽样产生的样本指标与总体指标之间的差异，由个体的变异性引起。此类误差在科研工作中难以控制。总体各变量值的变异程度越小，样本含量越多，则抽样误差越小；反之，变异程度越大，样本含量越少，抽样误差越大。减少抽样误差的方法：①力求使抽取的样本具有代表性，可采用分层抽样；②要有一定数量的观察对象，可适当加大样本含量；③在抽样时必须随机化。

笔记：

2. 系统误差（systematic error） 系统误差又称偏倚（bias），指在调查过程中，由于系统错误所造成的误差，例如仪器灵敏度不一致、调查人员或检验人员的操作不统一、掌握的标准偏离或偏低等，使研究的结果偏离总体的真值。系统误差应通过正确的实验设计，严格的技术措施尽力消除或减少。如设计时坚持随机、对照、重复的原则，实验仪器经过严格的校正，调查人员应进行培训统一标准，实验人员熟练操作方法等。系统误差不能靠统计方法来解决。

（二）偏倚类型

1. 选择偏倚（selection bias） 指由于选择研究对象的方法存在问题而使研究结果偏离真实的情况。选择偏倚主要发生在研究设计阶段，同时收集资料过程中的失访和无应答等也可产生选择偏倚。目前公认的应答率最低限应为 80%。

2. 信息偏倚（information bias） 指在收集调查信息时所发生的系统误差，主要来自调查者、调查对象和仪器检测手段三个方面。信息偏倚可来自调查者，对调查对象的询问和检查不能同等对待，持有个人的意愿而失去调查的客观性。调查对象对个人的暴露史记忆不清或者认为与自己无关、不被介意的回忆偏倚（recall bias）和对所调查的问题不了解、回答不准确或出于顾虑而回避实情造成报告偏倚（reporting bias）均可在横断面调查中发生。因仪器不准确、操作不规范、缺乏实验室质量控制而产生的系统误差，又称为测量偏倚（measurement bias）。

　　3. 混杂偏倚（confounding bias）　　指在流行病学研究中，由于一个或多个潜在的混杂因素的影响，掩盖或夸大了研究因素与疾病间的联系。混杂偏倚在分析性研究和实验性研究中均可发生。

（三）偏倚的控制

　　1. 研究对象的选择　　研究对象选择的条件应加以控制，严格掌握纳入和排除标准。
　　2. 随机化原则　　研究对象的抽样和分配应坚持随机原则。
　　3. 可比性原则　　在病例－对照研究中，病例与对照各种条件应尽量匹配，使分析的几组资料具有可比性。
　　4. 采用统一标准　　收集资料的方法、指标检测方法、分析方法等标准应统一。
　　5. 尽量取得研究对象的合作，提高应答率，减少无应答率。
　　6. 可采用盲法收集资料，减少信息偏倚。

> 【知识点 15-8】　　　　　　　　　　营养流行病学中的误差及其控制
> 　　（1）误差：①随机误差（random error）即抽样误差，指由于抽样产生的样本指标与总体指标之间的差异，是由个体的变异性引起的。②系统误差（systematic error）又称偏倚（bias），指在调查过程中，由于仪器灵敏度不一致、调查人员或检验人员的操作不统一、掌握的标准偏离或偏低等系统错误所造成的误差，使研究的结果偏离总体的真值。
> 　　（2）偏倚：①选择偏倚（selection bias）指由于选择研究对象的方法存在问题而使研究结果偏离真实的情况。②信息偏倚（information bias）指在收集调查信息时所发生的系统误差，这种偏倚主要来自调查对象、调查者和仪器检测手段三个方面。③混杂偏倚（confounding bias）指在流行病学研究中，由于一个或多个潜在的混杂因素的影响，掩盖或夸大了研究因素与疾病间的联系。

第二节　营养流行病学研究方法

一、描述性研究

> 【案例 15-5】　　　　　　2014 年中国居民慢性病与营养监测工作方案
> 　　从 2014 年开始，每 3 年完成 1 轮中国居民慢性病与营养监测工作。
> 　　1. 研究目标
> 　　（1）掌握我国不同地区、不同年龄及不同性别居民主要食物和营养素摄入量、膳食结构现况及变化趋势。了解不同食物营养成分的现况及变化趋势。
> 　　（2）掌握我国不同地区、不同年龄及不同性别居民身高、体重、头围、腰围、血压、血糖、血脂等生长发育及健康指标现况和变化趋势。
> 　　（3）掌握我国不同地区、不同年龄及不同性别居民烟草使用、饮酒、身体活动不足等慢性病行为危险因素流行现况和变化趋势。
> 　　（4）掌握我国不同地区、不同年龄及不同性别居民营养不良、营养素缺乏、肥胖、高血压、糖尿病、血脂异常、慢性阻塞性肺病、脑卒中和急性心肌梗死等主要慢性病的患病或发病现况，居民高血压、糖尿病知晓率、治疗率、控制率及变化趋势。
> 　　（5）定期发布慢性病与营养监测报告，对相关防控措施效果进行评估，为制定和调整国家相关政策提供科学依据。
> 　　2. 抽样方法
> 　　（1）以人口特征、社会经济、地理分布等作为样本代表性抽样依据，采用多阶段分层整群抽样方法，抽取监测点开展监测。

1）中国成人慢性病与营养监测：抽取 302 个具有全国和省级代表性的监测点，每个监测点（区 / 县）中抽取 3 个乡镇（街道），每个乡镇（街道）抽取 2 个村（居）委会，每个村（居）委会抽取 45 户居民进行调查，其中 20 户开展连续 3 天 24 小时膳食调查。调查对象为在该地区居住 6 个月以上的 18 岁及以上居民，全国样本量不低于 18 万人，其中孕妇样本量不低于 9000 人。

2）中国儿童与乳母营养健康监测：抽取 150 个具有全国代表性的监测点，每个监测点（区 / 县）中抽取 2 个乡镇（街道），每个乡镇（街道）抽取 2 个村（居）委会，每个村（居）委会抽取 0～5 岁儿童 100 名，6～17 岁儿童青少年 60 名，2 岁以下儿童的母亲 25 名。其中，对 12 名 0～5 岁儿童、18 名 6～17 岁儿童青少年、5 名 2 岁以下儿童的母亲进行膳食调查，样本不足者酌情增加村（居）委会。全国样本量不低于 11 万人。

3）中国居民慢性阻塞性肺病监测试点：抽取 125 个具有全国代表性的监测点，每个监测点（区 / 县）中抽取 3 个乡镇（街道），每个乡镇（街道）抽取 2 个村（居）委会，每个村（居）委会抽取 100 户居民进行调查。监测对象为在该地区居住 6 个月以上的 40 岁及以上居民，全国样本量不低于 7 万人。

4）中国居民心脑血管事件报告试点：在中国成人慢性病与营养监测的 100 个监测点上同时常规开展中国居民心脑血管事件报告试点。监测点内县及县以上综合医院、基层医疗卫生机构，专科医院、企业医院、收治地方病人的部队医院等具有心脑血管病诊断能力的医疗机构均为责任报告单位。监测对象为监测点内具有本地户籍的居民，覆盖人口 5500 万人。

（2）在全国集中连片特殊困难地区抽取 50 个监测点（区 / 县）开展农村义务教育学生营养健康状况监测。分别从学校食堂、企业（单位）和家庭（个人）3 种供餐模式的学校中，各随机选择 20% 的小学和初中，每校各年级抽取 1～2 个班，每年级 40 人左右。全国样本量不低于 5 万人。

（3）在全国 19 个省份和深圳市开展中国食物成分监测。每省（市）抽取 3 个点进行采样，每个采样点采集 30 种食物样品，全国样品量不低于 600 个。

3. 监测内容与方法

（1）中国成人慢性病与营养监测

1）询问调查：收集个人及家庭的基本信息、危险因素暴露情况、主要慢性病患病及卫生服务等。

2）体格测量：测量身高、体重、腰围（孕妇除外）和血压。

3）生化检测：检测血液中血红蛋白、空腹血糖、糖化血红蛋白、胆固醇、甘油三酯、高密度脂蛋白胆固醇，抽样检测维生素 A、维生素 D、锌等微量营养素，铁蛋白、C 反应蛋白、胰岛素、血尿酸、促甲状腺激素（TSH）、三碘甲状腺原氨酸（T3）、L-甲状腺素（T4）、尿钠、尿碘和可得宁等。

4）膳食调查：对参加膳食调查的家庭成员实施 3 天家庭食用油和调味品称重调查以及 3 天 24 小时膳食回顾调查。对其余调查对象进行食物消费频率调查。

（2）中国儿童与乳母营养健康监测。

1）询问调查：收集个人及家庭的基本信息，营养与健康相关行为危险因素暴露情况等。

2）体格测量：测量身高（身长）、体重，6 岁及以上调查对象测量腰围和血压，3 岁以下调查对象增加头围测量。

3）生化检测

0～5 岁儿童：检测血液中血红蛋白、维生素 A、维生素 D、铁蛋白、转铁蛋白受体、锌、铅等。

6～17 岁儿童青少年：检测血液中血红蛋白、空腹血糖、血脂，抽样检测维生素 A、维生素 D、锌、铅等。

2 岁以下儿童母亲：检测血液中血红蛋白、空腹血糖、血脂，抽样检测维生素 A、维生素 D、铁蛋白、转铁蛋白受体、锌等。

4）膳食调查：对参加膳食调查的家庭成员实施 3 天家庭食用油和调味品称重调查以及 3 天 24 小时膳食回顾调查。对其余调查对象进行食物消费频率调查。对 0～5 岁儿童开展喂养行为调查。

（3）中国居民慢性阻塞性肺病监测试点

1）询问调查：收集个人及家庭的基本信息、呼吸道症状、病史及危险因素暴露情况等。

2）体格测量：测量身高、体重、腰围和血压。

3）肺功能检查

（4）中国居民心脑血管事件报告试点：对监测点内所有医疗机构就诊的急性心肌梗死（I21-I22）、心脏性猝死（I46.1）、脑卒中（I60-I64）等心脑血管事件病例进行网络上报，有条件的地区从医院信息系统（HIS）抽取相关信息。

（5）农村义务教育学生营养健康状况监测

1）询问调查：收集学校及所在县（区）基本情况，学生个人基本信息和学习成绩、缺课、就餐及健康知识知晓情况等。

2）体格测量：测量身高和体重。

3）生化检查：检测血液中血红蛋白、维生素A、维生素D等。

4）膳食调查：对学校食堂采用食物记账法调查。

（6）中国食物成分监测

1）食物样品信息调查：收集食物品种、产地、主要生产过程、采样时间、地点、部位、数量、处理方法等基本信息及图片。

2）成分测定：必测指标包括能量、蛋白质、脂肪、碳水化合物、水分、灰分、胆固醇、9种矿物质（磷、钾、钠、钙、铁、锌、镁、铜、锰）、6种维生素（A、E、B$_1$、B$_2$、C、胡萝卜素）、氨基酸，脂肪酸；选测指标包括膳食纤维、叶酸、尼克酸、生物素、泛酸、硒、碘、反式脂肪酸。

资料来源：国家卫生和计划生育委员会办公厅关于印发中国居民慢性病与营养监测工作方案（试行）的通知【国卫办疾控函〔2014〕814号】

【案例 15-6】　　　　　　　中国居民营养与慢性病状况（2015 年）

1. 我国居民膳食营养与体格发育状况

（1）膳食能量供给充足，体格发育与营养状况总体改善。十年间居民膳食营养状况总体改善，2012 年居民每人每天平均能量摄入量为 2172kal，蛋白质摄入量为 65g，脂肪摄入量为 80g，碳水化合物摄入量为 301g，三大营养素供能充足，能量需要得到满足。全国 18 岁及以上成年男性和女性的平均身高分别为 167.1cm 和 155.8cm，平均体重分别为 66.2kg 和 57.3kg，与 2002 年相比，居民身高、体重均有所增长，尤其是 6～17 岁儿童青少年身高、体重增幅更为显著。成人营养不良率为 6.0%，比 2002 年降低 2.5 个百分点。儿童青少年生长迟缓率和消瘦率分别为 3.2% 和 9.0%，比 2002 年降低 3.1 和 4.4 个百分点。6 岁及以上居民贫血率为 9.7%，比 2002 年下降 10.4 个百分点。其中 6～11 岁儿童和孕妇贫血率分别为 5.0% 和 17.2%，比 2002 年下降了 7.1 和 11.7 个百分点。

（2）膳食结构有所变化，超重肥胖问题凸显。过去 10 年间，我国城乡居民粮谷类食物摄入量保持稳定。总蛋白质摄入量基本持平，优质蛋白质摄入量有所增加，豆类和奶类消费量依然偏低。脂肪摄入量过多，平均膳食脂肪供能比超过 30%。蔬菜、水果摄入量略有下降，钙、铁、维生素 A、D 等部分营养素缺乏依然存在。2012 年居民平均每天烹调用盐 10.5g，较 2002 年下降 1.5g。全国 18 岁及以上成人超重率为 30.1%，肥胖率为 11.9%，比 2002 年上升了 7.3 和 4.8 个百分点，6～17 岁儿童青少年超重率为 9.6%，肥胖率为 6.4%，比 2002 年上升了 5.1 和 4.3 个百分点。

2. 我国居民慢性病状况

（1）重点慢性病患病情况。2012 年全国 18 岁及以上成人高血压患病率为 25.2%，糖尿病患病率为 9.7%，与 2002 年相比，患病率呈上升趋势。40 岁及以上人群慢性阻塞性肺疾病患病率为 9.9%。根据 2013 年全国肿瘤登记结果分析，我国癌症发病率为 235/10 万，肺癌和乳腺癌分别位居男、女性发病首位，十年来我国癌症发病率呈上升趋势。

（2）重点慢性病死亡情况。2012 年全国居民慢性病死亡率为 533/10 万，占总死亡人数的 86.6%。心脑血管病、癌症和慢性呼吸系统疾病为主要死因，占总死亡的 79.4%，其中心脑血管病死亡率为 271.8/10 万，癌症死亡率为 144.3/10 万（前五位分别是肺癌、肝癌、胃癌、食道癌、结直肠癌），慢性呼吸系统疾病死亡率为 68/10 万。经过标化处理后，除冠心病、肺癌等少数疾病死亡率有所上升外，多数慢性病死亡率呈下降趋势。

（3）慢性病危险因素情况。我国现有吸烟人数超过 3 亿，15 岁以上人群吸烟率为 28.1%，其中男性吸烟率高达 52.9%，非吸烟者中暴露于二手烟的比例为 72.4%。2012 年全国 18 岁及以上成人的人均年酒精摄入量为3升，饮酒者中有害饮酒率为9.3%，其中男性为11.1%。成人经常锻炼率为18.7%。吸烟、过量饮酒、身体活动不足和高盐、高脂等不健康饮食是慢性病发生、发展的主要行为危险因素。经济社会快速发展和社会转型给人们带来的工作、生活压力，对健康造成的影响也不容忽视。

资料来源：国务院新闻办《中国居民营养与慢性病状况报告（2015）》新闻发布会

【问题15-1】

（1）此次全国营养调查采用的是何种流行病学研究方法？

（2）此种流行病学方法研究步骤是什么？

上述研究者采用了横断面研究的研究方法进行2002年全国营养调查。什么是横断面研究？它的研究步骤是什么？

（一）横断面研究

1. 定义　横断面研究（cross-sectional study）又称现况调查（prevalence survey），它是按照事先设计好的要求，在某一短时间内或某一时点，对某一特定人群的疾病或健康状况及相关因素进行调查，从而描述疾病或健康状况的分布及其与相关因素的关系。

营养流行病学横断面研究主要是收集特定时间、特定地区、特定人群的食物消耗量、营养状况以及疾病和健康分布的现况信息。如各个国家定期进行的有关全国人群食物和营养素消费模式及健康和营养状况指标的调查。此类调查可提供在某个时期有关营养的描述性流行病学数据，以此确定人群的营养需求，并成为形成健康促进及疾病预防项目的基础。重复调查成为监测人群营养状况变化趋势的基础。

2. 目的与用途　营养流行病学横断面调查目的和用途：①了解一个国家或地区的营养状况、健康水平及变化趋势。如我国每间隔10年进行的全国营养调查。②描述疾病或健康状况的三间分布情况。如营养缺乏病的分布情况、与膳食之间的关系等。③了解影响疾病分布和健康状况的相关膳食因素。④评价疾病防治和干预措施的效果。如定期在某一人群中进行横断面的营养调查，收集有关膳食暴露与疾病的资料，通过这种类似前瞻性研究的结果，可评价某些疾病防治措施的效果以及营养干预的效果。

3. 研究步骤

（1）确定研究目的：营养流行病学描述性研究：①营养状况的现况调查；②调查与营养有关疾病的分布；③寻找疾病与营养有关的危险因素或保护因素；④建立有关正常生理生化的营养参考值；⑤评价疾病防治措施的效果等。

（2）研究方法：依据调查的目的和所具备的条件选用普查或是抽样调查，同时确定样本量大小和膳食暴露的测定方法。

1）普查（census）：是指在一定时间内对一定范围人群中的每一个成员所做的调查。为了解一个人群中营养状况或健康水平，或为了制订某一与营养有关的生理、生化指标的参考值。如调查某人群的膳食状况，儿童的身高、体重和生长发育状况等。该方法优点是确定调查对象简单，能够较全面地描述普查地区人群的营养状况或健康水平的流行特点。缺点是调查对象多和时间短，易出现漏查，质量不易控制，需要有足够的人力、物力和财力支持。

2）抽样调查：不论采用何种抽样方法，随机抽样是应该遵循的基本原则，而且要有足够的样本含量，即在保证调查研究精确度条件下的最小样本含量。其优点是节省人力、物力和时间，调查范围小，调查工作容易做得细致，调查精度高；缺点是抽样调查的设计、实施与资料分析比较复杂，存在抽样误差和偏倚。

（3）确定研究内容和设计调查表：研究内容包括一般项目和调查研究项目。一般项目包括基本情况，如姓名、年龄、性别、职业、文化程度、民族、经济收入等指标；调查研究项目包括营养状况指标，如膳食调查、体格检查和生化测定等，所研究疾病的指标、与疾病相关因素指标，例如吸烟、饮酒、饮食习惯、家族史等。研究内容确定后，须通过调查表来体现。

（4）资料收集：包括收集手段、对调查员的培训和要求以及统一的测量方法与标准。调查变量的收集手段有询问、信访、电话调查等，检查项目的测量手段有体检、实验室检查等。

（5）资料整理与分析：包括数据整理、数据分组和资料分析。

（6）总结报告：总结报告应包括样本来源、抽样方法、应答率、测量方法、统计学分析方法、结果和结果分析。

【知识点 15-9】　　　　　　　　营养流行病学横断面研究

（1）横断面研究（cross-sectional study）是按照事先设计好的要求，在某一短时间内或某一时点，对某一特定人群的疾病或健康状况及相关因素进行调查，从而描述该病或健康状况的分布及其与相关因素的关系。

（2）营养流行病学横断面研究主要是收集特定时间、特定地区、特定人群的食物消耗量、营养状况以及疾病和健康分布的现况信息。如各个国家定期进行的有关全国人群食物和营养素消费模式及健康和营养状况指标的调查。

（3）普查（census）是指在一定时间内对一定范围的人群中每一个成员所做的调查。

（4）横断面研究的步骤：①确定研究目的；②研究方法；③确定研究内容和设计调查表；④资料收集；⑤资料整理与分析；⑥总结报告。

（二）生态学研究

1. 概念　生态学研究（ecologic studies）是描述性研究的一种，它是在群体水平上研究膳食因素与疾病或健康之间的关系，是以群体为一个生态学分析单位，研究不同的生态学群体的膳食特征与疾病或健康状态发生频率之间的关系。不同于队列研究的是生态学研究只能提供分析单位的总量信息，而不能提供分析单位个体暴露的具体内容。生态学研究中最大的缺点是产生"生态学错误"，即得出的结论可能不适于个体水平的结果。生态学研究的局限性是混杂因素难以控制。

2. 研究方法

（1）探索性研究（exploratory studies）比较不同人群中的某疾病或健康状态、人群的疾病率或死亡率的差异，以了解某疾病或健康状态在不同人群中分布有无异同点。探索原因，找到值得进一步深入研究的线索。

（2）多组比较研究（multiple-group comparison study）观察若干人群组中暴露特征和疾病率之间的关系。如不同人群脂肪摄入量和乳腺癌之间关系的研究。

（3）时间趋势研究（time trend study）指连续观察不同人群中某疾病或健康状态的发生率或死亡率，了解其变化趋势。如在怀孕前和怀孕前期补充叶酸，观察胎儿神经管畸形发生率的情况。

3. 生态学研究在营养学上的应用　在营养学上主要应用于三个方面：①比较不同生态群体的膳食因素与疾病或健康之间的关系；②从群体的角度提供膳食因素作为病因的线索；③评价营养干预对群体疾病或健康状态的影响。

【知识点 15-10】　　　　　　　　　　生态学研究

（1）生态学研究（ecologic studies）是描述性研究的一种，它是在群体水平上研究膳食因素与疾病或健康之间的关系，不是以个体为分析单位，而是以群体为一个生态学分析单位，研究不同的生态学群体的膳食特征与疾病或健康状态发生频率之间的关系。

（2）生态学研究方法：①探索性研究（exploratory studies）比较不同人群中的某疾病或健康状态，人群的疾病率或死亡率的差异，以了解某疾病或健康状态在不同人群中分布有无异同点。②多组比较研究（multiple-group comparison study）观察若干人群组中暴露特征和疾病率之间的关系。③时间趋势研究（time trend study）指连续观察不同人群中某疾病或健康状态的发生率或死亡率，了解其变化趋势。

笔记：

二、分析性研究

营养流行病学中的分析性研究是在描述性研究基础上，分析疾病或健康状态与营养和膳食之间的关系，从而检验病因假说。病例-对照研究和队列研究是分析性流行病学研究中的主要方法。

（一）队列研究

【例 15-2】 蔬菜与云锡矿工肺癌的研究

为了解蔬菜与云锡（YTC）矿工肺癌危险性的关系，为饮食防癌提供依据。吕全军等人使用的食物频率问卷（FFQ）研究了 1992 ~ 1997 年云锡矿工肺癌中蔬菜摄入频率，在此基础上用 χ^2 检验、单因素、多因素 cox 回归分析了云锡矿工肺癌高危人群不同蔬菜摄入频率、总蔬菜摄入量与其发生肺癌相对危险性的关系。研究选取云锡男性矿工高危人群（高危人群定义为：年龄满 40 岁；至少 10 年井下作业史、冶炼史或两者相加满 10 年；未患肺癌）。1992 ~ 1997 年进行流行病学调查，共有 7995 人，其中新确诊肺癌病例 300 人。研究结果表明：冬瓜、黄瓜、菠菜、芹菜、鲜辣椒、鲜黄豆、四季豆、红薯、芦笋、嫩竹笋、青玉米等 11 种蔬菜摄入频率的重复性和有效性较好（$r = 0.20 ~ 0.33$，$P < 0.05$）；在这 11 种蔬菜中有冬瓜、黄瓜、芹菜、鲜辣椒 4 种蔬菜在不同摄入频率和总蔬菜不同摄入量时云锡矿工肺癌发病率差异有显著性（$\chi^2 = 8.83 ~ 30.64$，$P < 0.05$）；与肺癌相对危险性呈负相关（$RR < 1$，$P < 0.05$）；经调整年龄、工龄、吸烟后，冬瓜、芹菜 2 种蔬菜仍然显示与矿工肺癌危险性呈负相关（$P < 0.05$）。结论：蔬菜尤其是芹菜和冬瓜对云锡矿工肺癌确有保护作用，但作用较弱。

资料来源：吕全军等．蔬菜与云锡矿工肺癌的队列研究．中华流行病学杂志，2000，21（3）：205-207

【问题 15-2】

（1）此次研究采用的是何种流行病学方法？

（2）该种方法的主要特点是什么？

上述研究者采用了队列研究方法来研究蔬菜与云锡（YTC）矿工肺癌危险性的关系。

膳食暴露的队列研究是将一定范围内未患某种疾病的人群按是否暴露于某膳食因素或暴露程度进行分组，追踪观察后比较不同膳食暴露组的发病率，计算膳食因素与疾病关系的相对危险度。该研究是在疾病发生前收集研究对象的膳食信息，可提供暴露和疾病因果关系的证据，避免回忆偏倚。

队列研究的特点是由因到果的研究，在研究开始前研究者已经清楚暴露者和非暴露者的情况，研究人群在开始均是未患病的个体，但是每位进入研究的个体都有可能发生该研究的疾病。队列研究的种类主要有前瞻性队列研究、回顾性队列研究和双向性队列研究。在队列研究中偏倚因素的影响程度较小，论证强度较高，但需要研究的样本大、时间长，因而人力费用均较高。不适用于研究某些发病率极低的疾病。

在营养流行病学研究中，如果应用队列研究的方法研究膳食与疾病的关系，和横断面研究、病例 - 对照研究相比，论证强度要更好一些。虽然前瞻性研究需要较大的队列样本（10 万人以上），但在 10 年左右将可获得大量很有说服力的数据，而且，在基线调查时只要调查项目比较全面（如能采集血、尿、指甲、头发等生物样品，则更有价值），就可以同时研究多种慢性病的病因，而不像最常用的病例 - 对照研究，一般只能研究一种疾病。

【知识点 15-11】 膳食暴露的队列研究

膳食暴露的队列研究是将一定范围内未患某种疾病的人群按是否暴露于某膳食因素或暴露程度进行分组，追踪观察后比较不同膳食暴露组的发病率，计算膳食因素与疾病关系的相对危险度。

（二）病例 - 对照研究

【例 15-3】 海岛居民膳食营养与胃癌关系的研究

我国的沿海及海岛地区是胃癌的高发区，如舟山群岛，近几十年来海岛居民的胃癌发病、死亡率一直居高不下。舟山胃癌的发病率在 35/10 万~ 40 万 /10 万，明显高于全国胃癌的发病水平。裘炯良等研究海岛地区居民膳食营养素摄入量与胃癌发病的关系。采用频数匹配的病例对照研究方法，随机选择舟山市原发性胃癌新发病例 103 例和健康人群对照 133 名，进行有关饮食因素的调查，并把各饮食项目折算成 16 种营养素的日均摄入量后以非条件 Logistic 回归法分析其与胃癌发生的关系。研究结果表明，在调整了非饮食因素和总热能对各项营养素的干扰后，蛋白质、饱和脂肪酸、胆固醇等在男性组为胃癌的危险因素，无论男、女性组钠的摄入量均为病例组高于对照组；而维生素A、C在女性组均为胃癌的保护因素。结论：高蛋白质、饱和脂肪酸、胆固醇、盐及低维生素A、C饮食可能是胃癌的危险因素。

资料来源：裴炳良. 海岛居民膳食营养与胃癌关系的病例对照研究. 中华流行病学杂志，2004，25（6）：487-491

【问题15-3】
（1）此次研究采用的是何种流行病学方法？
（2）该种方法的主要特点是什么？

笔记：

上述研究者采用了病例-对照研究研究方法来研究海岛地区居民膳食营养素摄入量与胃癌发病的关系。什么是膳食暴露的病例-对照研究？

膳食暴露的病例-对照研究是以患有某病的病例和未患该病的对照为研究对象，通过询问其既往的膳食状况，比较病例组和对照组的差异，探讨疾病与膳食暴露的关系，从而寻找可能的膳食危险因素。

病例-对照研究可在设计和分析阶段控制混杂效应。一般可将研究对象的营养素暴露水平进行分类，计算营养素不同暴露水平的暴露比值比，进一步分析膳食暴露和疾病的剂量效应关系。病例-对照研究所需样本较小，周期较短，故较经济，适于罕见病和新疾病的研究。但病例-对照研究常存在选择偏倚和回忆偏倚，不易恰当地控制偏倚因素，对照的选择有时也有困难。

病例-对照研究的特点是：①病例-对照研究是一种回顾性调查研究，研究者不能主动控制病例组和对照组对危险因素的暴露，因为暴露与否已为既成事实。②病例-对照研究是一种从果到因的调查，通过详尽的病历记录或对病者和对照者作询问、实验室检查或复查病史等调查，了解两组对象中有无与该病有联系的可疑因素的暴露史。③病例-对照研究设有对照组，研究对象是按发病与否分成病例组与对照组。④通过比较患某病和不患该病者与可疑致病因素间的暴露情况，分析判断暴露与疾病的关系。

在营养流行病学研究中，病例-对照研究通常运用食物频率法或膳食史的方法了解过去的膳食情况，尽管有关个体回忆过去膳食摄入模式的准确性已有许多论著，但测定过去膳食摄入量的方法仍需要进一步改进。病人回忆过去的膳食情况可能受目前病情的影响，若存在这种回顾偏差，则在按某种膳食因素的不同暴露水平对病例分类可造成错误，并使对与膳食有关的疾病危险度的估计产生偏倚。尽管有少数研究在报告过去膳食情况时存在回顾的偏倚性，这种错误分类不是一个主要问题，但确实需要进一步研究。

【知识点15-12】 **膳食暴露的病例-对照研究**
膳食暴露的病例-对照研究是以患有某病的病例和未患该病的对照为研究对象，通过询问其既往的膳食状况，比较病例组和对照组的差异，探讨疾病与膳食暴露的关系，从而寻找可能的膳食危险因素。

三、流行病学实验研究

【案例15-7】 **流行病学实验研究的应用**
（1）中国医学科学院克山病小分队20世纪70年代成功地用亚硒酸钠预防急型和亚急型克山病的发生（连续两年），干预组发病率较对照组下降84%，为硒缺乏作为克山病的病因之一提供了强有力的证据，也为硒成为人类必需微量元素提供了直接的依据。
（2）20世纪70年代芬兰North-Karelia冠心病干预试验采用的此类方法进行生活方式与膳食干预，使人群冠心病和癌症的发病率和死亡率明显降低。

上述研究者采用了流行病学实验研究方法来进行研究。什么是流行病学实验性研究呢？它的研究步骤是什么？

笔记：

（一）概述

1. 概念 流行病学实验研究（epidemiological experiment）是指按随机

分组的原则将研究对象分为研究组与对照组，将某种干预措施施予研究组，并给对照组以安慰剂，同时追访并比较两组的结果，以判断干预措施的效果，又称干预实验（intervention trial）。有关膳食因素的实验性研究是将研究对象随机分组，对不同组给予不同的膳食暴露水平，然后比较不同组之间的健康和疾病指标来确定暴露与疾病之间的关系。

流行病学实验研究特点：①研究对象必须从总体中随机抽样人群，并随机分配到实验组和对照组中去；②必须有平行的实验组和对照组，要求在开始实验时，两组在有关各方面必须具有可比性；③必须施加一种或多种干预处理，干预措施是人为施加的；④研究方向是前瞻性的，即是从"因"到"果"的研究；⑤大多数的研究均采用盲法收集资料。

流行病学实验研究与描述性研究和分析性研究相比，检验假设的可靠性和真实性都较强。它的最大用途就是能强有力地检验各种类型的假设。但是整个实验设计和实施条件要求高，控制严、难度较大，在实际工作中有时难以做到；如果所选择的研究对象代表性较差，可影响实验结果的推论到总体，有时会涉及医学伦理问题。

2. 类型　按照研究对象和研究场所的不同，一般将流行病学实验研究分为临床试验、现场试验和社区干预试验三种研究类型。营养流行病学常用的方法是现场试验和社区干预试验两种。

（1）现场试验（field trial）是指研究对象以尚未患病的个体为单位进行实验分组的实验方法，研究对象接受某种预防措施，对其效果进行检验和评价。

（2）社区干预试验（community intervention trial）是指以社区群体为单位进行实验分组的实验方法，常用于病因学研究和对某种预防措施或方法进行检验和评价。研究补充不同水平的膳食微量成分对降低疾病发病的效果，以确定特定暴露和健康或疾病之间的因果关系。

（二）研究步骤

1. 确定实验目的　明确实验目的、解决的问题和干预的措施。

2. 研究现场的选择　应选择具有较高而稳定发病率的地区，以保证实验结束时，实验组有足够的病人，便于进行流行病学效果评价，而且现场应具有较好的医疗条件，卫生保健机构健全。

3. 确定研究对象　研究对象选择高依从性的人群或社区。

4. 估计样本量大小　分为计数资料和计量资料样本量大小的估计。

5. 随机化分组　试验组与对照组的条件应均衡、可比，随机化分组的方法包括有简单随机分组、分层随机分组和整群随机分组。

6. 盲法的应用　盲法（blinding）是指在试验中不让受试者、研究者或其他有关人员知道受试者接受何种处理，避免产生偏倚的方法。盲法包括三种，单盲法是指只有研究者知道分组情况，而研究对象不知道自己是试验组还是对照组的方法；双盲法是指受试者和研究者均不知道受试者接受的是何种处理的方法；三盲法是指受试者、研究者和资料统计学分析人员均不知道受试者接受的是何种处理的方法。

7. 评价效果指标　包括有效率、治愈率、N 年生存率、保护率和效果指数。

8. 设计实验的方法　包括：①随机化对照试验（randomized controlled trial，RCT）；②类试验（quasi-experiment）。

（三）流行病学实验研究在营养学上的应用

对一种膳食与疾病关系假设最严格的验证是随机化干预试验，最理想的是双盲试验。由于将潜在的混淆因素在处理组和对照组中随机分配，随机化试验最大限度地避免了那些非直接相关的混杂因素的影响。此外，通过使用有效的干预措施，有时可在两组之间产生较大的差异。由于营养素可以制成药丸或胶囊形式，并采用同样形式的安慰剂，因此，干预研究对评价膳食中的微量成分可以预防疾病的假说尤其可行，这类试验可为病因学研究提供比较确凿的证据。

膳食因素与疾病的随机化干预试验受到几方面的限制：①不同水平的膳食因素造成疾病发生率的变化所需的时间是不一定的，因此，需要较长的试验周期，通常不能排除由于试验时间不够而导致两组之间没有差异；②由于参加研究的对象是经过认真挑选的，研究对象膳食摄入很可能对某种病具有最高的危险性，因而其对膳食干预的敏感性不具代表性。

膳食的干预研究往往受到其长期性、依从性、选择性和伦理学等问题的限制。从膳食暴露变化到预测疾病发病率变化所需时间较长，如癌症有较长的潜伏期的疾病可随访时间不知而出现阴性结果。干预研究的一个新的趋势是在高危人群中采用生物学标志物（biomarker）作为研究的中间终点。这是因为传统上的终点是疾病的发生，这往往需要很大的样本和很长的时间。

尽管所有的假设均能在随机试验中进行评价，但由于操作方面及伦理学的原因，有时不可能进行试验。例如，人们对吸烟与肺癌危险性的认识只能基于观察研究，不能进行干预试验；同理，不能用随机化试验确定饮酒与人类患乳腺癌危险性的关系。

【知识点 15-13】 **营养流行病实验研究**

（1）流行病学实验研究（epidemiological experiment）是指按随机分配的原则将研究对象分为研究组与对照组，将某种干预措施施予研究组，并给对照组以安慰剂，同时追访并比较两组的结果，以判断干预措施的效果，也称干预实验。有关膳食因素的实用性研究是将研究对象随机分组，对不同组给予不同的膳食暴露水平，然后比较不同组之间的健康和疾病指标来确定暴露与疾病之间的关系。

（2）现场试验（field trial）是指研究对象以尚未患病的个体为单位进行实验分组的实验方法，研究对象接受某种预防措施，对其效果进行检验和评价。

（3）社区干预试验（community intervention trial）是指以社区群体为单位进行实验分组的实验方法，常用于对某种预防措施或方法进行检验和评价。

（4）盲法（blinding）是指在试验中不让受试者、研究者或其他有关人员知道受试者接受何种处理，避免产生偏倚的方法。盲法包括单盲法、双盲法、三盲法三种。

（5）随机化对照试验（randomized controlled trial，RCT）指受试者被随机分配到处理组和对照组，处理组和对照组是平行设计或交叉设计。分为平行随机化对照试验和交叉随机化对照试验。

（6）类试验（quasi-experiment）指处理组和对照组不是随机分配或没有对照组的设计。

第三节　统计学方法在营养流行病学中的应用

一、常用测量指标

笔记：

常用测量指标（表 15-3）包括发病率、罹患率、患病率、感染率、死亡率、病死率和生存率。

表 15-3　营养流行病学调查中常用测量指标

测量指标	定义	公式	意义
发病率 （incidence rate）	一定时期内特定人群中某病新病例出现的频率。发病率的时间单位通常为年	发病率 = 一定时期某人群中某病新病例数 / 同期暴露人口数 ×K K=100%，1000‰，10 万 /10 万	常用于描述疾病的分布、探讨发病因素、提出病因假设和评价防制措施的效果。要根据构成不同进行发病率的标化。对于死亡率极低或不致死的疾病尤为重要
罹患率 （attack rate）	是指短时间内积累的发病率。一般以月、周、日或一个流行期为单位	罹患率 = 观察期间某病新病例数 / 同期暴露人口数 ×K	可以根据暴露程度精确地测量发病概率。在一些食物、职业中毒及传染病的爆发和流行中常用
患病率 （prevalence rate）	是指在特定时间观察人口中某病新、旧病例所占的比例。反映某地区人群对某疾病的疾病负担程度	患病率 = 特定时期某人群中某病新旧病例数 / 同期观察人口数 ×100%	患病率的资料要结合发病率、存活率、治愈率等方面的资料进行综合分析。患病率对于病程短的疾病价值不大，而对于病程长的一些慢性病的流行状况能提供有价值的信息
感染率 （infection rate）	是指在某个时间内能检查的整个人群样本中，某病现有感染者人数所占的比例	感染率 = 调查时某病感染人数 / 调查时受检人数 ×100%	研究疾病的感染状况和防治工作的效果，估计某病的流行态势
死亡率 （mortality rate）	称为粗死亡率，指某人群在一定期间内死于所有原因的人数在该人群中所占的比例。常以年为单位	死亡率 = 某人群某年总死亡人数 / 该群同年平均人口数 ×100%	衡量人群死亡危险大小的一个指标，反映一个国家或地区人群健康状况和卫生保健水平的指标，并为制定卫生保健规划提供依据
病死率 （fatality rate）	一定时期内患某病的全部病人中因该病而死亡的比例	病死率 = 一定时期内因某病死亡人数 / 同期确诊的某病病例数 ×100%	用来表明疾病的严重程度，反映医院的医疗水平和诊断能力
生存率 （survival rate）	是指接受某种治疗的病人或患某病的人中，经若干年随访（通常为 1、3、5 年）后，尚存活的病人数所占的比例	生存率 = 随访满 n 年尚存活的病例数 / 随访满 n 年的病例数 ×100%	生存率反映了疾病对生命的危害程度，可用于评价某些病程较长疾病的远期疗效。在某些慢性病等的研究中常常应用

【知识点15-14】 **营养流行病常用的测量指标**

（1）发病率（incidence rate）是指一定时期内特定人群中某病新病例出现的频率。发病率的时间单位通常为年。

（2）罹患率（attack rate）是指短时间内积累的发病率。一般以月、周、日或一个流行期为单位。

（3）患病率（prevalence rate）是指在特定时间观察人口中某病新、旧病例所占的比例。

（4）感染率（infection rate）是指在某个时间内能检查的整个人群样本中，某病现有感染者人数所占的比例。

（5）死亡率也叫粗死亡率，指某人群在一定期间内死于所有原因的人数在该人群中所占的比例。常以年为单位。

（6）病死率（fatality rate）一定时期内患某病的全部病人中因该病而死亡的比例。

（7）生存率（survival rate）是指接受某种治疗的病人或患某病的人中，经若干年随访（通常为1、3、5年）后，尚存活的病人数所占的比例。

二、常用的统计方法

笔记：

包括两样本 t 检验、单因素方差分析、两因素方差分析、多因素方差分析、卡方检验、二项分布检验、秩和检验、变量间的相关分析和多因素分析等方法。

表 15-4 营养流行病学调查中常用的统计学方法

方法	应用
两样本 t 检验	适用于完全随机两个样本均数比较，要求两个样本来自正态分布总体，且要考虑两总体的方差是否相同，即方差齐性。若两总体方差不相等，则可采用近似 t 检验或变量转换或秩和检验等处理方法。对于非正态分布或方差不齐的数据，可采用对数或平方根转换等方法，使其变为正态分布，再进行 t 检验，对于样本量比较大的资料，如两组样本数均大于50，可采用 z 检验。对于配对涉及的资料应该采用配对 t 检验。
单因素方差分析	是指对单因素试验结果进行分析，检验因素对试验结果有无统计学意义影响的方法。单因素方差分析是两个样本平均数比较的引申，它是用来检验多个平均数之间的差异，从而确定因素对试验结果有无统计学意义影响的一种统计学方法。
两因素方差分析	同时分析两个因素的主效应以及可能存在的交互作用，如随机区组设计资料，将研究对象按照某种特征随机分为若干组（两组以上），使每个区组的研究对象的特征尽可能相近，每个区组内的研究对象和研究因素水平的数相等，每个区组的研究对象随机的接受研究因素某一水平的处理；此外采用同一研究对象不同时点的观察或同一样本给予不同处理。
多因素方差分析	可检验不同组之间均数由于受不同因素影响是否存在差异，可以分析每一个因素的作用，也可以分析因素之间的交互作用。如析因设计和正交设计的资料。
卡方检验	用于推断两个及多个总体率或总体构成比之间有无差异，两种属性或两个变量之间有无关联性，以及频数分布的拟合优度检验等。
二项分布检验	在评价两种预防措施效果时，二项分布法可用于进行两组小值频数的假设检验。在流行病学中常常遇到一些发病率比较低的疾病，在比较两个地区某病发病率有无差异，或者在进行预防接种或某项预防措施与对照组发病率对比，检验预防效果时可以应用二项分布法。
秩和检验	对于非正态分布的资料，不能或未加精确测量的资料，如等级资料，样本例数较少、分布类型显示不清的资料等情况，可采用非参数检验，其中检验效率较高而且常用的方法是秩和检验。
变量间的相关分析	计量资料中两变量之间的相关分析可采用直线相关、直线回归分析。相关说明两个变量间的关系，回归方程说明两个变量间的数量关系，两者说明的问题不同，但又是有联系的。如果回归系数有统计学意义，相关系数一定是有统计学意义的，反之亦然。
多因素分析	是研究多个自变量对因变量的作用，或结果变量依赖于多个因素的变化而变化的规律，以及研究多个因素时间的相互关系。研究多个因素间依存关系的统计学方法主要由多元线性回归、多元逐步回归、Logistic 回归、Cox 回归、判别分析等。

【知识点15-15】 **营养流行病学常用的统计方法**

表15-4，①两样本 t 检验；②单因素方差分析；③两因素方差分析；④多因素方差分析；⑤卡方检验；⑥二项分布检验；⑦秩和检验；⑧变量间的相关分析；⑨多因素分析。

三、常用的统计软件包

主要包括 SPSS 统计软件包和 SAS 统计学软件包（表 15-5）。

表 15-5 营养流行病学调查中常用的统计学软件包

统计学软件包	简介	主要特点
SPSS 统计学软件包	由美国 SPSS 公司自 20 世纪 80 年代初开发的大型统计学软件包。	1. 操作简便。以对话框方式操作，绝大多数操作过程通过点击鼠标完成。 2. 在线帮助方便。可在 SPSS 的任一过程中获得帮助，查询主题和索引，根据帮助框中的指导进行操作。 3. 数据转换功能较强。可存取和转换多种数据类型。 4. 数据管理功能强大。集数据录入、转换、检索、管理、统计学分析、作图、制表及编辑等功能于一身。 5. 程序生成简化。能将对话框指定的命令、子命令和选择项等内容自动编写成 SPSS 敏玲语句，并可以编辑，继而形成 SPSS 环境下的可执行程序文件。 6. 统计学分析方法全面丰富。 7. 结果输出规范。 8. 作图功能较强。 9. 应用面较广。广泛适用于社会科学、经济学、生物学、心理学、医疗卫生、农业、商业金融等领域。
SAS 统计软件包	由美国 North Carolina 州立大学开发研制，该系统以命令方式或菜单方式选择各种统计学方法。其最大特点是把数据管理和统计学分析融为一体。	1. 语言功能强大。体统一种功能强大的、类似自然英语的 SAS 语言，编写能力强且简单易学。 2. 数据访问和管理方便。可以访问任何形式和格式的数据，并可转换为可用形式。 3. 数据处理功能完备。 4. 统计学方法丰富，处理功能很强。 5. 作图生动。可提供丰富的中西文矢量图形字体，方便的图形标记功能以及多图任意拼接组合功能。 6. 应用面广。

【知识点 15-16】　营养流行病常用的统计软件包

（1）SPSS 统计软件包。

（2）SAS 统计软件包。

思 考 题

一、名词解释

1. 食物频率法（food frequency）
2. 体重指数（body mass index，BMI）
3. 食物记录法（dietary records）
4. 营养流行病学（nutritional epidemiology）
5. 营养流行病学横断面研究（cross-sectional study）

二、简答题

1. 营养流行病学的应用主要包括几个方面的内容？
2. 膳食暴露测量主要有哪些方法？简述各种方法的优缺点？
3. 在营养流行病学研究中，应用何种研究方法研究膳食与疾病的关系论证强度要更好一些？
4. 简述流行病学实验研究在营养学上的应用。
5. 简述营养流行病学横断面研究的目的和用途。
6. 简述营养流行病学常用的测量指标。

（殷建忠　孟　琼）

第 16 章　伤害流行病学

【案例 16-1】

　　世界卫生组织（WHO）统计，伤害每年导致全球 500 多万人死亡和更多人的残疾，为大多数国家居民的前 5 位死亡原因之一，而青少年约占半数，是 1 ～ 14 岁儿童的首位死因。其中道路交通伤害是一个重要而不容忽视的问题，根据 75 个国家向 WHO 提交的死亡统计数据，全球每年大约有 120 万人死于道路交通事故，每天有 3242 人死亡，而受到交通事故伤害的人数高达 5000 万，相当于全球 5 个最大城市人口的总和，主要影响包括穷人在内的道路安全弱势群体。半数以上的道路交通事故罹难者是 15 ～ 44 岁的青壮年，而他们正是家庭经济的重要支柱。中低收入国家道路交通伤害的经济成本达到其国民生产总值的 1% ～ 2%，已远远超过这些国家所接受的国外援助总和。如果不加以控制，WHO 根据全球疾病流行趋势预测，到 2020 年道路交通伤害预计将成为全球疾病与伤害负担的第 3 位原因。伤害导致的伤残调整寿命年（DALY）损失占各类疾病总损失的 12.4%（在各种伤害中，道路交通意外、跌落、自杀或自伤等所造成的 DALY 损失最多）。我国每年约有 70 万～ 80 万人死于各种伤害，占死亡总数的 11%，居死因顺位第 5 位。而且，每年需急诊和住院治疗的伤害患者估计可能超过 2000 万人。

【问题 16-1】

　　（1）何谓伤害？如何判断？

　　（2）本案例资料给我们的启发是什么？

　　伤害流行病学（injury epidemiology）是运用流行病学原理和方法描述伤害的发生频率及其分布，分析伤害发生的原因及危险因素，提出干预和防制措施，并对措施效果做出评价的一门流行病学分支学科。伤害流行病学研究的主要目的是确定重点需要和优先安排，阐明分布，明确因果关系，制定控制策略和措施。

　　随着人口数量的增加和年龄结构的改变，我国每年由伤害（injury）造成的死亡人数将大大增加。伤害由于其高发生率和高致残率消耗着大量的卫生资源，给国家、社会、家庭和个人带来了沉重的疾病负担，已成为重大的公共卫生问题，与感染性疾病、慢性非传染性疾病一起构成危害人类健康的三大疾病负担，其预防与控制越来越受到世界各国的重视。

第一节　伤害流行病学的概述

一、伤害的定义

　　由于伤害的种类繁多、引起的后果多样，故目前对伤害的定义仍有争论。

（一）伤害"直观"的定义

　　伤害的英文 injury 来自拉丁语 in juris，本意为"不正确（not right）"，其含义为损伤、丧失，可以理解为"造成了人体的损伤或功能丧失"。伤害"直观"的定义：损伤、损害或丧失之意，即造成了人体的损伤或功能丧失。

（二）伤害"物理学"的定义

　　所有的伤害都是以能量的异常转移为特征的。在某些情况下，正常的能量转移被干扰时也可能引发伤害（如溺水或冻伤等）。美国疾病预防控制中心（CDC）给伤害"物理学"的定义为：由于运动、热量、化学、电或放射线的能量交换，在机体组织无法耐受的水平上，所造成的组织损伤或由于窒息而引起的缺氧称为伤害。该定义是以躯体组织损伤和功能障碍为标准进行界定的，它为世界各国的伤害研究提供了一个相对固定的标准定义，使得不同地区和人群的伤害研究可以进行比较，因此应用较为广泛。

（三）伤害"较完整"的定义

随着伤害研究的逐步深入，渐渐发现伤害不仅可以造成躯体损伤和功能障碍，也可以造成精神创伤和心理障碍。上述美国CDC的伤害定义无法反应伤害造成的精神损伤。因此"较完整"的伤害定义应为：由于运动、热量、化学、电或放射线的能量交换超过机体组织的耐受水平而造成的组织损伤和由于窒息而引起的缺氧，以及由此引起的心理损伤统称为伤害。

（四）伤害"可操作性"的定义

在实际的伤害研究过程中，需要根据伤害的定义和研究的实际情况来制定操作性强的伤害诊断标准（或称之为操作性定义）。1986年，美国国家统计中心提出的伤害的操作性定义为：伤害必须是到医疗机构诊治或活动受限一天的情况。1998年，国内学者王声湧教授建议我国伤害的"可操作性"定义为：凡具有下列情况之一者均属于伤害，①到医疗机构诊治，诊断为某一种伤害；②由家人、老师或其他人做紧急处置或看护；③因伤请假半天以上。

二、伤害的分类

伤害的分类对于伤害的监测、资料分析、流行病学研究和防制措施的制定都是非常重要的。目前国内外对伤害的分类方法较复杂，尚无统一的分类标准。根据研究目的的不同，其分类方法主要有以下几种。

（一）按照造成伤害的意图分类

1. 意外伤害（unintentional injury）　是指无目的性、无意识地伤害，主要包括车祸、溺水、烧烫伤、跌落、切割伤、动物叮咬、中毒、医疗事故等。

2. 自杀（suicide）与自伤（self-inflicted injury）　是由个体对自己的有意识的伤害，包括自杀、自虐、自残等。

3. 暴力（violence）与他杀（homicide injury）　是由他人有意识地加害而造成的伤害，包括家庭暴力、他杀、强奸、虐待儿童、斗殴等。

使用这种分类方法时应注意对造成伤害的意图作仔细分析。同一种伤害可能是由不同的意图所致。例如中毒，如果是无意识地误服了某毒物造成的应归为意外伤害，如果是自己有意服用某毒物以期结束自己的生命则应归为自杀，如果是他人有意投毒则应归为他杀。

（二）按照伤害发生的地点分类

1. 道路伤害　是指在道路、铁路、航空和水运所发生的交通伤害。其中由行驶中的机动车造成的伤害是最常见的伤害种类，约占全部伤害死亡的25%以上。

2. 劳动场所伤害　职业性伤害主要出现在工作地点，或由工作环境中某事件所造成。

3. 家庭伤害　跌落是家庭伤害中最常见的死因。

4. 公共场所伤害　凡是发生在公共场所的伤害，其中包括娱乐场所及自然灾害情况下所发生的伤害均属此类伤害。

（三）按照伤害的性质分类

1. 国际疾病分类　WHO第十次修订了《国际疾病分类》（ICD-10，1993年）标准，中华人民共和国卫生部定于2002年开始在全国县以上医院和死因调查点正式推广ICD-10。根据ICD-10确定伤害的分类是目前国际上比较公认和客观的伤害分类方法。

在ICD-10中对伤害的分类有两种体系，一种是根据伤害发生的部位进行分类（S00-T97，表16-1），在公共卫生领域中较为常用；另一种是根据伤害发生的外部原因或性质进行分类（V01-Y98，表16-2），在临床上则常用。

表 16-1 ICD-10 伤害发生部位分类表

伤害发生部位	ICD-10 编码	伤害发生部位	ICD-10 编码
所有部位伤害	S00-T97	脊柱、皮肤、血管损伤及异物进入	T08-T19
头部损伤	S00-S09	烧伤、灼伤及冻伤	T20-T35
颈部、喉部及气管损伤	S10-S19	各类中毒、药物反应及过敏反应等	T36-T65、T88
胸部损伤	S20-S29	自然和环境引起的伤害	T66-T78
腹部、会阴、背及臀部损伤	S30-S39	伤害并发症、医疗意外及并发症	T79-T87
肩及上肢损伤	S40-S69	陈旧性骨折及损伤	T90-T96
下肢损伤	S70-S99	中毒后遗症	T97
多部位损伤	T00-T07		

表 16-2 ICD-10 伤害发生的外部原因分类表

损伤与中毒的外部原因分类	ICD-10 编码	损伤与中毒的外部原因分类	ICD-10 编码
损伤与中毒的全部原因	V01-Y98	暴露于自然力量下（中暑、冻伤、雷击等）	X30-X39
交通事故	V01-V99	有毒物质的意外中毒	X40-X49
跌倒	W00-W19	过度劳累、旅行及贫困	X50-X57
砸伤、压伤、玻璃和刀刺割伤、机器事故	W20-W31、W77	暴露于其他和未特指的因素	X58-X59
火器伤及爆炸伤	W32-W40	自杀及自残	X60-X84
异物进入眼或其他腔口、切割和穿刺器械损伤	W41-W49	他人加害	X85-Y09
体育运动中的拳击伤及敲击伤	W50-W52	意图不确定的事件	Y10-Y34
动物咬伤或动、植物中毒	W53-W59、X20-X29	刑罚与战争	Y35-Y36
潜水或跳水意外、溺水	W65-W74	药物反应、医疗意外、手术及医疗并发症	Y40-Y84
窒息	W75-W84	意外损伤后遗症及晚期效应	Y85-Y89
暴露于电流、辐射和极度环境气温及气压	W85-W99	其他补充因素	Y90-Y98
火灾与烫伤	X00-X19		

2. 中国疾病分类 中国疾病分类（Chinese Classification of Diseases，CCD）所确定的损伤与中毒的外因分类是我国卫生部于 1987 年参照 ICD-9 分类的标准，并结合我国实际情况制定的（表 16-3）。

表 16-3 中国 CCD 损伤和中毒外部原因分类表

内容	CCD-87 编码	内容	CCD-87 编码
损伤和中毒全部原因	E1	意外的机械性窒息	E9
机动车交通事故	E2	砸死	E10
机动车以外交通事故	E3	由机器切割和穿刺工具所致的意外事件	E11
意外中毒	E4	触电	E12
意外跌落	E5	其他意外效应和有害效应	E13
火灾	E6	自杀	E14
由自然与环境因素所致的意外事故	E7	他杀	E15
溺水	E8		

三、伤害的危害和流行病学研究的重要性

世界上大多数国家已经意识到伤害是一个非常紧迫的问题，因为伤害不仅给个人和家庭带来痛苦和不幸，而且给社会和政府造成巨大的负担和损失。

（一）伤害的危害

伤害的危害主要体现在以下几个方面。

1.伤害是全球重大公共卫生问题和主要死亡原因之一 全世界每年有 500 多万人死于伤害，发达国家由伤害导致的死亡占全部年龄调整死亡的 7.6%，在发展中国家为 10.7%，伤害已经成为发达国家和发展中国家的第 4 位或第 5 位死亡原因，是 1 ~ 44 岁人群的头号杀手，在 5 ~ 44 岁年龄段的前 15 种死亡原因中，伤害占了 6 种（道路交通伤害、暴力、自杀、战争、溺水和烧伤）。我国的伤害死亡率为 65.24/10 万，每年大约有 70 万人死于各类伤害，伤害死亡占全部死亡的 11%。

2.伤害是威胁劳动力人口健康和生命的主要原因 据美国国家卫生统计局报告，1996 年美国伤害虽然在死因构成中居第 4 位，但是潜在减寿年数（PYLL）和经济损失却远远大于肿瘤、心脏病和其他慢性病位居首位。我国 1990 ~ 1995 年的疾病监测资料显示，35 岁以下人口中，51% 的死亡为伤害死亡；伤害的 PYLL 占全部 PYLL 的 24%。在美国和中国，PYLL 死因顺位的首位都是伤害。

3.伤害造成巨大的经济损失和经济负担 伤害不仅通过劳动力人口健康的丧失而影响社会经济发展。同时，伤害本身也会造成巨大的社会经济负担。在美国，1998 年伤害所造成的经济损失为 2600 亿美元，伤害的医疗支出占医疗总支出的 12%，等于恶性肿瘤和心脏病两项的经济损失之和（1154 亿美元和 1449 亿美元）。我国疾病监测和伤害流行病学调查的结果预测，估计全国每年约有 4000 万中小学生遭受各种伤害，其中需要门诊或急诊治疗 1360 万人，住院 335 万人，120 万人正常功能受损，40 万人因伤害造成残疾，估算经济损失 30 亿元，缺课 2.6 亿日。

4.伤害具有常见性、多发性、高死亡率、高致残率的特点 由于伤害的发生十分普遍，而且三分之一的伤害无生命危险，所以往往不受人们重视。其实伤害导致的死亡只占伤害发生总数的极小部分，只是"冰山一角"，由伤害导致的伤残、住院、就诊极其惊人。

5.伤害造成极大的社会负担 每年因各类伤害卧床休息 1 亿 6000 万日，伤害的医疗支出占医疗总支出的 12%。每年有 8 万人因头部受伤而造成终生残疾，有 6000 人因脊柱受伤而截瘫或四肢瘫痪。因此，美国把伤害作为一项"持续性公共卫生问题"。在我国，肢体残疾中有 26.14% 是由意外伤害所致的。自杀作为一种伤害对社会的危害也很大，1996 年，全世界 53 个自杀资料完整的国家数据显示，自杀的标化死亡率为 15.1/10 万，每年由自杀导致的死亡约占全部伤害死亡的 16%。大约每年 42% 的自杀死亡发生在占世界人口 25% 的中国人口中，居世界第 1 位。据 WHO 统计，2000 年全球约有 100 万人自杀，而自杀未遂者约为自杀人数的 20 倍。在很多国家，自杀是前 10 位死因之一，是伤害的第一位或第二位死因。

（二）伤害流行病学研究的重要性

（1）摸清我国伤害发生的种类、频率和分布，为探索我国伤害发生、发展的规律和寻找伤害原因和危险因素提供科学依据和线索。

（2）收集、整理和分析我国伤害的发生率、死亡率、PYLL 和动态变化资料，建立全国或地区性伤害监测系统，为伤害防制策略、措施的制定及其效果评价提供科学依据。

（3）进行伤害原因或影响因素的研究，寻找各类伤害的主要危险因素。进而有针对性地开展伤害的防制工作。

（4）利用伤害流行病学研究成果，开展相应的伤害干预研究，为降低伤害发生率、致残率和死亡率，保护劳动力人口健康，提高人群健康素质做出贡献。

（5）减少伤害造成的直接和间接社会经济负担，为我国经济发展和社会进步保驾护航。

四、伤害流行病学研究的特点

虽然伤害自古就有，但有关伤害的研究始于 20 世纪中叶。全球范围大规模地开展伤害研究则是最近二、三十年的事情。近年来，伤害流行病学研究呈现以下特点。

（一）伤害流行病学的研究范围不断扩大

伤害流行病学研究由个别发达国家扩展到世界各国，由最初个别高校和科研机构的研究向各地区、各部门扩散和辐射。另外，各国政府部门也积极参与，伤害预防与控制正在由专家行为向政府行为转变。

（二）伤害流行病学的研究方法日益丰富

伤害流行病学研究从一般描述性研究扩展到各类伤害的分析性研究。近年来，有关伤害的研究已从最初的交通事故描述拓展到火灾与烧伤、青少年伤害、老人跌倒、溺水、自杀、眼外伤、运动伤害、旅行伤害等。除了采用描述性研究外，还应用分析性研究的方法（如病例对照研究、队列研究、病例交叉研究等），并将多因素分析方法广泛地应用于伤害危险因素的探索。

（三）建立学科间和地区间的合作

开展有严谨设计的多中心研究，可以获得价值较高的决策依据。将基础医学、临床医学、预防医学、心理学、康复医学、工程学、行为科学、工效学、社会经济学、法学、伦理学、医学管理学等多学科应用于伤害的研究和干预。只有地区间的合作和学科间的配合，才能使我国的伤害预防与控制的研究工作具有广阔前景。

（四）开展社区伤害研究，建立各级各类伤害监测系统

社区伤害是目前我国研究的重点方向，创建安全社区是控制伤害的关键。社区伤害干预研究是安全社区项目中一个中心工作，以社区为基础开展伤害干预活动，在预防和控制伤害方面起到了巨大的作用。只有在了解伤害发生的真实情况的前提下，才能有的放矢地制定出社区预防与控制伤害的策略与措施。因此，以医院伤害监测资料来进行比较分析，不能获得确切可靠的结果，必须通过社区的基线调查，才能全面了解社区伤害发生的真实情况，为社区伤害干预项目提供基本数据和科学依据。WHO 安全社区的标准是：有多部门参与的、合作的、负责本社区安全促进工作的组织机构；有长期、持续、能覆盖不同性别、年龄的人员和环境的伤害预防项目；有针对高危人群、高危环境和弱势群体的伤害预防项目；有记录伤害发生频率的监测和伤害发生原因的分析系统；有对伤害预防项目的实施及其效果进行测量和评价的方法；积极参与国家、国际安全社区工作网络的相关工作与交流活动。

> 【知识点 16-1】 **伤害流行病学的定义、伤害"可操作性"定义、伤害的危害和伤害流行病学研究的特点**
> （1）伤害流行病学（injury epidemiology）是运用流行病学原理和方法描述伤害的发生频率及其分布，分析伤害发生的原因及危险因素，提出干预和防制措施，并对措施效果做出评价的一门流行病学分支学科。
> （2）我国伤害的"可操作性"定义为：凡具有下列情况之一者均属于伤害，①到医疗机构诊治，诊断为某一种伤害；②由家人、老师或其他人做紧急处置或看护；③因伤请假半天以上。
> （3）伤害的危害主要体现在：①伤害是全球重大公共卫生问题和主要死亡原因之一；②伤害是威胁劳动力人口健康和生命的主要原因；③伤害造成巨大的经济损失和经济负担；④伤害具有常见性、多发性、高死亡率、高致残率的特点；⑤伤害造成极大的社会负担。
> （4）伤害流行病学研究呈现的特点：①研究范围不断扩大；②研究方法日益丰富；③建立学科间和地区间的合作；④开展社区伤害研究，建立各级各类伤害监测系统。

第二节 伤害的分布特征

一、地区分布特征

（一）全球总的分布特征

根据 WHO 1996 年的报告，全球伤害的流行特征可归纳如下。

（1）全球死亡的 1/10 是伤害致死。仅 1995 年，全球就有 500 余万人因伤害致死，其中 180 万因跌落、溺水、烧烫伤和其他伤害致死，另外至少有 350 万人死于家庭、工作场所暴力。

（2）伤害死亡的高发年龄为 15～59 岁。在这个年龄段中，交通事故、自杀、战争伤害、火灾和烧伤与他杀均进入了年龄别死亡率全死因顺位的前 10 位。

（3）伤害死亡中男性占三分之二。在 15～44 岁年龄组，男性交通事故致死是女性的 15 倍。

（4）伤害致死的主要原因是交通事故、自杀、战争伤害、火灾与烧伤、暴力、职业伤害和溺水等。

（5）儿童、青少年伤害死亡呈上升趋势。

（二）国家间的分布特征

总体上来说，发展中国家的伤害死亡率高于发达国家，表 16-4 中列出了部分国家的伤害死亡率水平。

表 16-4 部分国家的伤害标化死亡率

国家	伤害总死亡		主要伤害类型的标化死亡率（1/10 万）		
	标化死亡率（1/10 万）	占总死亡的比例（%）	交通事故	自杀	他杀
阿根廷（1996 年）	52.2	7.14	10.6	6.5	4.6
亚美尼亚（1997 年）	38.7	5.55	5.8	2.0	2.5
澳大利亚（1995 年）	35.6	7.07	10.2	11.3	1.6
奥地利（1998 年）	41.1	7.78	9.7	15.7	1.1
阿塞拜疆（1997 年）	37.1	4.56	5.5	1.7	6.3
白俄罗斯（1998 年）	151.9	14.96	17.5	31.7	11.5
巴西（1995 年）	87.6	10.51	26.0	5.6	25.8
保加利亚（1998 年）	51.6	5.38	8.9	14.2	3.5
加拿大（1997 年）	37.7	7.58	9.3	11.3	1.4
克罗地亚（1997 年）	58.7	7.02	6.7	17.5	2.5
古巴（1996 年）	73.2	11.20	16.2	17.1	6.1
捷克（1998 年）	54.8	7.76	5.7	13.2	1.5
爱沙尼亚（1998 年）	140.6	15.49	19.7	28.7	16.4
德国（1997 年）	34.7	6.25	10.1	11.7	0.9
希腊（1997 年）	36.7	7.10	19.9	3.0	1.4
匈牙利（1998 年）	79.3	8.64	12.1	26.2	3.0
日本（1997 年）	37.8	9.32	8.3	14.4	0.6
哈萨克斯坦（1997 年）	144.4	12.07	12.8	31.3	18.7
吉尔吉斯斯坦（1998 年）	91.8	8.89	9.9	12.9	8.9
拉脱维亚（1998 年）	145.2	15.20	26.6	30.4	11.9
立陶宛（1997 年）	136.1	16.65	19.0	40.8	8.6
卢森堡（1997 年）	45.5	8.38	14.2	16.5	0.5
马耳他（1997 年）	25.3	4.48	5.2	4.0	0.4
毛里求斯（1997 年）	43.1	4.66	13.7	10.8	1.7
荷兰（1997 年）	26.2	4.90	6.7	8.7	1.3
葡萄牙（1998 年）	44.1	6.58	17.3	4.2	1.2
罗马尼亚（1998 年）	66.8	7.15	11.5	11.3	3.1
俄罗斯（1997 年）	171.9	15.85	17.8	34.1	22.2
新加坡（1997 年）	36.7	6.67	9.4	10.8	1.5
斯洛文尼亚（1997 年）	72.8	10.93	15.9	25.3	2.0
乌克兰（1998 年）	125.2	12.39	10.9	25.7	11.3
英国（1997 年）	26.4	4.68	6.0	6.4	0.7
美国（1997 年）	50.7	8.78	15.3	10.5	7.6

（三）我国地区分布

我国目前仍然缺乏统一的各省、市和自治区的全人群伤害流行病学资料。在城乡分布上，2005年城市与农村的伤害死亡均排在死因顺位的第5位。城市人群伤害死亡的原因依次为：交通事故、自杀、意外坠落、中毒、他杀、溺水、火灾和烧伤；农村人群伤害死亡的原因依次为：自杀、交通事故、溺水、意外坠落、中毒、他杀、火灾和烧伤。1991～1995年城乡人群伤害的主要死因和水平见表16-5。

表16-5　1991～1995年中国城乡人群伤害的主要死因和水平

ICD-9 编码	死因	城市			农村		
		死亡数	死亡率（1/10万）	APYLL	死亡数	死亡率（1/10万）	APYLL
E47	意外事故	269.23	12.28	562.18	1071.20	13.96	2885.43
E48	意外中毒	72.91	3.33	139.96	334.03	4.35	831.11
E49	医疗事故	5.98	0.27	4.69	8.67	0.11	22.50
E50	意外坠落	118.63	5.41	126.39	352.65	4.59	604.82
E51	火灾	12.25	0.56	23.69	129.53	1.69	296.02
E52	溺水	55.28	2.52	160.34	794.80	10.35	3154.43
E54	自杀	143.73	6.56	308.15	1756.60	22.89	3938.33
E55	他杀	65.74	3.00	189.91	179.77	2.34	526.85
E47-E56	合计	844.75	38.54	1749.38	5540.89	72.19	14629.35

注：APYLL表示年龄标化的减寿年数

二、人群分布特征

【案例16-2】

伤害流行病学研究，可为探讨伤害的影响因素提供重要的线索。2000～2001年某地区中学生伤害的年龄、性别分布情况如表16-6。

表16-6　不同年级、性别伤害发生情况

年级	男性		女性		合计	
	调查人数	发生率（%）	调查人数	发生率（%）	调查人数	发生率（%）
初一	271	79.70	203	70.94	474	75.95
初二	362	76.24	216	65.28	578	72.15
初三	247	71.26	172	57.56	414	65.63
高一	202	62.87	141	53.90	343	56.27
高二	173	64.16	148	50.68	321	57.94
合计	1255	71.39	880	60.80	2135	67.03

【问题16-2】

（1）中学生伤害分布特点是什么？

（2）如何解释中学生伤害年龄、性别分布差异？

（一）年龄分布

据WHO1999年公布的资料，多数国家的各类伤害都是45岁以下人群的主要死亡原因，在全球前

15 位死亡原因中，15～44 岁年龄段的各类伤害死亡占据了 6 位。由表 16-7 可见，不同年龄阶段，主要的伤害致死原因各异。0～14 岁年龄段，溺水死亡率高达 14.90/10 万（女性）～24.25/10 万（男性），是该年龄段死亡的首因。15～59 岁劳动力人口是伤害死亡的高发人群，交通事故死亡在该年龄组男性的总死亡中占三分之一。而自杀则是 15～34 岁女性的首位伤害死因，约占该年龄段死亡的 40.17%。60 岁及以上的老年人无论男女均有三大伤害致死原因，为自杀、意外跌落和交通事故。

表 16-7 1991～1995 年中国人群不同年龄、性别人群的伤害死亡率（1/10 万）

死因	0～14 岁		15～34 岁		35～59 岁		60～岁		合计	
	男	女	男	女	男	女	男	女	男	女
交通事故	7.70	4.85	19.15	5.37	26.98	8.44	34.85	15.73	19.95	7.23
意外中毒	2.22	1.73	3.94	3.40	5.92	2.83	13.95	7.85	4.97	3.34
医疗事故	0.12	0.06	0.06	0.08	0.19	0.14	0.72	0.33	0.17	0.12
意外坠落	2.21	1.36	4.06	0.74	6.31	1.58	23.03	26.04	5.89	3.61
火灾	1.36	1.04	1.31	0.55	1.31	0.41	7.07	5.26	1.83	1.10
淹死	24.25	14.90	6.77	2.70	4.72	2.21	11.41	8.76	11.33	6.30
自杀	0.93	0.77	15.44	26.92	20.96	21.08	65.76	52.28	17.79	21.65
他杀	10.8	2.17	4.55	1.29	3.41	1.51	3.32	1.83	3.28	1.65
合计	47.98	37.97	66.61	43.48	76.91	41.41	151.88	132.18	72.79	51.07

（二）性别分布

伤害死亡中男性占三分之二，大多数伤害的发生率和死亡率均为男性高于女性。由表 12-8 可见，男性伤害的死亡率是女性的 1.43 倍。除自杀外，其余死因均是男性高于女性，以交通事故致死的差异最大，男性为女性的 2.76 倍。女性的伤害死亡率以自杀为首位，达 21.65/10 万。

三、时间分布特征

伤害死亡的时间变化趋势主要表现在交通事故和他杀的持续上升。根据全国疾病监测点伤害变化趋势分析发现，交通事故所致的意外死亡一直呈上升趋势，1999 年道路交通伤害死亡人数比 1994 年增加 26%。虽然他杀致死的死亡率较低，排在 8 位意外死亡的第 6 位，但上升趋势十分明显，尤以城市为著。

【知识点 16-2】 **伤害的分布特征、全球分布特征**

（1）伤害的分布特征：①地区分布；②人群分布；③时间分布。

（2）全球分布特征：①全球死亡的 1/10 是伤害致死；②伤害死亡的高发年龄为 15～59 岁；③伤害死亡中男性占三分之二；④伤害致死的主要原因是交通事故、自杀、战争伤害、火灾与烧伤、暴力、职业伤害和溺水等；⑤儿童、青少年伤害死亡呈上升趋势。

第三节　伤害流行病学的研究内容

一、伤害发生的原因及影响因素

从病因论的观点来看，伤害发生的原因包括：致病因子、宿主和环境三个方面。

（一）致病因子

引起伤害的致病因子是能量，能量的异常交换或在短时间内暴露于大剂量的能量都会导致伤害的发生。通常，容易引起伤害的能量有以下几种。

1.动能 这是伤害中最常见的病因。如汽车相撞所产生的能量传递，跌落所产生的能量传递等均属此类。

2. 热能　各类烧伤均属于过度的热能暴露所致，而热能的过度缺乏则会导致冻伤。

3. 电能　是导致触电或电烧伤的重要原因。

4. 辐射能　大剂量的放射线暴露会产生烧伤。

5. 化学能　通过干扰机体的能量代谢，而造成伤害。

（二）宿主

所谓宿主，就是受伤害的个体，也是伤害流行病学的主要研究对象。在伤害流行病学研究中，应从宿主的人口学特征和心理行为方式两个方面予以关注。

1. 人口学特征

（1）年龄：如前所述，不同的年龄发生不同的伤害而产生的危险性不同。儿童易发生溺水，青壮年易发生交通事故，老年人易发生跌落。因此，年龄是伤害研究中必须单独予以分析和考虑的因素。通常在计算伤害发生率、死亡率时，多采用年龄别的发生率和死亡率。

（2）性别：伤害发生中存在着明显的性别差异，除自杀外均为男性高于女性。

（3）种族：伤害的种族差异是存在的。在美国，白人和土著人的自杀率很高，而亚裔美国人的自杀率就明显低于其他种族。

（4）职业：职业因素是伤害的一个十分重要的影响因素。在我国东风汽车公司 1983 ～ 1997 年的工伤流行病学研究中发现，冲压工工伤率最高达 22.38%，其次为机加工、特种工等。在工伤种类中，又以机械伤害、物体打击、起重伤害、坠落和车祸为主。

2. 心理行为特征

（1）饮酒：饮酒是影响司机判断力的重要原因之一。我国车祸原因的 64% 为驾驶员责任，而其中 3% 为饮酒过量。在美国，车祸司机中有一半以上血液中酒精含量超过规定含量。

（2）安全带：驾驶员系安全带是有明文规定的，但许多驾驶员因感到不舒适，尤其是夏天，不愿意系安全带。

（3）心理因素：心理素质是导致各类伤害的重要原因之一。由于女性和老年人心理脆弱，容易产生自杀倾向。A 型性格的个体由于在生活中容易争强好胜，所以，多发生车祸、溺水和坠落等伤害，有学者将此称为事故倾向（accident-prone）。我国部分城市也已开始对司机进行心理素质的测试。

（三）环境

影响伤害发生的环境因素是十分复杂的，主要应包括社会环境、自然环境、生产环境和生活环境。

1. 社会环境　这里主要强调的是社会支持环境，即一个国家和地区是否有相应的伤害预防的法律、法规及其执行的程度。如驾驶员开车时必须系安全带；摩托车驾驶员必须戴头盔等。

2. 自然环境　在自然环境中，气象条件是伤害发生的重要影响因素。雨雪天是交通事故的多发时间；浓雾或雨雾天极易造成撞车事故；天气长期干燥，易发生火灾等。

3. 生产环境　在生产环境中，安全防护设施、生产管理水平、劳动时间、强度及操作规范都是影响伤害发生的因素。

4. 生活环境　生活环境最容易被忽视，但对伤害的发生却有重要影响。如居室装修时未采用防滑地面易导致跌落。

二、测量指标

（一）伤害发生率

指单位时间内（通常是年）伤害发生的人数与同期人口数之比，是进行伤害研究与监测常用的指标。

$$伤害发生率 = \frac{某人群发生伤害的人数（或人次数）}{同期该人群的平均人口数} \times 1000 \tag{16-1}$$

在计算伤害发生率时会出现很多种情况。以机动车伤害发生率为例，可以有机动车驾驶员伤害发生率，也可以有一般人群的机动车伤害发生率，在国外研究机动车伤害发生率时，有时应用车辆数或车辆公里数作分母。

（二）伤害死亡率

指因伤害致死的频率。可以计算伤害的总死亡率，也可以按照伤害的种类计算分年龄别、性别等人群特征的死亡率。

$$伤害死亡率 = \frac{某人群因伤害死亡的人数}{同期该人群的平均人口数} \times 10\,0000/10\,万 \tag{16-2}$$

（三）潜在减寿年数

潜在减寿年数（potential years of life lost，PYLL）是指人们由于伤害未能活到该国平均期望寿命而过早死亡，失去为社会服务和生活的时间，用死亡时实际年龄与期望寿命之差，即某原因致使未到预期寿命而死亡所损失的寿命年数来表示。对不同地区的 PYLL 进行比较时可用 PYLL 率（PYLLR），即每 1000 人口的 PYLL；两个地区的人口构成不同，比较前需作率的标化，计算标化 PYLL 率（SPYLLR）。计算平均每例死亡的 PYLL 可看出某一死亡原因对居民危害的严重程度。

某人群的潜在寿命损失年数及标化：

$$PYLL = \sum PYLL_i = \sum a_i \times d_i \tag{16-3}$$

$$PYLLR = (PYLL/N) \times 1000‰ \tag{16-4}$$

$$SPYLLR = (SPYLL_i/N) \times 1000 = \sum (PYLL_i \times 校正系数)/N \times 1000$$

式中，a_i：期望寿命与某年龄组组中值之差；d_i：某年龄组死亡人数

标化潜在寿命损失年数：

$$SPYLL_i = PYLL_i \times 校正系数$$

$$校正系数 = (P_{ir}/N_r) \div (P_i/N) \tag{16-5}$$

式中，P_{ir}/N_r：标准人口的年龄组人口构成；P_i/N：观察人群各年龄组人口构成；N：某人群总人口数

PYLL 的应用使人们在评价疾病的危害性时，不仅注意到疾病导致死亡的数量，而且也注意到疾病死亡对特定人群所带来的总体生存年数的影响。因此，PYLL 能够直观地表示出不同年龄段的死亡所造成的寿命损失，用人年为单位来进行评价。

表 16-8 为 1999 年美国 65 岁以下人群主要死因的 PYLL。从中可以看出意外伤害、自杀和他杀分列 PYLL 的第 1、5 和 6 位，三者的总和占全人群 PYLL 的 28.6%。

表 16-8　1999 年美国 65 岁以下人群主要死因的 PYLL

顺位	死亡原因	PYLL	百分比（%）
	全部死亡原因	11 145 856	100.0
1	意外伤害	1 999 783	17.9
2	恶性肿瘤	1 856 186	16.7
3	心脏疾病	1 390 740	12.5
4	围生期疾病	924 834	8.3
5	自杀	631 456	5.7
6	他杀	558 769	5.0
7	先天异常	477 663	4.3
8	HIV	336 865	3.0
9	脑血管疾病	236 814	2.1
10	肝脏疾病	225 817	2.0
	其他	2 506 929	22.5

（四）伤残调整寿命年

伤残调整寿命年（disability -adjusted life years，DALY）指从发病（发生伤害）到死亡（或康复）所损失的全部健康生命年。包括因早死所致的潜在寿命损失年（PYLL）和疾病所致的伤残引起的健康生命损失年（years of life lived with disability，YLLD）两部分（$DALY = PYLL + YLLD$）。疾病为人类健康带来的危害表现在两个方面，致死性疾病所致的早死和（或）非致死性疾病所致的失能，DALY 全面地反映了这两方面的危害。

> 【知识点 16-3】 **伤害发生的原因、伤害测量指标、伤害发生率、伤害死亡率、潜在减寿年数、伤残调整寿命年**
>
> （1）伤害发生的原因包括：致病因子、宿主和环境三个方面
>
> （2）伤害测量指标有：伤害发生率、伤害死亡率、潜在减寿年数、伤残调整寿命年
>
> （3）伤害发生率：指单位时间内（通常是年）伤害发生的人数与同期人口数之比，是进行伤害研究与监测常用的指标。
>
> （4）伤害死亡率：指单位时间内（通常是年）伤害死亡人数与同期人口数之比，指因伤害致死的频率指标。
>
> （5）潜在减寿年数（PYLL）：指人们由于伤害未能活到该国平均期望寿命而过早死亡，失去为社会服务和生活的时间，用死亡时实际年龄与期望寿命之差，即某原因致使未到预期寿命而死亡所损失的寿命年数来表示。
>
> （6）伤残调整寿命年（DALY）：指从发病（发生伤害）到死亡（或康复）所损失的全部健康生命年。包括因早死所致的潜在寿命损失年（PYLL）和疾病所致的伤残引起的健康生命损失年（YLLD）两部分（$DALY = PYLL + YLLD$）。

第四节 伤害的预防控制策略与措施

一、伤害的预防控制策略

> 【案例 16-3】
>
> 20 世纪 90 年代以来，车祸伤害已上升到十分重要的位置。某省交通事故逐年上升，交通管理部门与医科大学伤害预防控制中心联合，对该省车祸资料进行流行病学分析，寻找到车祸发生的主要危险因素，并采取了干预措施：①实行车速控制法令；②对驾驶员进行针对性教育；③加强交通管理；④建立健全急救机构；⑤加强机动车的监测。经过一段时间的整治，该省交通事故的发生率明显下降。
>
> 【问题 16-3】
>
> （1）为什么要采取这些措施？采取这些措施的公共卫生学意义和社会医学意义是什么？
>
> （2）该资料有何启发？
>
> （3）如何预防控制伤害的发生？

（一）三级预防策略

1. 一级预防 其目标是通过减少能量传递或暴露的机制来预防导致伤害发生的事件。交通安全法律，游泳池周围的栅栏，有毒物品的安全盖，枪支的保险装置都属于一级预防措施。一级预防通过如下策略实现。

（1）全人群策略。针对全人群（如社区居民、工厂职工、学校师生等），开展伤害预防的健康教育。以提高全民对伤害的重要性、危害性的认识，进而提高每个人的伤害预防意识，加强自我保护。

（2）高危人群策略。针对伤害发生的高危人群，有针对性地开展伤害预防教育与培训（如驾驶员的安全培训）。

（3）健康促进策略。如针对工作场所的伤害现象，可以采取工作场所健康促进项目。

2. 二级预防 其目标是降低伤害的发生率及其严重程度。摩托车头盔、安全带、救生衣和防弹衣都是

二级预防的典型例子。

3. 三级预防 指伤害发生后，控制伤害的结果。现场急救、心肺复苏、康复等均属三级预防。

（二）主动干预与被动干预

伤害预防策略依据宿主的行为可分为两类：主动干预和被动干预。主动干预要求宿主采取措施使干预奏效，它要求人们改变某种行为、并且必须记住在每次暴露于危险行为时要实施安全行为，如安全带、头盔、救生衣、防弹衣的应用即为主动干预的范例。被动干预不需要宿主的行动，一般通过改善因子、媒介或环境来实现，是自动发生作用的措施。在车辆设计中改善刹车、安装安全气囊等为被动干预措施。被动干预相比主动干预，更具成效，因为后者需要宿主采取行动且花费时间，例如戴头盔（主动干预）对预防严重的摩托车伤害是有效的，但在实施过程中首先要教育车手戴头盔的重要性，然后在每次骑车时都必须记住戴上头盔。在预防儿童误服药物导致中毒方面，使用安全药盖（被动干预）比教育儿童不要乱服药或提醒父母把药物锁到安全的地方（主动干预）更有效。在实践中，将两种策略有效地结合可以更好地控制伤害的发生。

（三）Haddon 伤害预防的十大策略

国际著名的美国交通安全专家 William Haddon 在伤害的预防与控制方面做了大量的研究。他提出的预防与控制伤害发生和减少死亡的十大策略，在国际上被广泛接受。

1. 预防危险因素的形成 如禁止生产有毒、致癌杀虫剂，宣布禁止进口或销售潜在有害物质等。

2. 减少危险因素的含量 如为了预防车祸，限制车速；禁止私人藏有武器；限制城市游泳池跳台的高度。

3. 预防已有危险因素的释放或减少其释放的可能性 如将儿童药物放在安全容器中，防止儿童误食药引起中毒；浴盆不要太滑，以免跌倒。

4. 改变危险因素的释放率及其空间分布 如机动车司机及前排乘客应使用安全带及自动气囊；儿童不穿易燃衣料的睡衣，以防火灾烧伤。

5. 将危险因素从时间、空间上与被保护者分开 如行人走人行道、戴安全帽、穿防护服、穿防护背心等。

6. 用屏障将危险因素与受保护者分开 如用绝缘物把电缆与行人分开。

7. 改变危险因素的基本性质 如加固油箱防止撞车时油箱破裂；机动车车内突出的尖锐器件应改成钝角或软体等。

8. 增加人体对危险因素的抵抗力 如人体对机械能量缺乏自然抵抗力，特别是血友病、骨质疏松症患者。但若反复暴露于机械能时，会使皮肤增厚、骨骼肌肉耐力增强。甚至慢性暴露于缺氧状态，日久天长亦可逐渐适应高原缺氧环境。

9. 对已造成的损伤提出有针对性的预防与控制措施 如加强现代化通信设施，开设绿色通道，实施抢救措施，减少残疾率和死亡率。

10. 使伤害患者保持稳定，采取有效的治疗及康复措施 如在伤害事件中往往由于急救中心缺乏设备、技术水平低下，责任心不强，而延误抢救时机，造成死亡。在农村基层，因交通不便、条件欠佳，这种情况更易发生，应重点预防。

二、伤害的预防措施

（一）四项干预措施（四项"E"干预）

1. 工程干预（engineering intervention） 通过干预措施影响媒介及物理环境对伤害发生的作用。如在设计汽车时注意配置儿童专座及伤害急救药品和器械。

2. 经济干预（economic intervention） 用经济手段来影响人们的行为。如在国内外有许多保险公司对住宅以低价安装自动烟雾报警器或喷水系统来防止火灾。

3. 强制干预（enforcement intervention） 用法律及法规措施来影响人们的行为。此类干预措施只有法律及法规真正实施之后才有效。如规定使用安全带。

4. 教育干预（educational intervention） 通过说理教育及普及知识来影响人们的行为。目前，我国资源十分有限、经济尚不发达，在特殊人群中开展积极的健康教育，是一种十分经济有效的干预手段。

（二）Haddon 模型

Haddon 根据伤害发生的阶段和条件，按伤害发生前、发生中和发生后三个阶段提出有针对性的预防措施（表 16-9）。

表 16-9　Haddon 伤害预防模型

伤害发生时间阶段	伤害发生条件	伤害预防措施
发生之前	宿主	遴选合格汽车司机
	致病因子	上路前车辆安全检查（特别是车闸、轮胎、灯光）
	环境	公路的状况及维修
发生之中	宿主	司机的应变能力和乘客的自我保护意识
	致病因子	车辆内部装备性能（尤其是轮胎）
	环境	路面状况与路边障碍物
发生之后	宿主	防止失血过多，妥善处理骨折
	致病因子	油箱质地的改善与防止漏油
	环境	车祸急救、消防、应急系统与措施
结局	宿主	伤害严重程度制定及预防死亡
	致病因子	车辆损坏度评价及修复
	环境	公路整治与社会、家庭经济负担

（三）我国主要伤害类型的干预措施

1. 机动车伤害的干预措施

（1）建立健全的交通安全法规，加强交通管理。

（2）加强机构管理，提高管理人员的基本素质。

（3）广泛开展道路交通安全的健康教育工作，人人遵守交通规则。

（4）确认并治疗有酗酒相关问题的驾驶者，确认不使用安全带的人。

（5）加强道路工程建设，优化路面状况。

（6）提高交通工具的安全性能（如提高轮胎性能、改善油箱质地防止漏油、安装空气袋等）。

（7）建立健全急救机构。

（8）加强机动车伤害的监测。

2. 跌伤的干预措施

（1）停止使用诱发跌倒的药品。

（2）消除或改善室内易引起跌倒的因素（如防滑地板）。

（3）加强体育锻炼。

（4）进行必要的步态训练。

（5）戴护膝、穿有护垫的内衣或能减少跌倒的服装。

（6）加强对老人的照顾和心理关怀。

3. 溺水的干预措施

（1）尽量不要让儿童到河边、井边玩耍。

（2）加强游泳池的安全保护措施，严禁酒后游泳。

（3）在大人的看护下开展儿童的游泳训练和娱乐。

（4）加强儿童的安全教育和安全技能培训。

（5）必须穿救生衣开展水上娱乐活动。

（6）水上交通工具应预备充足的救生设备。

4. 自杀的干预措施

（1）加强全球各国多部门合作，提高公众自杀预防的意识。

（2）加强自杀预防的政策和规划研究，对高危人群进行疏导治疗。

（3）减少自杀工具的可及性。

（4）培训社区初级卫生保健人员。

（5）建立社区自杀预防工作网络。

（6）在自杀高发地区进行自杀预防控制专项研究。

（7）积极开展社区精神卫生和心理咨询服务。

（8）加强社区健康教育和健康促进。

【知识点 16-4】 伤害流行病学的定义、伤害"可操作性"定义、伤害的危害和伤害流行病学研究的特点

（1）Haddon 伤害预防的十大策略：①预防危险因素的形成；②减少危险因素的含量；③预防已有危险因素的释放或减少其释放的可能性；④改变危险因素的释放率及其空间分布；⑤将危险因素从时间、空间上与被保护者分开；⑥用屏障将危险因素与受保护者分开；⑦改变危险因素的基本性质；⑧增加人体对危险因素的抵抗力；⑨对已造成的损伤提出有针对性的预防与控制措施；⑩使伤害患者保持稳定，采取有效的治疗及康复措施。

（2）伤害的四项干预措施（四项"E"干预）：①工程干预（engineering intervention）；②经济干预（economic intervention）；③强制干预（enforcement intervention）；④教育干预（educational intervention）。

【案例 16-1 分析】

伤害"较完整"的定义应为：由于运动、热量、化学、电或放射线的能量交换超过机体组织的耐受水平而造成的组织损伤和由于窒息而引起的缺氧，以及由此引起的心理损伤统称为伤害。目前常用的判断方法是：凡具有下列情况之一者均属于伤害，①到医疗机构诊治，诊断为某一种伤害；②由家人、老师或其他人做紧急处置或看护；③因伤请假半天以上。

案例 16-1 的启发：伤害已经是全球重大公共卫生问题和主要死亡原因之一。伤害不仅给个人和家庭带来痛苦和不幸，而且给社会和政府造成巨大的负担和损失；威胁着劳动力人口健康和生命。因此，进行伤害流行病学研究，对摸清伤害发生的种类、频率和分布，探索伤害发生、发展的规律，寻找伤害原因和危险因素，开展相应的伤害干预措施具有重要的意义。

【案例 16-2 分析】

初中生伤害发生率高于高中生，这可能是随年龄的增长，安全意识、自我保护能力增强有关。男生伤害发生率高于女生，可能是由于男生天性好动，偏好刺激性游戏，再加上由于性别的原因，家长和老师对男生和女生教育和保护方式也不尽相同，造成男生受伤的机会大于女生。因此，提示我们采取措施预防中学生伤害时，应针对性别、年级差异制订防备对策。

【案例 16-3 分析】

车祸伤害已经给个人、家庭带来巨大的痛苦和不幸，给社会和政府造成沉重的负担。必须采取措施来预防控制车祸的发生。

伤害的预防与控制工作涉及许多部门，是一项社会系统工程。应从全局的角度出发，综合考虑各方面因素，制定有针对性的法律、政策和措施，尽可能消除引发道路交通伤害的种种不利因素。各级政府对确保道路交通安全负有首要责任，应防微杜渐，重点做好预防工作，依靠社会各有关方面的参与和配合，加强相关政府部门、运输部门及广大民众的安全意识，做好道路交通安全工作。

根据车祸伤害发生的主要危险因素，采取 Haddon 伤害预防的十大策略和四"E"干预措施，车祸伤害是可以预防的。

思 考 题

一、名词解释

1. 伤害　　　　　　　　2. 意外伤害　　　　　　　3. 伤害流行病学　　　　4. 伤害死亡率

5. 伤害发生率　　　　　　6. 潜在减寿年数 7. 伤残调整寿命年

二、是非题（是打"+"，非打"−"）

1. 意外事故就是伤害。

2. 儿童、青少年伤害死亡呈下降趋势。

3. 常规的伤害预防策略有：全人群策略、教育策略、高危人群策略。

三、选择题（从 a ～ e 中选择一个最佳答案）

1. 下列属于意外伤害的有_____。

a. 自残　　　　　　b. 溺水　　　　　　c. 强奸　　　　　　d. 他杀　　　　　　e. 家庭暴力

2. 下列哪项不属于故意伤害_____。

a. 虐待儿童　　　　b. 家庭暴力　　　　c. 溺水　　　　　　d. 恶性殴打　　　　e. 他杀

3. 对伤害和意外事故的阐述准确的有_____。

a. 意外事故包括伤害　　　　　　b. 伤害包括意外事故　　　　　c. 意外事故可以引起伤害

d. 意外事故是无意识的伤害　　　e. 意外事故与伤害无关

4. 下面关于伤害分布特征正确的有_____。

a. 伤害死亡中男性比例低于女性　　　　　　b. 儿童、青少年伤害死亡呈下降趋势

c. 总体上发达国家的伤害死亡高于发展中国家　　d. 自杀是我国农村地区伤害死亡的首要原因

e. 发达国家的职业性伤害和道路交通伤害的发生有逐渐上升的趋势

5. 下列哪一项不是全球伤害的流行病学分布特征_____。

a. 全球死亡的 1/10 是伤害致死　　　　　　b. 伤害死亡的高发年龄为 15 ～ 59 岁

c. 伤害死亡中女性占 2/3　　　　　　　　　d. 伤害的死亡原因主要是交通事故等

e. 儿童、青少年伤害死亡呈上升趋势

6. 下列不属于伤害的致病因子是_____。

a. 动能　　　　　　b. 化学能　　　　　　c. 辐射能　　　　d. 生物能　　　　e. 热能

7. 伤害发生原因宿主中人口学特征不包括_____。

a. 年龄　　　　　　b. 文化　　　　　　c. 性别　　　　　d. 种族　　　　　e. 职业

8. 下列哪项指标是目前评价疾病负担的最佳指标_____。

a. 伤残调整寿命年　　　　　　b. 伤害死亡率　　　　　　c. 伤害发生率

d. 潜在减寿年数　　　　　　　e. 粗死亡率

9. 下面哪项属于预防策略中的主动干预_____。

a. 在车辆设计中改善刹车　　　　　　b. 安全气囊的使用

c. 提高道路的安全性　　　　　　　　d. 父母把有危害的药品锁到对儿童安全的地方

e. 使用安全药盖

四、简答题

1. 简述伤害的概念和判断标准。

2. 伤害的主要危害有哪些？

3. 伤害发生的主要原因和影响因素有哪些？

4. 简述预防伤害的 Haddon 策略和四"E"干预措施。

五、应用题

试结合我国流行病学特点说明伤害流行病学研究的意义和重要性。

（姚应水　金岳龙　王金权）

第 17 章　精神卫生流行病学

第一节　概　述

【案例 17-1】

　　患者：李某，女，24 岁，大专文化，无业。家族史：外祖父曾表现精神不正常，具体不详。个人史：独女，适龄上学，学习成绩一般，个性强，内向，好面子，否认烟酒史，否认重大精神刺激，无特殊兴趣爱好，未正式交男友，月经正常。既往史：5 年前曾患急性肝炎，半年后治愈，否认药物过敏史。

　　现病史：2008 年 2 月无原因辞工作，并渐出现失眠，说话乱，9 月份以后病情加重，说耳边总能听到说话声，自言自语，有时发脾气。近 2 个月有时不吃母亲做的饭，经常无故外跑，晚上不睡，有时恐惧紧张，一周前曾用刀要扎自己。问其为什么，患者拒绝回答，让其看病，则不承认有病，且拒绝就诊。因家人怕患者出现意外，送医院住院治疗。

　　精神检查：患者神志清楚，被动接触，衣着尚整，定向力尚可，患者称眼前看见人影，有时是人头，还能听到讲话的声音，是在耳边听到的，男女分不清，白天晚上都有，有骂自己也有夸自己的，患者还称总觉有人在弄自己的手，拧自己的手，感觉痛、麻；电扎、电打，脸上有时也有类似的感觉。问患者为什么辞职，为什么不吃母亲做的饭，为什么有时恐惧紧张。患者称感觉同事、邻居总在背后议论自己，要杀自己，"斯琴高娃才是自己的妈妈"，又称"总想把饭扔了"，"晚上总说话"，"妈妈被人控制"，"大家都害怕我"……问病人为什么用刀扎自己，病人称有一种力量控制自己，死就死吧，且边说边笑，病人还称是他们强迫我来这的，我没什么不好。

【问题 17-1】

　　（1）患者的表现属于哪类精神疾病？

　　（2）造成精神疾病的病因有哪些？

【分析】

　　（1）根据现病史及主诉，该患者有自知力缺乏，多疑，被害妄想，破裂性思维，幻视，幻听，幻触，物理影像妄想。该患者在精神障碍分类中最可能的诊断是属偏执型精神分裂症

　　（2）目前有关精神障碍的病因学研究主要集中在生物学因素和心理社会因素两个大的方面。

　　生物学因素大致可以分为遗传、感染、躯体疾病、创伤、营养不良、毒物等。心理、社会因素包括：应激性生活事件、压力、人格特征、情感状态、种族、父母的养育方式、性别、社会阶层、社会经济状况、文化宗教背景、人际关系等均构成影响精神疾病的心理、社会因素。

笔记：

　　据 WHO 估计，目前全球约有 4.5 亿人患有精神疾病，占全球疾病负担的近 11%，约 25% 以上的人可能在其生命的某个阶段受到精神疾病的影响。前 10 位造成功能残缺的疾病中有 5 个属于精神障碍。目前我国重症精神疾病患者约有 1600 万人，在我国疾病总负担中排名首位，约占疾病总负担的 20%。此外，儿童、青少年、妇女、老年人和受灾人群的各类精神和行为问题，也不容忽视。国内外研究都提示，心理与行为问题增长的趋势还将继续。根据 WHO 的推算，中国神经精神疾病负担到 2020 年将上升至疾病总负担的四分之一。可以说，精神卫生已成为 21 世纪重大的公共卫生问题和突出的社会问题，引起了全世界的广泛关注。因此，加强精神卫生疾病的防治、预防和减少各类不良心理行为问题的发生，对保障社会经济发展、构建社会主义和谐社会具有重要的意义。

一、相关概念

　　1. 精神疾病（mental disease）　也称精神障碍（mental disorder），是指在各种生物、心理、社会环境等不良因素的影响下，大脑功能出现失调，导致人的认知、情感和意志行为等精神活动出现不同程度的障碍，需要进行治疗的疾病，如精神分裂症、抑郁症、强迫症、老年期痴呆等。

2. 精神病学（psychiatry）　源于希腊语，即精神病学是治疗灵魂疾病的意思。精神病学是临床医学的重要分支学科。它是以研究各种精神疾病的病因、发病机制、临床表现、疾病的发展规律以及治疗和预防为目的的一门学科。

3. 社会精神病学（social psychiatry）　是一门研究社会因素在精神疾病的产生、治疗、预防中的作用和利用社会因素促进精神健康的科学。

4. 精神卫生（mental health）　是社会精神病学的一个领域。它不仅是研究各类精神病的防治，同时还探讨保障人群心理健康，减少和预防各种心理和行为问题发生的一门科学。

5. 精神卫生流行病学（mental health epidemiology）　是近年来发展起来的流行病学的一个新分支，由传统的流行病学和精神病学、行为科学、社会学、心理学等学科交叉融合而成。精神卫生流行病学是研究精神疾病及与精神健康有关的状态在人群中发生、发展的原因和分布规律；同时探讨保障、促进人群心理健康的策略与措施，以预防和减少各类心理与行为问题的发生，从而制定预防、控制精神疾病及促进精神健康的策略和措施，并评价其效果。

二、精神卫生发展史

（一）国外精神卫生工作发展概况

现代精神卫生运动是 20 世纪初在美国兴起的。1908 年，Beers 等人建立了世界上第一个精神卫生组织——康涅狄格州精神卫生协会。并在宣言书中提出："本协会的主要目的是为维护人类的精神健康而努力，即旨在防治神经精神障碍和精神缺陷，提高对此类障碍和缺陷人的保护水平，普及相关知识。"很快，这一运动影响到全美国。次年，在 Meyer、James、Welch 等人的支持下建立了美国国家精神卫生协会，并创办了《精神卫生》刊物。

1918 年，加拿大渥太华成立了精神卫生协会。随后，法国（1923 年）及其他欧洲各国也相继建立起这类组织。1928 年，美国建立了精神卫生基金会。1930 年，第一次国际精神卫生大会在美国华盛顿召开。1937 年第二次大会在巴黎、1948 年第三次大会在伦敦举行。在第三次大会上，这个国际组织改名为世界精神卫生协会（World Federation of Mental Health，WFMH），与 WHO 精神卫生处一起，共同推动世界精神卫生运动。1951 年，在墨西哥城召开第四次国际会议，有 36 个国家 70 个团体参加，大大地发展了这一运动。10 月 10 日是世界精神卫生日，是由世界精神病学协会（World Psychiatric Association，WPA）在 1992 年发起的，目的是提高公众对精神疾病的认识，分享科学有效的疾病知识，消除公众的偏见。2001 年是世界卫生组织（WHO）的精神卫生年，这充分表明在 21 世纪国际社会对精神卫生工作给予的高度重视。

20 世纪 40 年代中期，美国精神卫生运动和宣传相配合，促进了精神卫生事业的发展。1946 年公布了国民精神卫生法，1949 年建立了国立精神卫生研究所。

1963 年 2 月 5 日，美国议会审议并通过了社区精神卫生法，在各地迅速建立了精神卫生中心。1978 年，精神卫生中心已有 600 多个。另就有关酒精中毒和药物依赖问题又设有专门的研究机构。目前，美国每年用于精神卫生工作的费用达 170 亿元。

日本精神卫生运动始于 1902 年（明治 35 年），由吴秀三教授首创的慈善团体—精神疾病患者救治会，1952 年实行精神卫生法，相应地建立了精神卫生审议会、精神鉴定和精神卫生咨询的诊所等机构。1952 年，在千叶建立了国立精神卫生研究所，将此项研究作为国家事业加以重视。1960 年制定精神发育不全福利法，对此类患者施行福利措施。同年成立儿童精神医学会。1961 年进行发育不全儿童的全面普查及全国精神病院调查，1963 年成立了特殊教育学会、日本临床心理学会等。

1964 年 3 月，因一少年患者意外地刺伤了当时美国驻日本大使肖尔（Lesher），以此为转机修改了日本精神卫生法，并由 48 届国会审议通过。1965 年，厚生省设立了精神卫生科，加强了精神卫生行政措施。1967 年成立精神卫生咨询学会，对建立精神卫生的基础起了积极作用。目前日本全国已有近 30 万张病床，能够收容全部患者的 2/3，精神卫生中心和保健组织迅速发展起来。1978 年，美国精神卫生中心已有 600 多个，住院人数＜ 20 万。1992 年，由西方心理学协会（Western Psychological Association，WPA）发起将每年的 10 月 10 日定为"世界精神卫生日"，世界各国每年都为"精神卫生日"准备丰富而周密的活动，这些活动极大地推动了世界各国精神卫生运动的发展。

笔记：

（二）国内精神卫生工作发展概况

我国的精神卫生工作是中华人民共和国成立后才逐渐发展起来的。中华人民共和国成立后，特别是 20 世纪 50 年代国家经济恢复和 80 年代改革开放以来，精神卫生事业才得以迅速发展。1958 年 6 月，卫生部在南京召开了第一次全国精神病防治工作会议，会议提出精神病防治的方针：中西医结合，药物治疗和精神治疗、工娱治疗相结合。并制定了精神病分类草案与精神病疗效四级评价意见。据统计，截至 1958 年，全国建立了 62 所精神病院，普及到 21 个省，专业医师增长的数量是中华人民共和国成立前的 10 倍，极大推进了全国精神卫生工作的广泛开展。

20 世纪 80 年代以来，随着我国工业化和社会经济改革不断深入，社会上对精神卫生的需求日益增多。1980 年我国在北京建立了第一所精神卫生研究机构——北京医学院精神卫生研究所。1982 年，该所又被首批确认为 WHO 精神卫生研究和培训协作中心。1985 年中国心理卫生协会成立，协会的会刊《中国心理卫生杂志》于 1987 年开始在国内外发行。1986 年 10 月由卫生部、民政部和公安部联合召开了全国第二次精神卫生工作会议。1991 年开始由多部委协作在全国 60 个市、县有计划地推广社区开放性精神病防治康复机构，1996 年扩大到全国 200 个市和县，推广社区精神病治疗和康复规划。对我国社区精神病防治和减少精神残疾均起到了积极作用。另外，心理和行为问题的治疗和咨询工作，也已在许多省、市精神病院，综合性医院，学校和社会团体中得到较快发展。2001 年 10 月，在北京召开了第三次精神卫生工作会议，系统回顾了我国精神卫生取得的成就和存在的问题，全面分析了精神卫生工作面临的挑战。2004 年 4 月，卫生部、民政部、公安部、中国残疾人联合会联合提出了《中国精神卫生工作规划（2002—2010 年）》，进一步明确了精神卫生工作的原则和总体目标。2006 年建立了由 19 个部委和单位组成的精神卫生工作部际联席会议制度，实现了精神卫生工作的多部门协调和合作。2007 年 12 月，卫生部将精神卫生法（草案送审稿）上报国务院。2011 年 6 月，国务院法制办首次公布精神卫生法草案征求公众意见，9 月，国务院常务会议讨论并原则通过《中华人民共和国精神卫生法（草案）》，2011 年 10 月，十一届全国人大常委会第二十三次会议初次审议了该草案，并将草案全文及其说明在中国人大网公布，向社会公开征集意见。2013 年 5 月 1 日，《精神卫生法》颁布实施。2015 年 6 月，国务院办公厅转发卫生计生委、中央综治办、发展改革委、教育部、公安部、民政部、司法部、财政部、人力资源社会保障部、中国残联等部门制订《全国精神卫生工作规划（2015—2020 年）》。

> 【知识点 17-1】　　　　　　　　相关概念
>
> 　　1. 精神疾病（mental disease）　　是指在各种生物、心理、社会环境等不良因素的影响下，大脑功能出现失调，导致人的认知、情感和意志行为等精神活动出现不同程度的障碍，需要进行治疗的疾病，如精神分裂症、抑郁症、强迫症、老年期痴呆等。
>
> 　　2. 精神病学（psychiatry）　　源于希腊语，即精神病学是治疗灵魂疾病的意思。精神病学是临床医学的重要分支学科。它是以研究各种精神疾病的病因、发病机理、临床表现、疾病的发展规律以及治疗和预防为目的的一门学科。
>
> 　　3. 社会精神病学（social psychiatry）　　是一门研究社会因素在精神疾病的产生、治疗、预防中的作用和利用社会因素促进精神健康的科学。
>
> 　　4. 精神卫生（mental health）　　是社会精神病学的一个领域。它不仅是研究各类精神病的防治，同时还探讨保障人群心理健康，减少和预防各种心理和行为问题发生的一门科学。
>
> 　　5. 精神卫生流行病学（mental health epidemiology）　　是近年来发展起来的流行病学的一个新分支，由传统的流行病学和精神病学、行为科学、社会学、心理学等学科交叉融合而成。精神卫生流行病学是研究精神疾病及与精神健康有关的状态在人群中发生、发展的原因和分布规律；同时探讨保障、促进人群心理健康的策略与措施，以预防和减少各类心理与行为问题的发生，从而制定预防、控制精神疾病及促进精神健康的策略和措施，并评价其效果。

第二节　精神疾病流行病学的研究内容

> 【案例 17-2】
> 　　徐莉莉，女，17 岁。江苏盐城市某中学的学生，由于她的爷爷是劳改释放人员，父亲是残疾人，

而母亲又是卖熏烧制品的小商贩，同学经常以她家人的身份嘲笑她。2004 年 5 月 19 日晚，又遭同学嘲笑的莉莉向父母诉苦，却遭到母亲的指责，想不开的她竟然写下遗书，喝农药自杀。2015 年 4 月 7 日早 7 点半左右，中国人民大学宿舍楼品园 5 号楼，一男生从 8 层厕所跳下，当场死亡，现场有部分树枝被压断。8 层厕所窗户狭小，基本可排除意外坠落。这是品园 5 号楼半年内第 2 次跳楼事件。昨晚，品园 5 号楼学生还祭奠了半年前跳楼离去的同学，台阶上还留有白菊。

【问题 17-2】

（1）为何自杀已成为全球日益严重的公共卫生问题？

（2）如何应对日益增高的自杀率？

【分析】

（1）根据世界卫生组织发表的首份全球预防自杀报告，每年有 80 多万人死于自杀，即约每 40 秒钟死去一人。低收入和中等收入国家约占到自杀的 75%。从全球来看，自杀率最高的人们年龄为 70 岁和 70 岁以上。而在某些国家，年轻人中的自杀率最高。值得注意的是，自杀是 15 ~ 29 岁人员中的第二大主要死因。自杀是导致许多国家青少年死亡的主要原因之一，对成人来说，自杀每年比战争和谋杀加在一起导致的死亡还要多。此外，据保守估计，每年自杀未遂的数目比自杀而死的数目还要高出 10 ~ 20 倍。

世卫组织指出，自杀者的行为对其亲人和朋友情感上造成的冲击可能会持续数年，并且可能影响家庭中几代人的生活。

同时，自杀行为也从多方面给社会带来高昂的经济成本。自杀者的早逝减少了对社会潜在的产出，社会为自杀未遂者的医疗和护理要付出代价，此外，自杀者的亲人和朋友因受到自杀行为的冲击，也会直接和间接地给社会造成经济损失。

（2）面对日益增高的自杀率，我们应做到如下措施：举办影响广泛的地区性 / 全国性会议，以提高人们对自杀的认识；实施有效地降低自杀率的策略；支持建立幸存者的自我帮助组织；培训初级卫生人员。

预防自杀的具体步骤包括：减少获得自杀手段（例如农药、枪支、某些药物等）；负责任的媒体报道；实行酒精政策，减少酒精的有害使用；早期发现、治疗和看护精神障碍患者、滥用物质者、长期疼痛者和面临急剧情感压力者；培训非专业的卫生工作人员如何评估和管理自杀行为；随访自杀未遂者并提供社区支持。

一、行为问题与精神卫生

随着我国国民经济的发展，社会经济体制改革日益深入，社会竞争不断加剧，劳动力的重新组合，人口和家庭结构的变化，原有社会支持网络的削弱，导致了各种心理应激因素急剧增加，精神卫生问题日益突出。儿童的行为问题、大中学生的心理卫生问题、老年期精神障碍、酒精与麻醉药品滥用以及自杀等问题明显增多。根据预测，进入 21 世纪后我国各类精神卫生问题将更加突出。

（一）行为的概念及分类

行为（behavior）或行动是指人或动物为适应环境生存所做出的反应或活动，它是脑功能或内在心理需要的外部表现。人类的行为比动物更为积极主动地去适应环境，而且具有社会化过程，即人类行为要受到社会规范的制约和改造。人的行为可分为个人行为和社会行为。个人行为是指行为主体孤立进行，不与他人发生关系的行为；社会行为是指行为主体直接或间接地与他人的行为发生联系的行为。行为又有狭义和广义之分。狭义的行为是形之于外的，可以被人直接观察或可记录、测量的，如一个人的言论、行动等；而广义的行为则不仅限于外显的种种行为，也包括不能被人直接观察到的思想、意识、情感、态度、动机等潜在行为。与健康或疾病有关的行为称为健康相关行为：包括健康行为和不健康行为。健康行为又可分为：①日常健康行为，如合理营养、平衡膳食、充足睡眠、积极锻炼；②保健行为：如定期体检、预防接种；③自卫行为：指预防事故发生

笔记：

和事故发生后的正确处理，如系安全带、车祸后的自救与他救；④规避环境危险行为：避免有害自然环境和紧张性生活环境，如调适、主动回避、积极应对；⑤戒除不良嗜好行为：如戒烟、不酗酒、不滥用药物；⑥求医行为：如主动求医、真实提供病史和症状；⑦遵医行为：如积极配合医疗护理；⑧病人角色行为：如及时完成角色转换、积极康复、正确对待病残和死亡。不健康行为指有损健康或可导致疾病的行为，也称自损行为，是个体或群体在偏离个人、他人、社会的期望方向上所表现出的一组行为。该类行为分为四类：①日常危害健康行为：如吸烟、酗酒、吸毒、性乱；②致病性行为：如 A 型行为类型和 C 型行为类型；③不良生活习惯：如饮食过度、高脂高糖低纤维素饮食、偏食、挑食、嗜好长时间高温加热和烟熏火烤食品；④不良疾病行为：如瞒病、恐病、自暴自弃、求神拜佛、角色行为超前（把身体疲劳或生理不适当成疾病）、角色行为缺如（不承认有病，拒绝进入病人角色）、角色心理冲突（求医与工作不能兼顾）。

（二）行为流行病学研究内容

行为流行病学（behavioral epidemiology）是流行病学的一个新的分支，是研究行为因素和与行为相关的疾病在人群中的分布规律及其影响因素，并研究如何改变行为因素以促进和维护健康、预防疾病，同时进行措施效果的评价。

1. 行为作为疾病与健康的因子的研究　Doll 和 Hill 研究发现吸烟行为是肺癌的病因之一。随后又有研究发现缺乏运动、高盐、高脂饮食习惯是心血管疾病的病因，在艾滋病病毒感染研究中确定了性乱行为及共用注射器吸毒的行为是传播的主要原因。

2. 研究作为病因的行为在人群中的分布　行为危险因素监测就是其典型例子。泰国艾滋病监测系统发现通过宣传教育，泰国妓女安全套使用率明显上升并保持高水平，泰国男青年嫖娼行为明显减少，从而预测该国艾滋病传播趋势。

3. 探讨行为的影响因素　行为的发生、发展是受各种因素影响的。如先天因素、环境因素和社会因素都影响着个体与群体行为。

4. 研究干预行为来控制疾病的效果　对于由行为引起疾病的干预性实验的效果评价，常用行为流行病学的研究方法。

（三）行为流行病学研究的特点

1. 行为是研究的主要变量　在行为与疾病的研究中行为是自变量，而行为的确定是靠研究对象自述，无客观的方法来测量。因此被调查对象是否愿意反映真实情况，可影响调查结果的真实性与可靠性。

2. 作为病因的行为是可逆的，有时行为的逆转周期很短，这就要求研究设计与实施过程中充分注意行为变量的逆转程度。

3. 行为的反复性　在研究过程中行为可能中断，可能多次反复。如吸毒者戒断、复吸可能多次反复。

4. 行为作为疾病发生的自变量是受研究对象控制的，即在个体主观意识支配下决定行为的发生与否，这与研究环境因素与疾病的关系截然不同。

（四）行为流行病学研究方法

行为流行病学研究方法与其他流行病学研究方法基本相同。通常采用描述、横断面调查、病例对照研究和队列研究的方法。

二、社会心理因素与精神卫生

WHO宣言指出：健康不仅仅是没有疾病，不体弱，而是一种身体、心理和社会功能均处于良好的状态。20 世纪 70 年代后期，人们把单纯对环境因素的流行病学研究扩展到对心理、行为和社会环境的综合性研究。1971 年，加拿大多伦多大学卫生学院流行病学与统计学系 Le Riche 教授在其专著《Epidemiology as Medical Ecology》中首次使用社会心理流行病学（Pychosocial Epidemiology）这一术语。1985 年 Kasl 提出："社会心理流行病学主要是采用流行病学的方法研究人群健康状态和社会心理因素之间的关系"。

（一）社会心理流行病学研究内容

1. 探讨在各类疾病的发生发展和变化过程中，社会心理因素（如认知、情感、动机、态度、个性等）和行为模式的作用规律。

2. 研究社会心理特征的人群分布及其影响因素。

3. 研究如何利用社会心理因素的作用对疾病预防、治疗和康复提供全面、合理、有效的干预方法和措施及其效果评价。

（二）社会心理观察性研究的特点

1. 连续性 对同一对象的同一问题需做多次观察，这是因为心理现象具有高度的变异性，一两次观察可能存在偶然性使观察结果失真。

2. 重复性 对同一社会心理现象在不同研究对象中进行重复观察，以验证同一特征人群的心理活动是否有相同的变化。

3. 隐蔽性 研究者的观察活动应力求不使被观察者觉察，以避免被观察者产生"迎合"或"逆反"心理而使观察结果产生偏倚。观察活动如在室内，可常采用"观察窗"；若在室外，研究者应扮作该人群的一个普通成员。隐蔽性录像机的问世为此类观察提供了方便。

（三）社会心理实验性研究的特点

1. 实验室研究 为了解某一因素对心理活动的影响，探索心理现象的本质及其变化规律，避免实验过程中的干扰因素的影响，研究人员常常在一个与外界完全隔绝的封闭实验室中进行。若用相应的仪器测量各种心理反应，则偏倚较小。

2. 现场实验 现场实验是在"自然情况"下有控制地进行实验。如考核健康教育对预防艾滋病的效果，世界各国进行的高危人群知识—态度—行为的研究就属现场实验。观察某一社会心理现象可能导致某一人群健康状况发生变化的现场实验研究，必须在一个现场观察较长时间。因此，这类研究往往需投入较大的技术力量和财力。

3. 模拟实验 社会心理流行病学研究需要有一种情景的设计，因为人的心态总是在一定情景中才能表达出来。这种情景可以是自然发生的现实生活，比如一场战争、一次较大规模的社会政治运动、一次洪水等，也可以是研究者在控制条件下人为制造一种典型场景。模拟实验必须遵循的原则：一是必须逼真，不可使人觉得是人为因素；二是要注意不损害受试者的人格和权利。

三、社区精神卫生

（一）社区精神卫生的概念和背景

社区精神卫生是指应用社会精神病学的理论、研究方法以及临床医学、预防医学等技术，以社区居民为对象，为保障和促进人群心理健康、提高个体承受应激和适应社会的能力，减少心理行为问题的发生，为社区内病人提供医疗、康复服务而制定符合社区实际情况和需要的对策与措施并组织实施的社会系统工程。社区精神卫生工作是为适应精神卫生与精神疾病防治工作的需要而发展起来的。由于精神病人病程长、治愈率低、复发率高，患病人数逐年积累增多，单纯住院治疗的传统管理模式已不能适应客观需要。同时，精神病人长期住院治疗与正常的社会生活相隔绝会导致其精神衰退，丧失劳动能力成为精神残疾。事实证明，大部分精神病人在急性期症状控制后，回到社区生活中，并得到相应的康复服务，完全能够继续提高疗效，适应正常生活，参加适当的生产劳动。因此，发展社区精神卫生服务，促进病人的全面康复，为社区人群提供健康咨询和保健服务成为社会日趋迫切的需要。

（二）社区精神卫生工作的主要内容

1. 开展精神疾病的流行病学调查 通过流行病学调查掌握社区人口中各种精神疾病的患病率，病人的治疗与管理情况，病人对家庭社会的影响，为制定社区精神卫生服务规划与措施提供依据。

2. 开展多种形式的社区精神卫生服务 包括精神疾病社区医疗服务和社区康复工作。社区医疗服务应坚持方便病人、及时治疗、防治结合、连续服务的原则。可采取社区住院、门诊、家庭病房等多种形式为社区内的精神病人提供医疗服务。社区康复工作是在治疗的基础上，在专业人员指导下，进行药物、心理、社交及职业等方面的康复训练，使病人恢复正常的精神功

笔记：

能、生活自理能力、劳动能力，重新回归社会，成为自食其力的劳动者。

3.培训基层精神卫生保健人员 针对不同对象，举办不同类型的培训班，培训基层精神卫生保健人员。如乡村医生、车间卫生员、街边红十字站卫生员、机关学校的保健员及社区内专职或兼职的医生，使之具备相应的精神卫生服务能力。

4.精神卫生宣传教育工作 对社区内的居民普及精神卫生知识，使之正确对待精神疾病和精神病人，掌握初步的早期发现、早期治疗的常识和康复的知识，提高居民自我保健意识和能力。

（三）社区精神卫生保健机构及组织形式

我国精神卫生工作自"七五"计划已开始，要求省、自治区（市）、县各级政府组建由卫生、民政、公安等部门参加的领导小组，下设办公室，领导与协调当地的精神卫生工作。城市以市—区—街道三级保健网的形式负责精神卫生保健工作。农村地区以县、乡、村三级保健网的形式开展精神卫生工作。建立专科医院（病房）和家庭病床相结合的家族社会防治体系。较大的工矿企业以医疗保健机构为基础成立防、治、管三结合的精神卫生保健机构，为企业职工、家庭提供精神卫生服务。我国社区精神卫生工作，近年来日益受到各级政府和社会的关注，世界卫生组织也给予多方面的支持。国内已形成了城乡社区精神卫生服务的模式，社区精神卫生工作也初见成效。但各地发展很不平衡，机构尚不健全，社区精神卫生服务能力距实际需要尚有很大差距，社区精神卫生服务的模式与功能尚待巩固、提高与推广。

【知识点 17-2】 **行为定义、分类及行为流行病学的研究内容、特点**

1.行为（behavior）或行动是指人或动物为适应环境生存所做出的反应或活动，它是脑功能或内在心理需要的外部表现。

2.分类：个人行为和社会行为；狭义行为和广义行为；健康行为和不健康行为。

3.行为流行病学的研究内容：行为作为疾病与健康的因子的研究；研究作为病因的行为在人群中的分布；探讨行为的影响因素；研究干预行为来控制疾病的效果。

4.行为流行病学研究特点：行为是研究的主要变量；作为病因的行为是可逆的；行为的反复性；行为作为疾病发生的自变量是受研究对象控制的。

【知识点 17-3】 **社会心理观察性研究的特点和实验性研究的分类**

社会心理观察性研究的特点：连续性；重复性；隐蔽性。

社会心理实验性研究的分类：实验室研究；现场实验；模拟实验。

第三节 常用的研究方法

精神卫生流行病学研究主要是将传统的流行病学研究方法应用到精神卫生的研究领域，其常用的研究方法为横断面研究、病例-对照研究、队列研究和实验性研究等。

（一）横断面研究

笔记：

横断面研究是对目标群体精神卫生问题的现患状况及其相关因素的现况调查，是对疾病危害严重程度的社区诊断、疾病的临床和亚临床特征、未知征候群进行描述的研究方法。它可为探讨精神卫生问题的病因研究提供线索，了解某特定时间、地点的精神卫生的医疗卫生服务需求和利用状况。代表性研究为美国 NIMH 于 80 年代进行的 ECA 现患率研究。我国 1982 和 1993 年进行的两次大型流行病学调查也属于横断面调查。由于精神卫生问题的不确定性、隐匿性、复杂性、渐进性等特点，仅能提供较准确的现患病资料，难以推论患病率的差异是源于发病率不同还是病程不同。因此，不能提供较强的因果关联的证据。

（二）病例-对照研究

根据某种精神障碍的病例设立可比性对照，比较两组过去和目前暴露于某一或多种危险因素的程度，从而探讨这些危险因素与疾病发生的关系，这是探讨精神障碍发病危险因素的常用方法。常用比值比（OR）作为研究因素与疾病的关联程度的指标。

（三）队列研究

前瞻性队列研究 前瞻性地观察某一群体在一定时期内精神障碍的发病情况，因精神障碍的发病时间具有不确定性，对初始队列和观察期间新发病例的确定带来一定困难。多数发病率研究以美国精神疾病诊断统计手册中诊断标准的时间作为发病时间的标准。前瞻性队列研究根据是否观察暴露因素与发病的关系又分为发病率和发病危险因素的研究。发病率研究往往在横断面调查基础上进行，如美国 ECA 项目（Eaton 等，1989）、加拿大 Stirling 县研究（Murphy 等，1988）和瑞典 Lundby 研究（Hagnell 等，1982），其测量指标为发病率。发病危险因素研究是根据可疑因素暴露程度确定队列，比较各组将来的发病情况。如观察灾后受灾群体、不同职业人群、战争应激退伍军人及核爆炸事故后周围居民精神障碍发病情况均属于此类研究。

回顾性队列研究 根据过去危险因素的暴露情况探讨暴露因素与目前疾病状态或某种结局的关系。进行该研究设计时应注意暴露资料记录的完整性、潜在混杂因素的影响、研究队列的代表性及结局测量的可靠性。

我国赵贵芳等于 80 年代和 90 年代先后对精神分裂症和情感性精神障碍的预后和遗传学进行了 30 年回顾性队列研究，对先证者一、二级亲属进行了精神障碍访谈调查，分析了遗传因素在精神分裂症和情感性精神障碍发病中的作用。

（四）实验性研究

在实验性研究中，研究者将研究对象随机分组，施加干预措施，观察实验效果。由于精神障碍尚无可观的实验室检查指标，除随机化分组和盲法对照外，安慰剂对照在精神科临床试验研究中更为常用。

在人群中进行随机化试验应考虑伦理道德问题，只可施加有效的治疗，将可能有害的因素进行随机分组是不道德的。另外，一些素质性因素如遗传特征和其他可能影响精神状态的社会人口学特征。如婚姻状况和宗教信仰等，难以做到随机化。还有，如果观察时间较长，治疗效果可能因时间而变得不明显。

> 【知识点 17-4】 **精神卫生流行病学的研究方法**
> 　　精神卫生流行病学研究主要是将传统的流行病学研究方法应用到精神卫生的研究领域，其常用的研究方法为横断面研究、病例 - 对照研究、队列研究和实验性研究等。

第四节　精神疾病的预防与控制

> 【案例 17-3】
> 　　据世界卫生组织报道，全世界有 4750 万痴呆症患者，其中一半以上（58%）生活在低收入和中等收入国家，每年新增病例 770 万。据估计，每一百位 60 岁及以上人口中就有 5 ~ 8 名痴呆症患者。据预测，痴呆症患者总数到 2030 年将达到 7560 万，到 2050 年达 1.355 亿，大部分可归因于生活在低收入和中等收入国家的痴呆症患者人数增加。阿兹海默病是痴呆症最常见的病因，可能导致 60% ~ 70% 的痴呆症。痴呆症是全世界老年人残疾和依赖他人的主要原因之一。痴呆症对患者的护理者、家庭和社会产生身体、心理、社会和经济影响。
> 【问题 17-3】
> 　　针对日益严重的精神疾病，采取哪些预防措施？
> 【分析】
> 　　精神疾病的预防措施就是要坚持三级预防的基本思想，做到"争取不得，得了早治，治好别犯。"
> 　　一级预防：也称病因预防，是指针对精神疾病的致病因素采取措施，减少或消除对致病因素的暴露，从而防止精神疾病的发生。二级预防：又称"三早"预防，即针对精神疾病做到早发现、早诊断、早治疗，是为了阻止或减缓病情进一步发展所采取的措施。三级预防：又称临床预防，是对精神疾病患者积极治疗，促进康复，防止精神残疾的发生，改善其生活质量。

精神卫生工作关系到广大人民群众身心健康和社会稳定，加强精神疾病的防制工作对保障经济社会全面、协调和持续的发展具有重要意义。因此，精神疾病的防制至关重要，需要动员全社会的力量，开展多部门协作，采取综合性防治策略。

一、精神卫生工作现状

儿童及青少年、妇女、老年人、受灾人群、失业、离异者新移民等所谓的"特殊人群"的心理健康问题值得特别关注，如果能够充分利用现有的工作基础和资源，将精神疾病预防工作纳入相应的工作体系，不仅对预防精神疾病有重要意义，同时将有利于全民心理素质的提高。

儿童及青少年　我国有 17 岁以下儿童和青少年 3.4 亿。近十几年来，我国社会经济快速发展，生活方式和价值观的急剧变化，学习、就业压力增大等，导致儿童、青少年在成长过程中经常遇到一些挫折，使得儿童及青少年的行为问题和心理卫生问题日益突出。全国 22 省市调查表明，儿童、青少年行为问题的检出率为 12.97%，在人际关系、情绪稳定性和学习适应方面问题尤为突出。此外，有焦虑不安、恐怖、神经衰弱和抑郁情绪等问题的大学生占学生总数的 16% 以上。因心理和行为问题导致的恶性事件亦屡有发生。另外调查发现，青少年吸烟、吸毒、酗酒、少女怀孕的发生率呈上升趋势。随着计算机与互联网的迅速发展，儿童与青少年的网络成瘾问题也日趋严重。

妇女　国内资料提示孕产期各种不良心理行为发生率超过 20%。我国农村调查表明，23% 接受绝育术的女性有轻、中度以上的心身症状。我国的女性自杀问题也是一个迫切有待解决的突出问题，农村妇女的自杀率更是引起国际世界的关注。

老年人群　随着人口老龄化加剧，老龄问题在社会生活的各个方面日益突出。目前，我国 60 岁及以上老年人口已达到 1.26 亿，占总人口的 10%，进入了老年型国家行列，并且老年人口还将继续以每年 3.2% 的速度增长。据估计，2025 年将达到 2.9 亿。由于人口结构的变化，对老年人的卫生保健也将更加受到重视，其中一个重要内容是精神卫生问题。老年期精神疾病，如老年性痴呆、老年抑郁等的防治不仅是一个医学问题，而且是一个社会问题。调查显示，我国老年性痴呆和抑郁症的患病率正逐渐增高。

受灾人群　我国各类自然灾害平均每年使 2 亿人受到程度不等的影响，加上人为事故、交通意外、暴力事件的受害者，构成不可忽视的一个巨大群体。灾害不仅直接影响人们的生活，还会引起明显的心理痛苦，严重的可引起急性应激障碍、创伤后应激障碍（post-traumatic stress disorders，PTSD）、抑郁障碍、焦虑障碍、物质滥用等，需要进行医疗干预。根据国内外研究总结，人群经历灾害后各种心理障碍的发生率平均增加 17%。中国灾后 PTSD 发病率与持续时间与在其他地区研究的结果一致。

二、精神疾病的预防策略和措施

（一）策略

笔记：

《全国精神卫生工作规划（2015—2020 年）》提出普遍形成精神卫生综合管理协调机制、完善精神卫生服务体系、健全精神障碍患者救治救助保障制度、促进公众心理健康四个方面的总体目标。围绕目标实现，《规划》提出了 6 项重点策略与措施。

一是要全面推进严重精神障碍的救治救助工作。充分发挥村（居）委会等基层组织的作用，全方位、多渠道开展患者发现和登记报告。积极推行"病重治疗在医院、康复管理在社区"的服务模式，对病情不稳定患者，基层的精神卫生综合管理小组要协同随访，设立有肇事肇祸行为或威胁的严重精神障碍患者应急医疗处置"绿色通道"。做好基本医疗保险、城乡居民大病保险、医疗救助、疾病应急救治等制度衔接，发挥整合效应，逐步提高患者医疗保障水平。大力推广"社会化、综合性、开放式"的精神障碍和精神残疾康复工作模式，建立完善医疗康复和社区康复相衔接的服务机制，鼓励和引导社会资源提供精神障碍社区康复服务，促进精神障碍患者回归社会。

二是开展常见精神障碍防治。随着近年常见精神障碍及心理行为问题逐年增多，心理应激事件时有发生。《规划》提出要加强对各级各类医疗卫生机构、高等院校等相关人员精神障碍相关知识与技能培训，提出要关注抑郁症、儿童孤独症、老年痴呆症等重点疾病，关注妇女、儿童、老年人、职业人群等重点人群的心理问题。充分发挥中医药优势，鼓励中医专业人员开展常见精神障碍及心理问题防治和研究。

三是开展心理健康促进。近年来，灾后心理援助在应对各类重大和突发事件中发挥了积极作用，也积累了宝贵的经验。《规划》要求各地依法将心理援助纳入各级政府突发事件应急处理预案，定期开展培训和演练。依托现有资源开设心理援助热线，配备心理治疗人员，为精神障碍患者及高危人群提供专业化、规范化的心理卫生服务。各级医疗机构、学校、用人单位和监管场所也要大力开展心理健康知识宣传，加强心理咨询和心理辅导等健康促进工作。

四是着力提高精神卫生服务能力。"十三五"期间国家将重点支持基层精神卫生服务能力建设，要求各地充分利用现有资源，大力加强县级精神卫生专业机构和精神障碍社区康复机构服务能力建设，鼓励社会资本举办精神卫生专业机构和社区康复机构。在加强人才队伍建设方面，《规划》提出各地要健全由精神科医师、护士、心理治疗师组成的精神卫生专业队伍，探索康复师、社会工作者和志愿者参与精神卫生服务的工作模式。要求精神卫生专业机构按照辖区服务人口及承担精神卫生防治任务合理配置公共卫生人员。《规划》从精神医学、应用心理学、社会工作者等精神卫生相关专业人才培养、住院医师规范化培训、在职人员培训等多方面提出了加快精神科人才培养的具体措施。同时提出要落实国家对精神卫生工作人员的工资待遇政策，提高其待遇水平，稳定精神卫生专业队伍。

五是完善信息系统。在严重精神障碍患者的服务管理过程中，信息的互联互通对于患者的救治救助、随访管理，及时发现具有肇事肇祸行为或危险"苗头"，及时处置均具有重要作用，《规划》要求各地应当建立和完善多部门信息共享机制，同时要重视并加强对患者信息及隐私的保护工作。

六是大力开展宣传教育。《规划》提出各地要将宣传教育摆到精神卫生工作的重要位置。要广泛宣传精神卫生核心知识，以及患者战胜疾病、回归社会的典型事例，引导公众正确认识精神障碍和心理行为问题。各地各部门要针对学生、留守儿童、妇女、老年人等重点人群分别制定宣传教育策略，积极营造理解、接纳、关爱精神障碍患者的社会氛围。

（二）措施

精神疾病的预防措施就是要坚持三级预防的基本思想，做到"争取不得，得了早治，治好别犯。"

一级预防：也称病因预防，是指针对精神疾病的致病因素采取措施，减少或消除对致病因素的暴露，从而防止精神疾病的发生。这是最积极、主动的根本性预防措施。精神疾病一级预防措施包括特异性和非特异性措施，如加强健康教育、健康咨询；提高人们精神卫生自我保健能力；加强遗传咨询、禁止近亲结婚；加强体育锻炼增强体质、减少细菌、病毒感染的机会；避免脑部外伤等。

二级预防：又称"三早"预防，即针对精神疾病做到早发现、早诊断、早治疗，是为了阻止或减缓病情进一步发展所采取的措施。绝大多数精神疾病起病隐匿，早期临床表现缺乏特异性，常表现为性格改变、失眠、情绪不稳定等，易于被忽略。而此时正是精神病治疗的最佳时机，如能及时发现，早期合理治疗，则预后较好。同时，目前仍有相当数量的精神疾病病因还不清楚，要完全达到一级预防尚有困难，因此，精神疾病的二级预防是非常重要的。主要措施包括：普及精神卫生防治知识，提高人们对精神疾病的识别能力；对高危人群进行医学监视，及时发现精神病病人；提高临床医师对精神疾病的诊疗水平等。

三级预防：又称临床预防，是对精神疾病患者积极治疗，促进康复，防止精神残疾的发生，改善其生活质量。主要措施包括：科学合理地治疗病人，并给予病人心理上的支持；对病情趋于稳定的患者开展多种形式的心理治疗和康复训练，使患者最大限度地恢复心理和社会功能；建立出院病人长期随访制度；重视心理、社会环境因素对疾病预后及复发的影响，努力改善患者家庭及社会环境支持程度等。

现今国际上有把预防、治疗和康复三者并列的趋势，这有利于各级卫生机构计划的实施，从现实出发，三者结合起来，更有利于精神病社区防治和康复工作的发展。

【知识点 17-5】　　　　　　　　**精神疾病的预防和控制**

　　1. 精神疾病的预防策略　要全面推进严重精神障碍的救治救助工作；开展常见精神障碍防治；开展心理健康促进；着力提高精神卫生服务能力；完善信息系统；大力开展宣传教育。

　　2. 精神疾病的预防措施　见第2章疾病的分布（流行病学）三级预防。

　　一级预防：也称病因预防，是指针对精神疾病的致病因素采取措施，减少或消除对致病因素的暴露，从而防止精神疾病的发生。

二级预防：又称"三早"预防，即针对精神疾病做到早发现、早诊断、早治疗，是为了阻止或减缓病情进一步发展所采取的措施。

三级预防：又称临床预防，是对精神疾病患者积极治疗，促进康复，防止精神残疾的发生，改善其生活质量。

思 考 题

一、名词解释

1. 精神疾病（mental disease）

2. 精神卫生（mental health）

3. 精神卫生流行病学（mental health epidemiology）

4. 行为（behavior）

5. 行为流行病学（behavioral epidemiology）

二、简答题

1. 社区精神卫生的主要内容有哪些?

2. 如何防治精神疾病?

（王炳花　孙桂香）

第18章　突发公共卫生事件流行病学

第一节　概　述

一、突发事件和突发公共卫生事件

【案例18-1】

2005年12月16日，广东省韶关市环保局在例行水质检测时，发现北江韶关段镉浓度超标12倍多，出现严重镉污染，镉的化合物毒性很大，对人体主要造成贫血、高血压、神经痛、骨质松软等病症。

广东省环保局接到报告后，立即启动了应急预案，对河道进行污染源排查。到2005年12月20日，国家环保部门连夜组织工作组、专家赶赴广东，在听取了工作汇报后，专家组就消减镉污染、确保居民饮水安全展开了研究，并提出了在白石窑水库涡轮机进水口投加絮凝剂、对各水库实施水量调控措施的建议，2005年12月23日同时开始白石窑水电站消污降镉工程和水量调控工程，到2005年12月29日完成，共投加药剂3000吨，到2006年1月9日，累计向受污染河道补充新鲜水量3.234亿立方米，两项工程的实施使镉浓度大大降低，与此同时，专家组还进驻南华水厂，建立起应急除镉系统、开展供水管网改造工程，并带动其他水厂开展了这两项工程，以确保用水安全。

在治理的同时，广东省环保局于2005年12月17日通过调查发现，在北江上游的韶关冶炼厂在污水处理系统停产检修期间，企业为了抢进度，将高浓度的含镉废水及污泥直接排入北江，2005年12月20日广东省政府责令韶关冶炼厂立即停止排放含镉废水，并派执法人员24小时巡查。为了彻底斩断污染源，广东省环保局会同韶关市委、市政府对北江韶关段排污企业进行地毯式排查，发现排放含镉废水的企业10家，责令其停止排污。

北江镉污染事件的发生，引起了媒体的高度关注，12月20日，广东省政府与国家环保部门进行了充分沟通，随后向媒体公布了这次污染事件，及时向社会发布污染事件的处置进展情况，引导媒体对抗击污染源的各项措施进行深入报道，使公众通过了解污染防治措施而稳定情绪。最终，经过40天的奋战，2006年1月26日，污染警报解除，此次污染事件除南华水厂停水15天外，其他地方没有发生停水，也没有发生一例人畜中毒事故。

【问题18-1】

（1）在事件处理过程中，应急指挥部门是如何形成合力的？

（2）如何深入做好水污染的防治工作？

笔记：

【分析】

（1）在事件处理过程中，北江沿江各地政府认真组织开展污染源排查，彻底切断污染源；省委宣传部认真组织新闻宣传工作；省建设厅认真组织和指导水厂实施应急改造工程；省水利厅积极实施水利调度工程；省农业和渔业主管部门对受污染的农产品、水产品及时检验并发出警报；省和沿江各级卫生行政部门认真做好饮用水卫生检验；省国资委认真督促企业做好环境整治工作；省环保局充分发挥在事件处置中的主导作用，强化监管，加强监测，严密监控水质变化。各有关方面各负其责，形成了事件处置工作合力。

（2）深入做好水污染事件的防治工作主要可以从以下三个方面进行：一是强化环境风险源头管理。各地政府部门需要建立突发环境事件预防和处置的考核、奖惩制度，对预防和处置工作开展好的单位和个人予以奖励，对渎职、失责引发突发环境事件、造成严重后果的责任人要坚决依法追究责任。要组织力量开展环境风险隐患排查，全面掌握辖区各类风险源及其周边敏感点的情况，特别是饮用水源地和人口密集地区基本情况，实行动态管理和监控。二是进一步加强备用水源的规划和建设。突发环境事件发生后，饮用水安全问题首当其冲，处置水污染事件的关键环节之一就是要确保人民群众饮用水安全。对于饮用水源单一的城市，要进一步加强备用水源的规划和建设多渠道开辟水源；对于紧靠大江、大河的城市，可以考虑沿河修建一至两个应急饮用水源地，确保市区居民2～3天时间内的日常饮用水，避免因短时间停止供水造成社会恐慌。此外，还要完善饮用水源应急预案，多途径确保城镇用水安全。三是强化企业环境保护的主体责任。企业是加强环境保护、预防因安全生产、违法排污、超标排污导致污染事件的法律主体。政府部门在加强宣传教育、增强企业环境守法意识的基础上，还需要通过严格的执法监管，消除其麻痹和侥幸心理，自觉加强环境管理、安全管理，提高预防事故和事故状态下防范环境污染事件的能力，杜绝环境污染事故的发生，同时，政府部门还需要在制度创新方面下足功夫，通过社会征信、银行信贷、出口配额、市场准入等多个方面加强对企业守法行为的监督，提高其违法成本，降低对环境安全的威胁。

突发公共卫生事件，是与公众健康相关的突发公共事件。2003 年国务院颁布的《突发公共卫生事件应急条例》对突发公共卫生事件的概念做出了明确界定，此后《国家救灾防病与突发公共卫生事件信息报告管理规范》将重大动物疫情也纳入突发公共卫生事件应急范畴。

（一）突发公共卫生事件的概念

突发公共卫生事件（public health emergency）是指突然发生，造成或可能造成社会公众健康严重损害的事件。主要包括以下 6 类事件。

1. 重大传染病疫情 指某种传染病在短时间内发生，波及范围广泛，出现大量的病例或死亡，其发生率远远超过常年发病水平，包括新发传染病、新传入并有扩散趋势的传染病和复燃并具有流行趋势的传染病。如 1988 年在上海发生的甲型肝炎暴发和 2004 年青海鼠疫疫情等。呈暴发或流行的传染病，可以是法定传染病，也可以是非法定传染病。

2. 群体性不明原因疾病 指短时间内，在相对集中区域内同时或相继出现具有共同临床症状的病人，且病例不断增加，范围不断扩大，暂时又无法明确诊断的疾病疫情。如传染性非典型肺炎疫情发生之初和群体性癔症。

3. 重大食物中毒 指由于食品污染原因造成的伤亡较重或受害人数众多的中毒事件。中毒人数超过 30 人或出现 1 例以上死亡病例的食物中毒。

4. 重大职业中毒 指由于从事有毒、有害作业等职业危害原因造成的伤亡或受害者较大的职业性中毒事件，短期内发生 3 人以上或出现 1 例以上死亡病例的职业中毒。

5. 重大动物疫情 指高致病性禽流感等发病率或死亡率高的动物疫情突然、迅速传播，可能对公众身体健康和生命安全造成危害的情形。

6. 其他严重影响公众健康的事件

（1）药品或免疫接种引起的群体性反应或死亡事件。

（2）严重的水、环境、食品污染和放射性、有毒有害化学性物质丢失泄漏等事件。

（3）生物、化学、核和辐射等恐怖袭击事件。

（4）有毒有害化学品生物毒素等引起的集体性急性中毒事件。

（5）有潜在威胁的传染病动物宿主，媒介生物发生异常。

（6）学生因意外事故、自杀或他杀出现 1 例以上的死亡事件。

（7）医源性感染暴发。

（8）上级卫生行政部门临时规定的其他重大公共卫生事件。

突发公共卫生事件强调的是一种紧急状态，即一种特别的、迫在眉睫的危机或危险局势，对群体的健康和社会的正常生活构成了威胁。

（二）突发公共卫生事件的特征

1. 时间分布各异 由人为原因引起的突发事件时间分布多无规律；由自然原因导致的灾害，尤其是气象灾害的时间分布常呈一定的季节性。部分传染病还具有特殊易感人群等。

2. 地点分布各异 地震多发生于地壳板块交界处；水灾多发生于临近湖海，地势低平的圩区；不同性质的突发事件其地点分布极不相同。

3. 影响各类人群 突发事件可以影响到每一个人，但它对儿童、老人、妇女和体弱多病者等特殊人群的影响更加突出。

4. 造成心灵创伤　由于突发公共卫生事件涉及面广，损失巨大，往往会引起社会的极大关注和惊恐不安。

5. 影响多个方面　影响经济、政治、军事和文化等诸多方面。

6. 存在后期效应　"大灾过后必有大疫"。一般洪灾过后，由于季节的炎热、环境的破坏等因素的存在，为蚊蝇滋生提供了可能，所以随之而来的肠道传染病的广泛流行应该引起足够重视。放射事故发生多年后，人群白血病发病率依然居高不下，也是同样道理。

7. 发生难以预测　人为造成的突发事件常具有不确定性，无法有效地预测。

8. 具有相对性　某市级医院一天收治 10 例肠道传染病患者不算突发事件，而在一家社区医院便成了突发事件。

（三）突发公共卫生事件的分期

1. 间期　指突发公共卫生事件发生前的平常期。这是突发公共卫生事件的预防和应急准备的关键时期。这一时期采取的措施主要是制定预案、建立健全各种突发公共卫生事件的预防策略和措施、建立与维护预警系统和紧急处理系统、训练救援人员，为应对突发公共卫生事件做好充分的准备。

2. 前期　指突发公共卫生事件的酝酿期和前兆期。此期应立刻采取应变措施，疏散可能受到影响的居民，保护即将受波及的设施，动员紧急救援人员待命，实施发布预警消息，协助群众做好应对准备。

3. 打击期　指突发公共卫生事件的作用和危害期。不同性质的突发公共事件，打击期长短不一，如地震和建筑物爆炸可能只有数秒，旋风和球场暴乱最长会持续几个小时，而传染病暴发和洪涝灾害则能连续达数月之久。

4. 处理期　指灾害救援或暴发控制期。根据不同性质的突发公共卫生事件采取不同的处理措施。对于自然灾害，积极救治伤病人员，开展紧急公共卫生监测，预防或处理次生灾害；如发生传染病暴发，则应以封锁疫源地，对可能被污染的物品和场所进行消毒，紧急开展疫苗接种和个人防护为重点的救治工作；当人为事故发生时，工作重点放在调查事故原因，终止危害的扩大，清除环境中残存的隐患，稳定社会情绪等方面。

5. 恢复期　指突发公共卫生事件平息期。工作重点是搞好受害人群躯体伤害的康复工作、评估受害人群的心理健康状况、针对可能产生的"创伤后应激障碍"进行预防和处理、修建和复原卫生设施、提供正常的卫生医疗服务。

> 【知识点 18-1】
>
> 　　1. 突发公共卫生事件　突然发生，造成或可能造成社会公众健康严重损害的重大传染病疫情、群体性不明原因疾病、重大食物及职业中毒、重大动物疫情及其他严重影响公共健康的事件。
>
> 　　2. 突发公共卫生事件的特征　①时间分布各异；②地点分布各异；③影响各类人群；④造成心灵创伤；⑤影响广泛；⑥存在后期效应；⑦发生难以预测；⑧具有相对性。
>
> 　　3. 突发公共卫生事件的分期　①间期；②前期；③打击期；④处理期；⑤恢复期。

二、突发公共卫生事件分类和分级

（一）突发公共卫生事件的分类

回顾 100 年以来世界发生的重大突发事件（表 18-1），各种各类，对其分类后便于更好研究。

表 18-1　100 年以来世界发生重大突发事件

年份	名称	造成后果	成因
1910	中国东北鼠疫大流行	死亡人口达 42000 人以上	鼠疫杆菌
1930	马斯河谷烟雾事件	1 周内近 60 人死亡	SO_2 和粉尘
1932	中国霍乱大流行	23 个省，病人多达 10 万	霍乱弧菌
1952	伦敦烟雾事件	先后死亡 1 万人	烟尘和 SO_2
1953 1956	日本水俣病事件	大量病人中枢神经中毒，60 多人死亡	汞污染

续表

年份	名称	造成后果	成因
1968	日本米糠油事件	中毒患者超过1万人，死亡16人	食用含多氯联苯米糠油
1976	中国唐山大地震	造成24.2万人死亡	自然灾害
1977	埃博拉出血热	发病1058人，死亡746人	埃博拉病毒
1981	艾滋病	4000万，2002年死亡300万	艾滋病毒感染
1988	上海甲肝大暴发	310 746人，31人死亡	食用不洁毛蚶
2001	美国纽约"9·11"	罹难人数达2797人	恐怖
2003	SARS	发病8437人，死亡813人	SARS冠状病毒
2008	中国汶川地震	造成6.9万人死亡	自然灾害

1. 自然灾害（natural disaster）   是指由于自然异常变化造成的人员伤亡、财产损失、社会失稳、资源破坏等现象或一系列事件。它的形成必须具备两个条件：一是要有人类破坏自然，导致自然异变作为诱因；二是要有受到损害的人、财产、资源作为承受灾害的客体。

地球上的自然变异，包括人类活动诱发的自然变异，自然灾害孕育于由大气圈、岩石圈、水圈、生物圈共同组成的地球表面环境中。无时无地不在发生，当这种变异给人类社会带来危害时，即构成自然灾害。因为它给人类的生产和生活带来了不同程度的损害，包括以劳动为媒介的人与自然之间，以及与之相关的人与人之间的关系。灾害都是消极的或破坏的作用。所以说，自然灾害是人与自然矛盾的一种表现形式，具有自然和社会两重属性，是人类过去、现在、将来所面对的最严峻的挑战之一。

笔记：

（1）自然灾害的种类：世界范围内重大的突发性自然灾害包括旱灾、洪涝、台风、风暴潮、冻害、雹灾、海啸、地震、火山、滑坡、泥石流、森林火灾、农林病虫害、宇宙辐射等。中国是自然灾害频发的国家，每年都要发生各种类型的自然灾害，主要包括洪涝、干旱灾害，台风、冰雹、沙尘暴等气象灾害，火山、地震、山体崩塌、滑坡、泥石流等地质灾害，风暴潮等海洋灾害，森林草原火灾和重大生物灾害等。造成大范围的损害或局部地区的毁灭性打击。

（2）自然灾害的特征：自然灾害通常是剧烈的，其破坏力极大。持续时间有长有短。灾难包括了很多因素，它们会引起受伤和死亡，巨大的财产损失以及相当程度的混乱。一次灾难事件持续时间越长，受害者受到的威胁就越大，事件的影响也就越大。另一个影响灾难程度的主要特征，是人们是否获得了足够的预警。

（3）自然灾害的影响

1）灾难会带来实质性的创伤和精神障碍。

2）绝大多数的痛苦在灾后一两年内消失，人们能够自我调整。

3）由灾难引起的慢性精神障碍非常少见。

4）灾难扰乱了组织、家庭以及个体生活。

5）自然灾害会引起压力、焦虑、压抑以及其他情绪和知觉问题。

影响的时间以及为什么有些人不能尽快适应仍然是未知数。在洪水、龙卷风、飓风以及其他自然灾害过后，受害者表现出恶念、焦虑、压抑和其他情绪问题，这些问题可以持续一年之久。一种极度的灾难的持续效果，称为创伤后应激障碍，即经历了创伤以后，持续的、不必要的、无法控制的无关事件的念头，强烈的避免提及事件的愿望，睡眠障碍，社会退缩以及强烈警觉的焦虑障碍。

2. 人为事故（man-made accident）   是由于人的敌对、恶意、疏忽、失误和无知等原因造成的，其发生的频率和积累的后果有时较自然灾害更为严重。主要类别如下。

（1）战争和暴力：大规模战争、小规模武装冲突、群体斗殴等。

（2）恐怖活动：核恐怖、化学恐怖、生物恐怖等。

（3）重大交通事故：列车相撞或出轨、机动车连续追尾、海难、飞机失事、断桥、道路塌陷等。

（4）人为火灾：住宅区火灾、厂房火灾、公共场所火灾、校园火灾、人为造成的森林火灾等。

（5）意外爆炸：压力容器爆炸、瓦斯爆炸、厂房爆炸等。

（6）群体中毒：食物中毒、职业中毒、药物中毒、有毒气体中毒、有机溶剂中毒等。

（7）化学事故：毒气泄露、毒液溢出和毒物散失等。

（8）放射事故：放射物质丢失和核电站事故等。

（9）其他：群体工伤、军事事故、医药事故、探险遇难等。

3. 疾病暴发（diseases outbreak）　是指在某局部地区或集体单位中，短时间内突然出现异常多相同病例。这些病例多有相同的传染源或传播途径。疾病暴发的种类如下。

（1）肠道传染病：霍乱、甲型肝炎、戊型肝炎、细菌性痢疾、伤寒、感染性腹泻等。

（2）呼吸道传染病：流行性感冒、流行性脑脊髓膜炎、流行性腮腺炎、麻疹、白喉、猩红热、肺结核等。

（3）虫媒传染病：流行性乙型脑炎、登革热、疟疾、急性血吸虫病等。

（4）自然疫源性疾病：鼠疫、肾综合征出血热、炭疽和钩端螺旋体病等。

（5）性传播疾病：艾滋病、梅毒、淋病、尖锐湿疣、生殖器疱疹等。

（二）突发公共卫生事件的分级

根据突发公共卫生事件性质、危害程度、涉及范围，突发公共卫生事件分为特大（Ⅰ级）、重大（Ⅱ级）、较大（Ⅲ级）、一般（Ⅳ级）4个级别，依次使用红色、橙色、黄色、蓝色进行预警。

1. 特别重大（Ⅰ级）突发公共卫生事件　主要内容如下。

（1）肺鼠疫、肺炭疽在大、中城市发生并有扩散趋势，或肺鼠疫、肺炭疽疫情波及2个以上的省份，并有进一步扩散趋势。是指在直辖市、省会城市、国家计划单列市的城区发生1例以上肺鼠疫病例或2例以上有流行病学联系的肺炭疽病例；或者相关联的肺鼠疫、肺炭疽疫情（有明确的流行病学联系，以下同）在两个以上省份均有病例发生。

（2）发生传染性非典型肺炎、人感染高致病性禽流感病例，并有扩散趋势。是指发生1例以上传染性非典型肺炎病例；或者发生2例以上有流行病学关联的人感染高致病性禽流感病例；或者在一个县（市）行政区域内，多点散发人感染高致病性禽流感病例。

（3）涉及多个省份的群体性不明原因疾病，并有扩散趋势。即2周内在两个以上省份发生临床表现相同的群体性不明原因疾病，并出现死亡病例，病例数不断增加或疫区范围不断扩大。经国家卫生行政部门组织调查，仍然原因不明。

（4）发生新传染病或我国尚未发现的传染病发生或传入，并有扩散趋势，或发现我国已消灭的传染病重新流行。是指在我国发生全球首次发现并经世界卫生组织确认的传染病，短期内不断出现新病例，或出现死亡病例；或者在我国首次发生具有较强传染性和较高病死率的传染病，病例数不断增加或疫区范围不断扩大；或者发现我国已经消灭的天花和脊髓灰质炎野毒株病例。

（5）发生烈性病菌株、毒株、致病因子等丢失事件。《病原微生物实验室生物安全管理条例》中规定的第一类病原微生物，以及其他烈性致病因子丢失，已经对人群造成严重健康危害的事件。

（6）周边以及与我国通航的国家和地区发生特大传染病疫情，并出现输入性病例，严重危及我国公共卫生安全的事件。周边以及与我国通航的国家和地区发生特大传染病疫情，并出现输入性病例，经国务院卫生行政部门组织专家评估认为严重危及我国公共卫生安全的事件。

（7）国务院卫生行政部门认定的其他特别重大突发公共卫生事件。

2. 重大突发公共卫生事件（Ⅱ级）　主要内容如下。

（1）在一个县（市）行政区域内，一个平均潜伏期内（6天）发生5例以上肺鼠疫、肺炭疽病例，或者相关联的疫情波及2个以上的县（市）。

（2）发生传染性非典型肺炎、人感染高致病性禽流感疑似病例。

（3）腺鼠疫发生流行，在一个市（地）行政区域内，一个平均潜伏期内多点连续发病20例以上，或流行范围波及2个以上市（地）。

（4）霍乱在一个市（地）行政区域内流行，1周内发病30例以上，或波及2个以上市（地），有扩散趋势。

（5）乙类、丙类传染病波及2个以上县（市），1周内发病水平超过前5年同期平均发病水平2倍以上。

（6）我国尚未发现的传染病发生或传入，尚未造成扩散。

（7）发生群体性不明原因疾病，扩散到县（市）以外的地区。

（8）发生重大医源性感染事件。

（9）预防接种或群体性预防性服药出现人员死亡。

（10）一次食物中毒人数超过100人并出现死亡病例，或出现10例以上死亡病例。

（11）一次发生急性职业中毒50人以上，或死亡5人以上。

（12）境内外隐匿运输、邮寄烈性生物病原体、生物毒素造成我境内人员感染或死亡的。

（13）省级以上人民政府卫生行政部门认定的其他重大突发公共卫生事件。

3. 较大突发公共卫生事件（Ⅲ级） 主要内容如下。

（1）发生肺鼠疫、肺炭疽病例，在一个平均潜伏期内病例数未超过5例，流行范围在一个县（市）行政区域以内。

（2）腺鼠疫发生流行，在一个县（市）行政区域内，一个平均潜伏期内连续发病10例以上，或波及2个以上县（市）。

（3）霍乱在一个县（市）行政区域内发生，1周内发病10～29例或波及2个以上县（市），或市（地）级以上城市的市区首次发生。

（4）一周内在一个县（市）行政区域内，乙、丙类传染病发病水平超过前5年同期平均发病水平1倍以上。

（5）在一个县（市）行政区域内发现群体性不明原因疾病。

（6）一次食物中毒人数超过100人，或出现死亡病例。

（7）预防接种或群体性预防性服药出现群体心因性反应或不良反应。

（8）一次发生急性职业中毒10～49人或死亡4人以下。

（9）市（地）级以上人民政府卫生行政部门认定的其他较大突发公共卫生事件。

4. 一般突发公共卫生事件（Ⅳ级） 主要内容如下。

（1）腺鼠疫在一个县（市）行政区域内发生，一个平均潜伏期内病例数未超过10例。

（2）霍乱在一个县（市）行政区域内发生，1周内发病9例以下。

（3）一次食物中毒人数30～99人，未出现死亡病例。

（4）一次发生急性职业中毒9人以下，未出现死亡病例。

（5）县级以上人民政府卫生行政部门认定的其他一般突发公共卫生事件。

三、开展突发事件流行病学研究的意义和重要性

（一）突发公共卫生事件的危害

重大突发公共事件的频发给人民生命和财产造成巨大损失，严重影响经济发展和社会发展的步伐。其主要表现在以下几个方面。

1. 大量的人员伤亡 突发公共卫生事件对人类的生命和健康构成严重威胁。21世纪以来，中国因自然灾害、事故灾难、公共卫生等突发事件每年造成非正常死亡人数超过20万。据不完全统计，由自然灾害和人为事故所造成的死亡人数，位居死因的前5位，加上有疾病暴发引起的死亡，突发公共卫生事件导致的总死亡数，可列居死因的前3位。另外，每年有更多的人在各种突发公共卫生事件中致病、致伤和致残。

2. 社会多方面影响 突发公共卫生事件可以彻底毁坏居民的房屋，剥夺家庭成员的生命；破坏基础设施，妨碍医疗机构提供正常的医疗健康服务；学校及其他公共场所也有可能在突发公共卫生事件中倒塌或被紧急封闭。最终使得社区功能被削弱，社会秩序和居民的正常生活被打乱，阻碍社会的稳定和发展。突发公共卫生事件的频繁发生或处理不当，可能对国家和地区的形象产生不良影响，使医疗卫生等有关单位和政府有关部门产生严重的公共信任危机。严重突发公共卫生事件处理不当甚至可能影响地区或国家的稳定。

3. 造成严重经济损失 突发公共卫生事件可以使一个地区、一个国家，乃至全球的经济受到影响。突发公共卫生事件的处理需要高昂的医疗费用，伤亡和病患所造成的劳动力损失，也阻碍着经济的复苏。传染病暴发地区的畜牧业、林业、水产业、旅游业、交通运输等行业都有可能受到剧烈冲击，最终导致经济瘫痪。瑞士某保险公司宣布，2001年全球发生的人为和自然灾害造成了1150亿美元的经济损失，最严重的首推美国的"9·11"恐怖袭击事件，此事件造成190亿美元的物质和经济损失，如果加上民事责任和人寿保险，损失可能高达770亿美元。

4. 心理伤害 突发公共卫生事件在伤害人们躯体的同时，也伤害了人们的心理。灾难的来临、事故的发生、疾病的暴发对于受害者和旁观者的心理和精神都是一种强烈的刺激。这种强烈的精神刺激不仅会导

致个体出现短时间的心理障碍，很多人会产生焦虑、忧郁、神经症和忧虑等精神神经症状，美国纽约医学会研究发现，9.7%的纽约人在2001年"9·11"事件后的1～2个月内表现出临床抑郁症状，7.5%的人经历了创伤后出现应激障碍，大约100万纽约人在恐怖袭击后数周内表现精神障碍。精神病医生们称，在每年9月，他们将为更多的焦虑、抑郁和滥用药品的人提供精神心理治疗，这就是历史上规模最大的"群体性突发心理疾病"。

5. 环境的危害　频繁的龙卷风、洪水、山体滑坡、火灾和传染病媒介感染扩散等突发公共卫生事件会对环境造成破坏，使环境污染不断加重。如地震后大量有害物质散落在外环境中，核物质泄漏产生的核污染，人为事故导致有毒物质的释放，传染病暴发，病原体对环境的污染等。1989年，阿拉斯加海岸边一艘载有24万吨原油的巨轮触礁，原油从船体缺口露出，污染了1300 km的海岸，2.6万只海鸟死亡，海豹、海狮及鲸鱼也大量死亡，当地生态环境遭到空前破坏。

笔记：

（二）突发公共卫生事件的处理措施

随着经济的飞速发展和社会改革的深化，我国已步入突发公共事件多发期。为切实保护人民群众的生命和财产安全，巩固发展成果，维护社会稳定，构建和谐社会，研究重大突发公共事件应急救援机制具有十分重要的意义。因此，加强对突发公共卫生事件的应对及处理日显重要，其处理措施有以下几方面。

1. 处置病员　严重的突发公共卫生事件会造成大量的人员伤亡，因此在突发公共卫生事件的初期，最紧迫的任务就是对伤员进行紧急诊断和救治。对于传染性疾病的暴发，应组织专门的救护力量，设置定点医院集中收治病员。根据临床表现一般分为确诊病例和疑似病例两类，分别采取不同的治疗和管理措施。

2. 公共卫生管理　在救治病员的同时，搞好紧急情况下的公共卫生管理有助于防止疫情的蔓延或发生。常规的公共卫生管理工作包括：①保证供水安全，增加余氯量和水压；②检测餐具、厨具，监督食品加工者的个人卫生，搞好食品原料的防鼠、防虫和防霉变工作；③开展爱国卫生运动，使用杀虫剂消灭蚊、虫等传媒介质，对公共场所进行消毒；④修建临时厕所、提供洗手、沐浴等基本卫生设备；⑤设立临时垃圾处理场，清理废品、垃圾和各种散落在环境中的有毒物质，焚烧或掩埋动物尸体；⑥加强疫苗接种，保护体弱多病者。

3. 稳定群众情绪　突发公共卫生事件发生后，尤其是病死率较高疾病的暴发常会造成群众心理恐慌。因此，要防止谣言，及时发布疫情信息，同时解释群众疑问，指导群众做好个体防范以稳定群众情绪，为救援或防治工作创造良好氛围。

4. 寻求援助　所有地区和国家发生突发公共卫生事件时必须尽量依靠自己的力量来完成救援工作，但当本地力量和技术有限时，积极争取周边地区和国家的援助十分必要。若国内外同时出现重大疫情时，及时取得世界卫生组织和其他国家的合作，不仅有利于沟通信息，协调国与国之间的防治工作，而且有利于吸取他国经验，利用他国研究成果以提高本国工作效率。

5. 突发公共卫生事件平息后的工作　突发公共卫生事件过后，医疗物资的耗尽，金融贸易的停滞，社会秩序的混乱，工厂的减产，家庭结构的破坏，均会引起巨大的直接和间接损失。因此，必须认识恢复和重建工作的极端重要性，迅速恢复和重建遭受破坏的卫生设施，提供正常的卫生医疗服务，搞好受害人群躯体伤害的康复工作，预防和处理受害人群的心理疾病等。

（三）流行病学方法研究突发公共卫生事件的意义和重要性

1. 有助于全面了解我国各类突发事件发生状况，评价我国突发事件的流行形势，估计突发事件预计带来的损失，深入认识突发事件的危害性。

2. 有助于从宏观的角度来把握突发事件在我国的流行特征，通过分析突发事件的时间分布、地点分布和影响因素，可以探索突发事件的发生原因、发展规律和危害特点，为突发事件的预防和应对提供科学依据。

3. 有助于各地区根据自身特点和实际情况，选择合适的预防策略、援救措施和应对预案，并促进突发事件相关法律的制定，从而提高我国突发事件的预防和处理能力。

4. 有助于动态观察各个地区突发事件的发生频率和处理情况，评价各个地区突发事件的防治水平，进而调整全国突发事件工作。

5. 有助于拓宽流行病学的研究领域，推动"事件流行病学"的形成和发展。

【知识点 18-2】
1. **突发公共卫生事件的分类** ①自然灾害；②人为事故；③疾病暴发。
2. **突发公共卫生事件的分级** 突发公共卫生事件分为特级（Ⅰ级）、重大（Ⅱ级）、较大（Ⅲ级）、一般（Ⅳ级）四级，依次使用红色、橙色、黄色、蓝色进行预警。
3. **突发公共卫生事件的危害** ①大量的人员伤亡；②造成严重经济损失；③经济的影响；④心理伤害；⑤环境的危害。
4. **突发公共卫生事件的处理措施** ①处置伤员；②公共卫生管理；③稳定群众情绪；④寻求援助；⑤突发公共卫生事件平息后的工作。

第二节 突发公共卫生事件的预防与应急预案

一、突发公共卫生事件的预防

近年来，我国突发事件发生的频率和危害程度日益增加，突发公共卫生事件的预防是在评估风险，充分了解突发事件特点和当地背景的情况下，制定应急反应计划，对具体措施做出宏观策略，指导全局。

（一）评估突发公共卫生事件的风险

突发公共卫生事件风险评估主要内容应包括：识别评估对象面临的各种突发公共卫生

事件的风险，评估突发公共卫生事件发生的风险概率和可能带来的危害，确定当地政府、社会和群众承受风险的能力，确定突发公共卫生事件预防和控制的优先等级，提出突发公共卫生事件的应对策略。

1. **事件的类型和性质** 首先要明确事件的类型和性质，是重大传染病暴发流行，还是群体不明原因疾病，或是食物和职业中毒事件。如果是传染病，是细菌、病毒、衣原体、支原体、寄生虫感染，还是其他原因引起；如是中毒事件，是属于食物中毒、化学品中毒，或者职业中毒等。

2. **发展趋势分析** 要及时、全面地对突发公共卫生事件的预测和趋势进行分析。如实时统计分析病例的地区、人群和时间分布，掌握事件时间和空间上变化趋势以及确定高危人群等重要信息；调查可能的暴露史；调查疫情可能波及的范围；掌握事件发生地的地理位置、交通、人口流动情况；分析病例间的流行病学联系，病例的职业和行为接触史，初步分析危险因素；调查分析病人隔离治疗、密切接触者（共同暴露者）追踪、医护人员发病及防护情况等。利用地理信息系统（geographic information system，GIS）等，评估每个地区的受灾危险性。

在趋势分析时，一是要充分利用和考虑当地突发公共卫生事件的基线资料和监测资料，来分析和推测事件的发展趋势；二是要考虑当地的突发公共卫生事件监测、报告系统的运行质量和数据的质量，质量差的地方隐患也大；三是要考虑当地的卫生资源配置和专业人员素质与数量，能否满足当前的需求；四是要充分认识事件的性质，如果是当地从未发生的新发传染病，则应对的难度将大大增加。

3. **影响范围及严重程度** 收集以往灾害的发生情况，评估灾害发生的可能性。包括当前影响、后续影响和潜在危害。分析突发公共卫生事件的影响和危害一定要综合考虑生理的、心理的和社会的因素，即事件对人体生理健康的危害、对公众心理和精神造成的影响和危害，以及对社会层面的影响。比如对正常工作、生活、学习秩序的影响，可能造成直接经济损失和间接经济损失，对社会稳定的影响等，同时，要分析是仅对事发地产生影响还是会波及其他地区。

4. **防控措施效果评价** 在突发公共卫生事件调查处置过程中，要评价防治措施的有效性。可从社会效益、经济效益，以及具体措施的实施效果等方面进行评价。如目前已采取的措施是否全面；是否按照规范要求实施；分析采取措施前后新发病例的情况；罹患率、病死率和续发率降低或升高情况；目前还存在哪些困难。

5. **事件分级和启动响应** 根据突发公共卫生事件的分级标准，将当前发生的事件进行分级。并根据事件的分级，决定是否启动相应的应急响应。启动响应时，必须考虑反应适度的问题。如果建议不启动响应，也要建议有关部门进行处理，比如建议当地继续调查核实、建议派出专家协助调查处理、建议采取或完善某些对策措施等。协调各部门合作，获取基本设施（如医院、保健中心、管理用建筑等）受损的风险和保障这些机构正常运转的供电、供水、通讯等系统的应急处理能力。

（二）制定应急反应计划

1. 估计本国或本地区遭受灾害的风险，提出抗击灾害的计划方案。

2. 明确应急方案实施对于卫生工作的具体要求，落实职能部门和个人的责任。

3. 确保不同部门之间在应对突发公共卫生事件时能协调一致，共同抗灾。

4. 开展健康教育，做好突发公共卫生事件的早期报警信息传递和交流。

5. 定期进行模拟演习，使应急反应计划中承担具体任务的人员掌握计划和熟悉职责，也利于群众在灾害发生前采取自我保护的措施。

（三）明确突发公共卫生事件预防与控制的基本程序

1. 制定应对突发公共卫生事件相关法律、法规和应急预案，从立法上明确责任和义务。

2. 完善各项抗灾措施和救灾资源的准备，以便为灾害中的受害者提供及时有效的救助，便于救援措施的实施及公共服务实施恢复工作的开展。

3. 对突发公共卫生事件造成的损害进行应急处理，包括现场救治、疾病监测与控制、提供基本卫生条件、环境卫生管理和媒介生物控制等工作。

4. 减轻灾害造成的损失。

二、突发公共卫生事件的应急预案

【案例 18-2】

传染性非典型肺炎，简称"非典"，属于呼吸道疾病传染病，其在 2003 年春夏之交肆虐，冲击了几乎整个中国，短时间内就扰乱了几亿人的生活，其中，北京市"非典"疫情的发生和应对，在全国最具典型性。

2003 年 3 月，北京开始出现输入性"非典"病例，并开始小范围流行，当时北京市卫生主管部门认为"非典"是一起从外部输入并可在内部控制的传染病，采取了增加呼吸道疾病监测哨点、指定治疗医院等常规措施，认识的不清，界定的失误，导致这些措施并不能阻止"非典"的进一步扩散。

4～5 月初，"非典"病例迅速增加并到达顶峰，每日新增报告病例最多达 152 例，总病例达 2500多例，而且，由于缺乏防护意识和有效设备，少数重点医院的医护人员感染数量也快速增长，连续出现的患者和部分患者的死亡与个别官员"不用戴口罩，没有危险"的言论，及北京市未公开疫情的处理方式形成强烈反差，由此导致社会上开始出现各种有关此次疫情的谣言，公众变得不安和恐慌，甚至一度发生抢购生活用品的现象。

面对疫情的快速扩散，中央和北京市政府迅速决策：实行疫情每日一报的制度；北京市急救中心开通 10 条"非典"咨询热线；全面建立"非典"患者社会救助机制；成立防治"非典"联合工作小组，北京市市委书记刘淇任组长，对北京市医疗资源进行整合；集中收治隔离"非典"病例，并开始公布各区县疫情和隔离区信息。通过这些举措，"非典"疫情上升势头得到遏制，5月 19 日通报的新增确诊病例数首次降至 10 例以内（7 例），医院感染也得到有效控制，医护人员发病数大幅减少，6 月 24 日世界卫生组织宣布撤销对北京的旅行警告，并将北京从疫区名单中删除，至此，北京的"非典"防治工作取得最终的胜利。

笔记：

【问题 18-2】

（1）根据本材料，在应对突发公共卫生事件时，如何理解完善的法律制度的重要性？

（2）从材料中我们可以看到北京市在应对"非典"疫情时，对于信息公开前后采取了两种截然不同的做法，之前隐瞒疫情，之后公开疫情信息，两种做法取得的社会效果也截然不同，对此谈谈你的看法。

【分析】

（1）"非典"危机凸显了紧急状态下法律法规的重要价值，主要体现为：一是在危机状态下，政府处理危机是否有法可依；二是在紧急时刻，政府能否高效率地依法办事、依法行政，不发生盲目行动、滥用权力的现象。

"非典"危机的出现，实际对我国当时的传染病防治相关法律提出了严峻挑战。在广东发生"非典"疫情的最初阶段由于缺少法律依据，对传染源及密切接触者没有采取隔离治疗或者医学观察的强制性措施，更没有对逃避治疗、拒绝隔离而导致疫情传播者进行处罚的规定，北京的疫情就是来自广东，可以说这是导致疫情扩散、危机升级的主要原因之一。

所以，出现突发公共卫生事件时，完善的法律制度是有效应对的基础条件，我们政府应该及时完善相关法律法规，同时也要注意防止矫枉过正、忽视公民基本权利的滥用行政强制措施的现象。

（2）根据材料中的信息，我认为危机信息的公开透明关系到政府公信力和决策执行力，对危机的控制和解决有着重要的作用。

第一，由于危机事件通常具有紧急性、突发性和高度不确定性及信息不对称性的特点。在危机发生后极易发生臆测、谣言，以及依赖和焦虑情绪。政府如果应对不当，容易引起公众对政府的不信任，以致影响政府部门的公信力和决策执行力。

第二，在全球化、信息化的背景下，互联网等现代媒体已经成为公众生活的重要组成部分，如果政府不主动向公众提供信息，公众也会通过其他渠道获取信息，而通过非正式渠道获取的信息往往具有失真性和放大性，容易加剧人民的恐慌，使社会心态发生意想不到的变化，导致危机更加难控制。在危机处理的过程中，尤其是危机发生初期，充分利用信息主渠道及时、主动地向公众提供全面信息，并通过对疑问的分析和解读来引导公众，无疑是最好的危机处理方式。

第三，信息公开也提高了公众的自我保护意识，科学知识的传播使公众更好地理解和配合政府采取的各项综合防控措施。为切断疫病传播途径提供了条件。

突发公共卫生事件预防控制工作，应遵循预防为主，常备不懈的方针，贯彻统一领导、分级负责、及时果断、科学合理的原则，建立突发事件监测与预警系统，完善快速反应机制。这是减少各类突发公共卫生事件的保证，是有效应对突发公共卫生事件的前提。为了有效预防、及时控制和消除突发公共卫生事件及其危害，最大限度地减少突发公共卫生事件对公众健康造成的危害，保障公众身心健康与生命安全，依据《中华人民共和国传染病防治法》、《突发公共卫生事件应急条例》等相关法律、法规制定突发公共卫生事件应急预案。

（一）应对突发公共卫生事件工作原则

1. 预防为主，常备不懈　提高全社会对突发公共卫生事件的防范意识，落实各项防范措施，做好人员、技术、物资和设备的应急储备工作。对各种可能引发突发公共卫生事件的情况及时进行分析、预警，做到早发现、早报告、早处理。

2. 统一领导，分级负责　根据突发公共卫生事件的范围、性质和危害程度，对突发公共卫生事件实行分级管理。突发公共卫生事件应急处理需要统一领导和指挥，各相关部门在各自职责范围内做好突发公共卫生事件应急处理的有关工作。

3. 依法规范，措施果断　完善突发公共卫生事件应急体系，建立健全系统、规范的突发公共卫生事件应急处理工作制度，对突发公共卫生事件和可能发生的公共卫生事件做出快速反应，及时、有效开展监测、报告和处理工作。

4. 依靠科学，加强合作　突发公共卫生事件应急工作要充分尊重和依靠科学，要重视开展防范和处理突发公共卫生事件的科研和培训，为突发公共卫生事件应急处理提供科技保障。各有关部门和单位可通力合作、资源共享，有效应对突发公共卫生事件并广泛组织、动员公众参与突发公共卫生事件的应急处理。

（二）应对突发公共卫生事件应急组织体系及职责

1. 应急指挥机构　卫生部在国务院统一领导下，负责组织、协调全国突发公共卫生事件应急处理工作，并根据突发公共卫生事件应急处理工作的实际需要，提出成立全国突发公共卫生事件应急指挥部；地方各级人民政府卫生行政部门在本级人民政府统一领导下，负责组织、协调本行政区域内突发公共卫生事件应急处理工作，并根据突发公共卫生事件应急处理工作的实际需要，向本级人民政府提出成立地方突发公共卫生事件应急指挥部的建议。

2. 应急指挥部的组成和职责　全国突发公共卫生事件应急指挥部负责对特别重大突发公共卫生事件的

统一领导、统一指挥，做出处理突发公共卫生事件的重大决策。指挥部成员单位根据突发公共卫生事件的性质和应急处理的需要确定；省级突发公共卫生事件应急指挥部由省级人民政府有关部门组成，实行属地管理的原则，负责对本行政区域内突发公共卫生事件应急处理的协调和指挥，做出处理本行政区域内突发公共卫生事件的决策，决定要采取的措施。国务院卫生行政部门设立卫生应急办公室（突发公共卫生事件应急指挥中心），负责全国突发公共卫生事件应急处理的日常管理工作；各市（地）级、县级卫生行政部门要指定机构负责本行政区域内突发公共卫生事件应急的日常管理工作。

3. 应急处理专业技术机构　医疗机构、疾病预防控制机构、卫生监督机构、出入境检验检疫机构是突发公共卫生事件应急处理的专业技术机构。应急处理专业技术机构要结合本单位职责开展专业技术人员处理突发公共卫生事件能力培训，提高快速应对能力和技术水平，在发生突发公共卫生事件时，要服从卫生行政部门的统一指挥和安排，开展应急处理工作。

（三）突发公共卫生事件的监测、预警与报告

1. 监测　国家建立统一的突发公共卫生事件监测、预警与报告网络体系。各级医疗、疾病预防控制、卫生监督和出入境检疫机构负责开展突发公共卫生事件的日常监测工作。省级人民政府卫生行政部门要按照国家统一规定和要求，结合实际，组织开展重点传染病和突发公共卫生事件的主动监测。国务院卫生行政部门和地方各级人民政府卫生行政部门要加强对监测工作的管理和监督，保证监测质量。

2. 预警　医疗机构、疾病预防控制机构、卫生监督机构向卫生行政部门提供监测信息，按照公共卫生事件的发生、发展规律和特点，及时分析其对公众身心健康的危害程度、可能的发展趋势，及时做出预警。

3. 报告　任何单位和个人都有权向国务院卫生行政部门和地方各级人民政府及其有关部门报告突发公共卫生事件及其隐患，也有权向上级政府部门举报不履行或者不按照规定履行突发公共卫生事件应急处理职责的部门、单位及个人。突发公共卫生事件责任报告单位要按照有关规定及时、准确地报告突发公共卫生事件及其处置情况。

（1）报告原则：初次报告要快，阶段报告要新，总结报告要全。

（2）报告方法和时限：发现突发公共卫生事件后以最快的方式报告，同时在6小时内完成初次报告。救灾防病与突发公共卫生事件的阶段报告，应根据事件的进程变化或上级要求随时上报。救灾防病与突发公共卫生事件的总结报告，应在事件处理结束后10个工作日内上报。

（3）报告方式：以事件发生地的县（市、区）为基本报告单位，卫生行政部门为责任报告人，同级疾病预防控制机构使用"国家救灾防病与公共卫生事件报告管理信息系统"进行报告，责任报告人还应通过其他方式确认上一级卫生行政部门收到报告信息。

（四）突发公共卫生事件的应急反应措施

突发公共卫生事件应急处理要采取边调查、边处理、边抢救、边核实的方式，以有效措施控制事态发展。各部门分工职责如下。

1. 各级人民政府负责组织协调有关部门参与突发公共卫生事件的处理。

（1）根据突发公共卫生事件处理需要，调集各类人员、物资、交通工具和相关设施、设备参加应急处理工作。涉及危险化学品管理和运输安全的，要严格执行相关规定，防止事故发生。

（2）划定控制区域：甲类、乙类传染病暴发、流行时，要宣布疫区范围，并对甲类传染病疫区实施封锁；对重大食物中毒和职业中毒事故，可根据污染食品扩散和职业危害因素波及的范围，划定控制区域。

（3）疫情控制措施：采取限制或者停止集市、集会、影剧院演出，以及其他人群聚集的活动；停工、停业、停课；封闭或者封存被传染病病原体污染的公共饮用水源、食品以及相关物品等紧急措施；临时征用房屋、交通工具以及相关设施和设备。

（4）流动人口管理：对流动人口采取预防工作，落实控制措施，对传染病病人、疑似病人采取就地隔离、就地观察、就地治疗的措施，对密切接触者根据情况采取集中或居家医学观察。

（5）实施交通卫生检疫：组织铁路、交通、民航、质检等部门在交通站点和出入境口岸设置临时交通卫生检疫站，对出入境、进出疫区和运行中的交通工具及其乘运人员和物资、宿主动物进行检疫查验，对病人、疑似病人及其密切接触者实施临时隔离、留验和向地方卫生行政部门指定的机构移交。

（6）信息发布：突发公共卫生事件发生后，新闻媒体要做好信息发布工作，信息发布要及时主动、准确把握，实事求是，正确引导舆论，注重社会效果。

（7）开展群防群治：街道、乡（镇）以及居委会、村委会协助卫生行政部门和其他部门、医疗机构，做好疫情信息的收集、报告、人员分散隔离及公共卫生措施的实施工作。

（8）维护社会稳定：组织有关部门保障商品供应，平抑物价，防止哄抢；严厉打击造谣传谣、哄抬物价、囤积居奇、制假售假等违法犯罪和扰乱社会治安的行为。

2.卫生行政部门组织医疗机构、疾病预防控制机构和卫生监督机构开展突发公共卫生事件的调查与处理，并做好以下几方面工作。

（1）组织突发公共卫生事件专家咨询委员会对突发公共卫生事件进行评估，提出启动突发公共卫生事件应急处理的级别。

（2）根据需要组织开展应急疫苗接种、预防服药等应急控制措施和督导检查。

（3）及时向社会发布突发公共卫生事件的信息或公告，对新发现的突发传染病、不明原因的群体性疾病、重大中毒事件，组织力量制订技术标准和规范，及时组织培训。

（4）开展卫生知识宣教，提高公众健康意识和自我防护能力，消除公众心理障碍，开展心理危机干预工作。

（5）组织专家对突发公共卫生事件的处理情况进行综合评估，包括事件概况、现场调查处理概况、病人救治情况、所采取的措施、效果评价等。

3.医疗机构主要是开展病人接诊、收治和转运工作，实行重症和普通病人分开管理，对疑似病人及时排除或确诊；协助疾病预防控制机构人员开展标本的采集、流行病学调查工作；做好医院内现场控制、消毒隔离、个人防护、医疗垃圾和污水处理工作，防止院内交叉感染和污染；做好传染病和中毒病人的报告。对因突发公共卫生事件而引起身体伤害的病人，任何医疗机构不得拒绝接诊；对群体性不明原因疾病和新发传染病做好病例分析与总结，积累诊断治疗的经验。重大中毒事件，按照现场救援、病人转运、后续治疗相结合的原则进行处置；开展与突发事件相关的诊断试剂、药品、防护用品等方面的研究。开展国际合作，加快病源查寻和病因诊断。

4.国家、省、市（地）、县级疾病预防控制机构做好突发公共卫生事件的信息收集、报告与分析工作。疾病预防控制机构人员到达现场后，尽快制订流行病学调查计划和方案，开展对突发事件累及人群的发病情况、分布特点进行调查分析，提出并实施有针对性的预防控制措施；对传染病病人、疑似病人、病原携带者及其密切接触者进行追踪调查，查明传播链，并向相关地方疾病预防控制机构通报情况。中国疾病预防控制中心和省级疾病预防控制机构指定的专业技术机构在地方专业机构的配合下，按有关技术规范采集标本，分送省级和国家应急处理功能网络实验室检测，查找致病原因。开展与突发事件相关的诊断试剂、疫苗、消毒方法、医疗卫生防护用品等方面的研究。开展国际合作，加快病源查寻和病因诊断。制订技术标准和规范，开展技术培训工作。

5.卫生监督机构在卫生行政部门的领导下，开展对医疗机构、疾病预防控制机构突发公共卫生事件应急处理各项措施落实情况的督导、检查。围绕突发公共卫生事件应急处理工作，开展食品卫生、环境卫生、职业卫生等的卫生监督和执法稽查。协助卫生行政部门依据《突发公共卫生事件应急条例》和有关法律法规，调查处理突发公共卫生事件应急工作中的违法行为。

6.出入境检验检疫机构在突发公共卫生事件发生时，调动出入境检验检疫机构技术力量，配合当地卫生行政部门做好口岸的应急处理工作，及时上报口岸突发公共卫生事件信息和情况变化。

7.非事件发生地区的应急反应措施：未发生突发公共卫生事件的地区应根据其他地区发生事件的性质、特点、发生区域和发展趋势，分析本地区受波及的可能性和程度，重点做好以下工作。

（1）密切保持与事件发生地区的联系，及时获取相关信息。

（2）组织做好本行政区域应急处理所需的人员与物资准备。

（3）加强相关疾病与健康监测和报告工作，必要时，建立专门报告制度。

（4）开展重点人群、重点场所和重点环节的监测和预防控制工作，防患于未然。

（5）开展防治知识宣传和健康教育，提高公众自我保护意识和能力。

（6）根据上级人民政府及其有关部门的决定，开展交通卫生检疫等。

（五）突发公共卫生事件应急处置的保障

突发公共卫生事件应急处理应坚持预防为主，平战结合，国务院有关部门、地方各级人民政府和卫生行政部门应加强突发公共卫生事件的组织建设，组织开展突发公共卫生事件的监测和预警工作，加强突发公共卫生事件应急处理队伍建设和技术研究，建立健全国家统一的突发公共卫生事件预防控制体系，保证突发公共卫生事件应急处理工作的顺利开展。

1. 技术保障

（1）信息系统：国家建立突发公共卫生事件应急决策指挥系统的信息、技术平台，承担突发公共卫生事件及相关信息收集、处理、分析、发布和传递等工作，采取分级负责的方式实施。在充分利用现有资源的基础上建设医疗救治信息网络，实现卫生行政部门、医疗救治机构与疾病预防控制机构之间的信息共享。

（2）疾病预防控制体系：国家建立统一的疾病预防控制体系。各省（区、市）、市（地）、县（市）要加快疾病预防控制机构和基层预防保健组织建设，强化医疗卫生机构疾病预防控制的责任；建立功能完善、反应迅速、运转协调的突发公共卫生事件应急机制；健全覆盖城乡、灵敏高效、快速畅通的疫情信息网络；改善疾病预防控制机构基础设施和实验室设备条件；加强疾病控制专业队伍建设，提高流行病学调查、现场处置和实验室检测检验能力。

（3）应急医疗救治体系：按照"中央指导、地方负责、统筹兼顾、平战结合、因地制宜、合理布局"的原则，逐步在全国范围内建成包括急救机构、传染病救治机构和化学中毒与核辐射救治基地在内的，符合国情、覆盖城乡、功能完善、反应灵敏、运转协调、持续发展的医疗救治体系。

（4）卫生执法监督体系：国家建立统一的卫生执法监督体系。各级卫生行政部门要明确职能，落实责任，规范执法监督行为，加强卫生执法监督队伍建设。对卫生监督人员实行资格准入制度和在岗培训制度，全面提高卫生执法监督的能力和水平。

（5）应急卫生救治队伍：各级人民政府卫生行政部门按照"平战结合、因地制宜，分类管理、分级负责，统一管理、协调运转"的原则建立突发公共卫生事件应急救治队伍，并加强管理和培训。

（6）演练：各级人民政府卫生行政部门要按照"统一规划、分类实施、分级负责、突出重点、适应需求"的原则，采取定期和不定期相结合的形式，组织开展突发公共卫生事件的应急演练。

（7）科研和国际交流：国家有计划地开展应对突发公共卫生事件相关的防治科学研究，包括现场流行病学调查方法、实验室病因检测技术、药物治疗、疫苗和应急反应装备、中医药及中西医结合防治等，尤其是开展新发、罕见传染病快速诊断方法、诊断试剂以及相关的疫苗研究，做到技术上有所储备。同时，开展应对突发公共卫生事件应急处理技术的国际交流与合作，引进国外的先进技术、装备和方法，提高我国应对突发公共卫生事件的整体水平。

2. 物资、经费保障

（1）物资储备：各级人民政府要建立处理突发公共卫生事件的物资和生产能力储备。发生突发公共卫生事件时，应根据应急处理工作需要调用储备物资。卫生应急储备物资使用后要及时补充。

（2）经费保障：应保障突发公共卫生事件应急基础设施项目建设经费，按规定落实对突发公共卫生事件应急处理专业技术机构的财政补助政策和突发公共卫生事件应急处理经费。根据需要对边远贫困地区突发公共卫生事件应急工作给予经费支持。国务院有关部门和地方各级人民政府应积极通过国际、国内等多渠道筹集资金，用于突发公共卫生事件应急处理工作。

3. 通信与交通保障 各级应急医疗卫生救治队伍要根据实际工作需要配备通信设备和交通工具。

4. 法律保障 国务院有关部门应根据突发公共卫生事件应急处理过程中出现的新问题、新情况，加强调查研究，起草和制订并不断完善应对突发公共卫生事件的法律、法规和规章制度，形成科学、完整的突发公共卫生事件应急法律和规章体系。

5. 社会公众的宣传教育 县级以上人民政府要组织有关部门利用广播、影视、报刊、互联网、手册等多种形式对社会公众广泛开展突发公共卫生事件应急知识的普及教育，宣传卫生科普知识，指导群众以科学的行为和方式对待突发公共卫生事件。要充分发挥有关社会团体在普及卫生应急知识和卫生科普知识方面的作用。

> **【知识点 18-3】**
> **1. 应对突发公共卫生事件工作原则** ①预防为主，常备不懈；②统一领导，分级负责；③依法规范，措施果断；④依靠科学，加强合作。

2. 突发公共卫生事件应急反应措施　突发公共卫生事件应急处理要采取边调查、边处理、边抢救、边核实的方式，以有效措施控制事态发展。

3. 突发公共卫生事件应急处置的保障　①技术保障：建立突发公共卫生事件信息系统、疾病预防控制体系、应急医疗救治体系、卫生执法监督体系、应急卫生救治队伍、组织应急演练、加强科研和国际交流；②物资、经费保障：物资储备充足、经费充裕；③通信与交通顺畅；④法律完善；⑤保障对社会公众的宣传教育，普及卫生应急知识和卫生科普知识。

第三节　突发公共卫生事件的现场调查与应急处理

一、暴发调查

【案例 18-3】

　　2003 年 1 月 2 日，广东省河源市人民医院报告："内一科收治了 2 例重症肺部感染患者，先后转送广州市呼吸病研究所和广州军区总医院治疗，随后该科室的 9 名护人员先后发病，请调查、核实"。广东省卫生厅接到报告后，立刻组织专家前往现场进行调查。调查发现，该市首例病例黄某，男，34 岁，厨师。2002 年 12 月 10 日发病，12 月 15 日由其家人送至广东省河源市人民医院救治。12 月 16 日，另一位 40 岁左右的患者，也到河源市人民医院救治。两人的病情非常相似，均为咳嗽，头痛，发烧不退，肺部出现阴影，使用抗生素均无效，且两个病人的白细胞水平均未上升。12 月 17 日，第一位患者病情继续恶化，转到广州陆军总医院。12 月 22 日，第二位患者病情也出现恶化，转到广州呼吸病研究所救治。12 月 23 日，河源市人民医院内一科一名护士发病。截止到 12 月 28 日，该院内一科共有 5 名医护人员发烧，并且所有人的肺部都出现阴影。此后，又有来自门诊和药房的医护人员出现同类的症状。在一周的时间里，河源市人民医院 9 名医护人员出现了相同的病症，这些医护人员在诊治过程中均未采取严格的防护措施。在调查过程中，调查组发现河源的病例与 2 周前于佛山市第一人民医院会诊的 2 例病例症状类似。通过回顾性调查发现，2002 年 11 月 25 日该院收治过 1 例类似病例，当时医生诊断是"发烧原因不明"，其家属共有 4 人相继发病，成为一起家庭聚集性肺炎病例。2003 年 1 月 21 日，广东省中山市报告，发生家庭、医院聚集性不明原因肺炎病例。经过现场会诊和调查处理，专家组认为该事件为具有一定传染性的疾病暴发，有人传人的现象，可能有接触传播或短距离空气传播的倾向，病原体不明确，考虑病毒的可能性相对较大。随后，广东省的佛山、顺德、广州、深圳、江门、肇庆等市相继报告发生非典型肺炎病例。

【问题 18-3】

　　（1）疾病预防控制中心接到上述报告后，应该怎么做？

　　（2）你是否认为这是一次疾病暴发？是否需要做进一步调查？

　　（3）如果确认是暴发，那么在进行现场调查前应该做好哪些准备工作？

【分析】

　　（1）①尽快从多个渠道收集信息，将不同来源的信息进行比较；②及时向发病单位详细了解情况；③派遣经验丰富的公共卫生医师进行快速的现场访问，核实诊断。

　　（2）①短期内在 1 家医院发现 2 例症状相似的严重病人，诊断不明确，并相继发现 9 名医护员发病，可以认为是一起异常疾病事件。②认定本起事件是否为疾病暴发，尚有以下问题待明确：病人是否由于共同的病原因子致病？上述病例是否在时间、空间上呈聚集性特征等？因此，需要进一步调查确定。

　　（3）区域的确定和划分；人员的选择；统一领导指令；物资筹备与后勤供应；实验室支持。

笔记：

　　暴发调查（outbreak investigation）是指对局部地区或集体单位，在短时间内突然发生较多同类疾病的事件所进行的调查，属于现场流行病学调查中的一种。由于暴发涉及的人数较多，病例又集中在一段时间内，故当接到疾病暴发报告时，应立即前往调查，尤其进行现场调查必须及时，否则时过境迁，难以获得可靠的证据。暴发不仅见于传染病，也常见于非传染性疾病，如农药中毒、维生素缺乏病等。

（一）暴发调查的目的

暴发调查的根本目的是要查明暴发原因，以便能够及时采取有效措施，控制疫情发展，并总结经验教训，防止类似事件再次发生。在此基础上还需认真总结经验教训，避免暴发疫情的再次发生，这对进一步制定疾病预防控制策略和措施是十分有利的。

（二）暴发调查的步骤

1. 暴发的核实　接到暴发信息后，必须仔细核查信息的真实性，排除疫情被人为地夸大和缩小。从三方面入手。

（1）尽快从多个渠道收集信息。

（2）及时向发病单位的卫勤领导、医生和卫生员等详细了解有关情况。

（3）派遣经验丰富的公共卫生医师进行快速的现场访问，根据临床特征，结合实验室证据判断暴发信息的确凿性。

2. 准备和组织　确定应该调查的单位与个人，准备试剂、仪器以及日常生活用品、宣传手册等；组织调查队伍，包括流行病学医师、临床医师、实验室工作者和其他医务工作者，与当地行政部门和卫生部门联系以取得工作上的支持。

3. 现场调查　是暴发调查的核心，其主要内容和步骤如下。

（1）安全预防。

（2）病例发现。

（3）采集标本。

（4）个案（例）调查。

（5）探索传染源和传播途径。

4. 资料整理　在进行现场调查的同时，应及时整理和分析最新收到的临床、现场和实验室资料。综合分析调查结果，结合既有的知识和经验，最终常能查明暴发的病原、传染源和传播途径。依据此次暴发的性质和特征，采取综合的防治措施，则能尽快将疫情扑灭。具体主要包括以下几方面内容。

（1）临床表现：计算各临床症状和体征出现的百分比。

（2）流行特征：疾病三间分布的统计和描述。

1）时间分布：绘制疾病暴发的时间分布图（线图或直方图），表示暴发的开始、高峰、终止的整个时间动态过程。

2）单位分布：按病例的不同单位进行统计，计算罹患率。也可绘制标点地图。

3）人群分布：病例按年龄、性别、职业等分组，计算罹患率。

（3）流行因素：整理与本次暴发有关的因素。

（4）检验结果：病原体种类和型别。

（5）计算罹患率：总罹患率。

（6）计算平均潜伏期：正态分布资料计算算术平均数；偏态分布资料或资料分布不明确时，使用中位数表示。

（7）暴露时间的推算　确定暴露时间对于缩小调查范围，尽快查明暴发原因有重要意义。虽然传染病患者的潜伏期有个体差异，但从感染到发病（出现临床症状）不会超出该病的最短潜伏期到最长潜伏期这段时间，且大部分病例发生在常见潜伏期内。常用推算暴露时间的方法有两种。

1）从发病时间的中位数或发病例数最多的时间往回推一个平均潜伏期，所在的时点就是可能的暴露时间；

2）从第一例病例发生时间往回推一个最短潜伏期，再从最后一例病例发生的时间往回推一个最长潜伏期，这两个时点之间就是可能的暴露时间。

5. 资料分析

（1）确定诊断：依据疾病临床特点、潜伏期、症状体征、病程、流行特征（疾病的三间分布）、检验结果判断。

（2）推断暴发的类型

1）同源暴发：包括共同传播媒介和共同暴露，是指易感人群同时或先后暴露于同一感染来源（污染载体）所引起的流行。可有一次暴露，也可多次暴露。

2）连续传播性流行：病原体在外环境中不断转移宿主所致。暴发时流行曲线可单峰（峰宽），也可多峰，病例在单位内分布不均匀，有家庭或班组聚集性，呈辐射状分布等。

3）混合型：以上两型的结合。混合传播时流行曲线上往往出现"拖尾现象"。

（3）从流行曲线推断暴露的特点

1）一次暴露的特点：有共同传播媒介，时间分布：流行曲线突起突落，呈单峰型，发病高峰与该病常见潜伏期一致，全部病例均发生在一个潜伏期全距内；单位分布：病例集中发生在与共同传播因素有关的单位内。人群分布：基本无差异，发病人群均有共同暴露于某因素的历史。

2）二次暴露特点：有两个发病高峰，时间与二次暴露时间一致。发病超过一个潜伏期全距。

3）多次暴露特点：高峰宽，可有多个高峰。

4）连续暴露特点：流行曲线在高水平。

5）曲线拖尾现象原因：病例本身有传染性，除共同媒介传播外，还有经日常生活接触传播等途径；卫生条件差、个人卫生习惯不良或消毒、隔离等预防措施不当；病例发生超过该病的最长潜伏期。

（4）传播途径的分析和判断

传播途径的分析和判断主要依据以下五个方面：分析流行特征、确定传播因素、确定共同暴露时间、确定污染原因、实验室检查。

1）经食物传播途径的分析和判断

A. 经食物传播流行特征：流行曲线突起突落，一般无拖尾，病例集中分布在一个潜伏期内；病例均有进食某种食物的历史，不吃不发病，发病均吃了；病例分布与某种食物的供应范围一致；停止供应某种食物后，暴发即告终止。如有接触传播，则可有"拖尾"现象。

B. 确定传播途径：依据上述流行特征，传播实现的条件，检验结果综合判断。

C. 确定致病餐次：根据潜伏期推算共同暴露时间，即发病高峰前推一常见潜伏期或平均潜伏期；根据发病与就餐的关系判断，如仅吃某餐者得病或仅未吃某餐者不得病，则该餐为致病餐。

D. 确定致病食物：主要根据吃与未吃某种食物与发病之间的关系来判断：不吃不病，病者皆吃。

E. 确定食物污染原因。

F. 实验室检查：对可疑人员及病员的分泌物、可疑食物、厨具等进行卫生细菌学和血清学检查。

2）经饮水传播途径的分析和判断

A. 分析流行特征：病人皆有饮用同一水源的历史；病例集中在 1～2 个潜伏期内；病例分布与供水范围相一致；污染水源停止使用或消毒后，暴发即可平息。常有"拖尾现象"。

B. 确定发病与用水的关系：发病者均饮用过同一水源，未饮用此水源者不发病。

C. 证实水源受污染：水中检出病原体，或该水源卫生学指标超标，消毒后经一个潜伏期暴发即告平息。

D. 查明水源受污染的原因。

（5）追查传染源

1）判断依据：对经食物或饮水传播引起的暴发，传染源的判断依据是潜伏期、暴露机会和检验结果；对日常生活接触传播和飞沫传播引起的暴发，依据是后发病例与传染源的接触机会，接触时是否在传染期内。

2）分析步骤：确定传播途径，推算暴露时间，判定传播媒介；查明共同因素污染来源（包括污染传播媒介的可疑人员、可疑环境、可疑食物等）；实验室检查证实。

6. 采取措施，评价措施效果

（1）采取措施的时间：措施采取应在疫情高峰之前。

（2）对措施效果的判断标准：采取措施后经过最长潜伏期，不再发生新病例，或经过一个常见潜伏期后疫情下降，可认为防疫措施有效。

7. 确认暴发终止

（1）人与人直接传播的疾病：病原携带者全部治愈，度过一个最长潜伏期后，没有新病例发生，就可宣告暴发终止。

（2）共同来源的疾病：污染源得到有效控制，病例不再增多，则认为暴发终止。

（3）节肢动物传播的疾病：经过昆虫媒介的潜伏期和人类潜伏期总和后，无病例发生，表明暴发终止。

8.文字总结　调查结束后，要总结经验，吸取教训。调查者应尽快将调查过程整理成书面材料，记录好暴发经过，调查步骤和所采取的控制措施及其效果，并分析此次调查的得失。最后将材料报上级机关存档备案，或著文发表供后人借鉴。

（二）暴发调查应注意的几个问题

1.暴发调查的自始至终必须同步进行暴发控制，暴发控制才是现场行动的真正目的。

2.暴发调查既应运用法律武器，获得法律支持，又应接受法律的制约和限制。法律赋予了流行病工作者调查疾病暴发的权利和公众合作的义务。

3.暴发调查应讲究工作方法，争取各个部门的协作，获得群众的支持，消除有关人员的顾虑，稳定公众的情绪，方能保证调查工作顺利进行。

4.在暴发调查进行过程中，还应不断向上级卫生行政和业务部门汇报疫情。

5.不时地解答群众的疑虑，消除群众的误解。

【知识点 18-4】
　　1.暴发调查　是指对集体单位或某一地区在较短时间内集中发生许多同类病人时所进行的调查。
　　2.暴发调查的目的　查明疾病暴发的原因，及时采取有效措施迅速扑灭疫情，总结经验教训，防止类似事件再次发生。
　　3.暴发调查的内容　①核实诊断：临床症状和流行病学资料；②了解疾病发生的概况；③病例及相关资料的收集：时间、地区、人群；通信与交通顺畅；④初步判断，提出假设；⑤采取措施。
　　4.暴发深入调查内容　①一般资料的收集和调查；②暴露日期确定、平均潜伏期计算；③暴发因素判断；④现场观察；⑤采集标本进行实验室检测。

二、灾害和事故调查方法

【案例 18-4】
　　2001 年 6 月 18 日，云南某化工厂临时工张某在普钙厂化成皮带周围做清理卫生工作，当其打扫完化成皮带周围卫生后，看到提升机周围石棉瓦上还有物料。由于在防护栏杆内（栏杆高度为 0.9 米，栏杆距提升机的距离为 0.26 米，提升机的宽度为 0.8 米）扫不到石棉瓦上的物料，就翻越栏杆到石棉瓦上去铲料（石棉瓦上并未搭建跳板），在铲料的过程中，石棉瓦被踩断，发生坠落，造成重伤（坠落高度为 5.4 米），直接经济损失 4 万余元。

【问题 18-4】
　　（1）事故的预防措施？
　　（2）事故原因分析？
　　（3）事故发生后应采取的应急措施有哪些？

笔记：

【分析】
　　（1）①对现雇佣的正式、临时工进行一次系统的安全生产教育和培训，使其对工作岗位存在的风险充分了解；②在所有存在较大风险因素的场所、设备和设施上，检查安全警示标志和安全设施的完整性，对于未设立警示标记的地方，应重新设置。
　　（2）事故直接原因：化工厂临时工张某未经专门的安全生产教育和培训，从事日常工作时，违反有关规定。同时，化工厂未在此类场所设置明显的安全警示标志，也无巡检人员负责日常的安全检查工作，导致这名工人的违章行为持续进行到发生事故为止。
　　（3）主要采取以下措施：①快速反应；②深入调查；③高效有力；④以人为本；⑤信息公开。

以灾害和事故为主的突发公共卫生事件的调查方法与暴发调查有相似之处，但也略有不同。灾害和事故的调查重点不是去寻找原因，而是及时、准确地评估事件的危害和卫生需求。突发公共卫生事件调查，尤其是灾难和大型人为事故的调查，一般可分为快速侦察和深入调查。

（一）快速侦察

核实事件的真实性，并获得初步印象，做出第一个判断和决定。接到突发事件的消息后，卫生工作者第一步工作是对事发地区进行快速的侦察以核实其真实性，立即获得初步印象，做出第一个判断和决定。

1. 快速侦察方式　侦察卫星发回图像；架机飞临事发地区的领空；驱车或步行进入事发现场等。

2. 卫生需求评估　主要目的如下。

（1）确定受害人群的多少。

（2）预计所需投入人力财力数量。

（3）考察可能存在的继发性的危险和次生灾害。

（4）向外部救援力量和国际救援组织提供有关事件的实际情况，使他们做出适当反应。

（5）为国内外宣传媒体提供客观事实，避免不必要恐慌。

3. 调查内容包括　通过空中观察、营救工作者报告、宣传媒体的报道、常设监测机构的报道、实地考察等途径收集信息。

（1）事件信息

1）事发地区的面积，估计受影响的人口数及所处的位置。

2）交通及通讯系统的受损情况。

3）饮用水，储存食品、环境卫生设施及宿营设施等生活必需品的备用情况。

4）死亡和失踪人数，需要急诊治疗的人数。

5）事发地区医院与其他卫生设施遭受损害的情况，它们能够提供医疗卫生服务的能力及对药品设备及工作人员的具体需求。

6）人口是否有流动和迁徙，迁徙人口的数量、目的地。

7）社会影响和反应，公众的情绪和要求。

8）是否存在传染病（及食物中毒）的流行或是否有传染病流行的危险。

（2）背景信息

1）事发地区的行政区划分，人口的构成特点。

2）主要的交通路线、现用机场、车站和港口的位置，以及地形情况。

3）卫生设施的分布情况及所提供的卫生服务。

4）关键机构如，银行、国库、药房、自来水厂和政府办公楼等的位置。

5）气候和自然环境特点。计算机地理信息系统是存储和提取这些信息的一个有力工具。

（二）深入调查

突发事件的调查和处理是同一过程，当伤亡特别严重时，救援工作压倒一切。深入调查一般在控制措施生效，形势稳定后进行。

1. 主要任务

（1）采用概率抽样法或其他方法，调查事发地区的发病率、死亡率、受伤比例和居民的营养状况等，总体评价事件的影响和控制工作的得失。

（2）由卫生技术人员对事发地区的卫生设施及机关公共设施的损害情况进行全面调查。调查结果将指导卫生部门的援助计划和行政部门的重建计划。

（3）建立长期的流行病学调查项目，调查事件的远期效应，为今后对远期效应的干预提供宝贵资料。

（4）对于人为造成的事故，应由卫生部门协助公安部门查明事件原因，追究责任，以稳定社会情绪，恢复社会秩序；对于自然灾害，应由气象学家会同地质学家分析成灾机制，为未来的预测和预防工作积累知识。

2. 主要目的

（1）了解受害人群的多少，发病率、死亡率、受伤比例和居民的营养状况等。

（2）调查事发地区卫生设施及公共设施损害情况，调查结果指导卫生部门援助计划和行政部门重建计划。

（3）考察可能存在的继发性危险。

（4）卫生部门协助公安等部门查明人为事故原因，评估需要的救援力量。

（5）气象学家、地质学家等专家分析自然灾害成灾机制，为宣传媒体提供客观事实。

（6）建立流行病学调查项目，调查事件的远期效应，为今后的干预措施提供宝贵资料。

3. 调查内容

（1）事件信息

1）事发地区的面积、人口、位置。

2）交通及通讯系统的受损情况。

3）饮用水，储存食品、环境等生活必需品。

4）死亡和失踪人数，急诊治疗的人数。

5）卫生设施受损的情况。

6）人口是否有流动和迁徙。

7）社会影响和反应，公众的情绪和要求。

8）是否存在传染病、是否有传染病流行的危险。

（2）背景信息：事发地区的行政区划分，人口的构成特点；主要的交通路线、现用机场、车站和港口的位置，以及地形情况；卫生设施的分布情况及所提供的卫生服务；关键机构如，银行、国库、药房、自来水厂和政府办公楼等的位置；气候和自然环境特点。

（3）信息收集途径：空中观察；营救工作者报告；宣传媒体的报道；常设监测机构的报道；实地考察。

【知识点 18-5】

1. 灾害和的调查方法　①快速侦察；②深入调查。

2. 灾害和事故信息收集的途径　①空中观察；②营救工作者报告；③宣传媒体的报道；④常设监测机构的报道；⑤实地考察。

思　考　题

一、名词解释

1. 突发公共卫生事件（public health emergency）　　2. 自然灾害（natural disaster）

3. 暴发调查（outbreak investigation）

二、是非题（是打"+"，非打"-"）

1. 突发公共卫生事件的评估报告内容包括评估时间、评估人员组成、评估内容及结果、评估意见和建议。

2. 突发公共卫生事件现场处置采取边调查、边处理、边抢救、边核实的方式，以有效控制事件，减少危害的影响，维护社会稳定。

3. 突发公共卫生事件根据性质、社会危害程度、影响范围，可分为五级。

4. 对突发公共卫生事件的监测，其收集资料包括长期性、连续性和系统性的特点。

5. 进行突发公共卫生事件现场调查时，首先要做的工作是核实诊断。

三、单项选择题（从 a～e 中选择一个最佳答案）

1. 下列属于自然灾害的是_____。

a. 疟疾　　　　　　　b. 食物中毒　　　　　　c. 流行性感冒　　　　d. 动车脱轨　　　e. 火山爆发

2. 国务院于公布施行《突发公共卫生事件应急条例》的时间是_____。

a. 1988 年 8 月　　　　　　b. 1988 年 2 月　　　　　　c. 2002 年 12 月

d. 2003 年 5 月　　　　　　e. 2003 年 11 月

3. 下列不属于突发公共卫生事件应急处置队伍必须包括的成员的是_____。

a. 宣传教育专业人员　　　　b. 质量管理人员　　　　　c. 后勤保障人员

d. 理化检验员　　　　　　　e. 流行病学专家

4. 一周内，同一学校、幼儿园等集体单位中，发生多少例及以上水痘病例符合突发公共卫生事件相关信息报告范围_____。

a. 3 例　　　　　　　b. 5 例　　　　　　c. 10 例　　　　　　　　d. 30 例　　　　　　　　e. 35 例

5. 在发生意外伤害事故时，首先_____。

a. 应立即进行事故报告　　　　　　　　　　　b. 应依法采取临时性的控制措施

c. 应立即启动应急预案　　　　　　　　　　　d. 应立即组织现场急救

e. 应立即对事故进行调查认定

6. 从发生原因来说，下列哪一项不是突发公共卫生事件_____。

a. 生物病原体所致疾病　　　　b. 食物中毒事件　　　　c. 环境污染引起的慢性损害

d. 自然灾害　　　　　　　　　e. 有毒有害因素污染造成的群体中毒

四、多项选择题（从 a～e 中选择正确的答案）

1. 下列属于突发公共卫生事件的主要特征的有_____。

a. 一般难以预测　　　　　　　b. 有后期效应　　　　　　　c. 时间分布各异

d. 地点分布各异　　　　　　　e. 具有绝对性

2. 应对突发公共卫生事件的工作原则有_____。

a. 预防为主，常备不懈　　　　b. 统一领导，分级负责　　　　c. 依法规范，措施果断

d. 依靠科学，加强合作　　　　e. 有时候可以单独行动

3. 关于紧急状态特征叙述，正确的是_____。

a. 必须是现实的或者是肯定要发生的　　　　　b. 威胁到人民生命财产的安全

c. 阻止了国家政权机关正常行使权力　　　　　d. 影响了人们的依法活动

e. 必须采取共同的对抗措施才能恢复秩序

4. 属于突发公共卫生事件应急处理意义的是_____。

a. 控制突发公共卫生事件的扩散蔓延　　　　　b. 及时救治突发公共卫生事件中受害公众

c. 预防突发性公共卫生事件的发生　　　　　　d. 促进国家公共卫生事业的发展

e. 增强社会公众的健康意识

5. 根据《国家突发公共卫生事件总体应急预案》规定，下列不符合特别重大突发公共卫生事件的有_____。

a. 发生传染性非典型肺炎、人感染高致病性禽流感病例，并有扩散趋势

b. 霍乱在一个市（地）行政区域内流行，一周内发病 30 例以上，或波及 2 个以上市（地），并有扩散趋势

c. 发生群体性不明原因疾病，扩散到县（市）以外的地区

d. 一次食物中毒人数超过 100 人并出现死亡病例，或出现 10 例以上死亡病例

e. 发生流行性感冒、手足口病、流行性斑疹伤寒病例，并有扩散趋势

6. 下面属于突发公共卫生事件预警工作程序的是_____。

a. 选定目标　　　　b. 制定计划　　　　c. 选取指标　　　　d. 现场采样　　　　e. 分析评估

7. 下列突发公共卫生事件监测点的选择原则是_____。

a. 样本的人口比例必须与全国类似　　　　　　b. 采取分层整群随机抽样

c. 城市按大、中、小三类进行选择　　　　　　d. 农村按经济状况分三类选择

e. 保证地理分布的均衡性

8. 下列属于不明原因疾病的预防与控制原则的是_____。

a. 遵循预防为主的原则　　　　　　　　　　　b. 高度重视流行病学调查研究

c. 加强疾病防治工作管理　　　　　　　　　　d. 强化卫生立法与卫生监督

e. 加强合作的原则

五、简答题

1. 简述突发公共卫生事件的危害？

2. 简述突发公共卫生事件的处理措施？

3. 简述突发公共卫生事件的分级？

六、问答题

1. 突发公共卫生事件的应急反应措施？

2. 突发公共卫生事件的应急保障?

七、案例分析

2008 年 5 月 6 日上午 9 时,某县疾病预防控制中心接到该县某高中有 10 余名学生感染了风疹,县级疾病预防控制中心经初步核算后立即组织人员前往该学校开展流行病学调查,具体情况如下。

某高中坐落在某镇某路,为公办学校。该校共有 36 个班级,学生 1600 余名,其中高三年级 12 个班级有 572 名学生,校医 1 名,学生就餐在学校食堂餐厅,无校车,大部分学生住宿。

本次疫情的指示病例为高三(10)班学生张某,男,18 岁,5 月 2 日开始脸部出疹,无发热,5 月 3 日蔓延至全身,耳后淋巴结有轻微肿大,至某镇医院就诊,临床诊断为风疹。其余病例的临床表现基本相似,脸部出现皮疹,迅速蔓延至全身,个别病例有发热,全身有皮疹,均无确切的麻腮风疫苗或风疹疫苗免疫史。

可疑的 14 个病例分布于高三年级 9 班、10 班和 12 班,其中 10 班 12 例、9 班和 12 班各 1 例。发病学生年龄为 17 ~ 18 岁,性别分布为 4 男 10 女。发病时间分布为 5 月 2 日 1 例,5 月 3 日 1 例,5 月 4 日 1 例,5 月 6 日 11 例。

调查时尚未痊愈的 14 名学生已经全部居家隔离,待痊愈后凭医院有效证明复课。发病班级已经全部移至相对独立的区域上课。

本次疫情存在社会因素的可能,学校某学生感染后,通过呼吸道或接触传播在学校扩散。但通过调查,未追溯到学校感染的首发病例。

问题 1:你认为针对此次风疹暴发需要调查哪些方面?

问题 2:对于风疹暴发疫情控制的原则是什么?

问题 3:针对本次风疹疫情暴发调查,你认为今后应该如何开展风疹疫情控制工作?

(李　岩　兰玉艳　胡志宏)

第 19 章　慢性非传染性疾病流行病学

第一节　概　述

【案例 19-1】

卫生部统计中心发表的资料表明，2013 年我国城市居民的前 10 位死因（表 19-1）中，除第 5 位的损伤和中毒、第 8 位的传染病外，其余的 8 类疾病均为慢性非传染性疾病（NCD），占全死因的 87.17%。前 4 位的病种分别为恶性肿瘤、心脏病、脑血管病与呼吸系病，与美国总人群差不多，唯顺序有所不同。性别分布可以看出，第 6、7 位的"内分泌、营养、代谢及免疫疾病""消化系病"在男女之间的位次正好颠倒，即女性和总人群的一致，而男性正好颠倒。

表 19-1　2013 年我国城市居民主要疾病死亡率及构成比

疾病名称	死亡率（1/10 万）			构成（%）			位次		
	合计	男	女	合计	男	女	合计	男	女
传染病（含呼吸道结核）	6.93	9.54	4.26	1.12	1.34	0.81	8	8	10
恶性肿瘤	157.77	198.22	116.27	25.47	27.94	22.06	1	1	2
内分泌、营养和代谢疾病	17.12	15.93	18.35	2.76	2.24	3.48	6	7	6
神经系统病	6.85	7.16	6.54	1.11	1.01	1.24	9	9	8
心脏病	133.84	139.04	128.5	21.6	19.6	24.38	2	3	1
脑血管病	125.56	139.12	111.65	20.27	19.61	21.18	3	2	3
呼吸系统疾病	76.61	88.45	64.47	12.37	12.47	12.23	4	4	4
消化系统疾病	15.78	19.55	11.91	2.55	2.76	2.26	7	6	7
泌尿生殖系统疾病	6.44	7.1	5.77	1.04	1	1.09	10	10	9
损伤和中毒	39.01	51.84	25.83	6.3	7.31	4.9	5	5	5

资料来源：2014 年中国统计年鉴

【问题 19-1】

（1）NCD 在总死亡中所占比例是多少？

（2）NCD 在不同性别死亡中的分布如何？

【分析】

（1）资料表明：2013 年我国城市居民前 10 位死因中，除第 5 位的损伤和中毒、第 8 位的传染病外，其余的 8 类疾病均为 NCD，占全死因的 87.17%。前 4 位的病种，分别为恶性肿瘤、心脏病、脑血管病与呼吸系统疾病。

（2）性别死亡分布可以看出，第 6、7 位的"内分泌、营养、代谢及免疫疾病""消化系统疾病"在男女之间的位次正好颠倒，即女性和总人群的一致，而男性正好颠倒。

（一）慢性非传染性疾病的概念

慢性非传染性疾病（noninfectious chronic disease，NCD）指从发现之日起算超过 3 个月的非传染性疾病。这些疾病主要由职业和环境因素，生活与行为方式等暴露引起，如肿瘤、心脏血管疾病，慢性阻塞性肺疾病，精神疾病等，一般无传染性。

（二）慢性非传染性疾病的世界流行概况

发达国家模式与发展中国家模式区别在两方面：①疾病谱。在发达国家或西方国家中，NCD 在总发病

或死亡中占大部分甚至绝大部分比例。美国"全国生命统计报告"显示前10位死因，按死亡数高低分别为心脏病、恶性肿瘤（癌症）、脑血管病、慢性下呼吸道疾病、事故、糖尿病、流感与肺炎、老年痴呆、肾脏病和败血症。发展中国家的流行模式：传染病、寄生虫病与自然疫源性疾病为疾病负荷的主要部分。两种情况值得注意。第一，有一些先进的发展中国家，如中国，随着现阶段经济的迅速发展与人民生活、卫生水平的提高，传染病的发病、死亡比重正在迅速下降，而 NCD 上升很快。第二，发展中国家也逐渐受到现代"文明病（癌症、心血管病与事故）"的影响，而且这种趋势将日益明显。②危险因素。发达国家常见的 NCD，主要和吸烟、高脂饮食与其他不良生活习惯方式，职业暴露、环境污染等有关。而发展中国家的常见 NCD 除和吸烟等不良习惯有关外，主要和营养不良，多种病原体感染有关。

我国流行概况：我国疾病谱已属于先进的发展中国家，流行特点表现如下。

1. NCD 在总死亡中占绝大部分　最近由卫生部统计中心发表的资料表明，2013 年我国城市居民前 10 位死因（表 19-1）中，除第 5 位的损伤和中毒、第 8 位的传染病外，其余的 8 类疾病均为 NCD，占全死因的 87.17%。前 4 位的病种，分别为恶性肿瘤、心脏病、脑血管病与呼吸系病。

2. 发病人数多，发病增长速度较快　由于我国是世界上人口数最多的国家，加之 NCD 的发病或死亡在总人口数所占比例高，因此其发病或死亡的绝对数很大。如高血压现患人数达 1 亿以上；糖尿病患者 4000 万；50～70 年代，高血压每年新发病例为 100 多万，而 80～90 年代为 300 多万。

3. 主要危险因素的暴露水平不断提高　主要表现在：①吸烟率与量；②食物结构改变；③体力活动减少；④肥胖；⑤城市化趋向；⑥老龄化；目前 60 岁以上人口已达 1.3 亿，预计 2050 年将达 4 亿。

【知识点 19-1】　　　　　慢性非传染性疾病的概念和研究范围

1. 慢性非传染性疾病（noninfectious chronic disease，NCD）　指从发现之日起算超过 3 个月的非传染性疾病。这些疾病主要由职业和环境因素，生活与行为方式等暴露引起，如肿瘤、心脏血管疾病，慢性阻塞性肺疾病，精神疾病等，一般无传染性。

2. 我国目前主要研究领域为　①肿瘤流行病学：在我国死因谱中，肿瘤在总死因中居第 3 位，在城市死因顺位中居第 2 位。②心脑血管病流行病学：心脑血管病死亡占我国慢性病死因的 40.8%；位列城市和农村全死因的首位。③慢性阻塞性肺疾病流行病学：死因在我国全死因中居第 2 位。④精神疾病流行病学：WHO 指出神经精神疾病为全球疾病负荷（DALY）的第 2 位，占全部 DALY 损失的 11.5%；在全世界 10 个主要残疾病因中有 5 个是精神疾病：严重抑郁症、精神分裂症、双极情感性精神病、酗酒和强迫症。⑤糖尿病流行病学：发病已占 NCD 的第 3 位。⑥其他：如职业性疾病、遗传性疾病、出生缺陷的流行病学等。研究任务：主要研究这类疾病的分布及其变化，揭示危险因素及其引起疾病发生的机制，提出并评价预防策略和三级预防措施。

【知识点 19-2】　　　　　慢性非传染性疾病的特点与研究意义

1. 慢性非传染性疾病的特点

（1）NCD 在总死亡中占绝大部分。最近由卫生部统计中心发表的资料表明，2013 年我国城市居民前 10 位死因中，除第 5 位的损伤和中毒、第 8 位的传染病外，其余的 8 类疾病均为 NCD，占全死因的 87.17%。前 4 位的病种，分别为恶性肿瘤、心脏病、脑血管病与呼吸系病。

（2）发病人数多，发病增长速度较快。由于我国是世界上人口数最多的国家，加之 NCD 的发病或死亡在总人口数所占比例高，因此其发病或死亡的绝对数很大。如高血压现患人数达 1 亿以上；糖尿病患者 4000 万；50～70 年代，高血压每年新发病例为 100 多万，而 80～90 年代为 300 多万。

（3）主要危险因素的暴露水平不断提高。主要表现在：①吸烟率与量；②食物结构改变；③体力活动减少；④肥胖；⑤城市化趋向；⑥老龄化；目前 60 岁以上人口已达 1.3 亿，预计 2050 年将达 4 亿。

2. 研究的重要性与必要性　①NCD 是重要的公共卫生问题，是导致人类死亡的主要原因。②NCD 是丧失劳动能力，影响居民生活质量、造成残疾的重要原因。③造成重大的社会经济负担。④发展中国家 NCD 的上升趋势长期以来未得到有效遏制。⑤与传染性疾病和急性事件相比较，NCD 的病因复杂，致病过程曲折，需要更多的学科协作，需要更多的投入。

第二节　心脑血管疾病流行病学

一、概　　述

【案例 19-2】

Minnesota 预防心血管疾病的社区试验，其目的是通过健康教育来降低人群对心血管疾病危险因子的暴露，最终降低心血管疾病的发生，其选择了 6 个社区进行研究，将 6 个社区根据规模不同分成了三个组，即相似的镇、市和郊区 3 个组，每组包括两个社区（实验社区和对照社区）。

【问题 19-2】

通常选择心脑血管疾病社区干预试验现场时应考虑哪些方面？

【分析】

应考虑以下方面。

（1）试验现场人口相对稳定，流动性小，并要有足够的数量。

（2）试验研究的疾病在该地区有较高而稳定的发病率，以期在实验结束时，能有足够的发病人数达到有效的统计学分析。

（3）试验地区有较好的医疗卫生条件，卫生防疫保健机构比较健全，登记报告制度较完善，医疗机构及诊断水平较好等。

（4）试验地区（单位）领导重视，群众愿意接受，有较好的协作条件等。

（一）心脑血管疾病的定义

笔记：

心脑血管疾病（cardio-cerebral-vascular disease，CVD）是心血管疾病和脑血管疾病的统称，泛指由于高脂血症、血液黏稠、动脉粥样硬化和高血压等所导致的心脏、大脑及全身组织发生缺血性或出血性疾病的通称。心脏冠状动脉粥样硬化导致心肌供血不足而发生的心脏病，被称为冠状动脉粥样硬化性心脏病，简称冠心病（coronary heart disease，CHD）。其临床表现为心绞痛（angina pectoris）、心肌梗死（myocardial infarction，MI）、心力衰竭（heart failure）和心源性猝死（cardiogenic sudden death）等。脑血管疾病又称脑血管意外（cerebrovascular accident，CVA）、脑中风或脑卒中（stroke），是由于脑动脉堵塞引起的脑组织缺血、坏死引起的缺血性卒中 [又称脑梗死（cerebral infarction）] 及脑部病变的血管破裂造成脑出血引起的出血性卒中（hemorrhagic stroke），前者包括短暂性脑缺血发作（transientischemic attac，TIA）、脑血栓形成（cerebral thrombosis）和脑栓塞（cerebral embolism），后者包括原发性脑出血（primary intracerebral hemorrhage）和蛛网膜下腔出血（subarachnoid hemorrhage，SAH）。本节主要介绍高血压、脑卒中、冠心病三种疾病的流行病学内容。

（二）心脑血管疾病流行病学

心脑血管疾病流行病学起源于 20 世纪 40 年代末期，是近 50 年来人类与心脑血管疾病做斗争过程中，逐步发展起来的一门新兴交叉学科，属于流行病学的一个分支，也是心脏病学的一部分。它为阐明多种心脑血管疾病的病因及流行特点和趋势提供了大量的科学资料，也为开展人群防治提供了丰富的科学依据。心脑血管疾病流行病学是运用流行病学的基本原理和方法，研究心脑血管疾病在人群中的发生、发展和分布规律，及其影响它们的因素，并制定预防、控制和消灭这些疾病的对策和措施的科学。

【知识点 19-3】　　　　心脑血管疾病的定义

心脑血管疾病（cardio-cerebral-vascular disease，CVD）是心血管疾病和脑血管疾病的统称，泛指由于高脂血症、血液黏稠、动脉粥样硬化和高血压等所导致的心脏、大脑及全身组织发生缺血性或出血性疾病的通称。

二、心脑血管疾病的流行特征

（一）心脑血管疾病流行的演变历程

　　心血管疾病流行的演变历程大致经历了四个阶段：第一阶段（低发期），20 世纪 50 年代之前，经济、生活和医疗水平不高，传染性疾病流行于世界各地，是威胁人类健康和生命的最大敌人。心血管疾病发病率相对较低，死亡人数仅占人群全部死亡的 5% ～ 10%。第二阶段（上升期），工业化使人类社会进步巨大，抗生素的使用和各种灭菌法的完善，使传染病得到了有效控制。经济发展，生活水平提高，营养过剩和盐摄入增高，再加上机械化减少体力劳动，人群中心血管疾病的发病率呈上升趋势，死亡占 10% ～ 30%。第三阶段（高峰期），高脂肪、高蛋白、高热量的三高饮食，加上人们运动量减少，心血管疾病尤其是冠心病和缺血性脑卒中的发病率大幅度上升，发病和死亡均出现年轻化的趋势，死亡构成达 35% ～ 65%。第四阶段（下降期），各国政府和社会普遍采取加强健康教育和社区干预等公共卫生措施，加上医疗技术和药品不断进步，心血管疾病的发病率和死亡率逐年下降，见表 19-2。

表 19-2　32 个国家或地区心血管疾病年龄标准化死亡率（1/10 万）

国家或地区	2000 年		2012 年	
	女	男	女	男
俄罗斯	491.4	862.0	394.7	760.9
埃及	419.4	548.1	387.7	515.9
土耳其	349.9	529.2	256.0	384.2
南非	300.7	444.5	259.8	354.2
印度尼西亚	375.4	435.0	337.0	407.5
印度	302.0	372.8	264.6	348.9
阿拉伯	310.1	358.3	264.2	315.6
巴西	251.6	332.0	177.7	258.9
中国	278.4	329.5	286.1	313.8
南苏丹	277.5	326.5	240	259.4
尼泊尔	278.3	314.6	252.4	288.5
阿根廷	169.1	302.8	148.4	247.8
爱尔兰	174.1	293.8	93.5	147.5
坦桑尼亚	231.0	277.9	191.1	214.7
古巴	192.3	261.7	157.2	214.4
希腊	210.0	261.3	145.2	210.2
泰国	197.3	259.0	156.9	215.8
美国	163.5	251.3	107.8	169.5
英国	153.2	248.5	86.7	140.6
挪威	142.2	243.4	87.2	139.2
中非	252.4	240.7	237.8	249.8
新西兰	144.3	227.9	86.2	122.3
哥伦比亚	180.4	226.6	128.0	178.2
韩国	160.0	214.4	76.2	112.6
冰岛	131.4	211.7	87.2	118.8
意大利	136.1	211.4	85.4	129.7
加拿大	115.6	195.1	68.1	112.2
澳大利亚	123.0	193.4	75.6	110.6
西班牙	116.8	180.1	75.6	121.4
法国	98.5	174.8	65.0	111.8
墨西哥	141.5	173.0	130.3	170.1
日本	87.8	142.2	58.9	108.0

资料来源：WHO 2012

虽然在不同国家和地区有升有降，但全球整体来看，心血管疾病的发病率和死亡率一直呈上升趋势。据 WHO 报告，2012 年全世界死因中心血管疾病占 15.2%，为首位死因（图 19-1）。统计数字表明，近 10 多年来全世界心血管疾病死亡人数持续增加，在死因构成中的比例呈上升趋势，是威胁人类健康和生命的"头号杀手"。

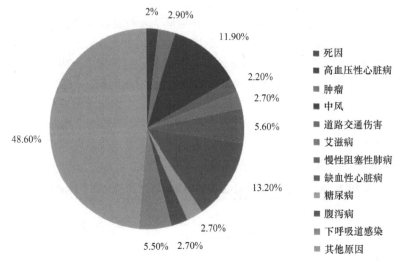

图 19-1　全国前十位死因占死亡总数百分比（2012 年）

近十多年来，随着我国社会经济的迅速发展，人民生活水平和生活方式发生巨大变化，人群暴露于心血管疾病危险因素的机会明显增加，使该组疾病的流行特征出现相应变化，主要表现为：①我国心血管疾病总发病率和死亡率已超过许多发达国家，其中脑卒中死亡率明显高于发达国家，而冠心病死亡率低于多数发达国家。②与发达国家相反，我国脑血管病的发病率、患病率和死亡率明显高于冠心病。③青壮年人群的发病与患病水平明显升高，发病和死亡年轻化的趋势明显。④我国农村和经济欠发达地区近年来心脑血管疾病的发病率、患病率和死亡率明显升高，而城市和发达地区上升趋势减缓，该病的"城乡差别"逐渐缩小。⑤由于农村和经济欠发达地区病例增加，需要终身治疗和医疗费用上涨过快。

（二）几种主要心脑血管疾病的流行特征

1. 高血压的流行特征

（1）地区分布：高血压的患病率在不同国家、地区或种族之间有较大差异，工业化国家一般较发展中国家高，尚未开发的山区和岛屿的人群患病率一般较低。根据 WHO MONICA（心血管疾病危险因素和趋势的多国监控）方案的资料，欧美国家成人高血压患病率一般在 10% ～ 20%，少数国家患病率更高，如法国成年人的高血压患病率不到 15%，而美国达到 20% ～ 25%，亚洲国家高血压患病率在 10% ～ 15%，非洲多数国家的高血压患病率在 3% ～ 10%。

我国各地区高血压患病率差异较大，北方高于南方，东部高于西部；发达地区高于不发达地区；在同一地区城市高于农村；高原少数民族地区患病率较高。2002 年中国居民营养与健康状况调查显示，我国大城市、中小城市、一类至四类农村患病率依次为 20.4%、18.8%、21.0%、19.0%、20.2%、12.6%。

（2）时间分布：许多发达国家通过全民健康促进和干预控制，高血压患病率呈明显的下降趋势，如美国从 1971 年的 36.3% 下降至 1991 年的 20.4%，澳大利亚从 1980 年的 26.7% 下降为 1990 年的 18.8%。我国四次全国范围内的大规模调查结果显示：近 50 年来，我国高血压的患病率和死亡人数持续增加，其中 1991 ～ 2002 年患病率增加 31%。我国高血压人数从 1960 年的 3000 万增加到 1980 年的 5900 万，又增加到 1991 年的 9400 万，现在是 1.6 亿以上。

（3）人群分布

1）年龄、性别国内外的研究表明，血压变化与年龄、性别有关，一般情况是血压高低与年龄成正比，青、壮年男性血压高于女性，但老年女性高于男性。我国高血压患病情况抽样调查结果表明，高血压患病率随年龄增长而增加；30 岁以前几乎无变化，30 岁以上持续上升；40 岁以前上升速度缓慢，40 岁以后上升速度显著加快；45 岁以前高血压患病率男性高于女性，45 ～ 59 年龄组男、女两性水平接近，60 岁以上女性高于男性（较多男性高龄高血压患者已经死亡造成的横断面假象）。

2）种族、民族　不同种族或民族高血压患病率有明显差异。美国的调查结果表明，18 岁以上人群中，黑人的高血压患病率最高，为 32.4%，非西班牙裔的白人为 23.3%，而墨西哥裔的美国人为 22.6%。1991 年我国高血压患病情况抽样调查结果表明，民族标化患病率最低的为彝族（3.23%）、哈尼族（4.35%）和京族（5.96%），最高的为朝鲜族（20.02%）、哈萨克族（18.97%）和蒙古族（18.24%）。

3）职业　不同职业人群高血压患病率不同。1991 年全国高血压患病情况抽样调查各职业高血压粗患病率从低到高排序为：农林业劳动者（8.25%）、商业服务人员（8.43%）、生产运输工人（9.20%）、渔民（9.55%）、专业技术人员（10.38%）、办事人员（11.07%）、牧业劳动者（14.97%）和机关企事业干部（21.40%）。

4）文化程度不同，高血压患病率也有差异。以我国调查结果为例，文盲、半文盲和大学以上患病率最高，分别为 22.93% 和 16.06%，其他文化程度分别为小学 14.09%，初中 9.32%，高中 7.64%，中专 11.95%，大专 10.85%。

2. 脑卒中的流行特征

（1）地区分布：世界范围内脑卒中的发病率、患病率及死亡率在不同国家和地区之间相差明显，总体表现为发展中国家高于发达国家，高纬度（寒冷）地区高于低纬度（温暖）地区，高海拔地区高于低海拔地区，在同一国家或地区中常与高血压的地理分布保持高度一致。

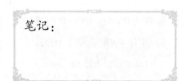
笔记：

从我国 16 省市 25 ～ 74 岁人群 MONICA 研究结果来看，急性脑卒中的发病率、死亡率有明显的地理分布差异，呈现北方高于南方的趋势。黑龙江与安徽两个监测地区发病率男性相差 10 倍，女性相差 8 倍。

（2）时间分布：美国、日本等发达国家自 20 世纪 70 年代初脑卒中发病率就已呈下降的趋势。1970 ～ 1995 年，无论男性还是女性，日本、韩国、澳大利亚、意大利、法国、英国、苏格兰、加拿大、美国等工业发达国家脑卒中死亡率在近 30 年中都有所下降，其中以日本下降的程度最为明显。这些变化主要归结于发达国家对心血管疾病的干预、医疗技术的提高，以及社会经济状况和生活方式改善等因素。

在多数发展中国家、欧洲东部和俄罗斯，脑卒中死亡率不仅没有下降反而持续上升。如欧洲东部一些国家近 10 多年每年上升 3% ～ 5%，脑卒中死亡率高低比率相差 6 ～ 7 倍。中国 16 省市 MONICA 监测资料显示，在 35 ～ 64 岁人群中，1987 ～ 1993 年间脑卒中发病率多数地区呈上升趋势，例如，北京城市地区平均每年以 4.4% 的速度增长。

（3）人群分布

1）年龄分布：脑卒中发病率和死亡率随年龄的增长而上升，一般人群 40 岁后开始发病，60 ～ 65 岁后急剧增加。据估计，脑卒中死亡者四分之三为 70 岁以上，15% 在 60 岁左右。我国 16 省市 MONICA 研究表明急性脑卒中男女的发病率与死亡率均在 45 ～ 54 岁年龄段时明显增高，与每 10 岁的年龄组增加呈指数关系。

2）性别分布：世界各国脑卒中发病率和死亡率普遍男性高于女性。WHO MONICA 方案中，9 个国家 14 个中心大多数地区男性的发病率几乎为女性的 2 倍，而各地区男性的死亡率平均比女性高 1.8 倍。但是随着目前人口老龄化，女性寿命普遍长于男性，老年期女性发病率逐渐接近男性。

3）种族分布：同一地区不同种族脑卒中发病情况有明显差异。如美国同一地区的黑人脑卒中患病率高于白人，有的高出 2 倍。我国汉族脑卒中患病率高于少数民族，而朝鲜族、回族、维吾尔族、蒙古族高于居住在南方的白族、布依族、彝族和壮族。

4）职业：一些研究结果显示，社会经济地位、职业可能与脑卒中的分布有一定联系。脑梗死较多发生在富裕的上层社会人群中，但脑出血无此差异。脑卒中的发病率在农村和渔村工作的人、户外重体力劳动者及低生活标准人群中较高。上海市卢湾区的资料显示，经济文化阶层较高的地区人群脑卒中死亡率要高于工人聚居地区。

3. 冠心病的流行特征

（1）地区分布：冠心病的发病率和死亡率在地理分布上存在一定的差异，这种差异不仅仅是国家间，还存在于同一国家的不同地区之间。WHO1998 年卫生统计年报显示，冠心病标化死亡率（1994 ～ 1997 年）俄罗斯最高（男性 737/10 万，女性 255/10 万），东欧、芬兰、新西兰和英国较高（男性 250/10 万～ 460/10 万，女性多为 100/10 万以上），日本和中国

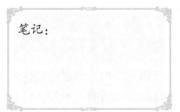
笔记：

属最低国家行列（日本男性 57/10 万，女性 20/10 万；中国城市男性 100/10 万，女性 69/10 万；中国农村男性 54/10 万，女性 36/10 万）。

我国各地区冠心病的发病率和死亡率有明显的地区性差异，总的趋势呈现北方高于南方的特征。中国 16 省 MONICA 监测结果，男性冠心病发病率最高的监测区为山东（108.7/10 万），最低为安徽（3.3/10 万），两者相差 32.9 倍；女性冠心病发病率最高的是黑龙江与福建，同为 39.7/10 万，最低为江西与安徽，都为 0/10 万。

（2）时间分布：自 20 世纪 60 和 70 年代冠心病发病率达到高峰以来，北美、西欧和澳大利亚等国家和地区采取了积极有效的预防措施，冠心病的发病率呈下降趋势，但冠心病仍然是大多数发达国家成人最主要的死因。发展中国家随着工业化的进程，生活方式的逐渐西化，冠心病发病率和死亡率均有不同程度的增加。从世界范围来看，冠心病的发病率和死亡率呈上升趋势。

中国自 20 世纪 80 年代以来，生活水平逐步提高，冠心病的发病率和死亡率亦呈上升趋势。据卫生部全国卫生统计年报资料，自 1980～2000 年冠心病死亡年龄统计调整率在城乡均有增长，城市由 38.6/10 万升高到 71.3/10 万。值得注意的是，近 10 年来增长速度加快，1990～2000 年城市与农村冠心病死亡率年增长分别为 4.48% 和 4.10%。

（3）人群分布

1）年龄：冠心病的发病年龄一般为 40 岁以后增多，每增加 10 岁，其患病率约递增 1 倍。1984～1993 年北京地区 MONICA 监测 35～74 岁人群急性冠心病事件显示，男性人群发病率绝对上升幅度最多的是 70～74 岁组（率差为 132/10 万），但 10 年间相对增长幅度最大的是 45～49 岁组，为 50%；女性人群发病率绝对上升幅度最多的也是 70～74 岁组（率差为 89/10 万），10 年间相对增长幅度最大的是 55～59 岁组，为 32%。

2）性别：全世界的调查普遍显示男性冠心病无论发病率或死亡率均高于女性。WHO37 个 MONICA 监测点的资料表明，所有监测点男性死亡率均高于女性，男女死亡率比值在 1.92～6.75，平均为 3.91。中国 16 省 MONICA 监测结果显示，除安徽 1992～1993 年男女发病率为 0/10 万外，其他监测区相同年份男性发病率均高于女性。

3）种族：不同种族冠心病的发病率和死亡率不同。据 WHO MONICA 资料显示，除个别国家外（如新加坡），总的来说亚洲黄种人冠心病死亡率低于白种人。我国 20 世纪 70 年代在全国范围开展的冠心病患病率调查发现，各民族间患病率存在差异。如蒙古族为 15.6%，维吾尔族为 11.74%～14.78%，汉族患病率在 2%～10%，贵州苗族为 1.65%。

4）职业：国内外研究表明，脑力劳动者患冠心病的危险性比体力劳动者高。与一般的工种相比，长期暴露于高度紧张与环境喧嚣的工种人群发生冠心病的风险要高。如台北市有研究显示，比较高血压、血脂等冠心病的危险因素指标，公共汽车司机均显著高于工厂熟练的工人，其中公共汽车司机高血压患病率为 56.0%，而工人为 30.6%。

【知识点 19-4】 **我国心脑血管疾病流行特征发生的改变主要表现在哪些方面？**
①我国心血管疾病总发病率和死亡率已超过许多发达国家，其中脑卒中死亡率明显高于发达国家，而冠心病死亡率低于多数发达国家。②与发达国家相反，我国脑血管病的发病率、患病率和死亡率明显高于冠心病。③青壮年人群的发病与患病水平明显升高，发病和死亡年轻化的趋势明显。④我国农村和经济欠发达地区近年来心脑血管疾病的发病率、患病率和死亡率明显升高，而城市和发达地区上升趋势减缓，该病的"城乡差异"逐渐缩小。⑤由于农村和经济欠发达地区病例增加，需要终身治疗和医疗费用上涨过快。

三、心脑血管疾病的危险因素

（一）高血压的危险因素

国内外大量的流行病学和临床研究证明，高血压是遗传因素与环境因素长期相互作用而形成的慢性疾病。除遗传因素外，国际上公认的高血压发病危险因素是超重和肥胖、高盐膳食及过量饮酒。另外，还存在一些为可能或不确定的危险因素。

1. 超重和肥胖　超重和肥胖是高血压发病的重要危险因素。体重指数（BMI）24.0～27.9kg/m² 为超重；BMI ≥ 28kg/m² 为肥胖。我国 24 万成人数据汇总分析表明，BMI ≥ 24kg/m² 者患高血压的危险是体重正常者的 3～4 倍。不仅超重的人容易患高血压，而且身体脂肪的分布特点也与高血压有关。当身体的脂肪过多地集中于腹部，形成向心性肥胖，患高血压的危险性远远高于一般人群，男性腰围 ≥ 85cm、女性≥ 80cm 者患高血压的危险为腰围低于此界限者的 3.5 倍。

2. 饮酒　大量的研究结果表明，长期大量饮酒是高血压的重要危险因素。研究资料表明，在男性，每周饮酒 300～499ml（相当于每日饮 55° 白酒 75～125g）者，收缩压和舒张压水平比不饮酒者高 2.7mmHg 和 1.6mmHg；如每周饮酒多于 500ml，收缩压和舒张压水平比不饮酒者高 4.6mmHg 和 3.0mmHg。中美心血管病流行病学合作研究表明，男性持续饮酒者比不饮酒者，4 年内发生高血压的危险增高 40%。也有报道认为饮酒量与血压呈 J 字形关系，即少量饮酒反而有降压效应，但是关于引起血压升高的酒精阈值量目前尚不能肯定。

3. 膳食高盐、低钾　人体对钠盐的生理需要量很低，成人摄盐 1～2g/d 足以满足生理需要。食入过多的食盐，可导致高血压。流行病学研究表明，一些地区和种族的高血压患病率与平均每天盐摄入量有关。如日本北部的居民每日摄盐量高达 28g，该地区有 38% 的人口患有高血压。相反，美国阿拉斯加州的居民每日摄盐量仅 4g，极少患高血压。食盐中致血压升高的成分主要为钠，膳食中的钾可以对抗钠的升血压作用。钾的来源是蔬菜水果，高盐而蔬菜水果少的膳食不仅高钠低钾，而且含钙及优质蛋白也少，更加剧了高钠的升压作用。

4. 遗传因素　高血压患者多有家族史，其直系亲属的血压水平比同龄非直系亲属的高。研究表明，双亲有高血压的子女发生高血压的危险性是双亲正常者的 5 倍；双亲血压都正常的子女，患高血压的概率只有 3%；双亲血压都高于正常的儿女，患高血压的概率为 45%；单卵双生兄弟（姐妹）的高血压相关系数可达 55%。一般认为高血压发病遗传因素约占 40%，环境因素约占 60%。

以上四个因素是高血压确定的危险因素。此外，缺乏体力活动、精神紧张或应激、A 型性格、吸烟等在部分的研究中显示也是高血压的危险因素，但是仍有待进一步的分析研究。

（二）脑卒中的危险因素

多年来大量的临床与流行病学研究认为，比较肯定的脑卒中危险因素有高血压、心脏病、糖尿病、短暂性脑缺血发作、吸烟、饮酒；结论尚未统一的因素有血脂水平、血小板聚集性增高、肥胖或超重、遗传因素、口服避孕药、低气温、高尿酸血症、食盐摄入量多等。

1. 疾病因素　国内外大量的研究证实，脑卒中发病率与死亡率的地理分布差异与高血压的地理分布差异高度一致。我国 10 组人群前瞻性研究综合分析结果表明收缩压每增高 10mmHg，出血性脑卒中的发病危险增加 54%，缺血性脑卒中的发病危险增加 47%。舒张压每增高 5mmHg，发生脑卒中的危险增加 46%。美国 Framingham 心脏病研究发现血压高于 160/95mmHg 者发生脑卒中的危险性是正常血压者的 7 倍。我国 21 省农村及少数民族地区调查显示，有高血压病史者发生脑卒中的危险性增加 13～24 倍。

除高血压之外，各种原因所致的心脏损害是脑卒中第二位的危险因素。在任何血压水平上，有心脏病的人患脑卒中的危险都要增加 2 倍以上。在美国 Framingham 心脏病研究中，多数脑卒中病人合并有充血性心力衰竭、冠心病、心房颤动等心脏病。日本一项调查心脏病发生脑梗死的危险性研究，发现心房纤颤合并瓣膜病患者的发病率最高，达到 39.6%。国内 21 省农村研究显示，有心脏病史者患缺血性脑卒中的危险性增加 15.5 倍，有心律不齐及心脏扩大者，其危险性增加 7～8 倍。

据统计，短暂性脑缺血发作病例发作后 5 年间引起脑梗死的可能性为 24%～29%，发生短暂性脑缺血发作之后较易发生脑梗死，1 个月之内发生率为 4%～8%，1 年之内为 12%～13%。在国内 21 省农村调查中，脑梗死病例的 11% 曾有过短暂性脑缺血发作历史，这个比例与美国的一些研究相一致。

2. 不良的生活方式　美国 Framingham 心脏病研究首次报道了吸烟与脑卒中类型及剂量反应关系，显示吸烟是各类脑卒中的独立危险因素，尤其是缺血性脑卒中。脑卒中发生的危险随着吸烟量的增加而增加，每天吸烟超过 40 支者发生脑卒中的危险是每天低于 10 支者的 2 倍。我国 10 组人群前瞻性研究表明，在控制了血压、体重指数、血清胆固醇等因素后吸烟者发生缺血性脑卒中的危险为不吸烟者的 2 倍，但对出血性脑卒中无显著影响。此外，国内 21 省农村研究亦显示吸烟与缺血性脑卒中有关。

一般认为，无论是一次酗酒或长期酗酒，都会增加出血性脑卒中的危险，但对于脑梗死则没有达成一致。此外，少量饮酒与脑卒中的关系研究结果也不一致。Reynold 等对 1966～2002 年 35 项队列研究或病例对照研究的 122 篇有关饮酒与脑卒中的文章进行荟萃分析，结果显示，相对于不饮酒者，每天饮酒超过 60g 发生脑卒中的相对危险明显增加，而每天饮酒少于 24g 发生脑卒中的相对危险则明显下降。

（三）冠心病的危险因素

目前认为全人群冠心病是一种多危险因素单一作用或联合作用所致的慢性疾病，一般认为是遗传因素与环境因素相互作用的结果。其常见的危险因素主要包括疾病因素、不良生活方式、社会心理因素、遗传因素。

1. 疾病因素　国内外大量研究证实高血压是冠心病的重要独立危险因素。美国一项研究表明，血压超过 160/90mmHg 者比血压在该水平以下者的冠心病患病率高 2.3 倍；开始患高血压年龄越早，以后患冠心病的危险性越大；舒张压超过 94mmHg 者患冠心病的危险性比正常血压者高 3.6 倍。我国 10 组人群前瞻性研究综合分析结果表明，收缩压升高 10mmHg，冠心病发病的危险性增加 28%，舒张压升高 5mmHg，冠心病发病的危险性增加 24%。

人群血清总胆固醇（TC）水平与冠心病的发病率和死亡率成正比。血清 TC 在 4.5mmol/L 以下冠心病发病率较低，血清 TC 每降低 1%，冠心病的危险性可减少 2%，冠心病患者血清 TC 多数在 5.0～6.5mmol/L。目前认为低密度脂蛋白胆固醇（LDL-C）将胆固醇内流和沉积在动脉壁，是冠心病的危险因素；而高密度脂蛋白胆固醇（HDL-C）属保护因素，HDL-C 每下降 0.03mmol/L，冠心病事件的相对危险性增加 2%～3%，当 TC/HDL-C 比值大于 4.4 时，冠心病发病的危险性明显升高。

国内外大量研究资料证明，糖尿病是冠心病的独立危险因子，糖尿病病人患冠心病远较非糖尿病病人明显高而且发病早，病变进展迅速，预后差。美国 Framingham 心脏病研究显示，男性糖尿病患者冠心病发病率是非糖尿病患者的 2 倍；女性糖尿病患者冠心病发病率几乎是非糖尿病患者的 4 倍。

肥胖是诱发日后冠心病风险增加的高危因素。一般认为肥胖主要通过相关的血压、血脂以及糖尿病等危险因素而引起冠心病。

2. 不良的生活方式　吸烟不仅是冠心病的独立危险因素，而且与其他危险因素有相加协同作用。大量研究证明，开始吸烟的年龄越早、每日吸烟量越大、吸烟年数越长，患冠心病的危险越大，冠状动脉病变越严重。美国、英国、加拿大和瑞典的研究结果表明，男性吸烟者的总死亡率、心血管病的发病率和死亡率较不吸烟者增加 1.6 倍。吸烟者致死性和非致死性心肌梗死的相对危险较不吸烟者高 2.3 倍。此外，我国的 7 个前瞻性研究也表明，吸烟者发生冠心病的危险是不吸烟者的 2～4 倍。

适量运动有助于促进新陈代谢，减少肥胖。Aannika 等对年龄在 47～55 岁 7142 名无冠心病症状的参与者随访跟踪 20 年发现，中等强度的体力活动可产生明显的健康效应，能降低冠心病的发生。但已患有冠心病者要避免剧烈运动和在寒冷中运动，以免诱发病情加重。

经常食用动物脂肪、动物内脏等富含胆固醇和饱和脂肪酸的动物性食物，必然使血脂增高，促进动脉硬化的形成和发展，易诱发冠心病的发生。

饮酒与冠心病的关系也较为密切。大量饮酒可增加心脏的负担，酒精又会直接损害心肌，还可使血中的甘油三酯增高，促进冠心病的形成。但适量饮酒，特别是饮用少量葡萄酒，可抑制血小板聚集，防止凝血，而起到预防急性心肌梗死的作用。一个纳入 51 项研究的 Meta 分析显示，每天饮用 0～20g 酒精，患冠心病风险可相对下降 20%。

3. 社会心理因素　社会心理因素主要包括抑郁、焦虑、人格类型等。自 1959 年 Friedman 和 Roseman 首先提出 A 型性格与冠心病的关系以来，国内外研究认为，社会心理因素是冠心病的重要危险因素，它不仅可以产生和诱发冠心病，同样也能影响病情的演变及康复。1977 年的国际心肺和血液病学会公认 A 型行为容易发生冠心病，1981 年美国心脏医学会将 A 型性格列为患心脏病的危险因素之一。美国 Framingham 心脏病研究中对 A 型行为与冠心病的发生进行了为期 10 年的随访研究，结果发现 A 型行为类型者的冠心病发病危险性增加 2 倍。目前主要认为 A 型行为中过度的敌意（愤怒）是主要的危险因子，它导致心血管高反应性，引起高血压或冠心病。

4. 遗传因素　冠心病作为一种多基因疾病，其发病有明显的家族聚集性。据遗传流行病学研究显示，冠心病一级亲属的发病危险较非冠心病者的增加 2～6 倍，且在早发的病例中更加显著。在不同的年龄阶层，遗传因素作用的程度也不尽相同，研究表明遗传因素在年轻人中的作用比老年人强得多，这可能是因为随着年龄的增大，非遗传因素在发病中的作用也随之增大。

四、心脑血管疾病的预防策略与措施

许多发达国家近三十多年的成功经验表明，采取有效和针对性强的预防策略和措施，能大幅度地降低心脑血管疾病的发病率和死亡率。

（一）心脑血管疾病的预防策略

心脑血管疾病总的预防策略是以社区为基础，三级预防相结合，运用健康促进策略，开展综合防治。一级预防的策略包括面向全人群，控制和降低人群整体心脑血管病发病危险因素的人群策略；针对高危险者的筛查和干预的高危策略。

1. 全人群策略 全人群策略以全社会人群或全体社区居民为对象，通过健康教育、卫生宣传和具体指导来实施，即针对心脑血管疾病的危险因素或病因，改变不良的生活方式、行为因素及社会、经济和环境因素，以达到普遍降低或控制全人群危险因素水平的目标。全人群策略的制定必须与国家宏观卫生工作方针相一致，必须与当地的社会经济水平发展相一致。

经济落后地区面临的心脑血管疾病主要是风湿性心脏病、肺源性心脏病和脑出血。心血管疾病占总死因的构成比较小，心血管疾病的诊治比例也较低。在卫生资源非常有限的条件下，由于感染性疾病的较大压力和期望寿命较短，所以这些贫穷型心脑血管疾病不易引起重视。因此，在经济落后地区心脑血管病的防治重在二级预防，主要是尽早发现和诊治病人。

经济发展中地区和发达地区，期望寿命逐步提高，人口老龄化，主要死因正由传染病向以心脑脑血管疾病和肿瘤疾病为主的类型转化，所面临的心脑血管疾病主要是高血压、脑梗死和冠心病，且发病年龄提前，而风湿性心脏病、肺源性心脏病和脑出血开始下降，由于后两个病主要累及老年人，所以下降缓慢。因此，在经济发展中地区和发达地区心脑血管疾病的防治重在一级预防，在全人群中进行心脑血管疾病主要危险因素的健康教育和健康促进，倡导良好的行为生活习惯，阻止伴随经济发展出现的不利健康的生活方式。

2. 高危人群策略 高危人群策略指对有特殊发病危险因素的群体和社区居民进行预防。高危策略首先需要检出高危个体，采取有针对性的预防措施，纠正其高危险因素。如对肥胖、血压偏高、血脂代谢紊乱、吸烟、父母有心肌梗死或脑卒中史、缺少体力活动者进行健康教育和指导，预防心脑血管疾病的发生。

此外，医务人员在日常卫生医疗服务中，通过对保健对象进行病史询问、体重和血压测量、血糖、血脂、心电图和 X 光胸部检查来发现高危人群，并及时对他们开展有针对性的教育和干预指导，实现高危策略。专项调查如血压、体重及定期健康检查也是检出高危险者的有效途径。

（二）心脑血管疾病的预防措施

1. 一级预防 心脑血管疾病的一级预防是指控制危险因素而从根本上防止或减少疾病的发生。它通过全人群策略和高危人群策略的双向策略来实现，前者是指在整个人群中降低心血管病危险因素水平，减少个体发病机会，降低人群的发病率；后者是指识别、评价并干预那些具有心血管病危险因素的高危个体，以减少他们发生心脑血管疾病的危险性。

一级预防要求采取综合性的社区卫生防治措施，针对心血管危险因素提出经济有效的干预办法，做好环境保护、改善卫生设施、树立良好的行为生活方式。维多利亚宣言指出，保证健康心脏的主要措施有合理膳食、禁烟限酒、适量运动和心理平衡。

（1）合理膳食：合理调整膳食是防治心血管病的重要措施。在防治心脑血管疾病中要注意如下七项饮食原则：①控制胆固醇的摄入量；②控制脂肪的摄入量；③合理供给蛋白质；④摄入必需的微量元素；⑤限制食盐的摄入；⑥摄入足够的维生素；⑦注意增加含纤维素多的食物。

> 笔记：

（2）禁烟限酒：吸烟有百害而无一利。我国已在全国许多城市通过各种渠道进行控烟的健康教育和健康促进工作，并取得了一定成效。但酒对身体的影响比较复杂，至今尚无科学结论。但长期饮酒对人体肝脏、神经系统、血压和心肌都是不利的，大量饮酒还可促发脑溢血和猝死。因此，应提倡节制饮酒，WHO 已把少量饮酒有利健康的观点改为"酒越少越好"。

（3）适量运动：有规律的有氧运动不仅可减重，增强身体功能及免疫力，而且能预防和治疗高血压，降低心脑血管疾病的发病率和死亡率。每个人应根据当地经济和环境状况，以及自己的身体状况、居住条件、工作性质、个性特点挑选适宜的有氧运动。

（4）控制体重：为了防止体重过度增加，保持理想体重，应该做到合理饮食和适宜锻炼。控制过多热量摄入是控制体重的关键。此外还要做到进餐时间要恒定，节制吃零食，粗细粮合理搭配。研究表明控制饮食与有规律运动相结合是最有效的控制体重和防治肥胖的方法。

（5）心理平衡：在心脑血管疾病防治中，要重视社会心理因素对心血管系统的危害，强调心理平衡对保护心脏健康的重要性。开展心理咨询和辅导，帮助人们学会调整自己的情绪，树立正确的人生观、世界观和价值观，正确对待来自社会、家庭、学习和工作中的各种问题。

2. 二级预防　心脑血管疾病的二级预防就是对心脑血管疾病已患病者采取措施，以防止或减少心血管病的发展或急性复发以及并发症的发生，俗称"三早"预防，即早发现、早诊断、早治疗。落实"三早"的主要方法和措施有：一方面要加强对社区居民的卫生宣传和教育，增强群众自我检查、早期发现疾病和就诊的意识；另一方面要提高社区医务人员诊治水平，正确指导社区群众自我防病，转送有关病人至上级医院进一步诊治；第三方面应注意使用科学规范化现代化的诊治技术，严格掌握适应证和控制并发症，防止疾病的进一步发生发展或复发。

3. 三级预防　主要是指针对发病后期的心血管病患者采取合理、适当的康复治疗措施，防止病情恶化，预防严重并发症，防止伤残的发生，尽量延长有活力的健康期望寿命。对已丧失劳动能力或伤残者进行康复治疗，开展功能性及心理康复指导，建立社会康复组织，开展家庭护理和社会伤残服务，使病人尽量恢复生活和劳动能力，克服病人的孤立感和社会隔离感，以减少病人的身心痛苦，提高他们的生活质量。

心脑血管疾病的分级预防是按疾病自然史阶段（发病前、发病期间和治疗后期）来划分，但这种划分是相对的，例如针对高血压患者的早期检出和治疗，对高血压来说是二级预防，如果目标是预防后续的心血管并发症，对脑卒中或冠心病来说就是一级预防。因此，对于心脑血管疾病的防治工作应当是综合与协同的。

（三）心脑血管疾病的社区综合防治

心脑血管疾病的流行与社区内存在不利于心脏健康的危险因素或生活方式有关，因此控制心脑血管疾病的最有效的方法是社区综合防治。心脑血管疾病的社区综合防治就是充分合理利用社区内的各种资源，建立较为完善的组织体系和运行机制，采用健康教育和健康促进的手段，针对多个心脑血管疾病或多个危险因素进行干预。一个综合的心脑血管疾病人群防治计划具有以下特点：①防治对象不仅有病人、高危人群、还应包括一般人群；②防治组织不仅有卫生部门，还应包括社区其他职能部门；③防治工作不仅有疾病预防控制机构承担，还应有医疗机构的参与和配合；④防治内容不仅有一级预防，还应有二级、三级预防；⑤防治措施不仅有一种疾病的多个病因，还应有多种疾病的同一病因；⑥防治效果的评价不仅靠疾病监测系统，还应靠全程的评价工作。

因此，在组织和实施防治计划时要做到以下几个方面。

（1）建立政府为主导全社会参与的组织体系和运行机制：强调政府在心脑血管疾病的社区防治中的主导地位作用，对于制定有利于心脑血管疾病和其他慢性病防治的政策，做出心脑血管疾病防治尤其是人群防治方面的相应预算计划，确保各级政府经费的投入，优化组合各类卫生机构，合理调整和使用卫生资源，协调各个单位之间的合作有着重要意义。

心脑血管疾病社区防治计划的实施不单纯是卫生部门及其专业人员的事，它需要全社会的大力支持，包括政府部门与非政府部门。如争取区、县、乡政府或街道办事处等各级地方政府部门的支持，争取工会、妇联、大众传媒、教育、体育、商业及食品加工等部门及学术团体等的合作。这种多部门合作的组织体系和运行机制可更好地发挥社会动员的功能，增加人群的覆盖，并有利于信息和资源的协调。

（2）重视专业人员培训，建立三级防治网络：对参与计划实施的专业人员进行培训，使他们掌握相关知识，是确保计划实施和保证计划实施质量的重要环节。培训内容包括有关项目的管理知识、专业知识以及专业技能、心脑血管疾病防治指南、健康教育理论、行为干预方法、心脑血管病危险因素监测方法以及其他标准化的测量方法等。培训可与卫生部门的继续教育相结合，并应对培训效果进行考核和评价，以便改进和提高。

新中国成立以来，在城市和广大的农村地区建立了区（县）医院、地段（乡）卫生院和诊所或村卫生室的三级医疗机构，各地还有疾病预防和控制机构。心脑血管疾病社区防治网络应该建立在这些基础之上，充分利用这些人力、物力资源对心脑血管疾病社区防治的长期持续存在与发展尤为重要。

（3）健康教育和健康促进：人群策略的重点是健康教育，它是一切干预活动的基础。利用社区内的各种传播途径将有关预防心脑血管疾病的知识传授给当地群众，提高他们对心脑血管疾病认知水平，树立正确的健康信念与态度，建立有利于健康的行为方式，提高全社会的健康水平。传播途径可以是各种媒体、宣传品、宣传栏，也可利用知识讲座、咨询活动、热线电话等形式。宣传内容要注重科学依据，语言应准确，有针对性，通俗易懂。

健康促进是导致健康行动和健康生活条件的教育和环境支持的组合。它的目标是导致健康的行动和形成健康的生活条件，为达到此目标运用健康教育和环境支持相结合的干预策略。健康促进是更广泛、更有力的促进人们改变健康相关行为的策略，除教育外有社会、政治、经济、组织、政策及规章等环境支持。国内外心脑血管疾病的人群防治实践表明，健康教育尽管能成功地帮助个体改变一些不良行为，但如果没有健康促进的政策、组织、经济及环境等方面的支持，会显得无能为力。

（4）建立监测与评价系统：为了考核社区防治的效果，应当建立监测与评价系统。监测内容除了计划执行的进程、干预活动的数量和质量、目标人群的参与情况、相关部门的协调与配合情况外，最重要的是对干预计划的效果进行监测。因此，建立一个完善的死亡与行为危险因素监测系统十分必要，有条件的地区可开展心脑血管疾病发病监测，这样可以了解目标人群的知、信、行和危险因素的变化情况，以及心脑血管疾病的流行趋势，从而评价防治效果。监测和评价信息应及时反馈给计划的领导和实施人员，以便进行必要的修整，同时还可以进行更有针对性的教育和干预。利用这些信息教育社区群众了解社区健康状态，以鼓励群众更好地参与和支持社区政策和环境的改变。

【知识点 19-5】　　　　　　　**心脑血管疾病的预防策略有哪些？**

1. 全人群策略以全社会人群或全体社区居民为对象，通过健康教育、卫生宣传和具体指导来实施，即针对心脑血管疾病的危险因素或病因，改变不良的生活方式、行为因素及社会、经济和环境因素，以达到普遍降低或控制全人群危险因素水平的目标。

2. 高危人群策略指对有特殊发病危险因素的群体和社区居民进行预防。高危策略首先需要检出高危个体，采取有针对性的预防措施，纠正其高危险因素。

第三节　恶性肿瘤流行病学

一、概　　述

【案例 19-3】

全国肿瘤登记中心发布《2012 中国肿瘤登记年报》，数据来源于 24 个省的 72 个监测点，覆盖 8500 万人。年报显示，我国每年新发肿瘤病例约为 312 万例，平均每天 8550 人中招，每分钟有 6 人被诊断为癌症，有 5 人死于癌症。我国居民因癌症死亡的概率是 13%，即每 7～8 人中有 1 人因癌死亡。恶性肿瘤发病率全国 35～39 岁年龄段为 87.07/10 万，40～44 岁年龄段几乎翻番，达到 154.53/10 万；50 岁以上人群发病占全部发病的 80% 以上，60 岁以上癌症发病率超过 1%。肿瘤死亡率男性高于女性，为 1.68：1。其中，肺癌已成为我国发病率和死亡率最高的恶性肿瘤，代替肝癌成为我国首位恶性肿瘤死亡原因。目前，我国每 4 例恶性肿瘤死亡者中就有 1 例是肺癌患者。世界卫生组织预测，到 2025 年，我国每年新增肺癌病例将超过 100 万，成为世界第一肺癌大国。

【问题 19-3】

造成肺癌如此高发的原因是什么？

【分析】

从病因学看，作为呼吸道疾病肺癌，其发病和死亡主要与吸烟、遗传易感性、大气污染、职业暴露、生活习惯等有密切关系。

（1）尽管近年来非吸烟者中肺癌的比例有所上升，吸烟依然是肺癌的最主要危险因素，同非吸烟者相比，吸烟者患肺癌的危险性要高约 20 倍。吸烟时间越长，量越大，危险度越高。除了主动吸烟的人，受害更深的是那些经常被迫吸"二手烟"的人，他们发生肺癌的概率也相对较高，而且随着被动吸烟指数和被动吸烟年限的增加，肺癌的发病率将显著增加。

（2）近年来，关于肺癌遗传易感性的研究取得了较大进展，研究者发现某些染色体区域突变与肺癌的发生密切相关。

（3）大气中与肺癌相关的污染物包括颗粒物、二氧化硫、氮氧化物、多环芳烃及综合性大气污染等。世界卫生组织的资料显示，2004 年空气污染导致全球 16.5 万肺癌患者死亡。美国科学家研究发现，一立方米空气中每增加 10 微克的 PM2.5 颗粒，肺癌的死亡率就增加 15% ～ 27%，日本的研究数据是增加 24%，丹麦的研究数据是增加 18%。世界卫生组织已于 2013 年将"室外空气污染"列为一类致癌物，并将它视为迄今"最广泛传播的致癌物"，因此当前以 PM2.5 为主的空气污染已成为肺癌高发的最重要诱因。国内研究得出结论，大气污染将加大人们患呼吸系统疾病的风险、使人的肺功能下降，长期处于这种环境，特别是在矿产业比较集中的地区，严重污染的空气让大量致癌物质侵蚀人们的肺部，的确可能会诱发肺癌。除了大环境大气污染外，室内空气污染中的厨房油烟污染，爆炒、烧烤、煎炸等厨房油烟也是重要因素。再加上冬季较少开窗通风，冬天传统的取暖方式也是致癌因素之一。现在的孩子从小就生活在污染严重的空气中，肺功能受到的损害要远高于我们这一代，所以可以预测到，将来的某一阶段，肺癌发病率和发病年龄一定会继续提高和提前。

（4）一些特殊职业和生活习惯的人群来说，是肺癌高发人群。资料显示，在与职业、生活暴露相关的恶性肿瘤中，肺癌是最常见的类型，约占肺癌患者的 9% ～ 15%。众多的研究结果提示，煤工尘肺合并肺癌的危险性显著高于健康人群。有一点值得注意，职业暴露与吸烟具有协同作用，吸烟可能提高患者对职业致肺癌因素的敏感性。

（5）肿瘤发病率高与人口老龄化也有关，因为人寿命越长，接触暴露累积量越多，越容易患癌。虽然近年来，一些 20 多岁的年轻人患癌的报道屡见不鲜，但目前还无法从数据统计中得出"癌症的发病有低龄化发展趋势"这一结论。因为发病是否趋于低龄化和多方面因素有关，例如与人们的生活方式（如食物中维生素 A 含量不足或不良生活方式）、保健意识、医疗诊断水平的提高等。

（一）恶性肿瘤的定义

上述提到的肺癌就属于恶性肿瘤，已成为危害生命健康的一种主要疾病。近 50 年来肺癌的发病率显著增高，在欧美工业发达国家和我国的一些工业大城市中，肺癌发病率在男性恶性肿瘤中已居首位，在女性发病率也迅速增高，占女性常见恶性肿瘤的第 2 位或第 3 位。近年来，恶性肿瘤的总体发病情况在世界各国呈上升趋势，但其中个别癌种在部分国家和人群中有所下降。估计到 2015 年，全世界肿瘤死亡者可达 900 万，发病者可达 1500 万，其中三分之二将发生在发展中国家。

（二）恶性肿瘤流行病学

恶性肿瘤流行病学主要研究恶性肿瘤在人群的分布及其影响因素，探索病因，制定相应的防治措施并对这些措施加以评价。

（三）恶性肿瘤流行病学的主要研究领域

可归纳为 5 个方面：①阐明影响恶性肿瘤发病率或死亡率的地区间差异和时间趋势的因素；②研究不同社区人群间恶性肿瘤发病率与人们生活方式和环境间的相互关系；③比较患恶性肿瘤和不患恶性肿瘤人群之间可疑危险因素的暴露情况，比较暴露和未暴露于可疑危险因素人群恶性肿瘤发病情况；④对恶性肿瘤危险因素实施干预并评价干预效果；⑤对恶性肿瘤发病机制和模型进行定性和定量研究，阐明其发病机制。复发等都有极大的帮助。

（四）恶性肿瘤流行病学的研究方法

包括经典流行病学方法和生物标志和肿瘤流行病学研究。

1. 经典流行病学研究

（1）描述流行病学研究：恶性肿瘤在不同时间、空间和人群间的分布是肿瘤研究的基础。建立健全的健康信息系统（health information system，HIS）是完整描述恶性肿瘤分布和流行趋势的最科学、有效的途径。

（2）分析流行病学研究：病例对照研究是肿瘤病因学研究的常用方法之一。通过比较患某种肿瘤的病例和不患某种肿瘤的对照相对于所研究因素的暴露情况，提示该因素是否可能是相应肿瘤的可疑危险因素。

队列研究包括前瞻性和回顾性队列研究。基于肿瘤登记系统和职业、系统人群的队列研究常常利用已有的登记资料来开展回顾性队列研究。

（3）实验流行病学研究：肿瘤的实验流行病学研究，不但有助于干预或预防肿瘤的发生，而且能为肿瘤病因学研究揭供有关危险因素或病因的进一步佐证。

2. 生物标志和肿瘤流行病学研究　生物标志的研究有助于了解外部致癌剂如何作用于人体，引发细胞水平上的一系列事件，最终导致恶性肿瘤的发生；生物标志也是一种评价外部致癌剂和机体遗传易感性关系的重要指标。

（1）内剂量（internal dose）：对生物标志的测量有助于较准确地评价机体的暴露水平，通过测量生物标志可以获得反映机体暴露水平的内剂量。例如，检测血、尿或唾液中的尼古丁代谢产物吡啶吡咯酮（cotinine）可以反映个体近期对烟草的暴露水平；营养流行病学研究中除了使用饮食调查表外，还可以检测血清、血浆、红细胞、头发、指甲中的微量元素来反映个体的饮食暴露状况，又如通过PCR技术测量个体宫颈阴道灌洗样本中疱疹病毒16和18型的DNA序列可以促进对宫颈癌与疱疹病毒感染间关系的研究。

（2）生物学效应剂量（biological effective dose）：一些生物标志能够反映环境致癌剂进入宿主机体后与机体组织发生的生物学相互作用，测量这类生物标志有助于促进对环境致癌剂与相应癌症关系的病因学研究，此时测得的生物标志水平称为生物效应剂量。表示生物效应剂量的生物标志可以是环境致癌剂作用于目标DNA或蛋白质的产物，如DNA的突变或损伤，有时，可通过外周组织如血液等来检测这种生物标志。例如，可以通过检测血红蛋白来获得与烟草致癌剂作用有关的DNA加合物水平，从而反映不同吸烟水平与肺癌发病的关系。

（3）临床前期生物学效果（preclinical biologic effect）：环境致癌剂与癌症的关系同样可通过测量预示癌症发生的临床前期生物效果的生物标志来反映。大量的细胞遗传标志和点突变已被用于反映暴露于环境致癌剂产生的临床前期生物学效果，这些环境致癌剂包括工业化学物质、病原体、吸烟和其他与生活方式有关的物质等。如吸烟可以造成特异的细胞损伤，引起白细胞计数增加，这些变化与成年期白血病发生有关。早期的临床前期生物学效果标志还可作为化学预防的阶段性标志，或癌症早期诊断的重要指标。

（4）易感性标志（markers of susceptibility）：环境因素的致癌能力往往因宿主的遗传易感性而异。易感性标志可用于反映个体暴露于特异性致癌物质后的易感程度。例如，先天性免疫缺陷病人、免疫抑制剂使用者和HIV感染者患非霍奇金淋巴瘤的危险性明显升高，其原因可能在于激活了患者体内潜隐的EB病毒。对HIV感染者的研究发现，当正常的免疫功能缺如时，EB病毒可引起机体细胞水平的一系列变化，导致肿瘤发生。又如，动物实验结果提示乙醛是一种致癌剂，而乙醛又是酒精的代谢产物。2型醛脱氢酶的功能之一是清除机体内的乙醛，当编码2型醛脱氢酶的基因发生突变时，可延长组织对致癌剂的暴露时间。流行病学研究发现，携带突变的2型醛脱氢酶基因的饮酒者发生食管癌的危险性远远高于携带正常基因的饮酒者。

【知识点 19-6】　　　　　生物标志的定义

生物标志（biomarker）指的是能代表生物结构和功能的可识别物质，对生物标志的测量可发现机体在遗传、细胞和分子水平发生的改变。近年来，肿瘤生物标志研究的日益发展，对早期发现肿瘤、估计肿瘤预后、制定肿瘤治疗方案、监测肿瘤治疗效果、预防肿瘤复发等都有极大的帮助。

二、恶性肿瘤的流行特征

（一）恶性肿瘤的分布

1. 时间趋势　从世界范围来看，恶性肿瘤发病率和死亡率逐年上升，且除宫颈癌和食管癌外，所有恶性肿瘤都呈上升趋势。据世界卫生组织专家预测，2020年全球人口80亿，癌症新发病例将达2000万，死亡 1200 万，癌症将是新世纪人类的第一杀手，并成为全球最大的公共卫生问题。过去十年间，全球癌症的发病及死亡增长了约 22%。2000 年全球新发癌症病人 1010 万，死亡 620 万。在各恶性肿瘤中，多数国家肺癌的发病率和死亡率都在增长，肺癌已成为全球最主要的癌症，年发病达 120 万，死亡 110 万。全球癌症发病顺位依次为肺癌、乳腺癌、结直肠癌及胃癌。死亡顺位依次为肺癌、胃癌、肝癌及结直肠癌。

按照全国肿瘤防治办公室对我国 20 年恶性肿瘤死亡率趋势研究，我国恶性肿瘤的调整死亡率由 20 世纪 70 年代的 84.58/10 万上升为 90 年代的 94.36/10 万，上升了 11.56%。上升的主要恶性肿瘤是肺癌、乳腺癌和白血病，下降的主要恶性肿瘤是宫颈癌、鼻咽癌和食管癌，其中肺癌上升了 111.85%，宫颈癌下降了 69.00%。

2. 地区分布特点

（1）恶性肿瘤在世界范围内的分布　恶性肿瘤在世界各国总体呈上升趋势，但不同癌种在不同地区和人群间变化有所不同，且不同国家、不同地区和不同民族各类恶性肿瘤的发病率和死亡率有很大差异（表 19-3）。

表 19-3　2012 年全球不同地区癌症发病、死亡情况（单位：千人）

地区	男性		女性		男女合计	
	病例数	死亡数	病例数	死亡数	病例数	死亡数
非洲区域	265	205	381	250	645	456
美洲区域	1454	677	1429	618	2882	1295
东地中海区域	263	191	293	176	555	367
欧洲区域	1970	1081	1744	852	3715	1933
东南亚区域	816	616	908	555	1724	1171
西太平洋区域	2642	1882	1902	1096	4543	2978
美国	825	324	779	293	1604	617
中国	1823	1429	1243	776	3065	2206
印度	477	357	537	326	1015	683
欧盟	1430	716	1206	561	2635	1276

（2）同一肿瘤在不同地区的分布　各类肿瘤在各地区和国家的分布是不同的，常有明显的高发区和低发区。有些肿瘤有非常明显的地区性分布特点，这可能与其病因学特点有关。如肝癌的高发区在亚非地区，部分高发点死亡率可达 100/10 万以上，而欧美较少见，约为 2/10 万。肝癌在我国的分布也有其特点，南方高于北方，东部高于西部，沿海高于内地，以江河三角洲地区和沿海岛屿为多发，提示地理环境及这些地区共有的气候条件可能与肝癌发病有关。现将世界上需要做病因研究的癌症高发区列表 19-4。

表 19-4　世界恶性肿瘤高低发区调整死亡率（ASRs）比值

肿瘤部位	性别	高发区	低发区	ASRs
各部位	男	东欧	南非	2.8
	女	北欧	北非	2.2
乳腺	女	北欧	中国	6.2
肠	男	澳大利亚、新西兰	中非	15.2
	女	澳大利亚、新西兰	中非	7.5
肺	男	东欧	西非	33.5
	女	北美	中非	35.4
前列腺	男	加勒比海	中国	31.7
肝	男	中国	北欧	13.3
胃	男	东亚	美拉尼西亚	8.9
宫颈	女	美拉尼西亚	西亚	8.9
食管	男	南非	西非	16.1
口咽	男	美拉尼西亚	美洲中部	9.2

（科学出版社：流行病学，2009，第 186 页）

（3）恶性肿瘤城乡分布　恶性肿瘤的分布呈现明显的城乡差异。我国 2006 年对 30 个城市和 78 个农村是县死亡原因的统计学表明，与 2005 相比，城市和农村居民恶性肿瘤死亡率分别上升 18.6% 和 23.1%。根据 2009 年登记资料显示，我国城市地区呈现发达国家的癌谱，肺癌、结直肠癌和女性乳腺癌、甲状腺癌等恶性肿瘤呈不断上升趋势。膀胱癌和男性前列腺癌的发病率远超过农村地区。上消化道肿瘤依然是我国农村居民主要的恶性肿瘤，除此之外，我国农村地区发病率远超城市地区的还有肝癌。

3. 人群分布特点

（1）年龄　恶性肿瘤可发生在任何年龄，但不同的恶性肿瘤其高发年龄不同，一般随着年龄增长，癌症死亡率上升，老年人发生癌症的危险性最高。各年龄组有其特有的高发癌症，如儿童期死亡最多的是白血病、脑瘤和恶性淋巴瘤，青壮年最常见的是肝癌、白血病和胃癌等，肝癌的发病高峰在 40 岁左右，平均发病年龄约为 56 岁。从壮年至老年，肺癌、食管癌以及胃癌、肝癌等都常见。

恶性肿瘤的年龄别发病率变动类型如下。

1）婴儿期高峰型：发病率以婴幼儿时为多，以后明显下降。如肾母细胞瘤。

2）持续升高型：发病率随年龄持续升高。如胃癌、食管癌，提示致癌因素在人生过程中持续存在。

3）上升后下降型：发病率上升至一定年龄后下降。如目前肺癌的死亡率在 75 岁后有所下降，提示致癌因素在不同时期作用强度不同，可能有定群作用，或老年人对此类癌症的易感性有所降低。

4）双峰型：发病率在人生过程中可出现两个年龄高峰。如乳腺癌，一在青春期，一在更年期，提示绝经前乳腺癌和绝经后乳腺癌的致癌因素可能不同，需加以探索。

（2）性别　恶性肿瘤在男女间发病率有所不同，除女性特有肿瘤外，通常为男性高于女性，其中尤以消化道癌症及肺癌、膀胱癌为甚。

（3）婚育状况：早婚多育妇女宫颈癌多发，未婚者及犹太妇女中罕见，说明宫颈癌的发生可能与性行为和性卫生有关。乳腺癌的发生在有哺乳史的妇女中明显少于无哺乳史者，生育、哺乳等造成的生物学和内分泌变化可能与之有关。

（4）种族：不同种族间某些癌症的分布可能不同。例如，鼻咽癌多见于中国的广东方言人群，原发性肝癌多见于非洲班图人，皮肤癌和不同人种皮肤色素沉着多少有关。

（5）职业：癌症的职业分布与职业性致癌因素的分布一致。职业性膀胱癌多发生在染料、橡胶、电缆制造业；职业性肺癌常有石棉、砷、铬、镍以及放射性矿开采史；职业性皮肤癌往往多见于煤焦油和石油产品行业。

（6）移民：移民是一类特殊人群，具有相对稳定的遗传性和与原籍不同的新环境。在新环境中，其生活习惯和饮食类型也可发生变化，因此，可用移民流行病学来比较同类人群生活在不同地区或不同人群生活在同一地区的恶性肿瘤发病率或死亡率，从而进一步探讨恶性肿瘤的环境因素和遗传因素的作用。

如日本胃癌高发，美国肠癌高发，日本胃癌死亡率与美国相比相差约为 5 倍，而美国肠癌死亡率与日本相比相差也约为 5 倍。移民流行病学研究发现，美籍日本人中胃癌死亡率下降，尤其是第二代移民，其胃癌死亡率更低。而肠癌恰恰相反，日本人的肠癌死亡率逐渐上升。研究结果提示，这两种癌的发生与环境因素关系密切，与遗传因素关系较小。

4. 我国主要恶性肿瘤流行趋势

2001 年我国城市恶性肿瘤死亡率为 135.59/10 万，农村为 105.36/10 万。城市居民前 5 位恶性肿瘤死因依次为肺癌、肝癌、胃癌、结直肠癌和食管癌，而农村依次为肝癌、肺癌、胃癌、食管癌和结直肠癌。

（1）肺癌：从时间趋势来看，我国的肺癌发病率和死亡率呈明显上升趋势，这一趋势在男性中尤其明显。城市和工业发达地区肺癌发病率一般高于农村，城乡差异明显。我国肺癌死亡率水平与各省、市、自治区的地理位置有一定关联，呈由东北向南、由东向西逐步下降的趋势。肺癌死亡率最高的三个点依次为：云南个旧市 93.85/10 万，重庆市中区 87.74/10 万，广州荔湾区 80.56/10 万，均为全国水平的 3 倍以上。

肺癌发病率和死亡率随年龄而上升，10 岁前罕见，40 岁前后迅速上升，70 岁左右达高峰，随后有所下降。男女性年龄别死亡率都随年龄逐步上升，男性大于女性，差异随年龄增大。

（2）肝癌：肝癌位列我国城市和农村恶性肿瘤死亡的第 2 位，每年约有 10 万人死于肝癌。60 年代以来，我国的肝癌发病率和死亡率均有缓慢上升趋势。1973 ～ 1975 年我国进行的死因回顾调查肝癌的标化死亡率，男女分别为 14.52/10 万和 5.16/10 万；2001 年我国城市男女肝癌死亡率分别为 29.6/10 万和 11.8/10 万，农村分别为 34.4/10 万和 14.2/10 万。

肝癌高发区主要为非洲东南部、东南亚和西太平洋地区。在亚洲和非洲的某些地区，肝癌发病率实际上高于 30/10 万，而在澳大利亚、欧洲及北美洲的大部分地区，肝癌发病率低于 5/10 万，高低发区的比例可达 100。

我国肝癌的地理分布特点为：沿海高于内地，东南和东北高于西北、华北和西南，沿海江河海口或岛屿高于沿海其他地区。我国肝癌高发区共同的气候特点是比较温暖、潮湿、多雨。东南沿海肝癌死亡率高于 30/10 万的地区为：江苏启东、海门，浙江嵊泗、岱山，广西扶绥和福建同安等处。即使在同一高发区中仍有一些肝癌低发区，如上海市南汇区沿海的泥城等六个乡肝癌的发病率远高于非沿海的乡镇。肝癌在地理分布上的不均匀性，为肝癌的病因学研究提供了重要线索。

肝癌多见于男性，一般男女比例约为 2：1。但高发区肝癌性别比均高于 3：1，低发区为（1～1.5）：1 或更低。肝癌高发区内，40 岁以下年龄组肝癌发病率较高，而低发区内 60 岁以上年龄组发病率较高。肝癌流行越严重地区肝癌患者的平均发病年龄越低，肝癌死亡率有向小年龄组推移趋势。肝癌年龄别死亡率高峰在青壮年，不随年龄累积上升，提示致癌因素在幼年或青少年期即起作用，不随年龄而累积增加。

目前我国恶性肿瘤的发病谱和死因谱中，肺癌和消化系统癌仍占主要地位，但过去在我国高发的食管癌和宫颈癌有了明显下降，胃癌的发病和死亡趋于稳定；而一些在欧美国家高发的癌种却在我国出现了明显的上升，如乳腺癌、胰腺癌、结肠直肠癌等。

（二）恶性肿瘤的病因探讨

【案例 19-4】

Doll 等在英国医生中进行的为期 50 年的肺癌队列研究结果表明，每天吸烟 5～、15～和 25～49 支者，其肺癌的相对危险度分别为 7.5、9.5 和 16.6。在吸烟量固定的情况下，吸烟年限分别为 15、30 和 45 年时，肺癌的超额发病率之比约为 1：20：100。而戒烟后肺癌的超额危险度不再继续上升。

约有 150 多项流行病学研究均证明吸卷烟可致肺癌，一般认为吸卷烟可提高肺癌死亡率 10 倍以上。

美国癌症协会对 25 个州的队列研究可见，开始吸烟年龄从 15 岁以下至 25 岁，相对危险度从 15.0 降至 3.21。上海的研究也表明，10～19 岁即开始抽烟，相对危险度为 5.1，30 岁以后开始吸烟，相对危险度为 1.2。

长期饮酒可导致肝硬化，继而可能与肝癌有联系

江苏启东的肝癌案例中黄曲霉菌污染稻谷、玉米等各种粮食，黄曲霉毒素致癌作用极强，习惯于食用霉变粮食者发生肝癌、食管癌的危险性增加。

食物的烹调不当，可产生亚硝胺、杂环胺类、多环碳氢化合物和糖醛呋喃类致癌物质。

肺癌是职业癌中最重要的一种，职业性肺癌包括石棉、砷和砷化合物、氯甲醚所致肺癌和焦炉工人肺癌等。

1945 年 8 月原子弹在日本广岛和长崎爆炸后的幸存者中，白血病发病率明显增加，且距爆炸中心越近，接受辐射剂量越大者，白血病发病率越高。

对欧美妇女乳腺癌的研究也表明，有 10%～30% 的病例表现出遗传倾向。

以上例子表明恶性肿瘤于多种因素有关。

【知识点 19-7】　　　　　　　　恶性肿瘤的危险因素

恶性肿瘤的危险因素包括个人的行为生活方式、环境理化、病毒等生物病因和机体因素等。而行为生活方式包括吸烟、饮酒；膳食、饮水；不良生活方式和习惯。环境理化因素包括环境化合物、电离辐射。机体因素包括遗传易感性、精神因素。其他包括，如个体的年龄、性别、先天情况、免疫、内分泌等。

三、恶性肿瘤的预防策略与措施

（一）恶性肿瘤的病因预防

1. 鉴定环境中的致、促癌剂，尤其应加强对已明确的致癌剂的检测、控制和消除，制定其环境浓度标准，

保护和改善环境，防止环境污染。对于职业危险因素，应尽力去除或取代，在不能去除这些因素时，应限定工作环境中这些化合物的浓度，提供良好的保护措施，尽力防止工人接触。对经常接触致癌因素的职工，要定期体检，及时诊治。

2. 建立化学预防方法　应用非细胞毒性的营养素和药物抑制或逆转克隆和恶化的发生、发展。相对于致癌剂作用的启动阶段、促进发展阶段和演变阶段，化学预防可阻止致癌化合物的形成和吸收、预防致癌剂达到和作用于靶细胞，降低致癌剂暴露的剂量和时间、防止细胞的赘生和表达。

正在研究的化学预防剂有维生素类（如叶酸、维生素 A、C、E）、矿物质（如硒、钼、钙）、天然品（如胡萝卜素、硫氰酸）和合成物（如维生素 A、D 衍生物）。此外，如用他莫昔芬预防乳腺癌，对高危妇女可降低 30% 乳腺癌发病率；用阿司匹林预防结肠癌等。

3. 改变不良生活方式　如吸烟和饮酒等。

4. 合理营养膳食　目前，日本、美国以及西欧一些国家胃癌死亡率下降，多数人认为与饮食改善、营养摄入量增加及适当的食物保存方法有关。要注意饮食、营养平衡，减少脂肪、胆固醇摄入量，多吃富含维生素 A、C、E 和纤维素的食物，不吃霉变、烧焦、过咸或过热的食物。

5. 控制感染　感染因素与癌症关系密切，如 HBV 感染与原发性肝癌，EB 病毒感染与鼻咽癌等。

（二）恶性肿瘤的二级预防

筛检，作为一种早期发现手段，在癌症防治中做出了重要贡献。由于积极治疗癌前病变，早诊早治无症状癌变，大大提高了癌症患者的生存率，并降低了癌症的发病率。WHO 估计，约有三分之一癌症可因早诊而根治。适合筛检的癌症要求：①发病率、死亡率高，危害严重；②具有有效的手段发现早期病变；③具有有效的手段根治病变于早期阶段，远期预后明显优于中晚期治疗；④符合成本效益原则。

笔记：

此外，还可通过防癌健康教育、高危人群癌症防治、社区早诊早治等方法来促进癌症的二级预防。

（三）恶性肿瘤的三级预防

癌症一旦发生，多数病人需要手术治疗，还需配合放射或化学治疗，部分病人需要康复和支持疗法。癌症的三级预防要求规范化诊治方案，为患者提供康复指导。对癌症病人要进行生理、心理、营养和锻炼指导。对慢性患者开展姑息止痛疗法。注意临终关怀，提高晚期癌症病人的生存质量。

【知识点 19-8】　　　　　　　　　**恶性肿瘤的预防策略**

坚持预防为主方针，即恶性肿瘤的三级预防和加强恶性肿瘤监测。

第四节　糖尿病流行病学

一、概　　述

【案例 19-5】

2012 年"中国慢病监测及糖尿病专题调查"结果显示，我国 18 岁及以上居民糖尿病患病率为 9.7%，60 岁及以上老年人患病率高达 19.6%，全国约有成年糖尿病患者 9700 万人。我国 18 岁及以上糖尿病患者中，仅有 36.1% 知道自己患有糖尿病；患者的血糖达标率偏低，在接受糖尿病治疗的患者中，也仅有三分之一患者血糖得到控制。

糖尿病联合会统计，2013 年全球糖尿病患者数量达 3.82 亿人，中国糖尿病的患病率从 30 年前的 0.67% 飙升至如今的 11.6%，翻了 17 倍，总患病人数超过 1.14 亿人，约占世界的 1/3，已经成为世界糖尿病第一大国。未来病患数字将直线上升，而罹患的年龄则呈下降趋势，到 2035 年，世界糖尿病人口将达到 5.92 亿人，届时超过一半将是中国人。更严重的是 WHO 警告，糖尿病在发展中国家，因糖尿病的高发，将带来结核病的重新流行。

【问题 19-4】

结合上述材料及我国糖尿病流行病学特点，分析我国糖尿病防治工作可能面临的问题？

【分析】

（1）健康教育工作深度和普及面不够。不健康的生活方式普遍存在，群众无定期体检意识，公众普遍缺乏预防控制糖尿病的相关知识和技能，特别是糖尿病患者，对糖尿病的危害、治疗、并发症等认知水平较低，接受治疗的依从性不足。同时，我国 18 岁及以上居民吸烟、过量饮酒、不合理膳食和身体活动不足等行为危险因素普遍存在，超重与肥胖、血压升高、糖耐量受损等生物因素近 10 年迅速升高。如果不能有效控制这些危险因素，未来我国糖尿病患者将急剧增加。

（2）糖尿病总体防治水平较低。重治疗、轻预防的现象还很普遍。仅关注血糖，对饮食控制及运动治疗的重要性不够了解，不重视其他代谢指标的控制。

（3）没有建立糖尿病规范化治疗和管理的机制和模式。仅有少数大型综合医院可以做到糖尿病的综合强化治疗，基层医院和医生的糖尿病诊治仍处于很低水平，基层卫生机构在糖尿病防治工作中没有发挥应有作用，致使糖尿病诊断率低，治疗达标率低，并发症及病死率高。

（4）糖尿病防治的人力资源缺乏，防治人员的知识和技能不足。需要各地区医院及卫生部门加强对医务人员糖尿病知识的教育培训工作。

（5）在糖尿病治疗方面存在治疗不及时、治疗方法的不规范，不能做到合理用药治疗。患者擅自停药、频繁换药、从众心理、拒绝胰岛素、饮食及运动等存在误区。尽管尽早使用胰岛素已成为全球医师的共识，但在中国，有至少 25% 的糖尿病患者应该用胰岛素治疗而没用，在中国糖尿病患者注射胰岛素的时间普遍较晚。

（一）糖尿病的概念和分类

1. 糖尿病概念　糖尿病是遗传和环境因素联合作用所致的一种全身慢性代谢性疾病，由于体内胰岛素分泌的相对或绝对不足而引起的糖、脂肪、蛋白质以及水和电解质的代谢紊乱。主要特点是高血糖及尿糖，早期无症状，主要表现为多饮、多尿、多食、疲乏、消瘦等。糖尿病为终生性疾病，易并发心脏、血管、肾脏、视网膜及神经等慢性疾病。

2. 糖尿病的分类　糖尿病的分类方法很多，目前以临床分类为主，1979 年由美国国立卫生研究院国际糖尿病专家提出，1980 年和 1985 年两次经过 WHO 专家委员会简化修订的分类标准，目前继续被世界各国普遍采用。根据这一标准，糖尿病临床分类可以分成 4 类：胰岛素依赖型（insulin dependent diabetes mellitus，IDDM），又称 1 型糖尿病；非胰岛素依赖型（non-insulin dependent diabetes mellitus，NIDDM），又称 2 型糖尿病；与营养不良相关的糖尿病；其他类型糖尿病。

其中 2 型糖尿病患者占糖尿病总患病人数的 90% 以上，据多种流行病学调查表明，我国糖耐者降低者（IGT）数量远远大于糖尿病患者数量，这个庞大的糖尿病后备军，会进一步发展成为真正的糖尿病患者。

（二）糖尿病的诊断标准

糖尿病的诊断由血糖水平确定，判断为正常或异常的分割点主要是依据血糖水平对人类健康的危害程度人为制定的。随着就血糖水平对人类健康影响的研究及认识的深化，糖尿病诊断标准中的血糖水平分割点将会不断进行修正。中华医学会糖尿病学分会建议在我国人群中采用 WHO（2004）诊断标准，见表 19-5。

表 19-5　糖尿病的诊断标准

检测指标	葡萄糖浓度（mmol/L）		
	全血静脉	全血毛细血管	血浆静脉
糖耐量受损（IGT）			
空腹	＜ 6.1	＜ 6.1	＜ 7.0
及负荷后 2 小时	≥ 6.7	≥ 7.8	≥ 7.8
空腹血糖受损（IFG）			

检测指标	葡萄糖浓度（mmol/L）		
	全血静脉	全血毛细血管	血浆静脉
空腹	≥ 5.6	≥ 5.6	≥ 6.1
及负荷后 2 小时	< 6.7	< 7.8	< 7.8
糖尿病			
空腹	≥ 6.1	≥ 6.1	≥ 7.0
或负荷后 2 小时	≥ 10.0	≥ 11.1	≥ 11.1

【知识点 19-9】　　　　　　　糖尿病的概念和分类

　　1. 糖尿病是遗传和环境因素联合作用所致的一种全身慢性代谢性疾病，由于体内胰岛素分泌的相对或绝对不足而引起的糖、脂肪、蛋白质以及水和电解质的代谢紊乱。

　　2. 糖尿病临床分类可以分成 4 类：胰岛素依赖型（insulin dependent diabetes mellitus，IDDM），又称 1 型糖尿病；非胰岛素依赖型（non-insulin dependent diabetes mellitus，NIDDM），又称 2 型糖尿病；与营养不良相关的糖尿病；激发型及其他。

二、糖尿病的流行病学特征

　　糖尿病中 90% 为 2 型糖尿病，1 型糖尿病仅占 4% ~ 6%，其他类型的糖尿病更少，因此主要介绍这两种类型的流行病学特征。

（一）1 型糖尿病的分布

1. 地区分布

　　（1）国家间和地区间 1 型糖尿病发病率在不同地区、不同种族中差异很大。WHO DiaMond 项目调查和监测全球儿童 1 型糖尿病的发病率，统计 50 个国家 100 个协作中心的监测结果表明，全球年龄调整发病率最大可相差 350 倍，以意大利撒丁岛（每年 36.8/10 万）和北欧的芬兰（36.5/10 万）发病率最高，其他欧美国家发病率中等（每年 5.0/10 万 ~ 19/10 万），亚洲国家如中国、日本和朝鲜，以及美国印第安人、墨西哥人、智利人、秘鲁人的发病率在世界发病率最低（年发病率为 0.1/10 万 ~ 5.0/10 万），非洲和拉丁美洲发病率也较低。1 型糖尿病存在着越远离赤道发病率越高的现象，过去推测与环境因素尤其是病毒感染有关，近来认为这种趋势可能主要是由于全球人口的种族和民族分布特点所至。

　　我国 1 型糖尿病的发病率为世界报道最低，但有纬度越高发病率越高的特点。1988 ~ 1996 年我国 < 15 岁儿童 1 型糖尿病调整发病率女性是 0.66/10 万人年，男性是 0.52/10 万人年，总发病率是 0.59/10 万人年。来自 22 个 1 型糖尿病登记中心的年发病率从东南的遵义（0.22/10 万）到东北的齐齐哈尔（1.6/10 万），范围在 0.2/10 万 ~ 1.5/10 万，显示出以长江为界明显北高（0.65/10 万人年）南低（0.50/10 万人年），纬度越高发病率越高的特点。

　　（2）城乡间我国 7 个地区中心的资料显示，城区与郊县（农村）儿童 1 型糖尿病的发病率分别为 1.12/10 万人年和 0.38/10 万人年，城市市区儿童的发病率显著高于郊县和农村。出现这种现象，一方面可能与市区生活水平较高，或接触环境有害因素的可能性较高有关，这个原因还有待于进一步验证；另一方面，农村医疗条件相对较差，发生漏报或未诊断而昏迷死亡的情况可能较多。从登记的质量看，城乡两来源总的确定水平分别是 93% 和 89%，市区资料的登记质量略高于农村。

2. 人群分布

　　（1）性别和年龄与其他自身免疫性疾病女性多于男性不同，1 型糖尿病的发病率男、女性别相似。但在一些发病率低的人群中，女性发病率稍高于男性。相反，在发病率高的北欧地区，男性患病率高于女性。1 型糖尿病的高发年龄为青春期，发病风险最高的年龄段是 10 ~ 14 岁，青少年以后，发病率下降。值得注意的是，近年来在欧洲 1 型糖尿病发病率的上升呈现出 5 岁以下儿童加快的现象，是否与生命初期的暴露有关需要进一步研究。

（2）种族和民族美国白种人发病率显著高于黑人种。科罗拉多登记表明非西班牙语种人的 1 型糖尿病的危险性是西班牙语种人群的 2.5 倍。这一差异是由于种族不同而不是地区差异所致。亚洲国家 1 型糖尿病发病率（0.1/10 万～2.0/10 万）明显低于欧洲国家（10.0/10 万～36.0/10 万），黄种人也明显低于其他人种。1988～1996 年我国＜15 岁儿童发病率的民族差异较大，以哈萨克族最高为 3.06/10 万人年，满族最低为0.25/10 万人年，差异 12 倍，说明中国是 1 型糖尿病低发病率国家，但不是该病遗传均一性的国家。1 型糖尿病在某些民族高发可能与遗传有关，但也不可忽视环境因素的作用。如具有相同遗传背景的台湾省儿童（1.5/10 万人年）、香港特区儿童（2.0/10 万人年）、移居美国的华人儿童（4.9/10 万人年）和中国大陆儿童，由于生活环境不同，1 型糖尿病的发病率差异较大，也说明 1 型糖尿病可能与生活环境因素有关。

3. 时间分布

（1）季节性：1 型糖尿病的发病有一定季节性，北半球的病例多发生在 12 月～次年 2 月，而南半球则多发生在 6～8 月。这种秋冬季节性升高的现象主要由于感染因素所致，与饮食、运动、激素水平也可能有关。

（2）长期趋势：Onkamo 等总结了 1960～1996 年 27 个国家 37 个人群研究的结果，发现 1 型糖尿病年增长率为 3.0%，尤其在低发病率人群中增长更明显，估计到 2010 年芬兰年发病率将达到 50/10 万，其他许多人群也会超 30/10 万。1988～1996 年，我国儿童 1 型糖尿病的发病率也呈逐年上升趋势，表明儿童糖尿病的疾病负担正在不断增加。

（二）2 型糖尿病的分布

1. 地区分布

（1）国家间或地区间：2 型糖尿病的患病率在不同国家及同一国家不同地区间亦不同。保持传统生活方式的地方患病率低，例如，非洲农村成人为 1%～2%，巴布亚新几内亚的高原地带的一次调查中未发现糖尿病人。在生活方式不断西化的发展中国家，糖尿病患病率高于欧洲人群。2 型在北美本土及西太平洋区最高，成年有 1/3～1/2 患有糖尿病。

（2）我国部分省市糖尿病患病情况：1995～1997 年我国采用分层整群抽样方法，调查了 11 省市常住人口 42 751 人，标化患病率最高的是北京，达 4.56%，最低的是浙江，为 1.99%。

（3）城乡分布城市和乡村糖尿病患病率有明显差异，尤其在发展中国家。我国 11 省市的调查亦发现糖尿病标化患病率省会城市最高（4.58%），依次为中小城市（3.37%）、富裕县镇（3.29%）和贫困县农村（1.71%）。

2. 时间分布 近几十年来，2 型糖尿病的患病率呈现持续增长趋势。美国健康调查资料表明，1991～1993 年糖尿病患病率平均为 2.9%，是 1960 年（0.91%）的 3 倍多，是 1935 年（0.37%）的 8 倍多。而最新资料显示，过去 10 年间美国全人口糖尿病患病率再次翻番，2002 年已达到 6.2%。第二次世界大战结束时日本糖尿病患病率为 1%，现在为 3%，而侨居檀香山的日本人由于生活方式的西化，患病率高达 5%。在新加坡，糖尿病患病率 1975 年为 2%，1985 年为 4.7%，1992 年为 8.6%。我国 2 型糖尿病的年增长率在 1994年以前的 15 年为 9.86%，1994 年以后高达 13.31%，使中国在短短 20 年里，就从＜3% 的低患病率国家迅速跨入世界糖尿病中等患病率（3%～10%）国家的行列，增长速度十分惊人。

导致糖尿病患病率升高的主要原因是人口的老龄化、肥胖和生活方式的改变，此外死亡率下降、诊断标准变化、诊断指标灵敏度和特异度提高，以及医疗保健的改善等也是影响因素。

3. 人群分布

（1）年龄：几乎全世界的调查都显示 2 型糖尿病的患病率随年龄增加而上升，在 40 岁以上人群中患病率显著升高。美国 45～74 岁糖尿病患病率为 34%；南太平洋国家＞60 岁的男性糖尿病患病率为 29.4%，女性为 46.2%；中国＞60 岁人群的患病率为 11.3%，都非常显著地高于平均人群的水平。

近年来 2 型糖尿病出现了发病年轻化的趋势，儿童和青年人中 2 型糖尿病的患病率越来越高。美国新发的儿童糖尿病患者中，2 型糖尿病所占的比例在近几年内就从 1%～2% 上升到 8%～45%，患病率明显增加，且主要发生在少数族裔。日本及欧洲的一些国家也有类似报道，其原因尚不清楚，可能与儿童肥胖患病率不断增加以及运动少有关。我国 11 省市的调查结果亦显示，40 岁以上人群的糖尿病和 IGT 的患病率分别是 20～39 岁人群的 6.25 和 2.91 倍。此外 IGT 与糖尿病患病率之比随着年龄上升而下降，说明我国糖尿病的发病也有年轻化的趋势。

笔记：

（2）性别：西欧与美国，女性患病率高。美国的年轻妇女患病率略高于年轻男性，40～69 岁组，女性患病率是男性的 2 倍，随后，女性的患病率减小，几乎与男性相同或稍高。这可能与中年妇女容易肥胖，女性发病年龄比男性早 10 年及男性肾糖阈略低于女性所致。韩国及日本男性患病率高于女性。而我国 1997 年 11 省市糖尿病患病率调查表明，女性患病率（3.79%）高于男性（3.40%），差异有统计学意义。不同国家糖尿病患病率性别比例的差异主要与环境及行为因素有关，而与种族因素无关。

（3）职业：职业的劳动性质与劳动强度与糖尿病的发生关系密切。一般说来，体力劳动者的患病率低于脑力劳动者。印度的调查发现不同职业的糖尿病患病率有很大差别，专业人员的患病率超过 10%，而未受过训练的工人不到 1%。成都调查的 11 046 人中，将对象分为脑力劳动者和体力劳动者，前者患病率显著高于后者。但我国 11 省市调查结果显示，经年龄调整后，糖尿病的标化患病率以个体、服务人员最高（4.04%），其次为家庭妇女（3.63%），随后依次为行政干部（3.42%），工人（3.12%），科、医、教（2.66%）人员，最低的是农民（2.14%）。IGT 标化率依次为家庭妇女（6.55%），行政干部（5.52%），个体、服务人员（4.72%），工人（4.61%），科、医、教（4.35%）人员，农民（3.91%）。我国的个体商业、服务人员及干部的糖尿病发病增长势头较猛，应引起足够的重视。

（4）种族和民族：世界上不同种族，2 型患病率不同，患病率最高的是美国亚利桑那州的比马印第安人。其他印第安人部落，瑙鲁人及别的太平洋岛国如斐济、萨摩亚（南太平洋）、汤加（西太平洋）的患病率较高。患病率最低的是阿拉斯加的因纽特人（爱斯基摩人）及印第安人，患病率为 2%。印度洋次大陆的其他种族、日本、中国和印度尼西亚患病率相对较低。

流行病学资料表明，相同环境条件下不同种族 2 型糖尿病的患病率不同。新加坡的印度人、马来人、中国人患病率分别为 6.1%、2.4% 和 1.6%。印度人患病率高不是肥胖所致，因为该人群体重最轻。南非的开普敦、印第安人患病率（19.1%）高于班固人（4.2%）与高加索人（3.6%）。印第安人男女城乡患病率均高于斐济的美拉尼西亚人。比较我国同一省区不同民族糖尿病患病率，发现贵州、青海、广西三省中，苗汉、藏汉及壮汉之间无差异。新疆维吾尔族的患病率高于汉族和其他民族。这些不同民族之间及同一地区不同民族间糖尿病的差别，提示民族间的某些因素（如遗传、生活方式）可能与糖尿病的发生有关，但尚未明确。

（5）家族史：糖尿病存在家族聚集性。我国 11 省市的调查结果表明，有糖尿病家族史的 DM 和 IGT 患病率（7.74% 和 6.47%）显著高于无糖尿病家族史（3.91% 和 4.42%）。糖尿病一级亲属的患病率较一般人群高 5～21 倍。其患病率为 2.1%～5.2%。

（6）移民：研究印度人移居新加坡后，患病率达 6.1%，移居马来西亚后患病率为 4.2%，移居到南非后，患病率为 4%～6%，不仅比印度本土居民（2%）高，比移居地的其他民族也高。夏威夷华人患病率为 1.8%，马来西亚华人患病率 7.4%，毛里求斯华人患病率高达 16%，均比国内居民高。Tokelauan 人移民新西兰后，患病率增高，为本土居民的 2～5 倍。肥胖可以部分解释这种差异，但调整体重指数后，仍比本土居民高。

（7）社会经济地位：发达国家 2 型糖尿病在社会经济地位低的人群中更常见，可能与其文化和卫生知识及保健水平有关。而发展中国家，社会经济地位高或生活富裕的阶层更常见，可能与他们摄取更多的能量及饮食西化有关。

（三）糖尿病发病的危险因素

1 型糖尿病及 2 型糖尿病均有遗传及环境因素参与。近年糖尿病患病率剧增主要是指 2 型糖尿病的患病率快速增加。体力活动减少及（或）能量摄入增多而致肥胖病（总体脂或局部体脂增多）。肥胖病是 2 型糖尿病患者中最常见的危险因素。以下重点叙述肥胖病。其他 1 型及 2 型糖尿病的危险因素见表 19-6。

三、糖尿病的防治策略与措施

糖尿病是 21 世纪全球面临的重大公共卫生问题，世界各国都十分重视糖尿病的防治。WHO 1989 年发起国际糖尿病防治行动，1991 年出台《发展国家糖尿病规划指南》，为世界各国制定本国的糖尿病防治规划奠定了基础，并规定每

表 19-6　糖尿病的危险因素

1 型糖尿病

● 遗传易感性

● 自身免疫

● 病毒感染

● 牛乳喂养

● 药物及化学物

2 型糖尿病

● 遗传易感性

● 体力活动减少及（或）能量摄入增多

● 肥胖病（总体脂增多或腹内体脂相对或者绝对增多）

● 胎儿及新生儿期营养不良

● 中老年

● 吸烟、药物及应激（可能）

年的 11 月 14 日为世界糖尿病日，以此来增强人们征服糖尿病的信心和决心，唤醒和提高社会各界对糖尿病危害的认识，从而重视糖尿病的预防、治疗和健康教育。1995 年，我国颁布了《1996～2000 年国家糖尿病防治规划纲要》，1996 年成立卫生部糖尿病防治专家咨询委员会，1997 年将糖尿病列为国家慢性病防治的重点之一，明确提出了糖尿病防治的具体目标、任务、对策和措施，倡导建立健全在卫生部统一领导下的糖尿病三级防治网，从政府、社会和个人 3 方面采取以"预防为主"的综合措施，使糖尿病防治逐步走向科学规范。

尤为可喜的是，近 10 年来国内外的一些试验研究证实，干预确实能够改变糖尿病的自然史，减少或推迟糖尿病及其并发症的发生，这为制定循证的糖尿病防治策略和措施提供了最佳证据。

（一）糖尿病的防治策略

糖尿病的有效控制应该包括三级预防：旨在减少糖尿病发病率的一级预防；通过早发现、早诊断和治疗尽快对高血糖等生化异常的控制，进而减少糖尿病并发症患病率的二级预防；以及减少或延缓糖尿病并发症致残、早亡和提高生命质量的三级预防。

目前，糖尿病的防治策略是以健康促进为手段的社区综合防治。主要有以下几方面。

1. 制定长远的糖尿病防治国家行动计划。以预防和延缓糖尿病及其并发症、降低医疗费用、改善患者生命质量为目的制定防治策略。

2. 加强与 WHO、国际糖尿病联盟（IDF）等国际组织和其他国家的合作与交流，积极开展国内多地区的协作，进行流行病学、发病机制和危险因素干预的研究。

3. 建立糖尿病三级防治和疾病监测网，使糖尿病治疗和管理科学化、制度化。重视高危人群的筛查和患者登记管理，开展行为危险因素的干预。使防治策略和措施的形成和评价以社区状况为依据。

4. 开展社区综合防治。提倡在社区诊断的基础上，制定防治计划，强调"防"与"治"的结合；通过社区动员，最大限度地调动政府、卫生部门和非卫生部门、糖尿病学会和协会等组织、资助者（stakeholder）和企业界、服务提供者、糖尿病患者和全体社区居民等全社区广泛参与和合作；以健康促进为手段，把糖尿病纳入心脑血管疾病等慢性非传染性疾病的社区综合防治，实施面向高危人群和全人群的健康促进和干预计划；提倡预防、治疗、康复、健康教育等多种机构同时参与；充分利用电视、广播、报纸等大众媒体，普及防治知识，最大限度地利用一切资源，提高防治效果。

5. 对一般人群、高危人群和糖尿病患者采取有针对性的防治措施，提倡在开展一级预防的同时，强调二级预防和三级预防。

6. 有计划地对糖尿病专科医生、护士、营养师、各级卫生行政管理人员和糖尿病教育工作者等专业人员开展教育和培训。

7. 研究和评价糖尿病社区综合防治管理机制，提供公平、可及、有效的糖尿病防治。

（二）糖尿病的防治措施

针对不同的目标人群，采取不同的防治措施。

1. 一级预防措施　一级预防措施的对象是一般人群，目的是预防和延缓易感高危人群和高危社区发生糖尿病。一级预防措施如下。

①通过健康教育和健康促进手段，提高全社会对糖尿病危害的认识；②提倡健康的生活方式，加强体育锻炼和体力活动；③提倡膳食平衡，注意蛋白质、脂肪和碳水化合物摄入的比例，多吃蔬菜和水果，戒烟限酒，限盐，防止能量的过度摄入；④预防和控制肥胖。对有高血压、高血脂的个体，在控制体重的同时，要注意治疗高血压，改善血脂异常，膳食中特别要注意控制脂肪和食盐的摄入量。

2. 二级预防措施　二级预防针对高危人群，对具有下列危险因素：①年龄 ≥ 40 岁（美国为 45 岁）；②超重；③一级亲属有糖尿病；④以静坐生活方式为主；⑤以前确诊有 IGT 或 IFG；⑥高血压（成人 ≥ 140/90mmHg）；⑦血脂异常（HDL-C ≤ 0.90mmol/L 和／或 TG ≥ 2.82mmol/L）；⑧生育过巨大胎儿（4000g 以上）的妇女等高危人群，通过筛查尽量做到糖尿病的早发现、早诊断和早治疗，预防糖尿病及其并发症的发生和进展。

筛检试验包括空腹血浆葡萄糖（FPG）检验和 75g 口服葡萄糖耐量试验（OGTT）。不过，前者更加简单、快速、价廉、患者乐于接受，所以社区筛检中 FPG 检验更适用。如果 FPG ≥ 7.0mmol/L 或 OGTT 中的 2 小时负荷值 ≥ 11.1mmol/L，认为筛检阳性，应择日重复检查一次以确定诊断。

糖尿病的筛检不仅要查出隐性糖尿病人、未注意的显性糖尿病人，而且要查出 IGT 者。IGT 是正常和糖尿病之间的过渡状态，其转归具有双向性。国外报告每年有 5%～10% 的 IGT 会恶化为糖尿病。因此，在此阶段采取措施具有重要的公共卫生学意义和临床意义。

　　对筛检的糖尿病病人和 IGT，应该进行积极的治疗，控制血糖，预防并发症的发生。治疗包括心理治疗、饮食治疗、药物治疗以及对患者的健康教育。

　　3. 三级预防措施　对已出现并发症的糖尿病患者进行疾病管理，通过健康教育提高患者对糖尿病的认识，采取合理的治疗手段，进行血糖的自我监测，通过规范的药物治疗、饮食治疗和体育锻炼，控制血糖稳定，预防并发症的发生，提高生命质量。

　　对已发生并发症的患者主要采取对症治疗、预防病情恶化、防止伤残和加强康复等措施，以降低糖尿病的死亡率、病死率，提高患者的生活质量。

> **【知识点 19-10】**　　　　　　　　　　**目前，糖尿病的一级预防措施**
>
> 　　①通过健康教育和健康促进手段，提高全社会对糖尿病危害的认识；②提倡健康的生活方式，加强体育锻炼和体力活动；③提倡膳食平衡，注意蛋白质、脂肪和碳水化合物摄入的比例，多吃蔬菜和水果，戒烟限酒，限盐，防止能量的过度摄入；④预防和控制肥胖。对有高血压、高血脂的个体，在控制体重的同时，要注意治疗高血压，改善血脂异常，膳食中特别要注意控制脂肪和食盐的摄入量。

思 考 题

一、名词解释

1. NCD　　　　　　　　2. CVD　　　　　　　3. 二级预防　　　　　4. 全人群策略

5. 高危人群策略　　　　6. 恶性肿瘤流行病学　　7. biomarker　　　　8. diabetes mellitus

9. 2 型糖尿病　　　　　10. health education

二、是非题（是打"＋"，非打"－"）

1. 心脑血管疾病的发病年龄提前，青壮年人群的发病和患病水平明显提高。

2. 针对高血压患者的早期检出和治疗，对高血压来说是二级预防，如果目标是预防后续的心血管并发症，对脑卒中或冠心病来说就是一级预防。

3. 生物标志可从基因、分子、细胞水平上了解外部致癌剂如何作用于人体，是一种评价外部致癌剂和机体遗传易感性关系的重要指标。

4. 我国肺癌的发病的主要趋势是发病率和死亡率呈上升趋势。

5. 我国肝癌的地理分布特点为：沿海高于内地，东南和东北高于西北、华北和西南，沿海江河海口或岛屿高于沿海其他地区。

6. 糖尿病属于多基因遗传病，即遗传因素和环境因素共同作用导致疾病的发生。

7. 积极开展慢性病筛检工作，可以达到一级预防和二级预防的目的，并帮助了解疾病的发展史。

三、简答题

1. 冠心病的危险因素有哪些？

2. 恶性肿瘤的主要危险因素有哪些？

3. 心血管疾病人群防治计划的特点？

4. 我国肺癌的流行病学特征？

5. 试述我国糖尿病的预防措施？

6. 慢性非传染性疾病的流行特征？

7. 我国心脑血管疾病流行特征发生的改变主要表现在哪些方面？

（尹家祥）

第 20 章 循证医学

第一节 概　　述

　　想正确回答以上这些问题，仅从经验和推理出发还远远不够，而循证医学则为解决这类问题提供了一整套最好的思维方式及实践方法。

　　循证医学（evidence-based medicine，EBM）即"遵循证据的医学"，是指在疾病的诊治过程中，将个人的临床专业知识与当前最好的研究证据、病人的选择结合起来进行综合考虑，为每个病人做出具有针对性的最佳医疗决策。循证医学思想起源于临床实践，所谓循证临床实践是指临床医生在处理具体病人的诊断、治疗及预后等方面有意识地、明确地、慎重地利用现有最好的研究证据、临床经验，并充分考虑病人的意见进行临床决策。因此，早期狭义的循证医学就是循证临床实践，如今广义的循证医学应包括一切医疗卫生服务的循证实践。

　　循证医学的核心思想是决定任何医疗决策都应基于客观的临床科学研究证据。EBM 的主要作用在于：①更有效的利用资源，促进临床医疗决策科学化，避免误诊误治、浪费资源；②更好地使治疗服务个体化；③促使临床医生不断地更新医学知识，提高其对研究方法的理解，从而做出正确的处理决策；④医疗安全的需要。医疗是高风险的职业，在规范日趋完善和病人法律意识日益增强的今天，以事实为依据采用 EBM 医疗策略，将是医师保护自身合法权益，提高医疗质量的有力举措。

　　循证医学的产生是社会和科学发展的需要和必然，它的产生是基于：①传统的方法决定临床诊断治疗有一定局限性。传统经验医学是以教科书和期刊上零散的文献资料为依据，以个体经验为主来决定对病人的处理，因此，无论在医疗决策还是在疗效判断上其客观性和准确性往往都难以把握，以至常常使一些真正有效的新疗法因不为公众所了解而长期得不到应用，而一些实际上无效甚至有害的疗法却因凭经验认为或从理论上推断可能有效而长期使用，造成有限卫生资源的浪费。②医学知识迅速更新与扩容，与临床医师的繁忙工作形成尖锐矛盾，使大量重要的研究成果不能及时为临床一线医师了解与接受并转换为效益，如何"批判吸收"浩如烟海良莠不齐的文献用于具体患者是基层医师面临的严峻挑战。③临床治疗由对单纯的症状控制或中间指标的重视转向对终点指标与生命质量的重视。因此，干预措施疗效研究逐渐采用以病人为中心的终点指标（如治愈率、病死率等），而实验室等中间指标逐渐退居次要地位。④有限卫生资

源对平衡价格 / 效益的依据提出了更严格的要求。⑤市场经济下，商业利益使某些临床医师使用未经验证、没有效果的治疗措施，加剧了有限的卫生资源与无限增长的卫生需求之间的矛盾。

循证医学作为一门学科诞生于 1992 年，该年由加拿大 McMaster 大学 Gordon Guyatt 所领导的循证医学工作组在 JAMA 发表了名为 Evidence-based medicine. A new approach to teaching the practice of medicine 的文章，第一次提出了 "Evidence-based medicine" 这一概念，并就如何将这一观念引入临床教学，如何在证据基础上实践循证医学进行了探讨，这一系列 EBM 总结性文献的发表，标志 EBM 时代的正式开始。同年英国牛津大学成立了第一家 Cochrane 中心，专门从事收集临床对照试验并进行系统评价的工作，此后荷兰、法国、意大利、挪威、加拿大、澳大利亚、巴西、南非、西班牙、德国、美国、中国亦先后成立了 Cochrane 中心。为了协调各个国家和地区 Cochrane 中心的工作，1993 年在英国成立了国际协作组织 Cochrane 协作网，成为目前开展循证医学最有成效、最有影响的实体，其产品 Cochrane 图书馆向全世界发布。1996 年 7 月，四川大学华西医院（原华西医科大学附属第一医院）开始筹建中国 Cochrane 中心和中国循证医学中心，1997 年 7 月获卫生部批准成立中国循证医学中心。1999 年 3 月中国 Cochrane 中心成功注册成为该协作网的第 12 个中心，也是迄今亚洲唯一的中心，目前该中心已在循证医学教育、收集国内完成的高质量临床研究文献、系统评价研究以及临床试验注册等方面开展了大量工作。

循证医学强调现有最佳证据、临床经验和技能、患者的选择三者的有机结合。患者、医生和证据是循证医学的三要素，三者缺一不可，只有有机地结合，这三个要素才能使循证医学得以完美体现。

证据是循证医学的核心，Cochrane 图书馆是目前最全面的系统评价和临床对照试验研究数据库，治疗研究证据的最好来源。系统评价（systematic review，SR）是实践循证医学重要的手段，它是指针对某一具体的临床问题系统全面收集所有相关临床研究并逐个进行严格评价与分析，必要时进行定量合成的统计学处理，得出综合结论的过程。系统评价是一种全新的文献综合评价方法，"系统"和"评价"是其重要特点，因而与一般综述有本质的不同。

临床医生是实践循证医学的主体，医生的技能和经验是循证医学实践的必备条件。病人就诊后，需要医生迅速根据专业知识判断病人的健康状态，做出疾病的可能诊断，了解治疗疾病的可行方案及病人从干预措施可能获得的效益和风险。需提出的是，没有临床经验只靠外部证据的循证是危险的，即使是最权威的，最可靠的外部证据，也不一定完全适合于某位具体的病人。

充分考虑病人的需求是实践循证医学的关键因素。医生在做出诊断和治疗决策时应考虑到这一点，以充分体现病人为中心的医疗模式。

EBM 作为一门新兴学科，其科学性和有效性已逐渐被国际国内医学界所认可，目前循证医学的理念已被有组织地推广和应用于包括临床医学和公共卫生在内的各医学学科、医院管理、医疗卫生政策决策及医学教育等领域，如循证治疗、循证卫生保健、循证精神卫生、循证药学等。在我国，现已先后出版发行《循证医学》、《中国循证医学》及《中国循证儿科》等 EBM 专业期刊，很多医学院校也非常重视循证医学在科研和临床实践中的应用。最新调查表明目前国内有近 30 所院校相继对本科生开设了循证医学，部分院校还在研究生教育中引入了该门课程；一些重点院校还成立循证医学中心（循证医学部），这也是我国医学教育改革的一项重要内容。

> 【知识点 20-1】 循证医学和系统评价的定义
> 1. 循证医学（evidence-based medicine，EBM） 即"遵循证据的医学"，是指在疾病的诊治过程中，应将医生个人的临床专业知识与当前能得到的最佳证据、病人的选择结合起来进行综合考虑，做出最佳医疗决策。
> 2. 系统评价（systematic review，SR） 是指针对某一具体的临床问题系统全面收集所有相关临床研究并逐个进行严格评价与分析，必要时进行定量合成的统计学处理，得出综合结论的过程。

第二节 实践循证医学的步骤

> 【案例 20-2】
> 患者，男，57 岁。因"左肺下叶腺癌术后 2 个月余，背痛 1 个月，加重伴下肢乏力 4 天"入院。

入院前 2 个月余，患者单位体检行胸部 CT 发现左肺下叶软组织占位及不规则致密影，约 2.7cm×3.6cm 大。于外院行头部增强 CT 及上腹部彩超，未见肿瘤转移征象。行电视胸腔镜辅助下左肺下叶癌切除术及纵隔淋巴结清扫术。术后病理提示：左肺下叶黏液腺癌，支气管断端未见癌累及，送检 7、9、10、11、12 组淋巴结未见癌累及。术后分期Ⅰb 期。术后患者定期随访。入院前 1 个月患者出现背痛，为间断性隐痛，口服"芬必得"止痛治疗，效果不佳，背痛逐渐加重。入院前 4 天，患者打喷嚏后突感背痛加重，后逐渐出现双下肢无力，行走困难，大小便正常。查体：体温 36.7℃，脉搏 94 次 / 分，呼吸 20 次 / 分，血压 115/82 mmHg，ECOG 评分 1 分。浅表淋巴结未扪及肿大，左侧胸壁可见 3 个约 5cm 瘢痕。左肺呼吸音稍低，双肺未闻及干湿啰音，心腹（-）。躯体 T_{10} 平面以下感觉减退，双下肢肌力Ⅲ$^+$，肌张力略高，髌腱反射及跟腱反射活跃，鞍区感觉正常，肛门反射及球海绵体反射正常。辅助检查：全脊柱 MRI 显示 T_{10} 椎体骨质破坏，椎体压缩约 1/3，硬脊膜受压。骨扫描显示：T_{10} 椎体核素浓聚，余骨骼系统未见异常放射性浓聚。腹部彩超未见异常。头部及胸部增强 CT 提示：左肺术后改变，颅内未见肿瘤异常占位征象。临床诊断：左肺下叶腺癌术后脊柱转移（Ⅳ期）。

资料来源：中国循证医学，2013，13（6）：768-772

实践循证医学主要包括 5 个步骤：第 1 步，提出明确的医学问题；第 2 步，系统检索相关文献，全面收集证据；第 3 步，严格评价，找出最佳证据；第 4 步，应用最佳证据，指导医学实践；第 5 步，后效评价循证实践的效果，止于至善。此处将借用【案例 20-2】中病人的循证治疗来阐述实践循证医学的这 5 个步骤，以期达到抛砖引玉的作用。

（一）提出明确的医学问题

笔记：

根据患者或人群的实际情况提出需要解决的临床问题或公共卫生问题，这是实践循证医学的第一步。临床问题可以来自于有关疾病病因、诊断、治疗及预后等各个方面，而公共卫生问题往往涉及的范围更广，如评价医疗卫生法规和政策、医疗卫生服务和管理、医疗卫生技术、公共卫生和预防策略的效果。在上面案例中，患者及家属对行走功能有较高要求，希望缓解背部疼痛，恢复行走功能，并尽量延长生命。对患者情况进行评估后，临床医师提出问题如下：对于该病人发生肿瘤脊柱转移压迫脊髓，放疗和手术应该如何选择，以更好缓解患者疼痛症状、恢复脊髓功能（行走和括约肌功能）、延长患者生命预期，同时使治疗并发症控制在能够接受的范围内？为便于回答，需将该问题按照循证医学 PICO 原则进行转换，PICO 分别为患者、干预措施、比较措施、结局指标，转换后问题为：对于肺癌脊柱转移压迫脊髓的患者，手术治疗与放射治疗相比，是否可以显著改善患者局部疼痛程度？是否可以恢复脊髓神经功能？是否可以延长患者生存期？

（二）检索相关研究证据

根据提出的临床问题，制定合理的检索策略收集证据。证据可以是原始研究文献，如单个的随机对照试验、非随机干预研究、横断面研究等；也可是在此基础上的二次研究文献，如系统评价、Meta 分析、临床实践指南等。检索证据首先建议检索经他人评估和筛选过的循证医学资源，如果未检出需要的信息，再进一步筛选未经筛选文献的数据库。在上面所引【案例 20-2】中，检索词采用 lung cancer、spinal metastasis、Meta-analysis、systematic review，通过对 Cochrane Library、PubMed、ScienceDirect 等数据库进行检索，检出与临床问题密切相关的系统评价 /Meta 分析 4 篇，其中 1 篇 Cochrane 系统评价。

（三）严格评价，找出最佳证据

从证据的真实性、可靠性、临床价值及适用性方面评价收集到的证据，结合证据分级标准，找出最佳证据。自从循证医学问世以来，其证据质量先后经历了"老五级""新五级""新九级"和"GRADE（grading recommedation assessment，development and evaluation，GRADE）"四个阶段。目前各大循证医学组织中心推崇的是 GRADE 分级，因为其更关注转化质量，从证据分级出发，整合了分类、分级和转化标准，它代表了当前对研究证据进行分类分级的国际最高水平，意义和影响重大。GRADE2011 版将证据质量分为高、中、低、极低 4 级，推荐强度分为强、弱 2 级，具体描述见表 20-1。

表 20-1 证据质量与推荐强度分级

分级	具体描述
证据质量分级	
高（A）	我们非常确信真实疗效接近估计疗效
中（B）	我们对估计疗效信心一般；真实疗效很可能接近估计疗效，但也有可能差别很大
低（C）	我们对估计疗效信心有限；真实疗效可能与估计疗效有很大差别
极低（D）	我们对估计疗效几乎没什么信心；真实疗效与估计疗效可能有很大差别
推荐强度分级	
强（1）	明确显示干预措施利大于弊或弊大于利
弱（2）	利弊不确定或无论质量高低的证据均显示利弊相当

对【案例 20-2】中所检索出的系统评价 /Meta 分析按照 GRADE 分级标准，均为高质量研究，针对上述问题，结果如下：①局部疼痛。手术治疗可使 88% 的患者获得疼痛缓解，高于单纯放疗 74% 的疼痛缓解率。②恢复脊髓神经功能。手术治疗和放射治疗对保留和恢复行走能力的成功率分别为 85% 和 64%；手术治疗必得括约肌的概率为 66%，高于放射治疗 26% 的概率。③生存率。生存率与原发肿瘤的病理类型、脊柱转移节段的数目、手术前神经功能及是否有脊柱外转移相关。手术治疗后 30 天的患者死亡率为 5%，而放疗后 30 天死亡率的报道非常少，不过，总体来看所有肿瘤手术患者的中位生存期相对单纯放疗高（17 个月比 3 个月）。

（四）应用最佳证据，指导医学实践

将获得的最佳证据用于指导医学实践。对于经过评价是无效甚至是有害的措施，应该立即停止其使用或被引入，对于有效的措施，要推广促进其应有，对于尚无定论的措施，则进一步探索和研究。所引【案例 20-2】中，根据所查的证据给结合患者及家属需求，经充分知情同意后，采用了手术治疗，手术方式选择经前路肿瘤椎体切除减压，椎间植骨融合，内固定术。

（五）后效评价，止于至善

经过上述 4 个步骤，接下来应对循证实践的效果进行后效评价。如成功获得了预期效果，则可继续用于实践；如果不成功，应具体问题具体分析，查明原因，针对问题进行新的循证研究和实践，以不断去伪存真，止于至善。本案例中的患者术后恢复良好，未合并严重并发症。术后第 2 天，患者下肢肌力明显恢复至 IV 级，肌张力正常，髌腱反射及跟腱反射仍活跃。术后 1 个月，患者下地完全自主负重行走。术后 6 个月再次复查，患者症状缓解，生活质量得以提高。

> 【知识点 20-2】　　　**实践循证医学的基本步骤和防治性研究证据分级**
> 　　实践循证医学主要包括 5 个步骤：第一步，提出明确的医学问题；第二步，系统检索相关文献，全面收集证据；第三步，严格评价，找出最佳证据；第四步，应用最佳证据，指导医学实践；第五步，后效评价循证实践的效果。

第三节　循证医学证据的评价

EBM 证据来源众多，如数据库、杂志　网站、会议论文等，但是检索到文献并非全是最佳证据，对文献必须进行严格评价，以达到"去伪存真"的目的。临床实践中影响临床最大的一个问题是对证据的评价。循证医学注重以人群为基础的临床研究成果，因为这是可以直接应用于临床实践的最好证据，故对临床医师为言，要在临床中实践循证医学，首先要掌握评价证据的方法。

对证据进行评价的内容包括评价证据内在真实性、临床价值和适用性 3 个方面。所谓真实性（又称效度）是指测量值和真实值之间的一致性，在测量学中采用准确度（accuracy）表述，包括内部真实性（internal validity）和外部真实性（external validity）。内在真实性是研究证据的核心，就文章本身而言，主要是看其研究方法是否合理，统计学分析是否正确，结论是否可靠，研究结果是否支持作者的结论等。内在真实性可通过获取文献的设计、数据收集和分析以及分析过程的质量控制措施与效果来评价。如评价治疗性研究，应考虑研究对象是否真正被随机分配到试验组和对照组？研究对象是否有严格的入选标准和排除标准，所有研究对象是否按同样的诊断方法得到确诊？统计学分析时是否采用了意向性治疗分析？是否采用了盲法等。外部真实性（external validity）即适用性，是指文章的结果和结论在不同人群、不同地点和针对具体病例的推广应用价值，这是临床医务工作者十分关心的问题。评价研究证据的外部真实性主要考虑你主管的病人与文献中的研究对象的特点是否类似，如研究中所涉及的病例情况与我们临床所见到的病例情况相似，就可以具体地去验证干预疗法，并会取得一致的治疗效果，如果情况不符或相去甚远，则不宜借鉴使用，更不能在临床上推广。

临床重要性是指研究结果本身是否具有临床价值，主要采用一些客观指标进行评价。在评价时，应注意将有统计学意义（$P < 0.05$）和有临床价值区分开来，有统计意义并不意味着一定就有临床价值，如评价某降压药的疗效，治疗组平均舒张压只比对照组降低了 0.83 mmHg，未达到有临床意义的最低差值5mmHg，既可认为临床意义不大。

研究设计的类别是评价研究质量的重要依据，如对于治疗、预防和病因研究，按照研究设计证据级别可分为5级（可靠程度依次降低）第一级是联合随机对照试验（RCT）资料做出的具有同质性的系统评价（Ⅰa）或单个大样本的RCT（Ⅰb）；第二级是联合队列研究做出的具有同质性的系统评价（Ⅱa）或具有良好设计的单个队列研究（Ⅱb）；第三级是联合病例对照研究所做出的具有同质性的系统评价（Ⅲa）或单项病例对照研究（Ⅲb）；第四级是系列病例分析、描述性研究或低质量的队列研究和病例对照研究（Ⅳ）；第五级是未经分析评价的专家意见、个人经验或者仅依据基础医学研究的结果（Ⅴ）。国际公认相对于其他类型的证据，RCT的系统评价或RCT结果是证明某种疗法有效性和安全性最可靠的依据（金标准）。临床实践指南则对怎样根据这些证据来处理患者提供了指导性参考意见。临床医生循证治病最方便的途径是参考指南结合具体病情做出临床决策。但很多时候没有相应的指南可参考，在这种情况下，可从高到低依次参考和使用各级临床研究证据。

不同类型的研究有不同的质量评价标准，如对于临床试验，应重点考虑该研究是否有明确的研究目的？病人是否被随机分配到各比较组？是否有失访和退出，人数多少？是否采用了意向性治疗分析？是否有效地采用了盲法？除治疗外，随机分配所获得的比较组在其他可能影响结局的因素（如性别、年龄和社会阶层等）上是否可比？除评估的干预措施外，不同组间其他干预处理是否相同？估计的疗效有多大？用的是什么临床结局，如治愈和死亡？估计的疗效的精确度如何？可信区间的范围是什么？研究结果是否可以应用到本地人群？研究中的病人与本地病人群体是否足够相似？该研究是否考虑了所有重要的临床结局？如果没有，是否会影响结论？该干预措施的益处是否大于相应的害处和花费？等；对于队列研究，则重点考虑该研究是否明确描述了研究对象的征募方式？是否可能有意地入选或排除了较严重的病例？如果用死亡作为临床结局，是否采取了措施确保没有遗漏死亡报告？如果使用其他临床结局，收集资料方法的准确性是否预先经过考证？资料分析时是否控制了混杂偏倚？等；对于病例对照研究，则重点考虑病例和对照的选择是否与危险因素的暴露无关？所收集的过去的危险因素的暴露资料是否准确？如收集数据时，是否对资料收集者采用了盲法？等；对于现况调查，则重点考虑调查的人群是如何选择的？是整个人群，还是一个部分？如果是一个部分，样本是怎么抽取的？是否采用了随机抽样？是否采用了分层抽样，以提高样本的代表性？问卷的准确性和可靠性是否经过验证？如果采用调查员调查，调查结果的可重复性怎样？核实资料真实性的措施是什么？研究者的结论是否忠于调查的数据？研究者是否进行了推论等；对于系统评价，则重点考虑该研究是否具有一个预先制定的明确的研究目的？是否遗漏了重要的相关研究？纳入原始研究的标准是否恰当？是否评估了入选文献的方法质量？对原始研究质量的评估是否可以重复？原始研究的结果是否一致？总体结果的效应大小和精确度如何？这些结果是否有助于自己病人的诊治？

笔记：

总之，循证医学中使用的各级证据包括随机对照试验和系统评价也应该接受严格评价，同时，对证据的使用不能教条化，理想的方法学完美的证据在现实中是不多的。故我们一方面应尽量"创证"，即生产高质量的证据，做当前有条件下的最好研究；另一方面应"用证"，即应使用当前条件能得到的最好证据，要做到这点，需不断学习和掌握正确识别和使用高质量证据的方法。以上要点仅供参考，详细的具体方法可见专门的循证医学教材。

> 【知识点 20-3】　　　　　　　　　**循证医学证据的评价内容**
>
> **1. 内在真实性**　就文章本身而言，主要是看其研究方法是否合理，统计学分析是否正确，结论是否可靠，研究结果是否支持作者的结论等。
>
> **2. 临床重要性**　是指研究结果本身是否具有临床价值。
>
> **3. 适用性**　指文章的结果和结论在不同人群、不同地点和针对具体病例的推广应用价值。

第四节　循证医学在临床实践中的应用

临床医学的核心是有效地救治患者，近百年来，临床医学虽然有了很大的发展，但基本上仍然离不开经验医学范畴，医学教育、医学研究和临床医疗实践也都一直承袭着传统的发展模式，在传统的临床实践中，临床医师还没有摆脱以经验和推论为依据的信息传递模式，以及依赖权威的心理，并未对临床证据给予充分的重视。在信息化、数字化、网络化社会里，传统医学依靠教科书、临床经验、医学技能的教育模式已远不能适应飞速发展的临床需求，临床医生的观念急需转变，应从以经验和推论为依据的模式中解脱出来，学习并在临床实践中应用循证医学这种以证据求决策的思维理念和实施原则。与传统医学相比，循证医学模式对临床医生的素质要求更高，要求医生应具备的条件是：①具有扎实的医学理论和精湛的临床技能和经验。②能够利用现代信息技术，跟踪医学科学的进展，及时获取最佳的研究成果，并应用于临床实践，以提高临床诊治技术和水平。③掌握医学科学研究的方法，如临床流行病学、Meta 分析等方法，利用其开展医学科学研究，解决临床疑难问题，为开展循证医学提供可靠证据。④具有爱职敬业，不断进取，全心全意为患者提供服务的崇高医德。综上，高素质的医生应是证据的使用者，同时又是证据的提供者，需及时更新自己的知识和技能。

循证医学提供了一种行之有据的科学工作方法学，它主要应用于临床诊治决策及效益分析等各个方面，缩小了不同地区临床实践的差异。循证医学最大的特性就是将证据分级，医师在对患者治疗之前，应对医学治疗资料有一个较好的了解和评价，在将某一措施准备用于具体指导病人治疗时，必须要有充分的证据，综合考虑该措施的疗效和副作用、病人的适用性和可行性等才能形成最佳方案。在后续的考虑中，有时会推翻原先确认的治疗措施而选用一个级别较低的治疗办法。实践循证医学不只是体现医师的最高水平，而更是要让患者得到其可以接受的最好的治疗。

在临床实践中应用循证医学值得注意如下几个问题：①循证医学把专家的意见放在最低的级别，不等于否定专家的意见。在缺乏研究证据时，多个专家达成的共识比个人的观点相对更可靠。对于没有研究证据的少见或复杂病情，专家意见有较重要的参考价值。②一般而言，Cochrane 系统评价属循证医学中最高质量的证据。因为它有由世界权威统计学和流行病学专家领导其方法学研究，有不断更新的统一工作手册，各专业评价组编辑部结合专业实际制订的特定的方法学，有完善的系统评价培训体系，有健全的审稿和编辑系统进行质量把关等。③如何在没有最佳证据存在时做出临床决定。没有最佳证据不等于没有有效的证据，若当前尚无随机对照试验等高质量证据时，可依次参考级别较低的有效证据或经验处理病人，一旦高级别的证据发表，就应该及时使用新证据。④循证医学并不提倡来了患者之后才去寻找有关的治疗方案。医师平时就应该经常学习掌握相关领域的最新医学动态，否则只是临阵磨枪，有时候会错过最佳治疗期而耽误患者的有效治疗。

经验医学向 EBM 的转变将是 21 世纪临床医学发展的必然趋势。互联网及电子计算机的应用，使得现在普通医院也可以检索到大量的医学证据资料，从而可以较好地开展循证医学，更有效地把循证医学的优势发挥出来。尽管如此，不过，从发展的观点来看，EBM 也有其自身的局限性：①虽然 EBM 将会大大提高临床实践的质量和效率，但并不能解决所有与人类健康有关的问题，如社会、自然环境问题。②建立有效的产生、总结、传播和利用医疗证据的体系，需要花费一定的资源，虽然从长远看 EBM 会降低医疗费用，但并不能确保其在每一个具体的阶段性治疗措施中一定更廉价。③原始文献研究背景和研究质量不一，即使经过严格的证据评价，EBM 实践得到的结论仍有可能存在各种偏倚。④正确防治措施的推行有时会受到限制。应用 EBM 实践得出的结论指导医疗卫生决策，为患者提供服务时可能会遇到各种各样的障碍，如地理上的、组织方面的、传统习惯性的、法律和行为方面的因素等，致使一项有效的防治措施可能根本无法推行，或根本不被患者所接受。即使现在可以推行，由于受诊断方法和水平，医生的水平和积极性、患者的依从性等因素的影响，可能还是不能达到预期效果。⑤临床实践决策还受经济、价值取向和伦理等影响。卫生决策并不是一个简单的科学问题，在资源有限的状况下又是一个个经济和伦理问题。对个人而言，他不可能将他所有的财产都用于医治疾病和提高健康，还必须考虑生活娱乐和子女抚养等问题；同理，一个国家或地区的医疗卫生资源也是有限的，一个病人使用了一项昂贵的检查或治疗，意味着很多其他病人可能失去了诊治的机会。决策者必须兼顾个人和社会利益，在经济和伦理原则面前，往往科学证据也不得不做一定的让步。

> 【知识点 20-4】　　　　　　　　**循证医学模式要求医生应具备的条件**
> ①具有扎实的医学理论和精湛的临床技能。②能够利用现代信息技术，跟踪医学科学的进展，及时获取最佳的研究成果，并应用于临床实践，以提高临床诊治技术和水平。③掌握医学科学研究的方法，利用其开展医学科学研究，解决临床疑难问题，为开展循证医学提供可靠证据。④具有爱职敬业，不断进取，全心全意为患者提供服务的崇高医德。

第五节　系统评价与 Meta 分析

> 【案例 20-3】
> 　　结核病发生发展的整个过程都与机体内的免疫状态密切相关，免疫辅助治疗就是在抗结核化疗的基础上，适时加用免疫调节剂，以帮助机体调节细胞免疫功能达到治疗结核的目的。近年来 γ- 干扰素（IFN-γ）作为免疫调节剂用于结核病的辅助治疗引起了人们的关注，不少临床试验对此进行了研究，但是由于已有的临床研究样本含量均较小，研究结果不尽一致，故为综合评价 IFN-γ 对肺结核的辅助治疗效果，有必要纳入 γ- 干扰素联合抗结核药物相对于单纯使用抗结核药物治疗肺结核的随机对照试验进行系统评价。总共纳入了 9 个试验，其中 5 个试验 IFN-γ 是通过雾化吸入给药，3 个研究是通过肌内注射给药，1 个研究是通过皮下注射给药。系统评价结果表明，γ- 干扰素，尤其是雾化吸入，对辅助治疗结核病可能有效，不过，将来需要大样本随机对照试验进一步评价其有效性和安全性。
> 资料来源：International Journal of Infectious Diseases, 2011（15），pp. e594-e600

一、系统评价与 Meta 分析（meta-analysis）的定义

1. **系统评价（systematic review，SR）**　　系统评价指针对某一具体的临床问题系统全面收集所有相关临床研究并逐个进行严格评价与分析，必要时进行定量合成的统计学处理，得出综合结论的过程。亦称为综合分析（overview，systematic overview，pooling project）系统综述、系统评估。"系"和"评价"是其重要特点，因而与一般综述有本质的不同，中国循证医学 /Cochrane 中心将其翻译为系统评价。与其他翻译如系统综述或系统分析等相比，系统评价更为准确并能避免混淆。

系统评价包括两种类型：根据系统评价是否含有统计学处理，分为定性系统评价和定量系统评价。当原始文献的研究结果被总结但未经统计学处理时，这种系统评价称作定性系统评价。如文献的批判性评估（critical review of the literature），这种方法采用评分表来评价方案设计和分析的质量，获得分数最高的研究方案，其结论最可信。由于这种定性评分法并不能得到基于统计学处理的结论，因此对期待解决的问题可能得不到明确的答案，但它耗时少，在不能采用定量分析时，也不失为一种较好的方法。定量系统评价最常采用的统计学处理是 Meta 分析（meta-analysis），一个系统评价可能包括多个 Meta 分析，有时也可能没有。

Cochrane 系统评价是指 Cochrane 协作网成员在 Cochrane 协作网统一工作手册指导下，在相应 Cochrane 评价组编辑部指导和帮助下完成的系统评价。因其质量控制措施非常严格，被公认为其平均质量比普通系统评价更高。Cochrane 系统评价文章除了以电子出版物形式在 "Cochrane library" 上发表外，也主张作者同时在印刷杂志上以书面形式发表。目前,Cochrane 协作网与国际著名的医学杂志,包括英国柳叶刀（Lancet）、英国医学杂志（BMJ）、美国医学会杂志（JAMA）、新英格兰医学杂志（NEJM）、肝脏杂志（Liver）、

内科学学报（Annual internal Medicine）等签订协议，在其电子光盘杂志上发表的系统评价论可在上述杂志同时或先后发表。

2. Meta 分析（meta-analysis） Meta 一词实为前缀，韦氏大词典的释义为"更加综合的"（more comprehensive）。对 Meta-analysis 的翻译有荟萃分析、二次分析、综合分析，但均不如直接使用"Meta 分析"准确。Meta 分析有多种定义，如 1976 年 Glass GV 将其定义为"The statistical analysis of large collection of analysis results from individual studies for the purpose of integrating the finds"即搜集文献中足够的同类研究结果进行定量综合的统计学方法；1985 年 Hedges 定义为"Meta 分析是一套规则，用来描述以汇总不同研究结果为目标的各种定量分析分法"；《The Cochrane Library》一书中，将 Meta 分析定义为"将系统评价中的多个不同结果的同类研究合并为一个量化指标的统计学方法"。David Sackett 将其定义为"运用定量方法汇总多个研究结果的系统评价方法"。上述定义可归为狭义和广义两种，狭义即认为 Meta 分析只是一种定量合成的统计学处理方法，而广义则认为它是系统评价的一种，是一分析研究过程。目前国外文献中以广义应用更为普遍。从现代的医学应用观点理解，Meta 分析和系统评价已不再严格区分，因而系统评价常与 Meta 分析交叉使用，表达的意思相同。

二、系统评价的基本内容及步骤

1. 提出问题，制定研究方案 与其他任何科学研究过程一样，首先应提出问题，进行科研设计并制定研究方案。Meta 分析课题一般来自临床研究或流行病学研究中不确定或有争议的问题，例如临床上某些干预措施的利弊难以确定或多项研究结果不一致的情形；流行病学研究中对暴露与疾病的关联尚未得出明确的结论。提出的研究问题应包含 4 个关键要素：①研究对象。何种患者？②处理因素。采用何种干预措施？③研究效应。采用何种判定疗效的指标？④研究设计，即对何种研究设计感兴趣。例如："对潜在结核感染者（患者）采用短程利福平/吡嗪酰胺预防性治疗（干预措施）是否能减少结核病发病（判效指标）？——随机对照试验（研究设计）的系统评价或 Meta 分析"。这一问题包括了 4 个关键要素。问题的范围可宽可窄，范围的确定取决于多种因素，例如临床意义和价值，基础理论是否支持，流行病学资料，推广价值及有无完成 Meta 分析的可行性等。一般来说，范围太窄的 Meta 分析或系统评价结果推广较差，而范围太宽的 Meta 分析或系统评价针对性差，消耗的时间和经费较多。确定课题后，应制定详细的研究方案，包括研究目的、研究意义等背景材料，文献检索途径和方法、文献纳入和排除标准，数据收集的方法及统计学分析步骤，结果的解释等。

2. 检索相关文献 文献检索是系统评价中最关键而主要的工作，系统、全面地收集相关文献是系统评价有别于传统综述的重要特征之一，也是完成一份高质量的研究报告的基础。文献检索的完整性好坏，会直接影响研究结果的可靠性，因此需制定一个文献检索的策略。文献检索时不但要收集已发表的临床试验，还要尽力收集那些未正式发表的文献如会议专题论文、学位论文、专著内的章节、制药工业的报告等很难检索到的文献，以减少发表偏倚对研究结果的影响。

检索文献时应综合考虑检索结果的敏感性（可扩大检索范围，提高查全率）和特异性（可缩小检索范围，提高查准率），在制定检索策略时可以咨询专业图书馆工作人员或信息检索人员，尽量避免漏检和误检。

3. 选择符合纳入标准的研究 从某种意义上讲，Meta 分析或系统评价的价值完全取决于所纳入的各独立研究的质量。检索到的文献，并非全部合乎要求，还必须进行严格的筛选和评价。根据研究方案提出的文献纳入和排除标准，在检出的相关文献中选择符合要求的文献。在制定文献纳入和排除标准时，为了尽可能减少选择性偏倚，使 Meta 分析或系统评价结果有较好的可重复性，一般可从以下几个方面考虑文献纳入标准：①研究设计类型，明确哪些设计类型的研究可以纳入。②研究对象，对纳入研究的受试对象的疾病类型、年龄、性别、病情严重程度均应做出规定。③暴露或干预措施，观察性研究中应确定暴露是什么，临床试验则应规定干预措施的剂量和强度、病例的依从性等，而且要考虑不同研究中暴露或处理的一致性。④研究结局，应考虑可以量化的、具有可比性、反映最终结局或预后的变量作为判效指标。⑤纳入研究的时间跨度（研究开展的时间或文献发表的年份）和语种，如 Medline 数据库最早可回溯到 1966 年，CBM 最早可回溯到 1979 年，如某一课题涉及的年份更早，应考虑如何查全这些文献。另外，一些课题如仅纳入英文文献可能会引起语言偏倚。⑥样本大小及随访年限：为防止小样

笔记：

本研究高估处理效应所产生的偏倚，可对所纳入文献的样本量做出规定；如果随访年限的长短对结局变量有直接影响，应对纳入研究的随访年限作出规定。当然，为了保证信息的完整性，也可以通过敏感性分析，分别探讨不同样本量或不同随访年限时 Meta 分析的结果是否有较好的一致性。

在很多情况下，也应注意避免对临床研究的入选标准要求过严，如药物剂量，使用年限、患者的性别和年龄等可放宽范围，这样才能使入选的临床研究较多，所能探讨的问题也更充分全面。当然，入选标准也不可过于宽泛，否则，可能会陷入"合并苹果、橘子和柠檬"的境地。

选择文献一般先初筛，对检出的相关文献中明显不合格的文献，通过浏览题录（可看题目、语种、发表类型等）、摘要等就可排除。进一步通读全文，根据文献纳入和排除标准进行细致的鉴别筛选，对存有疑问的文献，可先纳入，待联系原文作者获取相关信息或分析评价后再做取舍。

4. 纳入研究的质量评价　评价纳入试验的质量很重要，纳入质量不同的研究合并分析的结果可能不同。最好由两名以上研究者对所纳入研究独立进行盲法评价质量，通过讨论解决意见分歧，信息不足的资料可以通过与研究者本人联系予以补充。一般从以下几个基本方面对文献进行评价：①选择性偏倚防止，即对入选的患者是否真正做到了随机化分组。可通过是否采用了中心电话随机、编号或编码的药物容器、系统编号、密封、不透光的信封等分配方法来了解随机分组和分配隐藏情况。②基线是否可比。除要研究的因素外，其他非处理因素在两组是否一致。③是否存在失访偏倚。受试者退出试验的情况在两组是否有系统差异，是否有过多的失访病例。④是否存在测量偏倚。是否采用双盲或盲法判定疗效。

目前尚无金标准或统一的量表可用于各试验方法学的质量评价，还有待在实践中进一步的验证、完善。对随机对照临床试验方法学质量进行评价的方法有 Cochrane 协作网推荐的简单评估法，该法目前应用较多，评价的条目有：是否是真正的随机分配、分配隐藏方案是否正确、是否实施了盲法、是否详细描述失访 / 退出情况、基线是否可比；Jadad 量表法也时有使用，不过该量表未强调随机方案的隐藏；另外，还有列表评价法，有 3 ~ 57 个条目不等，需 10 ~ 45 分钟才能完成评估，较为烦琐。

5. 文献信息提取　从符合纳入要求的文献中摘录用于 Meta 分析的数据信息，可以设计专用表格记录，一般包括基本信息、研究特征、结果测量等内容。当纳入文献缺乏原始数据时，应直接与原作者联系尽力获取。为保证数据收集的质量，最好由 2 人独立进行文献纳入和信息提取工作，而且应采用盲法，即隐去对资料提取者可能产生影响的因素，如期刊名、作者、作者单位、基金资助情况等，以减少选择偏倚。对计量资料，需提取两组某指标的均数、标准差和样本例数；对计数资料，需提取两组各自总例数、阳性数和阴性数。提取资料后，对不一致的地方可讨论解决或请第三方评议。

6. 统计学处理　该步骤包含的具体内容如下。

（1）合并效应统计量的选择：狭义的 Meta 分析是将多个同类研究的资料进行合并的统计学方法，即需要用某个合并统计量（或叫效应尺度）反映多个同类研究的综合效应。如需分析的指标是二分类变量，可选择比值比（odds ratio，OR）、相对危险度（relative risk，RR）、率差（rate difference，RD）来表示，解释结果与单个研究指标相同；如数值变量，可选择加权均数差（weighted mean difference，WMD），标准化均数差（standardized mean difference，SMD）。

（2）进行异质性检验：Meta 分析需要对多个研究的结果进行合并，按统计学的原理，只有同质的资料才能进行多个研究统计量的合并，反之则不能。因此，在做资料合并前进行异质性检验十分重要，以判断各研究结果是否同质（可合并性）。

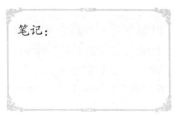

异质性检验方法，目前常用 χ^2 检验，检验水准一般取 0.1，若异质性检验结果 $P > 0.1$，可认为多个研究具有同质性；反之，则认为多个研究具有异质性，此时，应分析产生异质性的原因，如分析纳入研究的质量、用药剂量、用药方式、测量方法等是否相同，在统计学上可以采用亚组分析来找出产生异质性的研究。除采用 χ^2 检验来定性分析异质性外，还可计算 I^2 指数对异质性进行定量分析，该指数的意义为除外机遇因素后的异质性，其值为 0 ~ 100%，其值越大表示异质性越大。$I^2 < 25\%$，表示异质性低，$I^2 > 75\%$ 时表示异质性大，一般而言，当 $I^2 > 50\%$ 时，表示有实质性的异质性存在。

（3）对研究的统计量进行合并，得出合并统计量的量化结果及其 95% 可信区间。合并结果的效应值通常以点效应值及其可信区间表示。各项研究在合并效应中所占的权重是不同的，大样本，高事件率的研究所占权重较大。根据异质性存在与否，可采用固定效应与随机效应模型表达结果。经异质性检验，如各研究同质，可采用固定效应模型进行合并；若不具有同质性（即有异质性），则采用随机效应模型进行合并，若异质性特别大时（$I^2 > 50\%$），则应放弃合并，只对结果进行一般性的统计描述。需注意的是，随机效应模型是针对异质性资料的统计学处理方法，它不能代替导致异质性的原因分析；而且，由随机效应模型得出的结论时应委婉和慎重。

（4）对合并统计量进行假设检验。无论采用何种方法计算得到的合并统计量，都需要用假设检验来确定有无统计学意义。常用 u 检验（Z 检验），检验水准一般取 0.05。

（5）用图示直观地表示单个研究和合并后的结果。逐一得到每个原始研究的效应量及其 95% 可信区间后，可以绘制森林图，集中描述所有纳入研究的结果及其特征。森林图（forest plot）是由多个原始文献的效应量及其 95% 可信区间绘制而成，横坐标为效应量尺度，以 0 为中心（对于 OR 或 RR，则以 1 为中心），纵坐标为原始文献的编号，按照一定的顺序，将各个研究的结果依次绘制到图上，主要用于描述每个研究的结果及其特征，以及展示研究间结果的差异情况。

Cochrane 协作网开发专用于系统评价的免费软件 Review Manager（RevMan）可从网上下载，能基本胜任上述计算，应用也非常方便。

7. 敏感性分析 敏感性分析是用于评价某个 Meta 分析或系统评价的结果是否稳定和可靠的分析方法。它是指在排除异常结果的研究（比如低质量、小样本或样本含量过大的研究）后，重新进行 Meta 分析的结果与未排除异常结果研究的结果进行比较，探讨异常结果研究对合并效应量的影响程度。若敏感性分析的前后结果没有本质上改变，说明 Meta 分析结果较为可信；若敏感性分析得到不同结果，提示存在与干预措施效果有关的、潜在的重要因素，在解释结果和下结论时应非常慎重。

8. 结果经分析讨论形成结论 在得到 Meta 分析或系统评价结果后，应对结果进行分析和讨论。包括对异质性的可能来源及其对效应合并值的影响、亚组分析、偏倚的识别和控制、结果的实际意义等的分析和讨论。根据 Cochrane 系统评价要求，在系统评价的计划书中尽可能地对一些重要的亚组间的差异进行叙述，并要求尽可能少地使用亚组分析。临床研究中，病情、性别、年龄等因素都可能对效应大小有影响，可通过亚组分析进一步了解不同条件下的 Meta 分析的结果，使研究结果更具针对性。不过，亚组分析容易导致两种危害，即否认有效处理的假阴性结论或得出无效甚至有害的假阳性结论，也容易制造一些令人容易误解的建议，如果在以后的研究中采纳了这些建议，将会浪费许多宝贵的资源。

结论部分主要包括：①说明合并结果能否得出某一疗法有效的结论，是否可能在临床实践中推广。②如现有资料不足以下结论，应指出是否有一定的趋势，提出是否应该进一步进行临床试验的建议。在无肯定结论时，应注意两种情况，一是证据不充分而不能定论，一是有证据表明确实无效。

【知识点 20-5】 系统评价的步骤

1. 提出问题，制定研究方案 课题一般来自临床研究或流行病学研究中不确定或有争议的问题。确定课题后，应制定详细的研究方案，包括研究目的、研究意义等背景材料，文献检索途径和方法、文献纳入和排除标准，数据收集的方法及统计学分析步骤，结果的解释等。

2. 检索相关文献 检索文献时应综合考虑检索结果的敏感性和特异性，制定检索策略时可咨询专业图书馆工作人员或信息检索人员，尽量避免漏检和误检。检索时不但要收集那些已发表的临床试验，还要尽力收集那些未正式发表的文献如会议专题论文、学位论文等，以减少发表偏倚对研究结果的影响。

3. 选择符合纳入标准的研究 对检出的文献，根据文献纳入和排除标准进行细致地鉴别筛选

4. 纳入研究的质量评价 目前尚无金标准或统一的量表可用于各试验方法学的质量评价，对随机对照临床试验方法学质量进行评价的方法有 Cochrane 协作网推荐的简单评估法，Jadad 量表法也时有使用。

5. 数据信息提取 可以设计专用表格来提取信息，一般包括基本信息、研究特征、结果测量等内容。为保证数据收集的质量，最好由 2 人独立进行文献选择和资料提取工作。

6. 数据的统计学处理 包括合并效应统计量的选择、进行异质性检验、对研究的统计量进行合并，得出合并统计量的量化结果及其 95% 可信区间、对合并统计量进行假设检验、结果经分析讨论形成结论。

7. 结果经分析讨论形成结论

思 考 题

一、名词解释

1. 循证医学（evidence-based medicine，EBM） 2. 系统评价（systematic review，SR）

3. Meta 分析（Meta-analysis）

二、是非题（是打"+"，非打"-"）

1. 循证医学的三要素是：患者、医生、证据。

2. 实践循证医学时，医生应以病人需求为中心，再结合实际情况作出治疗决策。

3. 从论证强度来看，大规模随机对照临床试验强于 Meta 分析。

4. Meta 分析是对现有资料的综合分析结果，因此，Meta 分析的结论是一成不变的。

5. Meta 分析课题一般来自于临床研究或流行病研究中不确定的问题。

6. Meta 分析文献检索尽量不要选择未正式发表的文献和论文。

7. Meta 分析时，文献纳入标准越严格越好。

8. 循证医学证据的评价内容包括：内在真实性、临床重要性和适用性。

9. 实践循证医学时，医生应该及时寻找和掌握相关领域最新动态，不能临时寻找最佳治疗方案。

三、选择题（从 a ～ e 中选择一个最佳答案）

1. 实践循证医学的主体是_____。

a. 病人 b. 临床医生 c. 医学生 d. 科研人员 e. 非病人

2. EBM 的根本目的是_____。

a. 介绍研究成果（证据） b. 正确开展临床试验 c. 由 EBM 专家代临床医生决策

d. 帮助一线医师独立正确决策 e. 指导临床科研

3. 下述哪一个概念是正确的_____。

a. 汇总分析是最完美的证据 b. 只有随机试验是 EBM 的证据

c. 任何证据应用前都应批评评估 d. 大样本随机试验可用于指导全部患者

e. 有统计学意义的数据意味着有临床价值

4. 下述哪个概念是不正确的_____。

a. 实施 EBM 证据高于一切因素 b. EBM 时代医生的作用依然重要

c. 临床状态及环境应高度重视 d. 患者意愿是决策的重要因素

e. 任何收集到的证据都应该进行严格评价

5. 循证医学实践的主要步骤是_____。

a. 查阅文献、提出问题、查找证据、做出决策、后效评价

b. 提出问题、查阅文献、评价证据、后效评价、应用证据

c. 查阅文献、提出问题、查找证据、评价证据、应用证据

d. 提出问题、查阅文献、评价证据、应用证据、后效评价

e. 查阅文献、提出问题、文献评价、评价证据、做出决策

6. 防治性研究证据五级标准按结论可靠性降低顺序排列正确的是_____。

a. 随机对照试验或 Meta 分析 有对照未随机分组的研究 单个大样本随机对照研究
无对照病例回顾观察 专家意见

b. 随机对照试验或 Meta 分析 单个大样本随机对照研究 专家意见 无对照病例回顾观察
有对照未随机分组的研究

c. 随机对照试验或 Meta 分析 无对照病例回顾观察 单个大样本随机对照研究
有对照未随机分组的研究 专家意见

d. 随机对照试验或 Meta 分析 有对照未随机分组的研究 无对照病例回顾观察
单个大样本随机对照研究 专家意见

e. 随机对照试验或 Meta 分析 单个大样本随机对照研究 有对照未随机分组的研究
无对照病例回顾观察 专家意见

四、多项选择题（从 a ～ e 中选择多个最佳答案）

1. EBM 的产生是因为_____。

a. 传统的方法决定诊断治疗的局限

b. 医学知识迅速扩容与更新

c. 商业利益侵蚀合理医疗和职业道德

d. 良莠不齐的证据必需批评吸收

e. 临床治疗重点转向对生命质量的重视

2. 新的 EBM 概念模式包括以下哪几个重要成分_____。

a. 临床情况　　　b. 研究证据　　　c. 病人意愿　　　d. 临床技能　　　e. 以往经验

3. Meta 分析的应用包括下列_____。

a. 引出新思路　　　b. 节省研究费用　　　c. 有助于循证医学的开展

d. 提高检验效能　　　e. 避免了多个研究结果不一致时无所适从

4. Meta 分析局限性包括_____。

a. 可能带来发表偏倚

b. 权威性和科学性是相对的

c. Meta 分析结论不是一成不变的

d. 大量研究未应用于 Meta 分析

e. Meta 分析论证强度小于随机对照试验

五、简答题

1. 循证医学实践的方法是什么？

2. 循证医学模式要求医生应具备的条件是？

3. 循证医学证据的评价内容包括什么？

4. Meta 分析的步骤是什么？

（李　健　高晓凤）

参 考 文 献

常静，张瑞明，张颖，等.2008.穿心莲内酯滴丸治疗急性上呼吸道感染外感风热证多中心随机对照临床试验.中西医结合学报，12（6）：1238-1245
陈坤.2006.公共卫生案例教程.杭州：浙江大学出版社
陈龙邦，刘福坤.2004.循证肿瘤治疗学.郑州：郑州大学出版社
段广才.2002.临床流行病学与统计学.郑州：郑州大学出版社
傅华.2008.预防医学.5版.北京：人民卫生出版社
高晓虹.2003.临床流行病学.大连：大连出版社
葛可佑.2006.中国营养百科全书.北京：人民卫生出版社
葛可佑.2008.中国营养师培训教材.北京：人民卫生出版社
国家食品药品监督管理局.2008.中国食品药品监督管理年鉴（2008）.北京：中国医药科技出版社
胡永华.2008.实用流行病学.北京：北京大学医学出版社
黄悦勤.2008.临床流行病学.2版.北京：人民卫生出版社
姜庆五.2007.临床流行病学.北京：高等教育出版社
李道苹.2009.医学信息分析.北京：人民卫生出版社
李立明.2008.流行病学.6版.北京：人民卫生出版社
李幼平.2003.循证医学.循证卫生决策.北京：高等教育出版社
梁万年.2002.医学科研方法学.北京：人民卫生出版社
梁万年.2008.医学科研方法学.北京：人民卫生出版社
刘久成，冷泰俊.2000.医学科研方法学.四川：四川科学技术出版社
陆召军，庄勋.2008.流行病学.3版.南京：东南大学出版社
栾荣生.2005.流行病学研究原理与方法.四川：四川大学出版社
罗家洪，唐军.2007.医学统计学学习指导（供临床医学、口腔、法医、检验、麻醉、视光等专业本科生使用）.北京：科学出版社
罗家洪，万崇华.2005.医学统计学学习辅导.昆明：云南民族出版社
罗家洪，徐天和.2006.医学统计学（供临床医学、口腔、法医、检验、麻醉、视光等专业本科生使用）.北京：科学出版社
罗家洪，薛茜.2008.医学统计学（供医学硕士研究生使用）.北京：科学出版社
米登海，姜雷，杨克虎，等.2009.一例广泛期小细胞肺癌的循证治疗.中国循证医学，9（4）：484-488
聂绍发.2003.临床流行病学.武汉：湖北科学技术出版社
彭文伟.2002.传染病学.5版.北京：人民卫生出版社
钱之玉.2005.药物不良反应及其对策.北京：化学工业出版社
沈福民.2001.流行病学原理与方法.上海：复旦大学出版社／上海医科大学出版社
孙成斋.2008.突发公共卫生事件应急处理实践.合肥：安徽人民出版社
孙静，邵丽丽，曹霞.2009.初诊为肝硬化患者的循证治疗.中国医学创新，6（28）：151
谭红专.2008.现代流行病学.2版.北京：人民卫生出版社
万崇华，罗家洪.2010.卫生统计学学习辅导.3版.昆明：云南民族出版社
王家良.2008.临床流行病学.3版.北京：人民卫生出版社
王建华.2008.流行病学.7版.北京：人民卫生出版社
王建华.2008.流行病学学习指导与习题集.2版.北京：人民卫生出版社
王素萍.2003.流行病学.北京：中国协和医科大学出版社
王作元，黄相纲，王昕.2005.突发事件与灾害中的卫生对策.北京：人民卫生出版社
闻芝梅，陈君石.1999.现代营养学.北京：人民卫生出版社
谢金洲.2004.药品不良反应与监测.北京：中国医药科技出版社
徐秀华.2005.临床医院感染学.2版.长沙：湖南科学技术出版社
杨绍基，任红.2009.传染病学.7版.北京：人民卫生出版社
叶冬青.2010.临床流行病学.合肥：安徽大学出版社
荫士安，汪之顼，王茵.2008.现代营养学.北京：人民卫生出版社
余飚.2007.流行病学原理.上海：复旦大学出版社
袁聚祥，王凫.2009.流行病学.北京：科学出版社
张廷杰，余振球.2008.循证医学与临床实践：概念、问题与进展.中华高血压杂志，16（2）：186-189
赵仲堂.2000.流行病学研究方法与应用.北京：科学出版社
曾光.1994.现代流行病学方法与应用.北京：北京医科大学中国协和医科大学联合出版社
郑玉建，王家骥.2007.预防医学.北京：科学出版社
中国营养学会.2008.中国居民膳食指南.西藏：西藏人民出版社
周宜开.2006.卫生检验检疫.北京：人民卫生出版社
周元瑶.1998.主编.药物流行病学.北京：中国医药科技出版社
左群，杨瑛.2005.突发公共卫生事件防控与救助.北京：人民军医出版社
Alderson P，Green S，Higgins JPT. 2004. Cochrane Reviewers'Handbook 4. 2. 2 [updated March 2004]. In：The Cochrane Library，Issue 1
Gao XF，Wang L，Liu GJ, et al. 2006. Rifampicin plus pyrazinamide versus isoniazid for treating latent tuberculosis infection：a meta-analysis. The International Journal of Tuberculosis and Lung Disease 10（10）：1-11
Gray JAM. 2001. Evidence-based Healthcare：How to Make health Policy and Management decisions. 2nd ed. Edinburgh：Churchill Living stone
Muir Gray，唐金陵.2004.循证医学.北京：北京大学医学出版社
Raymond S. greenberg. 2006. Medical epidemiology. 北京：人民卫生出版社
Sackett DL，Rosenberg WMC，Gray JAM, et al. 1996. Evidence based medicine：what it is and what is isn't. BMJ，312：71-72

中英对照名词索引